U0339321

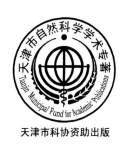

天津市科协资助出版

Anatomic Basis of Echocardiographic Diagnosis

超声心动图诊断的解剖学基础与临床

〔加拿大〕 陈坤良
约翰·P·维诺特 编著

万 征 杜 鑫 译

天津出版传媒集团

天津科技翻译出版有限公司

著作权合同登记号：图字：02-2012-8

图书在版编目（CIP）数据

超声心动图诊断的解剖学基础与临床 /（加）陈坤良（Chan，K.L.），
（加）维诺特（Veinot，J.P.）编著；万征，杜鑫译.—天津：天津科技翻译
出版有限公司，2013.7

书名原文：Anatomic Basis of Echocardiographic Diagnosis

ISBN 978-7-5433-3267-6

Ⅰ.①超… Ⅱ.①陈…②维…③万…④杜… Ⅲ.①超声心动图—
诊断 Ⅳ.①R540.4

中国版本图书馆 CIP 数据核字（2013）第 141892 号

天津市科协资助出版。

授权单位：Springer-Verlag GmbH
出　　版：天津科技翻译出版有限公司
出 版 人：刘庆
地　　址：天津市南开区白堤路 244 号
邮政编码：300192
电　　话：022-87894896
传　　真：022-87895650
网　　址：www.tsttpc.com
印　　刷：山东临沂新华印刷物流集团有限责任公司
发　　行：全国新华书店
版本记录：889×1194　16 开本　30 印张　600 千字　配图 681 幅
　　　　　2013 年 7 月第 1 版　　2013 年 7 月第 1 次印刷
　　　　　定价：240.00 元

译者介绍

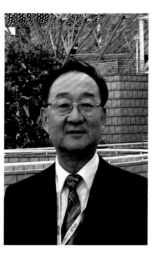

万征,男,1953年10月出生,硕士,教授,博士生指导教师,天津医科大学总医院心内科主任。从事心血管内科临床、教学和科研及公共卫生工作38年。现任天津市心脏学会会长,中华医学会专家会员,北美心律学会会员,中华医学会心血管病分会常委,中国医师协会心血管病专业委员会常委,中国生物医学工程学会心律分会常委,中国老年学学会心脑血管病专业委员会副主委,心律失常联盟-中国副主委,卫生部海峡两岸医药卫生交流协会心血管病专业委员会常委,卫生部国家考试中心专家委员会委员(心血管内科专科医师)和卫生部医疗服务标准专业委员会心血管疾病诊疗标准专家委员会委员,卫生部合理用药专家委员会心血管专业组成员。《中国循证心血管医学杂志》、《JACC介入杂志(中文版)》和《中国介入心脏病学杂志》副主编,《中国心脏起搏与心电生理杂志》、《中国慢性病预防与控制》、《临床心血管病杂志》、《中国心血管病研究》、《天津医药》等编委。在国内外发表学术论文150余篇,编写(译)著作9部。

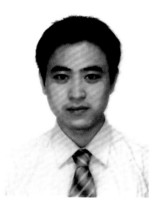

杜鑫,男,1979年9月出生,医学博士。现任天津医科大学总医院心血管病中心超声心动图室主任。天津医科大学总医院新世纪人才。从事心血管内科临床、教学和科研工作9年,在超声心动图、结构性心脏病、心肌病、心包疾病、心力衰竭、心律失常及高血压诊疗等方面具有丰富的临床经验。曾赴英国牛津大学JR医院及帝国理工大学工作和研修4年。现任中华医学会心血管病分会结构心脏病专业组委员、中国医师协会心血管内科医师分会超声心动图专业委员会委员、天津市心脏学会心脏影像专业组常务委员、中国超声医学工程学会超声心动图委员会青年委员、卫生部海峡两岸医药卫生交流协会超声医学专家委员会青年委员。《JACC心血管介入杂志(中文版)》特约编委,《International Journal of Cardiology》等3个英文杂志审稿人。在国内外发表学术论文16篇,参编5部著作。

译者序

超声心动图是心血管病患者的基本影像学检查之一，它犹如我们医师的眼睛和耳朵，可以实时观察到心脏和大血管的结构、功能以及血流动力学等方面的重要信息，可以延伸听诊器闻及心脏杂音的初诊，使我们能在床旁验证心脏杂音的诊断，从而有效地协助临床诊断与鉴别诊断、指导个体化治疗方案的制定以及评价治疗效果和患者预后。随着新型超声技术和便携化仪器的应用，超声心动图在临床实践中愈发显示出重要的作用，它的应用不再局限于心内科、心外科。事实上，它凭借超声技术独有的优势：实时显像、便携、经济和无辐射，已经在急诊室、ICU、CCU、心导管室和手术室，以及人群普查中普遍应用，发挥重要的诊断决策作用，尤其是对急危重症患者的识别与处理，这是其他医学影像学技术（如 CT）所不及的。

与其他超声技术一样，超声心动图在很大程度上依赖于检查者对心脏和大血管解剖的正确认识和操作经验。为了更好地诠释超声心动图的发现，一方面超声医师或技师需要具备专业解剖和临床知识；另一方面心血管医师也需要掌握超声心动图的基本操作，要能够读懂超声医师的报告，将其检查所见和临床资料及随诊密切结合才能做出正确诊断。在国内，目前要做到将两者密切结合还需做许多努力，由于历史原因，多数医院都是由超声科技师或医师独立地进行超声心动图检诊。然而，心血管医师直接参与超声心动图室检诊工作已成为当今国内外专家的共识并开始付诸实践，这也是目前中国医师协会心血管内科医师分会所倡导的超声心动图工作的理念和规范。

由陈坤良（Kwan-Leung Chan）教授和约翰·P·维诺特（John P. Veinot）教授编著的《超声心动图诊断的解剖学基础与临床》一书巧妙地将超声心

动图的发现与临床病理结果相联系,并将疾病的临床知识贯穿其中,写作方法独特、新颖、独具匠心,凸显出原作者的大家风范,书中积淀的临床和解剖学理论与实践知识令人耳目一新。书中引用了大量的临床病例,所列出的许多超声心动图图像和病理图片弥足珍贵,对帮助我们更好地理解和掌握超声心动图的解剖知识与操作技术颇有补益。鉴于目前国内此类著作尚少,我们特将此书翻译成中文,希望它能够成为医师们的得力助手。本书适用于超声心动图医师,同样也适用于各级临床医师,尤其是心内和心外科的医师。

在本书的翻译过程中,天津医科大学总医院心内科孙跃民主任,以及李永乐、边波、康琪、姚薇、于雪芳、董劲壮、贾莉莉、杨孟云等诸位医师及研究生做出了许多贡献,在此一并表示诚挚的致谢。我们衷心地感谢天津市科学技术协会(本书为天津市自然科学学术专著出版资助项目)、天津市慈善协会和天津市心脏学会给予的基金支持。

万征　杜鑫

2013 年 6 月

于天津医科大学总医院

序 言

　　能够为这本书作序,本人感到十分高兴和荣幸。这本书内容翔实,论述了一项技术,且该项技术在许多疾病特别是心血管疾病的诊断、预后和治疗中已经变得极其重要。这本书的主题是超声心动图,数十年来,它一直在心血管疾病的诊断和预后评估中起着举足轻重的作用。除了安全(无辐射)和便携的优势之外,超声心动图还能在床旁图释实时的心脏解剖结构,同时显示心功能的各个方面。尽管超声心动图相对容易操作,但却经常需要经验丰富的超声心动图专家进行指导。最近,高分辨率图像存档及通信系统(PACS)的发展已使其变得更为方便。由此,超声心动图图像不仅可从手术室,还可从数百甚至数千公里之外的地方被立刻传输到中心实验室。这一发展使心脏科、麻醉科和外科的医生不仅可在诊断和预后评估等方面使用超声心动图,还可将其应用于手术室现场的实时手术评价中。

　　本书的著者不仅是世界著名的超声心动图专家,还在心血管疾病的各个方面均拥有超过30年的广泛经验,正是他们精心地编写这本著作。陈坤良(Kwan-Leung Chan)医生一直担任渥太华大学心脏研究所和巴芬岛(加拿大的北岛)的超声心动图实验室主任,在手术室对该项技术在多种情况下的使用进行指导。陈医生拥有丰富的心血管疾病知识,并在其研究所内将超声心动图成像与其他复杂的成像技术(包括核素和正电子技术等)相联系,这一领域是其特长。本书与众不同的地方在于仅有两位作者参加了写作,而且他们在同一研究所共同工作。陈医生的合著者约翰·P·维诺特(John P. Veinot)医生是一位著名的心脏病理学家。作为超声心动图实验室主任,陈医生主持了多项国家及国际性的研究,最近一项研究是"主动脉瓣狭窄的进展观察:评价Rosuvastatin疗效试验"(Aortic

Stenosis Progression Observation: Measuring Effects of Rosuvastatin, ASTRO-NOMER）。

本书融汇大量正常及异常病理结构的高分辨率图像，均通过超声心动图来进行识别和定量，既内容先进，又具有大师级的写作风范。本书由于仅由两位作者合著，所以具有较好的连续性，主题之间的过渡顺畅而不拖沓。本书所精选的内容和丰富的图例，无论是对超声心动图的初学者还是资深医生都会有所帮助。

在此谨向陈坤良医生和维诺特医生顺利完成本书的编著表示祝贺。

罗伯特·罗伯茨医生

加拿大渥太华大学心脏研究所

所长兼首席执行官

前　言

　　超声心动图可评估心脏病患者的疾病,是一种应用广泛的成像方法。它功能多样,可在床旁操作,可及时提供可靠的解剖结构和功能信息,并有助于患者管理。它无电离辐射,因此,非常适用于慢性心脏病患者随访的连续性研究。

　　超声心动图已取得许多技术性进展,这些进展使得图像质量加以改善并对心肌力学提供了新的见解。新的指标(如组织速度、扭转、应变和应变率)开辟新的途径来评估整体和局部的心肌性能。最近,实时三维超声心动图已成为现实,可提供此前难以获得的独一无二的解剖结构信息。技术的深入发展将可能确保三维超声心动图成为超声心动图检查一个不可分割的部分。医生们要充分地领会和应用这些进展,深入了解心脏解剖学是十分关键的,因其是超声心动图的基础。例如,二尖瓣修复术是当今治疗退行性二尖瓣疾病及重度二尖瓣反流可选择的外科方法,修复术也正在逐渐应用于治疗其他病因的二尖瓣反流。因而对二尖瓣瓣膜和瓣下解剖结构的深入了解是选择合适的患者,以及检测手术相关并发症的一个先决条件。

　　本书目的在于为超声心动图的临床应用提供一个系统性的方法,该方法基于对心脏解剖学和病理学的全面了解。我们已选取了许多三维超声心动图图像,以强调正常和异常的发现,以及众多的病理图像来说明超声心动图发现的解剖性联系。所有的图像都通过精心挑选,以说明所讨论疾病的关键性发现。本书共有680余幅图,多数是2~6幅图组合在一起,覆盖一种广泛的心脏疾病。因此,作为一本图册,本书可很好地为读者服务,其对超声医生、心脏科培训医生、内科医生和心脏病学专家都将有参考价值和指导作用。

　　本书共分三个部分。第一部分论述心脏的解剖结构和正常变异。医生需要认识到这些正常变异，并将它们与异常发现进行区分。同时要理解心脏在胸腔内的方向和它受声窗的影响，以掌握如何获取最佳图像。老化对心脏结构和功能的影响也包括在此部分。第二部分内容涵盖影响各种心脏结构（如瓣膜、心肌和心包）的疾病。最后一部分介绍了一些特殊的临床情况，超声心动图在这些临床情况的鉴别诊断和临床管理中起到关键的作用。其中一个例子讲述了超声心动图在疑似心源性栓塞事件患者中的作用，书中提供了已知心源与栓塞之间关联的数据分析。本书的每一章都包括大量超声心动图图像与病理性关联相融合的例子。病理学家和超声心动图医生之间的定期交流和经常回顾病例是极其重要的，我们非常幸运是密切合作的工作伙伴，这本书就是以这种协作的方式获得成功的证据。

　　我们衷心地感谢为这本书提供临床素材的患者。我们诚挚地感谢支撑我们的家人、支持我们的同事，以及激励和鼓舞我们的学生。我们还要感谢我们研究所的超声波医生、病理技术员和病理助理员的无私奉献和专业知识，因为大多数的图像来自他们的辛勤工作。我们也要感谢贾斯特斯女士（Donna Justus）提供的专业秘书工作支持和她孜孜不倦的热情。

　　本书如有因编写疏忽造成的错漏之处，希望在下一版中得以修正。

陈坤良

约翰·维诺特

目 录

第 1 章

胸部心脏的大体解剖

心脏位于胸部，在两肺之间及食管的前方（图1.1）。它有四个腔室——两个心房和两个心室（图1.2）。右房接受经上腔静脉从头部和颈部回流的血液，而从身体和下肢回流的血液经下腔静脉进入右房。血液通过三尖瓣进入右室，右室将血液经肺动脉主干泵到肺部。血氧交换后，含氧的血液从肺部通过肺静脉回到左房。血液从左房进入左室然后由左室泵出到主动脉，再通过主动脉及其动脉分支分布到全身。

正常情况下，心脏在一个纤维性心包腔内（图1.3）。心包腔包括整个心脏并延伸到大血管近端几厘米处。在心脏基底部的四个肺静脉之间的心包腔称为斜窦。另一个心包窦——横窦，正

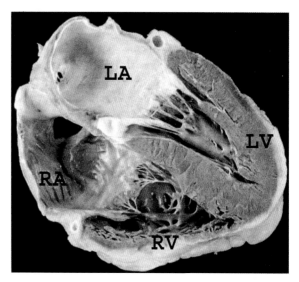

图1.2 在四腔切面切开心脏，显示右房（RA）、左房（LA）、右室（RV）和左室（LV）。

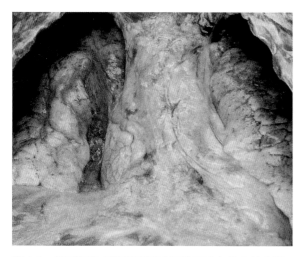

图1.1 打开胸腔，可看到两肺之间位于心包腔中的心脏。

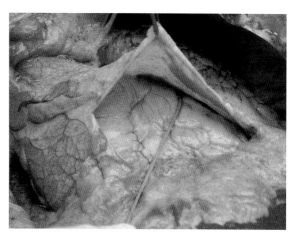

图1.3 脏层心包覆盖在心脏外膜表面，图中壁层心包被掀开。纤维壁层心包形成心包腔。

好位于大动脉之后。

　　心脏的心尖部通常位于左胸。这种位置称为左位心。如果心脏垂直位于胸部的中线,称为中位心,可以见于体形较瘦或较高的人。如果心尖指向右胸,称为右位心。右位心和心腔的解剖位置无关,这不同于内脏转位,心腔甚至内脏都和通常的位置相反,即发生了左右方位的"翻转"。

　　正常心脏的右房在右侧,较之而言,心脏的位置仅指的是右房所在的位置。如果形态学右房像平常一样位于右侧,称做心房正位。如果形态学右房位于左侧,则称为心房反位。如果有形态学双边右房或两个形态学左房,这样就无法确定哪一种是正确的,称为心房不定位,归类为右房异构或左房异构。因此,了解什么样的解剖结构构成一个形态学右房、右室、左房及左室,就变得尤为重要。

　　心脏通常不是位于身体的垂直切面而是略向左旋转且倚靠在膈肌上。相对于心脏前壁,左室中段至心尖段倚靠在膈肌上,称之为下壁,呈平坦的轮廓。

　　心脏最前方的心腔为右室,位于前胸壁和胸骨的下方。这就解释了前胸钝性外伤为何会有右室及三尖瓣损伤的可能。右房位于右后方。左室位于左外侧。左房位于左后方。左房的后方位置使得它可以通过另一种后纵隔的解剖结构——食管来成像。

心房解剖

　　右房来源于胚胎心脏的原始静脉窦和原始心房。静脉窦延续形成腔静脉口之间的心房光滑部分。右静脉窦角会形成右房壁。左静脉窦角会成为冠状静脉窦的一部分,冠状窦通常进入右房。原始心房会成为右房粗糙的肌肉部分,并参与构成左心耳。心房两部分之间的分界是心房侧

壁上的肌肉带,称为界嵴或界带(图1.4)。这条界带,从心脏内上腔静脉附近的窦房结区域沿着右侧壁下行。在右房的心外膜之外,界带在右侧壁心外膜上有一个相应的凹陷,称做界沟。外形酷似梳子的梳状肌从这个肌肉带沿相同的方向呈放射分布。在右心耳的入口处,有一个特别大的梳状肌称为矢状带。为了避免成像时与血栓相混淆,了解这种结构的存在是非常必要的。

　　左房游离壁光滑,没有界嵴或游离壁梳状肌(图1.5)。左侧的梳状肌小,并且仅位于左心耳。这些左心耳的梳状肌通常厚度在1~2mm,如果没有识别出这些梳状肌的存在,就常会和心房血栓相混淆。左房部分来自原始心房,但其大部分结构源于静脉。原始肺静脉与肺芽一起生长,而且如果心脏在正确位置,则向下生长与心脏连接,形成左房,其邻近的肺静脉连接进入心房。如果胚胎学上心脏不在正确的位置,肺静脉也许会与其他结构相连接,从而发生部分或全部的肺静脉异位引流。

　　左、右心耳外部结构大体不同。右心耳有一个宽阔的起始端,之后逐渐变细呈一个三角形(图1.6)。与此相反,左心耳有一个较窄的起始端和一个多分叶状结构,外形很像公鸡的鸡冠(图1.7)。这些左心耳的分叶数量不定,大多是一到两叶,但正常最多可达到五叶[1]。

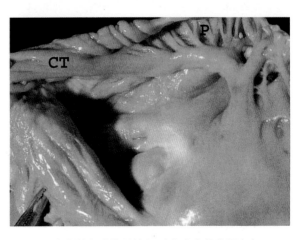

图1.4　右房游离壁的界嵴(CT)和多个梳状肌(P)。

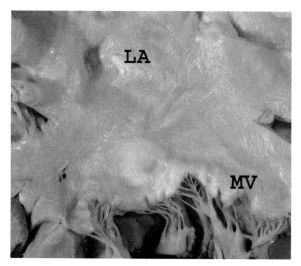

图 1.5　打开的左心显示左房（LA）和相邻的二尖瓣（MV）。

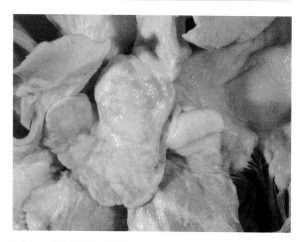

图 1.7　不规则左心耳。

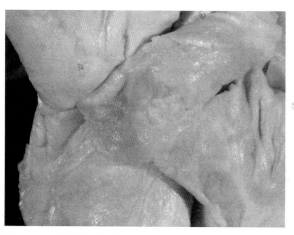

图 1.6　三角形右心耳。

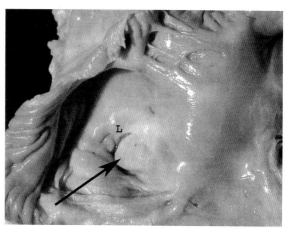

图 1.8　打开的右房显示卵圆窝（箭头）。突起的边缘是卵圆窝缘（L）。

　　房间隔的左、右侧也有很大差异。在右侧有一个中央有凹陷的椭圆形隆起区域称为卵圆窝（图 1.8）。它是原始间隔的遗迹。在这个窝里通常有一个遗留的孔，称做卵圆孔（图 1.9）。胎儿时期该结构是开放交通的，通常在出生后闭合。令人惊讶的是，它可以几十年都保持开放；三十岁以下有卵圆孔未闭的人高达 40%，50 岁以后此比例下降到 10%~15% [2]。在胎儿时期，在肺脏发挥功能以前，这种交通对从胎盘来源的含氧血液的分布有重要意义。在成年人，因为左房压力大于右房压力，所以尽管卵圆孔存在，但通常是关闭的。但如果两侧压力的情况逆转，如在先天性心脏病、肺动脉高压或肺血栓栓塞的情况下，卵圆孔可能会打开并发生血液分流，此时成人也可能出现矛盾性栓子从右侧运行至左侧。如果左房非常大，卵圆孔可以成为一个永久开放的孔，形成获得性继发孔型房间隔缺损；如果伴有二尖瓣狭窄，此临床情况就称做鲁登巴赫综合征。围绕卵圆窝有一圈隆起，称为卵圆窝缘（图 1.8）。卵圆窝前、后缘和界嵴一样，是重要的前、后心房间传导路径。房间隔左房侧通常平坦，没有隆起的边缘和窝。在左侧卵圆孔相通或曾经相通的部位会有

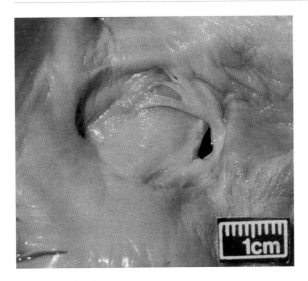

图 1.9 一个卵圆孔未闭。

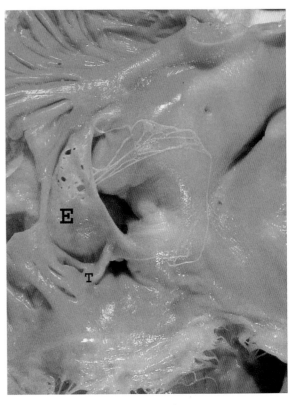

图 1.10 Eustachian 瓣（E）位于下腔静脉开口附近。Thebesian 瓣（T）位于冠状窦开口处。两者之间的网状结构叫做 Chairi 网。

一些肌性内膜隆起或腱索存在，但大体轮廓和右侧房间隔相比还是相对平坦的。

由此可见，在形态学上，右房包括一个有梳状肌的粗糙游离壁、一个三角形的心耳和一个位于房间隔的卵圆窝的凹陷区域。相比之下，左房则包括一个光滑游离壁、一个复杂的多分叶状的心耳和简单、平坦的房间隔。

窦房结位于上腔静脉与右心耳顶点的交界处。它是心外膜的结构，肉眼下是看不到的，只是偶尔可以见到与其伴行的窦房结动脉的分支。右房下部收纳属于心脏静脉系统的冠状窦的血液。冠状窦口有一个小的冠状窦瓣（图 1.10）。经常有网络状结构从下腔静脉口延伸到冠状窦瓣。这种网状结构被称做 Chairi 网。在下腔静脉开口则有一个大小不一的欧氏（Eustachian）瓣。

房室结位于 Koch 三角内（图 1.11）。这个三角形的一条边由冠状静脉窦开口形成，位于三尖瓣环从冠状静脉窦口区域至间隔膜部的区域（在三尖瓣隔后交界区上方）之间。三角形的顶部，由冠状静脉窦的上部和膜部间隔区之间的一条斜线构成，相对应于深部的 Todaro 腱（为一个不可见结构，因为它位于心内膜下）。房室结的某些延伸可扩展到冠状窦，长度不一。房室结位于室间隔的顶部并在膜部间隔延续为房室束——希氏束。希氏束随后分为右束支由隔缘肉柱进入右室（隔缘肉柱将会在下文介绍），同时心内膜下的左束支分散成众多的浦肯野纤维分布至左室心内膜下。

从窦房结至房室结及左房的传导路径包括以下的潜在途径：界嵴、房间隔卵圆窝前后路径和心外膜的 Bachmann 束。Bachmann 束从上腔静脉的左侧发出，穿过心房终止于左心耳，从而使两个心房的传导协调一致。

三尖瓣解剖

三尖瓣和二尖瓣一样都属于房室瓣。然而，

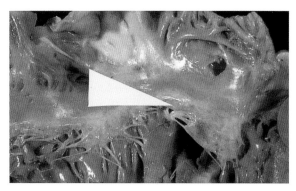

图 1.11　打开的右房和三尖瓣。房室结位于图中标示出的 Koch 三角内。

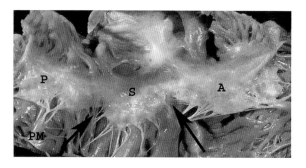

图 1.12　三尖瓣有 3 个瓣叶——前（A）、后（P）和隔（S）。它们通过交界区（箭头）分开。腱索将瓣叶连接到间隔和乳头肌（PM）。

相似的位置却有着完全不同的结构。房室瓣从它们的心室分层，因此房室瓣总是与它们各自潜在的心室相关联。三尖瓣和右室相连，而二尖瓣则和左室相连。而左或右心室也是由和其相连的房室瓣（二尖瓣或三尖瓣）来界定的。同样的相连关系在心室和其心房或大血管中并不存在。

三尖瓣有 3 个瓣叶，前叶、隔叶和后叶（图 1.12）。前叶是 3 个瓣叶中最大的。与所有心脏瓣膜一样，它有一个游离缘和闭合线，位于三尖瓣的心房侧。3 个瓣叶的交界区分开各个瓣叶。每个瓣叶都有腱索附着于心室的乳头肌上。三尖瓣的鉴别特征之一就是隔叶的腱索直接连接到潜在相邻的室间隔上。心脏左侧并不存在这样的关系，否则将出现左室流出道梗阻。

三尖瓣的前乳头肌较大且多头，但也和后侧肌肉相似。间隔乳头肌也被称为 Lanusic 肌。三尖瓣环不像二尖瓣环那样完整，是不连续的。三尖瓣的分层来自其潜在心室，作为正常发育部分。如果发育异常，则会出现三尖瓣下移畸形（Ebstein 畸形）。这种畸形以后叶从心室分离失败而与房室环偏离超过 1cm 为特征。若该瓣叶附着处下移在 1cm 以内，被认为属于正常范围。三尖瓣和二尖瓣是不同的，还因为它和相应的半月瓣——肺动脉瓣是分开的。这种分开是因为形态学右室存在室间隔漏斗部。

右室解剖

右室要成为一个形态学右室，首先是，与三尖瓣房室瓣相关的间隔腱索附着及和肺动脉瓣的不连续性。右室通常是位于胸腔右前方，呈新月形心腔（图 1.13），它是紧邻胸骨后最靠前方的心腔。心室壁通常厚 0.3 ~ 0.4 cm，但在肺动脉高压或压力负荷过重的情况下，它可出现肥厚。因此，心室壁的厚度不是一个识别是哪一个心腔的良好标准。它的特征性结构是有大而凸出的肌小梁，称之为肉柱。肌小梁也存在于左室，但和右室的相比则较小。三尖瓣和肺动脉瓣由室间隔漏斗部分隔开。这是一种弓状的结构，由壁束、漏斗部和终止于节制带的隔缘束组成，其中包含有前面提及的右束支。

肺动脉瓣解剖

肺动脉瓣和主动脉瓣都是半月瓣，这一名称是从它们半月形的形状上派生出的（图 1.14）。它们都有像王冠一样的冠状形态的环。肺动脉瓣与它的房室瓣——三尖瓣分开。它们通常有 3 个瓣叶，瓣叶在 3 个交界区相互分离，分别是前叶、左叶和右叶。这些瓣叶有一个游离的边缘和沿着心室表面的闭合线。这些排列形态就像所有瓣膜共有的那样,允许有一些冗长的瓣膜,以防止正常生理情况下发生反流。肺动脉瓣叶较主动脉瓣叶薄,主要反映了右侧心腔压力较低。

二尖瓣解剖

二尖瓣是一个房室瓣。与三尖瓣一样,它有瓣叶以及和乳头肌连接的腱索。它总是和左室相连,就像三尖瓣总是右室相连一样。它有两个瓣叶——前叶和后叶(图1.15)。虽然后叶占据瓣环更多的周长,但因为前叶长度较长,所以实际上两个瓣叶所占的表面积是相等的。瓣叶的两边都有后内侧和前外侧两个交界区。二尖瓣没有间隔腱索附着。前叶和主动脉瓣在纤维骨架上是连续的(图1.16),由此可确认二尖瓣和左室,这是该心室的一个显著解剖特征。瓣叶有游离缘和闭合缘,大约距离边缘几个毫米。因为左侧心脏的压力较高,所以这些边线比右侧瓣膜的更特殊。二尖瓣环轮廓清晰,并可看到见到纤维环形带。后叶有三个扇形,凹口可形成不同的角度。这些小的瓣叶凹口允许瓣叶有少许冗余,这对其功能有重大意义。其腱索复杂且存在不同的解剖学或外

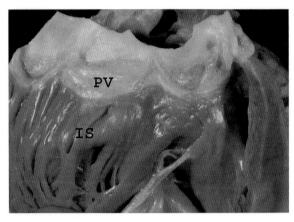

图1.14 打开的右室流出道显示肺动脉瓣(PV)瓣叶。漏斗部室间隔(IS)位于瓣膜前方。

科手术分类(图1.17)。一些学者将腱索分为一级腱索(附着于瓣叶游离缘)、二级腱索(附着于瓣叶中部)和三级腱索(附着于乳头肌)。而有些人用具体名称来命名这些腱索,包括支柱腱索、交界区腱索(图1.18)、基底腱索和粗糙区腱索。只有后叶有连接于瓣叶与相邻的左室壁之间的基底腱索。支柱腱索是两条大的连接在前叶两侧的腱索,它仅存在于前叶。这些腱索负责不同的功能,一些用以维持瓣叶的基础完整和结构,一些则为了确保瓣叶闭合良好,而其他的是为了防止瓣叶脱垂。一个腱索的断裂也会因其所属类型的不同而有不同的临床后果。

二尖瓣的腱索附着于两组左室乳头肌——前外侧和后内侧乳头肌(图1.15)。它比右侧的相同结构要大很多。前外乳头肌通常为单头,而后内侧乳头肌通常是双头。乳头肌能够收缩,确保二尖瓣瓣叶的良好对合。

左室解剖

左室是左外侧心腔,呈圆锥形或子弹形(图1.13)。它是正常心脏中最厚的心腔,通常厚度约为1~1.5cm,这取决于它处于心动周期的某一阶段。左室的界定可通过它与二尖瓣之间的关系、

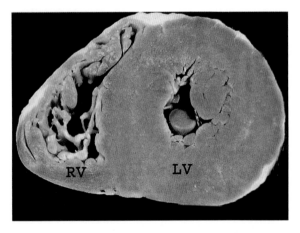

图1.13 心脏短轴切面展示典型的呈月牙形的右室(RV)和呈圆形的左室(LV)。

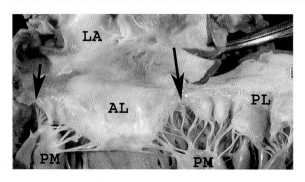

图 1.15　打开心脏时已经剪断的二尖瓣的前叶（AL）和后叶（PL），瓣叶每个边存在的两个交界区（箭头）。瓣膜上方是左房（LA），而下方是左室乳头肌（PM），瓣膜和乳头肌通过腱索连接。

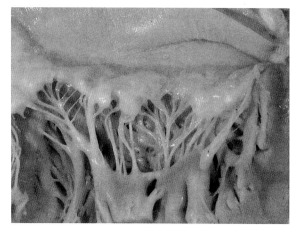

图 1.17　有许多复杂腱索的二尖瓣后叶。

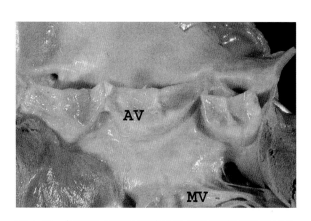

图 1.16　打开的左室流出道显示主动脉瓣（AV）和二尖瓣前叶（MV）之间的连续性。

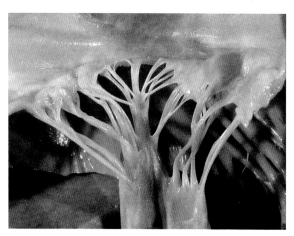

图 1.18　可见交界区腱索。

房室间二尖瓣与半月形主动脉瓣的连续性以及细小的腔内小梁的特征来分辨。按照惯例，描述左室时有前壁、乳头肌之间的外侧壁和下壁。如前所述，下壁（中段至心尖水平）位于横膈上，然而后壁或基底部室壁则位于朝向左房连接处。舒张期心室舒张并充盈是接受来自左房的血液。而心室在收缩时或收缩期运动是复杂的。心室缩短、挤压，并且在心尖部呈现逆时针旋转，而基底部向顺时针旋转的扭曲的运动使心脏本身扭动。心室缩短是由于纵向浅表心肌纤维延伸到心尖部，然后一个急转并形成内部乳头肌。在收缩期这些表层窦螺旋和球螺旋的收缩将心室拉动。中

间层的环形肌负责挤压和扭转的动作。左、右心室的纤维在室间隔两侧相互交错。左室流出道不出现阻塞是因为没有间隔腱索附着（图 1.16）。在心尖部，由于纤维方向的突变，心肌通常仅有几毫米厚度。外科医生利用了这个解剖特点，应用心尖部作为一个方便的位置来打开心室和为打开心脏后排气。

主动脉瓣解剖

主动脉瓣是一个半月形瓣膜，有 3 个瓣叶——右、左和后瓣或无冠瓣（图 1.19）。无冠瓣

通常较另两个瓣叶略大。每个瓣叶与其相邻瓣叶之间都有交界区将它们分开。瓣叶都有游离缘及闭合线，且因为心脏左侧的压力更高，所以瓣膜发育的更完善。瓣膜闭合线和游离缘之间的区域被称做新月。接近交界区经常有水平的瓣膜缺损，称为开窗。这些是正常的结构且会随着年龄的增长变得更加明显。这些情况一般不会发生在闭合线处，所以不会造成瓣膜关闭不全，除非瓣环扩大，它们会移动到闭合线处。在每个瓣叶的中部都有一个发育良好的小结节或突起，在心室侧沿闭合线排列，称之为 Ariantus 结节（图1.20）。沿闭合线，尤其是在结节处，会生长有小的胡须状的叶，称之为兰伯赘生物。在右冠瓣及无冠瓣下方，是室间隔的最薄处——膜部室间隔。在这个间隔区，房室间希氏束穿过，然后左束支浦肯野纤维沿着左室心内膜表面延伸。

主动脉环不是一个简单的环，其形状像王冠或光晕，类似肺动脉瓣环。每个瓣叶都附着于这个纤维冠，并留有瓣叶之间的交界区之间的空间。在每个瓣叶的背面都有一个向外的袋状区域，被称为主动脉窦。它在舒张期瓣膜关闭时充满血液。近端主动脉结构从而有较大的近端窦，然后逐渐变细，并延伸成升主动脉，像一个花瓶或烧瓶。在主动脉瓣和主动脉窦上方，有一个有内膜嵴的锥型区被称为窦管交界。主动脉瓣的右冠瓣与无冠瓣和二尖瓣前叶在纤维上是连续的。一些学者将主动脉瓣和二尖瓣之间的纤维区域称做主动脉瓣下纤维幕。瓣膜的连续性在疾病进程中有重要意义，如感染性心内膜炎时感染就易在两个相邻的瓣膜结构之间蔓延。

超声心动图注意事项

绝大部分超声心动图实验室普遍遵循一种详细的逐步分析的方案来获得对心脏结构、功能的综合超声心动图评估。这包括从4个声窗获取

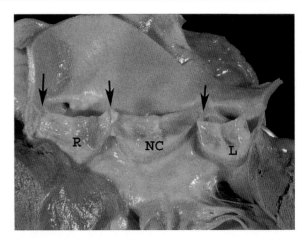

图1.19　打开的主动脉瓣包括右(R)、无冠(NC)和左(L)瓣。交界区分离各个瓣叶(箭头)。

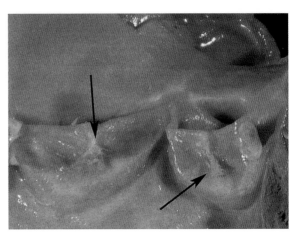

图1.20　主动脉瓣瓣叶可见隆起的闭合线或接合线，瓣叶中部可见长有须状的兰伯赘生物的 Ariantus 结节。

的心脏图像，即胸骨旁、心尖、剑突下及胸骨上声窗(图1.21)。在超声心动图的发展早期，已公认超声波传递会受骨、空气的干扰，因此，如果探头和心脏之间有充气的肺组织或骨干扰，就无法获得充分的图像。而这4个标准声窗就是在胸壁上的可供超声波良好通过的区域，因此大部分受试者，也是从此获得诊断性的超声图像。

胸骨旁声窗通常是指胸骨左侧第4、5肋之间的空间(图1.22)。它从体表到心脏瓣膜之间的距离最短。从这可以通过声束获得多个成像切面来显示长轴和短轴切面的心脏结构，尤其是主动

脉瓣和二尖瓣。它也是评估左室的首选声窗,因为通常可获得从基底至心尖部的多个左室短轴切面。为了获得左室心尖短轴图像,可能需要将探头向下移一个肋间和更外侧,患者则需稍躺成左侧卧位,有时甚至是仰卧位(图 1.23)。虽然不常采用从此声窗获得右室的多重短轴切面,但是在大部分受试者依然可行(图 1.24)。为使整个右室显像,可将探头的位置靠近胸骨且角度偏向右。采用从心脏基底部至心室心尖部扫查的右室多重短轴切面,可对右室的大小、功能提供一个全面的评估。

　　心尖声窗位于或靠近心尖搏动处(图 1.25)。左、右室可以从这个声窗获得较好的成像。最好采用此声窗评估左室的容积和表面特征。剑突下声窗和胸骨上窝声窗在一些超声心动图实验室并不是常用声窗,因为相比胸骨旁和心尖声窗,它们获得的信息较少,且更难获得完整的图像。

　　剑突下声窗作用很大,在许多患者,尤其是患有阻塞性肺疾病的患者,几乎可以获得所有的标准切面(图 1.26 ~ 1.28)。通过此声窗可以获得四腔切面,虽然真正的左室心尖很难显像。当患者屏住呼吸时,有可能获得从二尖瓣水平到心尖的多重左室短轴图像(图 1.27)。它也是评估右室流出道的首选声窗,通常可与多普勒波束很好的平行,从而可以精确评估肺动脉瓣或漏斗部狭窄(图 1.28)。主动脉弓及右侧肺动脉通常可在胸骨上窝声窗呈现较好的图像(图 1.29)。它也是应用多普勒测量主动脉瓣狭窄患者主动脉瓣狭窄射血速度的最佳声窗。我们的观点是应该经常使用这两个超声声窗,以使从这些声窗获得图像所需的技能得以保留,因为在特定的情况下,从这两个声窗获得图像是必不可少的措施。例如,房间隔缺损的检测非常依赖剑突下声窗对房间隔的直接观察,而成年患者细微的动脉导管未闭可能仅在胸骨上窝声窗得以看清。

　　在我们的实践中,常规进行和获得左、右室

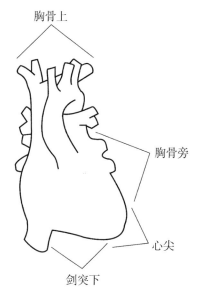

图 1.21　此简图说明了超声心动图评估心脏时的标准声窗。

流出道的脉冲多普勒记录,以评估两个心室的每搏量(图 1.30)。在没有心内分流和瓣膜反流(主动脉瓣或肺动脉瓣)的情况下,两个心室的每搏量应该相等。相比瓣环面积较大的右室流出道,左室流出道的收缩期血流有更高的峰值流速和时间积分。当右室流出道血流速度有较高的流速或时间积分时,应怀疑左向右分流的可能。了解每搏量,对患者的管理很有价值。正常收缩功能情况的低每搏量提示低血容量,在评估低跨瓣压差的主动脉狭窄患者的主动脉瓣狭窄程度时,应考虑到这一点 [3](图 1.31)。

　　虽然通过从 4 个标准声窗获得预先定义的成像切面可完成一个诊断性检查,严格遵守这种的潜在可能性途径也许会削弱潜在的使得这些传统声窗进一步发展的原则。在二维超声心动图的初期,多重体表位置成像提供了心脏在胸腔的定位信息。这方面知识提供了对图像进行正确解释的基本框架,并使得某些体表位置得到认识,这些位置对持续产生完整的图像和诊断信息更为有用。这些体表位置已成为标准的超声心动图声窗。但是这些标准声窗绝不是仅有的超声检查

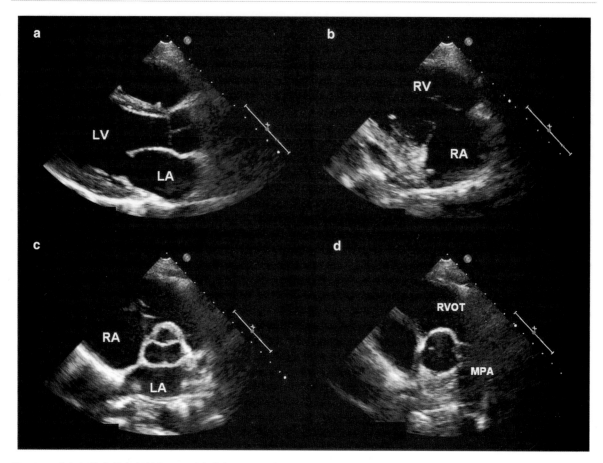

图1.22　（a）这是胸骨旁长轴切面，用来获得左室二维测量数据。在这个切面可以很好地看到主动脉瓣和二尖瓣的活动。（b）这是右室流入道切面，显示右房、三尖瓣和右室。（c）在主动脉短轴切面聚焦主动脉瓣。（d）从主动脉短轴切面更加表浅扫描，可以使右室流出道、肺动脉瓣和肺动脉主干成像。LA：左房，LV：左室，MPA：肺动脉主干，RA：右房，RV：右室。

的有用声窗。其他非标准声窗可能在特定临床情况下也是非常重要的。也许在某些心外情况下，如漏斗胸及前纵隔肿瘤导致心脏从正常位置和方向偏离，这些非标准声窗就会特别有用。在严重漏斗胸患者，心脏可能向左移动。实践中，心尖向左后方的极度偏离也许是完全心包缺如的最好征象。

在阅读了所获得的图像之后，对胸腔内的心腔应有一个良好的知识，这是必不可少的。在这个知识的基础上，超声心动图医师也许希望通过使用标准声窗的不同成像切面获得额外的图像，同时从其他的非标准声窗得到任何可见到的图像。非标准成像声窗的定位是由胸腔内心脏的位置而非体表的解剖位置来决定的。事实上任何体表位置都可以而且应该考虑成为潜在的成像声窗，这取决于具体的临床情况及心脏结构在胸部的位置。一个好的超声心动图医师应该不仅可以综合来自多个声窗的图像，而且有技术能力从常规的和非常规的声窗获得图像。

对于某些特定的临床情况，采用非常规的成像声窗应该成为超声心动图检查的不可缺少的部分，因为这些额外声窗极有可能会提供额外信息。在操作超声心动图检查前了解其他影像学检查的结果，如胸部X线、CT或血管造影检查，对

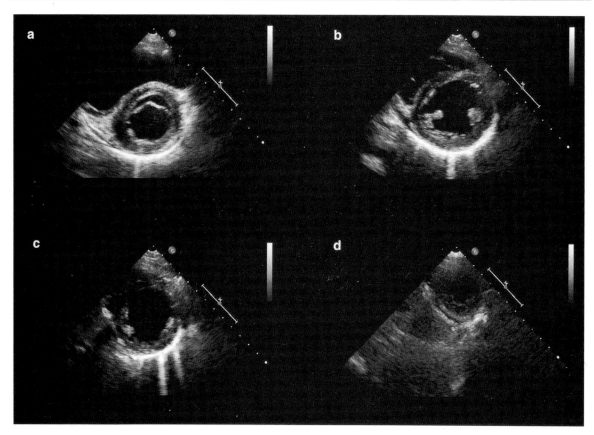

图 1.23 胸骨旁左室短轴切面在二尖瓣瓣叶水平(a)、乳头肌水平(b)、乳头肌下水平(c)和心尖水平(d)显示。

于确定何时要考虑加做额外的成像声窗以及从何处获得额外的声窗都很有帮助。在一些特定情况下推荐使用以下的额外声窗。

右侧胸骨旁声窗应用于升主动脉扩张患者,它需要将探头更多的向右前方移动,从而使升主动脉的中远端较容易从这个声窗成像(图1.32)。在胸腔积液存在时,可采取从背部成像的方式[4,5](图 1.33,1.34)。当左侧胸腔积液存在时,可以利用左侧脊柱旁声窗以提供多个成像切面来评估心腔和瓣膜。另一个左侧脊柱声窗可用于观测贴近后胸壁的扭曲扩张的降主动脉[6]。通过这个成像声窗可以诊断主动脉瘤和主动脉夹层。对于慢性阻塞性肺疾病的患者,几乎所有的成像切面都不可通过胸骨旁声窗和心尖声窗来获得,应该探查整个剑突下区域的声窗(图1.26~1.28),探头常需要较多地向左移动才能全

面评估心腔和心尖部,这一点是很重要的。

某些患者从体表不能获得最佳的声窗,包括肥胖、严重肺气肿、胸廓畸形和近期心脏手术患者。经食管超声心动图可提供高质量的图像,因为它使用高频探头,且食管内的超声探头及心腔之间几乎没有软组织阻隔(图 1.35)。在一些临床情况下,如心内膜炎,经食管超声心动图检测赘生物和脓肿的诊断价值很高,所以尽管有充分的经胸图像,但仍时常需要经食管超声心动图来进行更好的探查。这种从心脏后方有利的位置探查成像的途径,可观察位于心脏后方的结构如心房、房间隔和二尖瓣,并能获得更新、更详细的切面图像。从胸壁很难探查到上腔静脉和肺静脉图像,我们可以通过食管声窗来做常规的超声评估。在外科手术中,经胸廓声窗不能成像时,食管声窗也是理想选择。经食管超声心动图的适应证

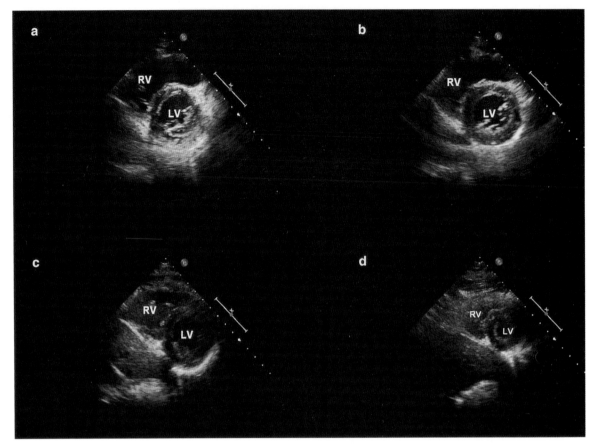

图1.24　多个右室短轴切面(a~d)可从胸骨旁声窗通过将成像切面从通常的方位更向右倾斜来得到。LV:左室,RV:右室。

总结见表1.1。

　　在开胸手术时,把探头直接放置在跳动的心脏上可获得高质量的超声心动图图像(图1.36)。这种心外膜超声心动图途径可以提供其他方法无法获得、却对某些患者的观察必不可少的信息,这些患者包括少见的心脏解剖异常的患者和接受复杂的手术修补的患者,如患复杂先天性心脏病接受复杂心外科手术的患者。心外膜超声心动图显示了超声心动图在探查任何有价值的声窗方面具有多种多样的功能。

表1.1　经食管超声心动图检查的适应证

不理想或不能经胸成像的图像

肥胖、肺气肿、使用呼吸机、胸廓壁畸形、既往胸骨
　切开史

术中评估

充分的经胸图像但仍需要额外的解剖细节

瓣膜反流机制

检测小的赘生物

检测瓣周脓肿

主动脉斑块

经胸超声心动图没有成像的结构

上腔静脉

左心耳

肺静脉

胸降主动脉

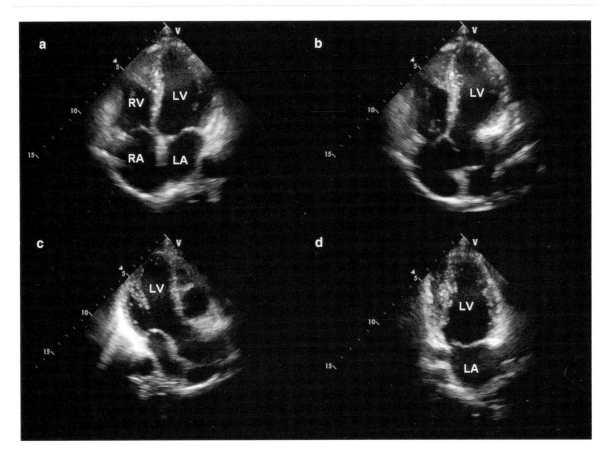

图 1.25 心尖声窗可获得多个图像,(a)为四腔切面,(b)为五腔切面,(c)为长轴切面,(d)为两腔切面。LA:左房,LV:左室,RA:右房,RV:右室。

外部标志和内部标志的比较

超声心动图检查的标准成像声窗在临床实用中有具体的体表标记。从这些声窗采集到的图像为反映心脏在胸腔中的位置提供了一个正确的基本概念。结合从其他成像方式得到的结果,从这些标准声窗得到的图像是从其他声窗获得额外图像的基础。从标准和非标准声窗可以获得几乎无限多的成像切面。一系列标准成像切面已经得到推荐,并且已经在超声心动图检查中被普遍采用。而之所以采用这些相对较少的成像切面,是因为发现它们对明确具体心脏解剖(如心脏瓣膜)有用。如上所述,这些成像切面可在大部分患者中获取到,而且从中能够提取到和心脏结构、功能有关的绝大多数超声心动图数据。

以体表标志作为出发点,需要额外的标志作为个人成像切面的适合框架。使用内部标志可以确保心脏结构的正确成像。在胸骨旁长轴切面,成像切面应调整以得到最大的左室内径,以确保其纵切左室长轴。尽管真正的升主动脉长轴和左室长轴可以同时在同一个成像切面成像,但这不一定涵盖所有受检对象。微调成像切面,以确保升主动脉最佳显像,拾取该最佳成像的证据是在相同切面下见到平行排列的主动脉前后壁。在升主动脉瘤患者的连续随访中进行升主动脉的尺寸比较时,留意这个解剖细节是绝对必要的。为了获得这些体内标志,也许需要将探头位置从一

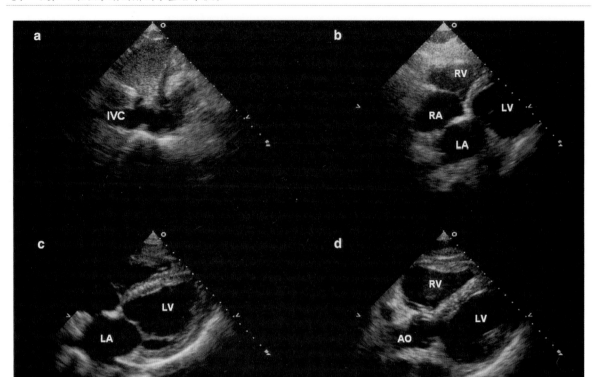

图 1.26　从剑突下声窗,(a)显示的是下腔静脉,(b)和(c)是改良的四腔图像。在(c)中房间隔可以很好成像。在(d)中通过向前倾斜成像切面以显示左室流出道和主动脉瓣。AO:主动脉,IVC:下腔静脉,LA:左房,LV:左室,RA:右房,RV:右室。

个肋间移动到另一个。在胸骨旁短轴切面,乳头肌可作为定位左室中部的有用标志。在这个成像切面,正常的左室应当呈现几何学上对称的圆形。从心尖声窗没有能拾取左室最佳成像的较好的体内标志,因此透视缩短了左室心尖一直是一个令人担忧的问题。应该仔细调整超声探头的位置以最大限度地展示出左室的长度(图 1.37)。最新发展的三维成像将会解决这一技术性问题。剑突下图像对房间隔的成像特别有用,但是左室心尖通常无法从该声窗成像(图 1.26)。其他从剑突下声窗可以较好成像的心脏结构是右室流出道以及肺动脉瓣(图 1.27)。从胸骨上窝声窗,主动脉弓和邻近的降主动脉可以较好地得以成像,尤其是在年轻的人群。应避免对探头施加过大的压力,以防止压迫无名静脉而使之辨认困难(图

1.38)。在主动脉弓展开的患者,从左、右侧锁骨上窝成像能够得到更好的主动脉弓图像。

小结

　　从体表成像声窗拾取到的图像以及其他成像方式得到的结果,我们可以较准确地了解心脏在胸腔内位置。这个信息有助于评估内在的心脏畸形及外在的心脏状况。它还能为额外的非标准声窗的使用提供必要的框架,而这些声窗在特定临床情况下能提供有价值的信息。超声心动图具有非侵入性和多功能性,可以从体表许多位置提供几乎无数的成像切面。心脏结构的正常显像需要认真观察体内标志。三维超声心动图的发展可能会进一步增强超声心动图的诊断能力。

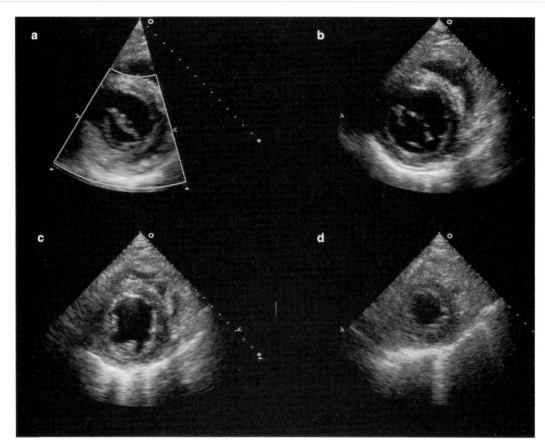

图 1.27　左室从基底到心尖成像可见于(a～d),通过超声心动图探头在剑突下区域向左移动成像切面来实现。

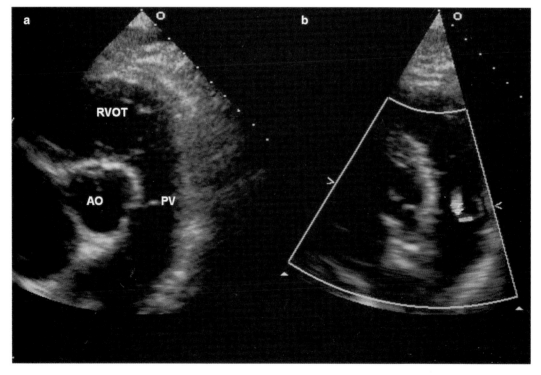

图 1.28　(a)剑突下声窗还提供了对右室流出道和肺动脉瓣的评估,因为超声波束与这些结构成良好平行。(b)彩色血流显像显示轻度生理性肺动脉瓣反流。AO:主动脉,PV:肺动脉瓣,RVOT:右室流出道。

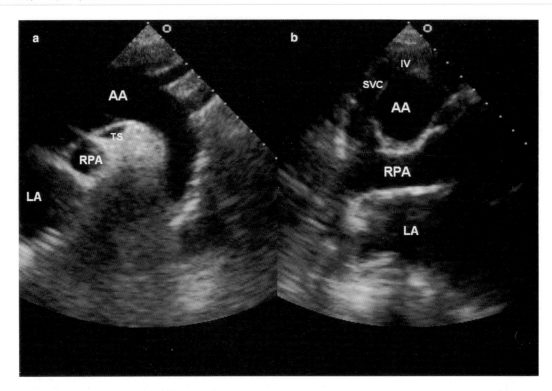

图1.29 从胸骨旁声窗可获得主动脉弓的长轴切面(a)和短轴切面(b)。AA:主动脉弓,IV:无名静脉,LA:左房,RPA:右肺动脉,SVC:上腔静脉,TS:横窦。

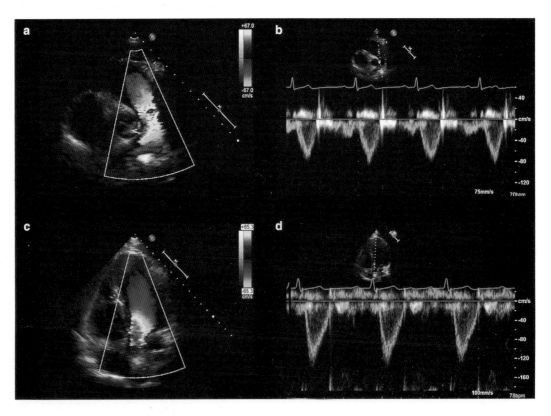

图1.30 彩色血流成像(a)和脉冲波频谱信号(b)显示右室流出道收缩期血流。左室流出道的同样分析见(c)和(d)。在正常人群,和较大瓣环面积的右室流出道相比,左室流出道脉冲波频谱信号有较高的峰值速度和时间积分。

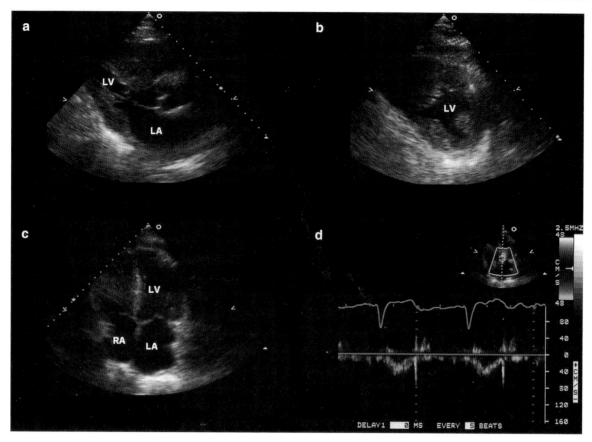

图 1.31 这例 94 岁男性左室壁厚度增加且心腔变小。这显示在胸骨旁长轴(a)、短轴(b)和心尖四腔(c)切面。左室流出道的血流(d)有较低的流速和时间积分,表明尽管射血分数正常,但每搏量小。LA:左房,LV:左室,RA:右房。

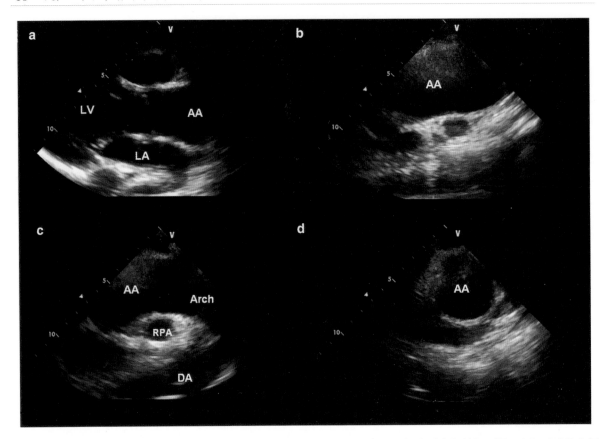

图 1.32　右侧胸骨边缘在主动脉扩张患者的升主动脉成像中非常有用。标准左侧胸骨旁长轴切面见于(a)。(b)从右侧胸骨边缘第 4 肋间的胸骨附近,可见到扩张的升主动脉。将探头移到右侧第 3 肋间,升主动脉远端、主动脉弓和降主动脉可以成像(c)。从右侧胸骨边缘获得的升主动脉短轴切面见(d)。AA:升主动脉,Arch:主动脉弓,DA:降主动脉,LA:左房,LV:左室,RPA:右肺动脉。

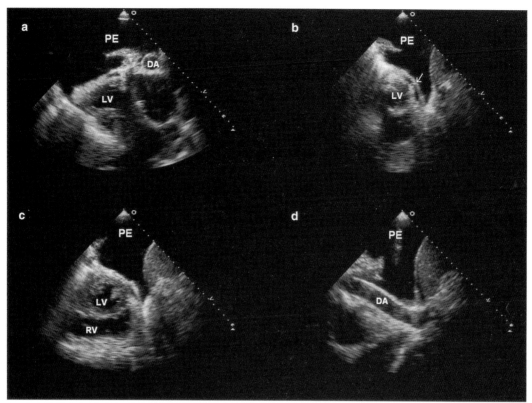

图 1.33　当有大量左侧胸腔积液存在时,心脏可从左侧脊柱旁声窗成像。左室在长轴(a)和短轴(b)切面。可以很好地看到心包(箭头),因为有少量心包积液存在。左室和两个乳头肌成像在(c)。胸降主动脉见(d)。DA:降主动脉,LV:左室,PE:胸腔积液,RV:右室。

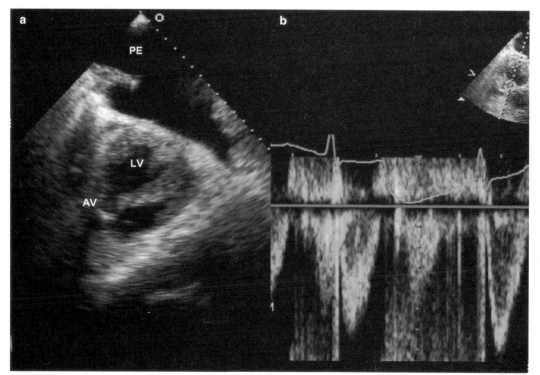

图 1.34　(a)为从左侧脊柱旁声窗成像的左心室流出道和主动脉瓣。脉冲波多普勒评估的主动脉瓣血流见(b)。AV:主动脉瓣,LV:左室,PE:胸腔积液。

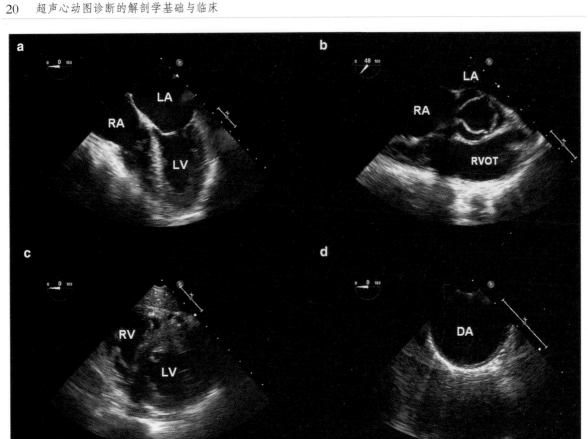

图 1.35　经食管超声心动图提供了很多切面,可分为不同的切面组,四腔切面见(a),基底部主动脉瓣切面见(b),经胃切面见(c)和主动脉切面见(d)。

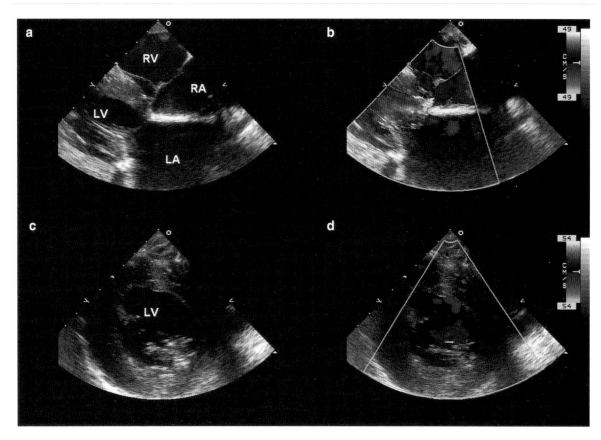

图 1.36　一例接受二尖瓣修复患者的左室外膜长轴(a,b)和短轴(c,d)切面,显示增厚的二尖瓣后叶,和修复部位一致,且没有二尖瓣反流。LA:左房,LV:左室,RA:右房,RV:右室。

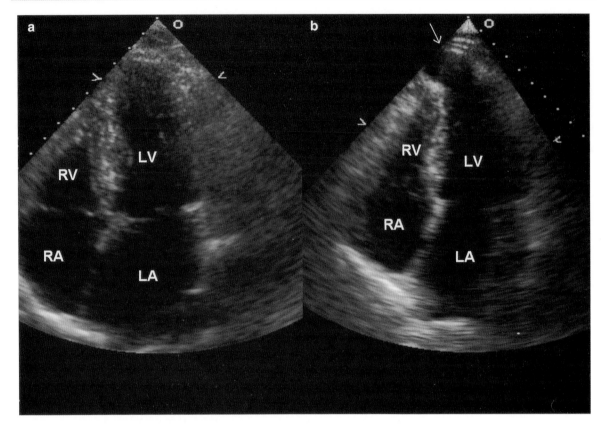

图 1.37   如果心尖切面被缩短透视,那么真正的左室心尖可能无法成像。该患者有一个小的左室心尖部瘤,在缩短透视的四腔切面被错过(a),而在探头更向外侧移动时较好地显像(b)。LA:左房,LV:左室,RA:右房,RV:右室。

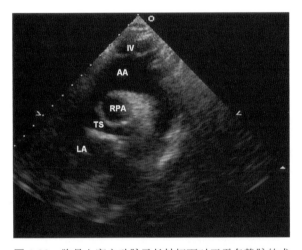

图 1.38   胸骨上窝主动脉弓长轴切面对于无名静脉的成像要优于主动脉弓。在胸骨上窝声窗操作时对探头施加过大的压力可能使无名静脉不能成像。AA:主动脉弓,IV:无名静脉,LA:左房,RPA:右肺动脉,TS:横窦。

参考文献

1. Veinot JP, Harrity PJ, Gentile F, et al. Anatomy of the normal left atrial appendage: a quantitative study of age-related changes in 500 autopsy hearts: implications for echocardiographic examination. *Circulation.* 1997 Nov 4;96(9): 3112-3115.

2. Hagen PT, Scholz DG, Edwards WD. Incidence and size of patent foramen ovale during the first 10 decades of life: an autopsy study of 965 normal hearts. *Mayo Clin Proc.* 1984 Jan;59(1):17-20.

3. Hachicha Z, Dumesnil JG, Bogaty P, Pibarot P. Paradoxical low-flow, low-gradient severe aortic stenosis despite preserved ejection fraction is associated with higher afterload and reduced survival. *Circulation.* 2007;115:2856-2864.

4. Waggoner AD, Baumann CM, Stark PA. Views from the back by subscapular retrocardiac imaging: technique and clinical application. *J Am Soc Echocardiogr.* 1995; 8:257-262.

5. Naqvi TZ, Huynh HK. A new window of opportunity in echocardiography. *J Am Soc Echocardiogr.* 2006;19: 569-577.

6. Klein A, Chan K, Walley W. A new paraspinal window in the echocardiographic diagnosis of descending aortic dissection. *Am Heart J.* 1987;114:902-904.

和所有的内脏器官一样，心脏也在衰老。心脏的纤维骨架变硬和钙化，瓣膜闭合缘变厚，主动脉扩张并向右偏向室间隔，使室间隔看起来很凸出，心室变小，左房扩大，瓣膜钙化和（或）变为黏液样和淀粉样物质沉积在心脏。

开窗（或裂隙孔）

半月瓣开窗（Fenestrations）常见于病理检查和外科手术时，也可能通过影像学检查发现。开窗是获得性退行性改变，其发生率随着年龄的增长而增高。半月瓣边缘是发生开窗的典型部位，即闭合线和瓣叶游离缘之间的瓣叶部分（图2.1，2.2）。它们可能从瓣膜交界区边缘一直延伸至瓣叶中部的 Arantius 结节（阿朗希乌斯结，半月瓣结）。开窗通常不伴有主动脉瓣关闭不全，因为它们是位于闭合线远端。曾有关于开窗的主动脉瓣膜破裂导致急性主动脉瓣关闭不全的报道[1]。这种情况见于当开窗较大，且从闭合线延伸到瓣叶体部，或者开窗位于交界缘，其破裂导致瓣叶脱垂。如果主动脉根部扩张使瓣膜闭合线移向瓣叶游离缘，开窗就可能会影响到有功能的瓣叶部分，由此导致关闭不全的发生[2]。

未破裂的主动脉瓣开窗很难通过超声心动图检出，因为它位于闭合线远端的弧影处。破裂的开窗可从主动脉瓣瓣叶出现长的线状束来识别。主动脉瓣关闭时，在左室流出道可清楚看到

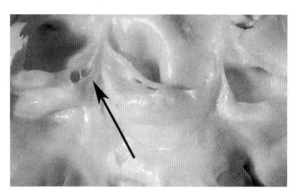

图 2.1　打开的主动脉瓣，可见开窗（箭头）。注意，这些是在瓣膜闭合线以上接近侧面的交界区。

破裂的开窗（图 2.2）。与赘生物的区别在于它们长的线状外观，也无主动脉瓣关闭不全，正如前面所述。

兰伯赘生物

通常认为兰伯赘生物（Lambl's Excrescences）和纤维性赘是一个普遍的瓣膜退行性或和年龄有关的病变，其往往可反映瓣膜受到的磨损和撕裂。有人认为这些赘生物是反复创伤所引起的内皮细胞增殖或机化的血栓。它们可能偶尔会出现在青少年患者，包括儿童。血栓易形成于心内膜粗糙的区域（非细菌性血栓性心内膜炎）。兰伯赘生物常发生在瓣膜闭合线，最常见于左侧瓣膜，包括主动脉瓣近 Arantius 结节处。赘生物看起来像微小的纤维性片，最好将其浸入水中后可清楚

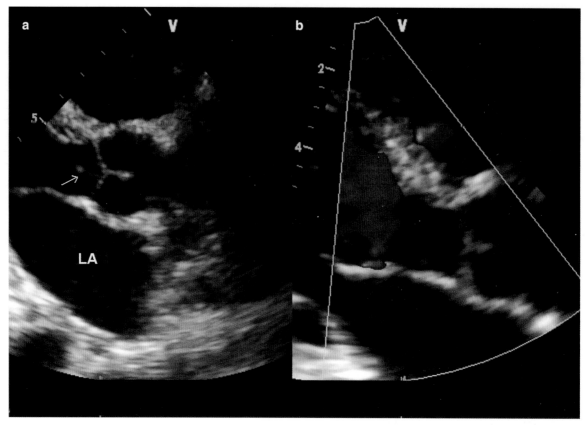

图2.2　一例43岁女性患者,从胸骨旁长轴切面(a),有长的线状密度影(箭头)紧贴于主动脉瓣尖和在心室舒张期脱入左室流出道。彩色血流成像显示无主动脉瓣反流(b)。这种线状移动密度可能表示一个破裂的主动脉开窗。LA:左房。

地看到(图2.3)。超声心动图已经观察到这些形态特征(图2.4)。这些赘生物在大体上很类似乳头状肌纤维弹性瘤,但大小和分布不同。在微观检查上它们很相似,都包括内皮覆盖的纤维弹性组织核心,有时还有附壁血栓。它们可能会导致湍流和相对血流淤滞,这样使得该部位容易形成血栓,从而为感染性心内膜炎的发生提供了温床。现在已有关于冠状动脉开口阻塞及碎片或赘生物造成栓塞的报道,这些栓子很可能来自兰伯赘生物的血栓,而不是纤维性物质本身。

二尖瓣环钙化

二尖瓣环钙化（Mitral annular calcification, MAC）是老年患者心脏的一个常见发现,尤其是

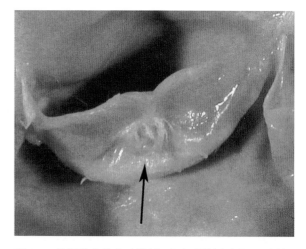

图2.3　关闭状态的主动脉瓣。在主动脉瓣叶中心、中线、沿闭合线有多个像兰伯赘生物样的小胡须(箭头)。

女性。虽然人们一直认为MAC和年龄有关,但它可能是一种由于二尖瓣环退行性改变的病理过

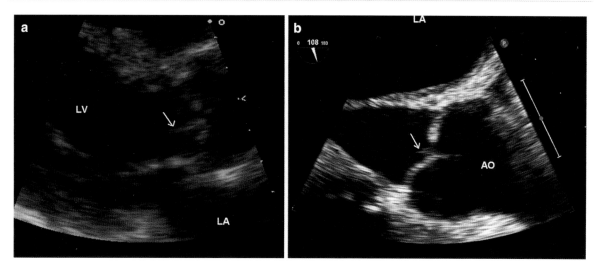

图 2.4　（a）一例 87 岁女性患者,主动脉瓣上可见像兰伯赘生物样小的胡须样可移动密度影(箭头)。（b）从经食管超声心动图能更清楚地看到这些赘生物(箭头)。AO:主动脉,LA:左房,LV:左室。

程。其发病率在 50 岁以下的人群中低，然而，MAC 的发病率随年龄增长，成为老年人中的常见疾病。它是一个渐进的过程,尽管在大多数患者中进展缓慢。它经常合并二尖瓣膜疾病,尤其是二尖瓣脱垂(黏液瘤样的或松软的二尖瓣),这种情况可能发生在年轻患者。MAC 出现在更年轻患者中时,发展更迅速,尤其是那些钙代谢异常患者,如甲状旁腺功能亢进症和慢性肾衰竭,尤其是在那些依赖透析的患者。

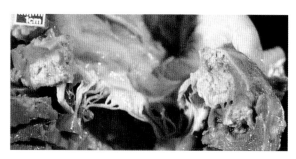

图 2.5　二尖瓣从侧面打开后可见左房和左室之间后环的严重钙化。

　　MAC 经常位于二尖瓣环,往往最常见的部位二尖瓣后叶的基底部(图 2.5)。钙化很少累及二尖瓣瓣叶(图 2.6)。钙化过程通常起始于二尖瓣瓣叶的基底部,而瓣尖部仍活动自如(图 2.7)。MAC 与风湿性二尖瓣病变的区别在于前者没有瓣叶交界区的融合以及瓣叶弥漫性病变。MAC 也可因后叶束基底部形成钙化斑块,而限制瓣叶的运动和导致瓣膜关闭不全。由于二尖瓣环钙化而丧失收缩期正常的左室挤压运动也可导致二尖瓣关闭不全。当钙化性斑块发生液化变性时,一直可以延伸到左房后壁(图 2.8,2.9);此时,钙化性团块可能类似瓣膜肿物(图 2.10)。MAC 合

并液化坏死时，大体上看起来很像一个梅毒瘤,脓肿或更常见的坏死性肉芽肿(图 2.9)。MAC 也可能引起血栓沉积和溃烂,从而引起栓塞的风险(图 2.11)。在一项纵向队列研究中(Framingham 心脏研究),MAC 使卒中的危险增加一倍,而与传统的卒中危险因素无关。MAC 可能形成溃疡和引发感染,从而使栓塞风险增加。感染后,通常伴有瓣叶穿孔和心肌脓肿的形成。因此,在使用超声心动图评估栓子的来源时，如发现存在MAC,应该记住 MAC 不仅是血栓栓塞的危险因素,还可能有直接的致病作用。

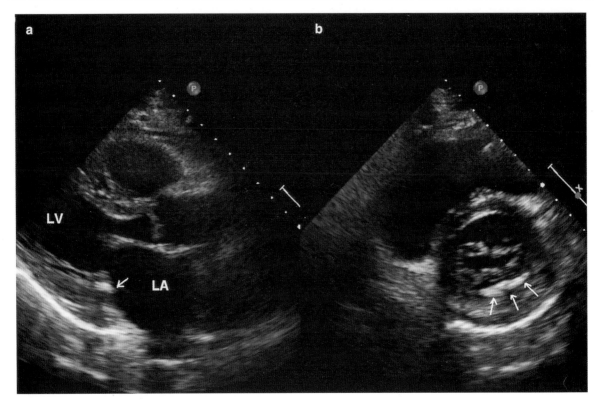

图 2.6   从胸骨旁长（a）和短轴（b）切面可见二尖瓣环钙化位于二尖瓣后叶基底部，为一局限性强回声影（箭头）。在短轴切面能清晰可见其环周的受累程度（箭头）。LA：左房，LV：的左室。

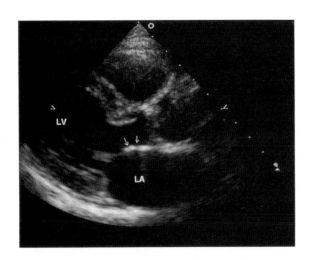

图 2.7   一例 86 岁老年女性患者，其动脉硬化累及主动脉根部，并延伸到二尖瓣前叶基底部的三分之二。当二尖瓣环钙化和硬化同时出现时，应高度警惕二尖瓣狭窄是否存在。LA：左房，LV：左室。

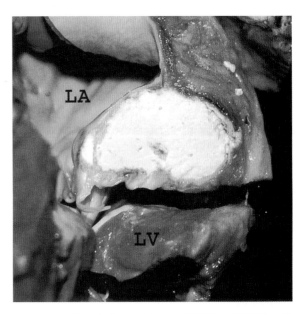

图 2.8   液化的大的二尖瓣环钙化沉积。延伸到左房（LA）壁下面，并将二尖瓣后叶固定在它上面。LV：左室。

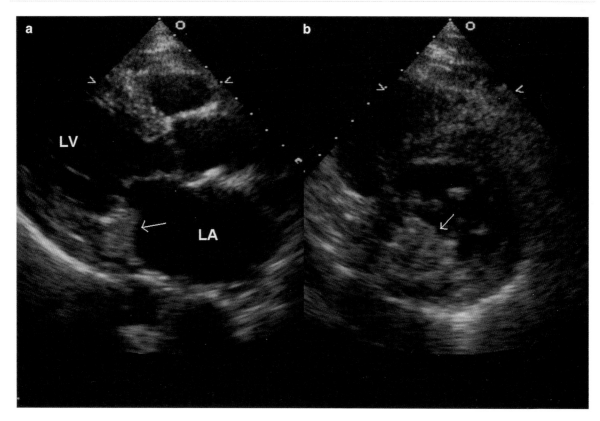

图 2.9　一例 88 岁女性患者,在其二尖瓣后环有一个大的钙化团块,这可能与脓肿或坏死性肉芽肿相混淆。二尖瓣环钙化较液化的回声密度低,见胸骨旁长轴(a)和短轴(b)切面的图示(箭头)。LA:左房,LV:左室。

钙化性主动脉瓣的改变

在北美,年龄相关的主动脉瓣"退行性改变"是成人主动脉瓣狭窄的最常见原因。传统上认为瓣膜"退行性"钙化在本质上是被动地形成的,反映了退化组织的营养不良性钙化,通常源于瓣膜组织的磨损和撕裂。随着研究的发展,人们渐渐地发现这一理论并不完善。在病变早期,磨损、撕裂及血流动力学切变应力可引起血管内皮功能障碍,随之而来的是脂质沉积,炎症,细胞因子、生长因子和瓣膜基质金属蛋白酶的改变[3]。瓣膜钙化过程和动脉粥样硬化以及骨质形成有着诸多的相同之处[4-6]。在普通人群中,主动脉瓣膜病的进展一直伴随着有诸多动脉粥样硬化性疾病

的传统危险因素,包括高血压、高血脂和糖尿病[7-10]。狭窄的主动脉瓣较非狭窄的瓣膜含有较多的脂质成分[11]。脂质可氧化和吸附炎症细胞。早期瓣叶被染为黄色并形成纤维化,逐渐形成一个拱形的钙化灶,一直延伸至每个瓣叶基底部,看起来像个倒置的"u"字形(图 2.12)。经过反复的瓣膜变形、血管内皮损伤、炎症和脂质过氧化,钙化结节逐渐形成和瓣叶发生硬化。

一个或多个的主动脉瓣叶结节状增厚是一种和年龄有关的退行性变化的早期迹象[12]。瓣叶增厚通常位于主动脉瓣 Arantius 结节或交界区的基底部(图 2.13)。在一项 3 ~ 5 年随访研究中发现,约 10% 的主动脉硬化患者进展为主动脉瓣狭窄。主动脉瓣狭窄是一个渐进的病理过程,而且瓣膜钙化越重进展就越快。最近一些试验证

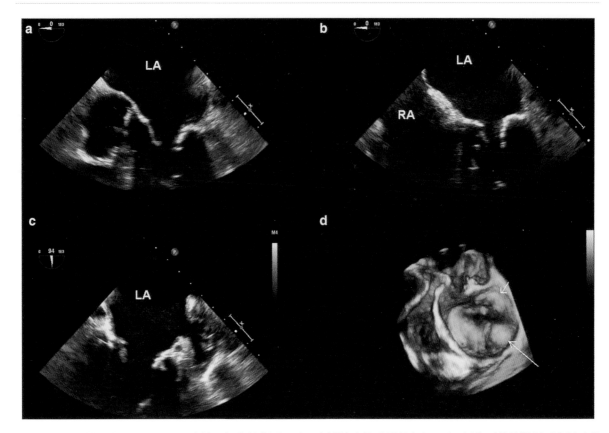

图 2.10　经食管超声心动图显示二尖瓣环钙化的范围以及二尖瓣瓣叶的受累程度(a~c)。钙化延伸并限制两个瓣叶的活动。从左房侧看二尖瓣口的三维图像(d)显示钙化累及整个二尖瓣前叶基底部的一半(短箭头),一个大的钙化性团块在环中内侧(长箭头)。LA:左房,RA:右房。

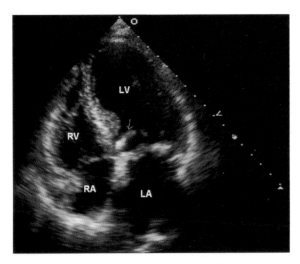

图 2.11　一例 73 岁冠状动脉性疾病的男性患者,在钙化的二尖瓣环的心室表面附着一可移动团物(箭头)。其可能是血栓,因为在经抗凝治疗后消失。LV:左房,LV:左室,RA:右房,RV:右室。

明,他汀类药物降低胆固醇后对主动脉瓣狭窄的进展无任何影响。

当主动脉瓣叶出现钙化时,就不难发现位于主动脉瓣上方(图 2.14,2.15)的窦管交界处的钙化。在病理学上,窦管交界处钙盐沉积的病理过程与 MAC 相似。这种钙化通常是良性的,无临床症状。但是,如果钙盐沉积扩大,可能延伸至并阻塞冠状动脉开口。

与年龄相关的淀粉样变

淀粉样沉积在老年人的心脏中很常见。淀粉样变性是一种疾病过程,有一个共同的染色特征——常规染色呈嗜酸性无定型物质,刚果红染

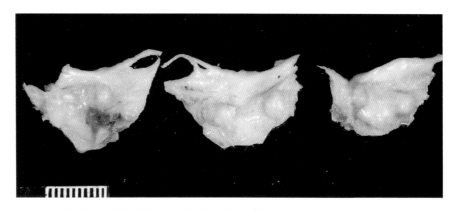

图 2.12　切除的退行性钙化的主动脉瓣。钙化是局限性的，瓣叶游离缘相对没有钙盐沉积。在每一个瓣叶的侧面可见小的开窗。

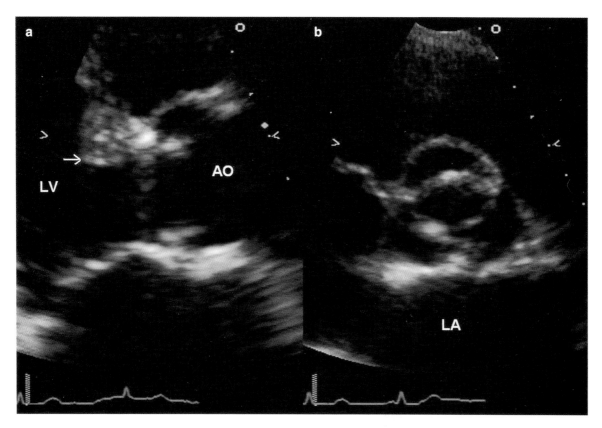

图 2.13　从胸骨旁长轴（a）和短轴（b）切面可清楚看到年龄相关的硬化性改变。主动脉瓣是三个瓣叶，右瓣弥漫性增厚和无冠瓣的 Arantius 结节增厚。左瓣相对不受影响。主动脉瓣叶活动受到轻度限制。主动脉根部也受累，可见增加的厚度。AO：主动脉，LA：左房，LV：左室。

色呈偏光双折射。累及心脏的疾病包括原发性淀粉样蛋白变性或沉积、继发性淀粉样蛋白变性或沉积、老年或与年龄有关的系统性和家族性淀粉样转甲状腺素蛋白类型。心脏的受累普遍程度和

临床后果在不同疾病之间有显著的差别。淀粉样蛋白变性可无临床症状，或可能出现心律失常、舒张功能障碍和心肌限制性功能障碍的表现、非对称的室间隔肥厚、收缩功能不全、传导延迟和

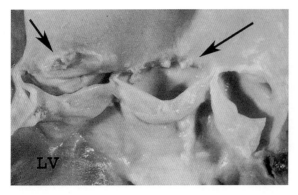

图 2.14   主动脉瓣及主动脉窦以上窦管交界处的钙化（箭头）。LV：左室。

冠状动脉功能异常[13]。

老年或与年龄有关的淀粉样转甲状腺素蛋白往往无临床并发症。组织学上，常规染色方法不能将其与其他淀粉样蛋白变性的类型相区分开，因此免疫染色可以提供更多信息。年龄相关

性淀粉样纤维蛋白可出现在任一心腔、冠状动脉、瓣膜和心包。一般沉积在心肌细胞周围，如果沉积较多，可能会导致舒张功能不全。心内膜和瓣膜淀粉样纤维蛋白沉积可能导致其硬化。心外膜血管淀粉样纤维蛋白沉积往往不会引起临床症状，但小血管疾病可能会导致心肌微梗死。这些梗死形成的纤维化又加重舒张功能障碍。

与年龄相关的心腔改变

有研究发现，随着年龄增长，男性心脏的重量保持相对不变，但在女性心脏重量增加。一直到第 10 个 10 年（90～100 岁）后，无论男性还是女性的心脏重量都下降[14]。心脏变硬、左室容积减小和基底部距心尖内径减小[15-20]。室间隔厚度可能会稍微增加（图 2.16）。必须考虑重新评价那

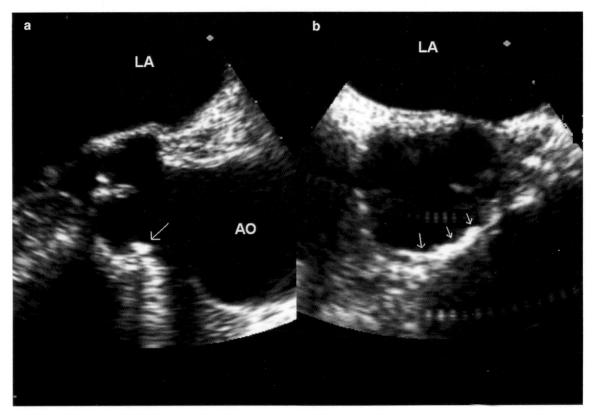

图 2.15   一例 84 岁主动脉瓣狭窄的女性患者，经食管超声心动图从主动脉长轴（a）和短轴（b）切面可见窦管交界处的钙化（箭头）。AO：主动脉，LA：左房。

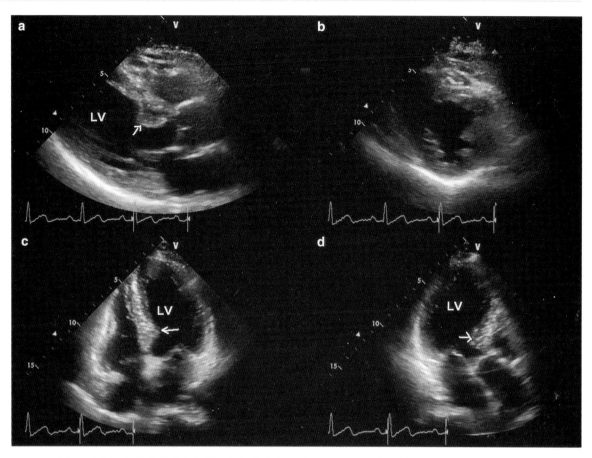

图 2.16　一例 71 岁女性患者的胸骨旁长轴(a)、短轴(b)、心尖四腔(c)和心尖长轴(d)切面。室间隔成角,呈 S 形(箭头),左室室壁厚度轻度增加。LV:左室。

些曾怀疑有肥厚型心肌病的患者[14, 21],以免与此种改变混淆。左房随着年龄的增长会增大容积和扩张[21, 22]。

　　随着年龄的增长,主动脉扩张并向右偏向室间隔,从而主动脉瓣下的室间隔就在左室流出道变得隆起或凸起(图 2.16,2.17)。由于左室流出道的这种形状,它曾被称为"S"形间隔。这种改变一般没有临床意义,但可以使二尖瓣收缩期发生前向运动现象,并在显著左室肥厚的情况下可能会加重左室流出道梗阻(图 2.18)。有时在主动脉瓣置换术中用外科心肌切除术切除这部分间隔(因为在一些主动脉瓣狭窄患者,左室肥厚会加重间隔的凸起)。

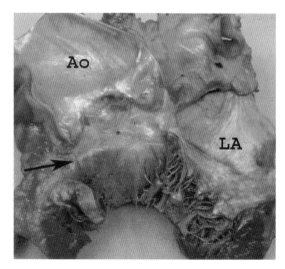

图 2.17　打开的心脏显示左室流出道。因为随年龄增长主动脉(AO)稍微向右转向,室间隔的上半部凸起(箭头)。LA:左房。

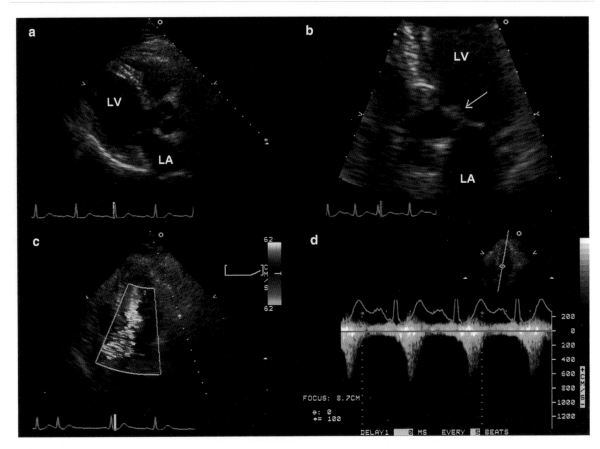

图2.18　一例69岁女性患者,因为劳力性呼吸困难和疲乏而行多巴酚丁胺负荷超声心动图。见胸骨旁长轴(a)、心尖长轴(b)、彩色血流显像的心尖长轴(c)切面和连续波多普勒分析左室流出道(d)。多巴酚丁胺输注期间,二尖瓣发生收缩期前向运动(箭头),合并一个很高的主动脉瓣下压力阶差。LA:左房,LV:左室。

小结

　　理解年龄相关的心脏改变是解释超声心动图所见的关键。对一个老年人来说,存在一个"S"形间隔可能是正常现象;但对于一个年轻人,则应警惕存在肥厚型心肌病的可能。心脏结构的硬化性改变和钙化普遍存在于老年人中,但不应与一些异常情况相混淆,如肿瘤。

参考文献

1. Blaszyk H, Witkiewicz AJ, Edwards WD. Acute aortic regurgitation due to spontaneous rupture of a fenestrated cusp: report in a 65-year-old man and review of seven additional cases. *Cardiovasc Pathol.* 1999 July;8(4):213-216.

2. Lee AP, Walley VM, Ascah KJ, Veinot JP, Davies RA, Keon WJ. A fenestrated aortic valve contributing to iatrogenic aortic insufficiency post mitral valve replacement. *Cardiovasc Pathol.* 1996;5(2):81-83.

3. Mohler ER III. Mechanisms of aortic valve calcification. *Am J Cardiol.* 2004 Dec 1;94(11):1396-1402.

4. Rajamannan NM, Subramaniam M, Rickard D, et al. Human aortic valve calcification is associated with an osteoblast phenotype. *Circulation.* 2003;107(17):2181-2184.

5. Wallby L, Janerot-Sjoberg B, Steffensen T, Broqvist M. T lymphocyte infiltration in non-rheumatic aortic stenosis: a comparative descriptive study between tricuspid and bicuspid aortic valves. *Heart.* 2002;88(4):348-351.

6. Mohler ER III, Gannon F, Reynolds C, Zimmerman R, Keane MG, Kaplan FS. Bone formation and inflammation in cardiac valves. *Circulation.* 2001;103(11):1522-1528.

7. Wierzbicki A, Shetty C. Aortic stenosis: an atherosclerotic disease? *J Heart Valve Dis.* 1999 July;8(4):416-423.

8. Palta S, Pai AM, Gill KS, Pai RG. New insights into the progression of aortic stenosis: implications for secondary prevention. *Circulation.* 2000;101(21):2497-2502.

9. Aronow WS, Ahn C, Kronzon I, Goldman ME. Association of coronary risk factors and use of statins with progression

of mild valvular aortic stenosis in older persons. *Am J Cardiol.* 2001 Sept 15;88(6):693-695.

10. Iivanainen AM, Lindroos M, Tilvis R, Heikkila J, Kupari M. Calcific degeneration of the aortic valve in old age: is the development of flow obstruction predictable? *J Intern Med.* 1996 Mar;239(3):269-273.

11. Nissen SE, Tuzcu EM, Schoenhagen P, et al. Statin therapy, LDL cholesterol, C-reactive protein, and coronary artery disease. *N Engl J Med.* 2005 Jan 6;352(1):29-38.

12. Sahasakul Y, Edwards WD, Naessens JM, Tajik AJ. Age-related changes in aortic and mitral valve thickness: implications for two-dimensional echocardiography based on an autopsy study of 200 normal human hearts. *Am J Cardiol.* 1988 Sept 1;62(7):424-430.

13. Stamato N, Cahill J, Goodwin M, Winters G. Cardiac amyloidosis causing ventricular tachycardia: diagnosis made by endomyocardial biopsy. *Chest.* 1989;96:1431-1433.

14. Kitzman DW, Scholz DG, Hagen PT, Ilstrup DM, Edwards WD. Age-related changes in normal human hearts during the first 10 decades of life. Part II (Maturity): a quantitative anatomic study of 765 specimens from subjects 20 to 99 years old. *Mayo Clin Proc.* 1988 Feb;63(2):137-146.

15. Okura H, Takada Y, Yamabe A, et al. Age- and gender-specific changes in the left ventricular relaxation: a Doppler echocardiographic study in healthy individuals. *Circ Cardiovasc Imaging.* 2009 Jan;2(1):41-46.

16. Lieb W, Xanthakis V, Sullivan LM, et al. Longitudinal tracking of left ventricular mass over the adult life course: clinical correlates of short- and long-term change in the framingham offspring study. *Circulation.* 2009 June 23;119(24):3085-3092.

17. Salmasi AM, Alimo A, Jepson E, Dancy M. Age-associated changes in left ventricular diastolic function are related to increasing left ventricular mass. *Am J Hypertens.* 2003 June;16(6):473-477.

18. Lindroos M, Kupari M, Heikkila J, Tilvis R. Echocardiographic evidence of left ventricular hypertrophy in a general aged population. *Am J Cardiol.* 1994 Aug 15; 74(4):385-390.

19. Shub C, Klein AL, Zachariah PK, Bailey KR, Tajik AJ. Determination of left ventricular mass by echocardiography in a normal population: effect of age and sex in addition to body size. *Mayo Clin Proc.* 1994 Mar;69(3):205-211.

20. Grandi AM, Venco A, Barzizza F, Scalise F, Pantaleo P, Finardi G. Influence of age and sex on left ventricular anatomy and function in normals. *Cardiology.* 1992;81(1):8-13.

21. Kitzman DW, Edwards WD. Age-related changes in the anatomy of the normal human heart. *J Gerontol.* 1990 Mar; 45(2):M33-M39.

22. Waller BF, Bloch T, Barker BG, et al. The old-age heart: aging changes of the normal elderly heart and cardiovascular disease in 12 necropsy patients aged 90 to 101 years. *Cardiol Clin.* 1984;2:753-779.

心脏瓣膜自身可能会发生功能失调性状况（狭窄和反流）或形成赘生物（感染性或非感染性）。有几个原因需要对手术切除的瓣膜进行检查：①证明外科手术的适应证；②了解病理结果和术前临床诊断、血流动力学与影像学检查结果的关系；③证实或排除感染性心内膜炎；④确定瓣膜病变的病因——它的自然病史、术后的预后和相关的全身疾病；⑤评价新的影像学诊断技术[1]。

心脏瓣膜功能障碍的发生可以伴或不伴有瓣膜的结构性异常。狭窄的瓣膜几乎都有一些解剖异常——通常是纤维化或钙化。然而在离体的标本中，单纯反流的瓣膜并不总存在解剖异常。反流的病变可能和瓣膜或其周围的支撑结构有关。所以，狭窄的病变通常是经过多年的进展形成的，而反流的病变实际上可以是慢性或急性的。

主动脉瓣正常固有的功能需要主动脉瓣叶在收缩期充分开放，在舒张期恰当地闭合。影响瓣膜开放或闭合的方式有助于洞察主动脉瓣膜功能障碍的发病机制，这对选择行主动脉瓣修补术的主动脉瓣反流患者尤为重要。形态和功能之间有一个密切的关系，如主动脉瓣结构没有异常，应对严重的瓣膜功能障碍产生质疑。相反，当主动脉瓣结构明显异常时，罕见有主动脉瓣功能正常。正常主动脉瓣的开放不受限制，当达到最大开放时，瓣叶开放平行并几乎贴近主动脉壁，这样一来，正常主动脉瓣面积（AVA）就接近和主

动脉瓣环面积一样（图 3.1，3.2）。即使轻微的主动脉瓣叶弯曲也表明主动脉瓣叶开放受限，需要仔细寻找它的原因。当主动脉瓣关闭时，瓣叶之间对合的近端至瓣尖存在一个 1～2mm 的距离，对合处形成闭合线（图 3.3，3.4）。由于经食管超声心动图有高质量图像，经常用于评估主动脉的形态和功能（图 3.5）。

主动脉瓣狭窄

主动脉瓣通常有 3 个瓣叶，它们以类似王冠或日冕样的结构附在主动脉上。瓣叶大小不等，左、右是相似的大小，但后或无冠瓣通常比其他两个稍微大一点。瓣叶有一个游离边和一个闭合缘（正常瓣膜功能时它们相互覆盖式接触或对吻）（图 3.4）。每个瓣叶与其毗邻的瓣叶通过一个交界区相互分开。在每个瓣叶闭合缘中部的心室面有一个中央凸起，称为 Arantius 结节。

当左室收缩时，主动脉瓣叶开放受限、左室流出道梗阻或主动脉瓣上狭窄都会阻碍血液射入主动脉。这 3 种类型的梗阻称之为主动脉瓣膜、瓣下和瓣上狭窄。并存多重梗阻的情况并不少见，因此，当 3 种类型阻塞中的任何一个存在时，均应考虑有无其他的阻塞。到目前为止，瓣膜性主动脉瓣狭窄最常见。主动脉瓣狭窄的患病率随着人口老龄化而逐渐增加。

主动脉瓣狭窄通常是由于瓣叶发生病变而

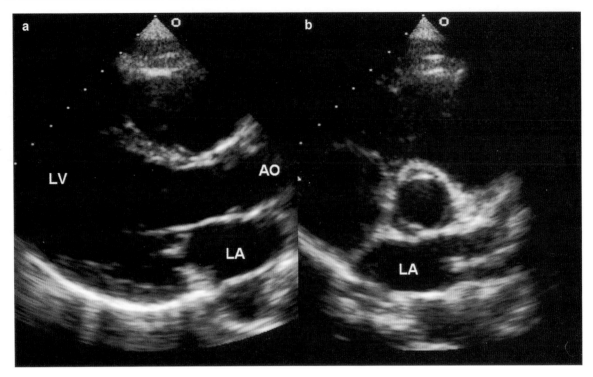

图 3.1   年轻人收缩期正常三叶式主动脉瓣长轴(a)和短轴(b)切面。在短轴切面可见主动脉瓣叶完全开放,平行并紧靠主动脉壁,主动脉瓣口呈圆形。AO:主动脉,LA:左房,RA:右房,RVOT:右室流出道。

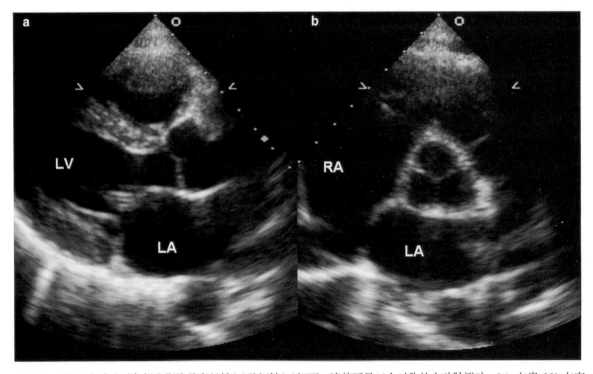

图 3.2   图 3.1 中受试对象舒张期胸骨旁长轴(a)及短轴(b)切面。清楚可见三个对称的主动脉瓣叶。LA:左房,LV:左室。

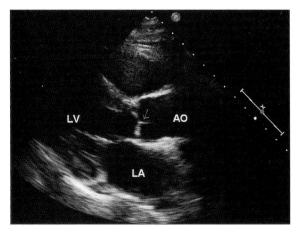

图 3.3 胸骨旁长轴切面显示舒张期主动脉瓣叶对合良好(箭头)。主动脉瓣叶重叠 1~2mm 长。

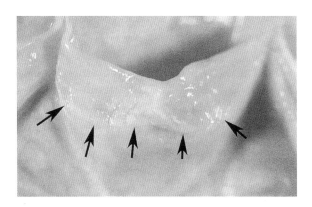

图 3.4 主动脉瓣叶,显示闭合线(箭头)。

造成的,最常见的是瓣叶的纤维化、钙化和交界区的粘连融合。主动脉瓣狭窄最常见的原因包括:年龄相关的退行性钙化(老年)的改变、炎症后的改变——通常是风湿性、先天性两叶式主动脉瓣叶[2];另一个主动脉瓣狭窄的原因是先天性单瓣叶。一般情况下,年龄相关的退行性钙化疾病的发病率在增加,先天性瓣膜病在人群的发病率保持稳定,约 1%~2%,炎症后瓣膜病和风湿性瓣膜病在北美发的病率下降。风湿病在发展中国家仍然是引起瓣膜病的主要原因。

与年龄相关的钙化性瓣膜狭窄

由于人口老龄化,与年龄相关的退行性主动

脉瓣病变有可能对今后的医疗费用的增加产生重要影响。与年龄相关的退行性主动脉瓣病变是北美成人主动脉瓣狭窄最常见的原因[2]。在年龄相关的 3 个瓣叶的退行性变,它们只是在几十年后正常功能经历了退变,瓣膜是分开的,交界区也不融合。这个过程可能开始于脂质堆积,但最终钙(有时是骨化)沉积在每个瓣叶的类拱形的结构上。脂质可能会氧化和吸附炎症细胞。每个拱形的顶部正对着瓣叶的游离缘,钙嵴则延伸到每个瓣膜的基部(图 3.6,3.7)。传统观点认为瓣膜钙化其本质是被动的,是退化组织的营养不良性钙化,并且推测是瓣膜组织消耗或磨损的结果。现在越来越多地研究已证明这一理论并不完整。从磨损到血流动力学切应力所造成的早期事件似乎是内皮功能障碍。此后,许多的主动机制随之而来,包括脂质堆积、炎症、细胞因子的改变、生长因子和瓣膜的基质金属蛋白酶的作用[3]。瓣膜钙化的过程和动脉粥样硬化及骨形成有许多相同之处[4-6],在普通人群中,患者主动脉瓣膜病的进展和许多动脉粥样硬疾病的传统危险因素有关,包括全身动脉高血压、高血脂和糖尿病[7-9]。

钙化的主动脉瓣通常会有不同程度的炎症,包括巨噬细胞、浆细胞和淋巴细胞浸润[6, 10]。这些细胞能够合成骨桥蛋白,它可能起到将周围的细胞黏附钙化沉积物的作用[11]。还可以见到骨和成骨样细胞存在。来源于退行性或年龄相关的主动脉瓣狭窄钙化一般见于 50 岁以上的人。在一定的时间和环境下,硬化的瓣膜最终会变成狭窄、钙化的瓣膜。如果瓣膜已受损害,例如既往有手术操作或放射史,可发生早期的钙化。内环境改变也可能加速钙化,如甲状旁腺功能亢进症和慢性肾衰竭患者(尤其是那些依赖透析者)[12]。此外,一些贮积病,例如戈谢(Gaucher)病的某些类型可导致年轻人患主动脉疾病[13]。

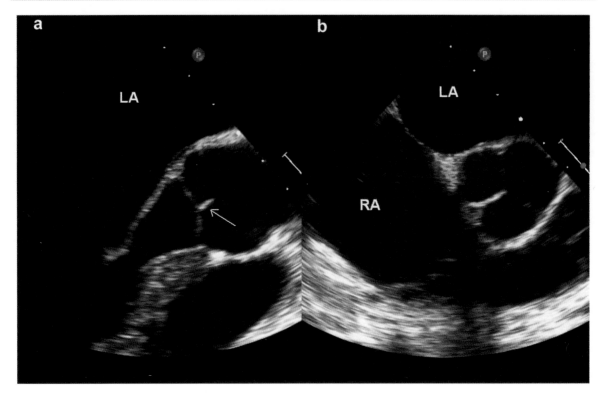

图 3.5   经食管超声心动图显示主动脉瓣叶对合（a）和瓣膜形态（b），呈现出正常的三叶式主动脉瓣。

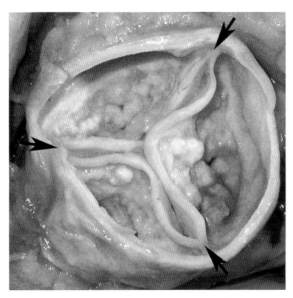

图 3.6   有钙化退变（年龄相关的退变）的闭合主动脉瓣。三个瓣叶大小几乎相等，交界区不融合（箭头）。

先天性二叶式主动脉瓣

目前先天性二叶式主动脉瓣人群中发病率为 1%~2%。这类患者一部分主动脉瓣膜会发生钙化和狭窄，而另一部分则会发生反流。二叶式主动脉瓣的形成是由于在发育过程中两个瓣叶未能分裂，这样形成的瓣叶又称为连接瓣叶。先天性二叶式主动脉瓣的两个瓣叶通常是占据主动脉周长大约相等，但很少各自恒定不变，常常是各占据周长的 40%~60%。在接近主动脉的瓣叶基底部，连接瓣叶有一个扁平的游离缘和一个凸起。这个凸起垂直于主动脉，称为嵴，代表瓣叶分开失败的区域。

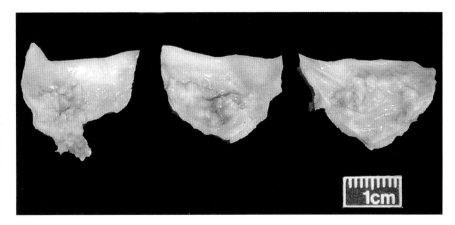

图 3.7　年龄相关的退行性改变的离体主动脉瓣。瓣膜的交界区不融合，因此可分成三片。游离缘平坦,钙化呈拱形样,引起瓣叶僵硬。

　　嵴通常仅能达到瓣叶的一半,且其大小和形态是多样的(图 3.8,3.9)。一些嵴可纤维化和钙化。二叶式主动脉瓣是最常见的导致主动脉瓣狭窄的成因条件。在 60 岁或以下的主动脉瓣狭窄患者中, 二叶式主动脉瓣比三叶式主动脉瓣常见。值得注意的是,许多患者先天性二叶式瓣膜可能和主动脉病有关,原因是升主动脉和主动脉瓣有相同的细胞起源,从相同的胚胎动脉干发育而来。在先天性二叶式主动脉瓣患者,一定要观察有无主动脉扩张,因为它们有发生动脉瘤或主动脉夹层的风险[14]。

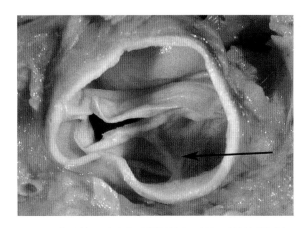

图 3.9　先天性二叶式主动脉瓣从上面观。可见嵴(箭头)。

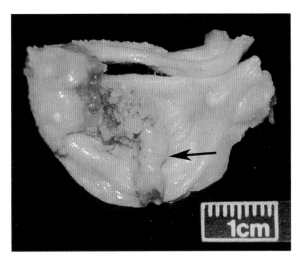

图 3.8　手术切除的先天性二叶式主动脉瓣。结合瓣上有一个平坦的游离缘,瓣叶基底部有一个嵴状突起称做嵴(箭头),这就是瓣叶分离失败的部位。

　　先天性单叶瓣膜通常在 30 岁之前就会有瓣膜狭窄和不同程度的症状。瓣叶分裂失败,会发现泪滴样孔状瓣口、单瓣叶、单交界区的瓣膜,或没有交界区、像穹顶或孔形单瓣无交界区的瓣膜。

炎症后风湿性主动脉瓣狭窄

　　风湿性心脏瓣膜病——风湿热的一个慢性后果,是和炎症后瓣膜病关系最密切的疾病。风湿性疾病仍然是全球瓣膜病的一个重要病因,病理学家尚未发现急性受累的风湿性瓣膜,但可见慢性瘢痕、红肿和新血管生成的瓣膜。慢性风湿热导致瓣膜新生血管、慢性炎症、交界区粘连、瓣膜增厚和钙化。伴有新生血管增生的瘢痕形成在瓣膜病的进展中起着重要作用。一旦瓣膜感染，就会形成新生血管，同时淋巴细胞可以通过瓣膜表面和新生血管的途径浸润瓣膜。即使是在陈旧钙化性风湿性的瓣膜，淋巴细胞和新生血管仍然存在，这表明瓣膜的病变进展或持续存在[15]。

慢性风湿性主动脉瓣的3个瓣叶纤维化，可伴或不伴钙化，交界区通常粘连，瓣膜可能增厚并有瓣叶的瘢痕挛缩，造成主动脉瓣狭窄和反流并存。如果瓣叶粘连成和获得性二叶式瓣膜类似，它和先天性二叶式瓣膜相鉴别是非常困难的。在炎症后粘连的瓣叶，一个瓣叶的周长和大小应该是另一个瓣叶的两倍，它代表两个既往正常大小的瓣叶相融合。粘连的3个瓣膜的游离缘通常呈"V"字形，而不是平坦的，也没有嵴（图3.10a,b）。如果在交界区粘连融合处有嵴，那么嵴常常会一直延伸到瓣膜的游离缘。

主动脉瓣下狭窄

主动脉瓣下狭窄通常是由于纤维肌性的嵴或膜所造成，已认识到有3种狭窄的病理类型。膜性主动脉瓣下狭窄是瓣膜下存在一个不连续的纤维膜；纤维肌性梗阻可能是一个不连续的肌

性嵴，或弥漫的肌性过分增生的过程引起的管状狭窄。在所有患者，狭窄上方的主动脉瓣常因瓣膜的湍流而受损，手术不得不同时处理瓣膜、嵴和流出道。主动脉瓣下狭窄可能会在外科手术后逐渐地复发。

主动脉瓣下狭窄可通过超声心动图分为2个主要类别：固定狭窄和动态狭窄。最好采用胸骨旁长轴切面评估，有3种固定的主动脉瓣下狭窄类型。主动脉瓣下隔膜型是最常见的类型（图3.11,3.12），最典型的是位于距主动脉瓣环约1cm处的左室流出道。严重的表现为延伸到后主动脉瓣环1cm内的二尖瓣前叶心室表面。隔膜是左室流出道内一细长的线样密度回声。在轻度类型中，短轴切面上可以看到左室流出道附近的一新月形帘幕；在重症患者左室流出道内可见圆周状帘幕影，通常存在轻度主动脉瓣反流。隔膜型主动脉瓣下狭窄从心尖声窗最易探查到，因为在此声窗的超声束可垂直交于隔膜上。当隔膜型主动脉瓣下狭窄时，应该查找除此之外的左心阻塞性病变，如二尖瓣瓣环上狭窄、二叶式主动脉瓣和主动脉缩窄。成人的主动脉瓣下隔膜很少进展或不进展[16,17]，主动脉瓣反流通常不会迅速进展，

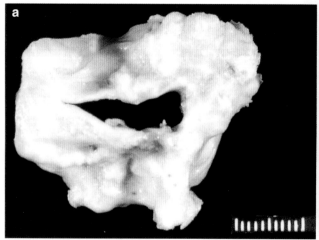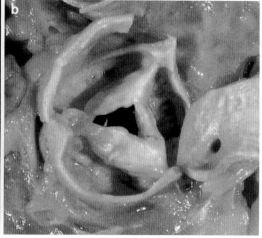

图3.10　（a）慢性风湿性主动脉瓣疾病的手术标本。三个交界区融合，并有纤维化。瓣口狭窄（但也仍然开放），瓣叶僵硬。（b）主动脉瓣原位观显示主动脉内三个瓣叶的交界区融合。

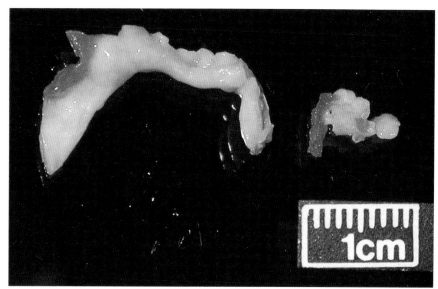

图 3.11　主动脉瓣下狭窄患者离体的主动脉下纤维膜。

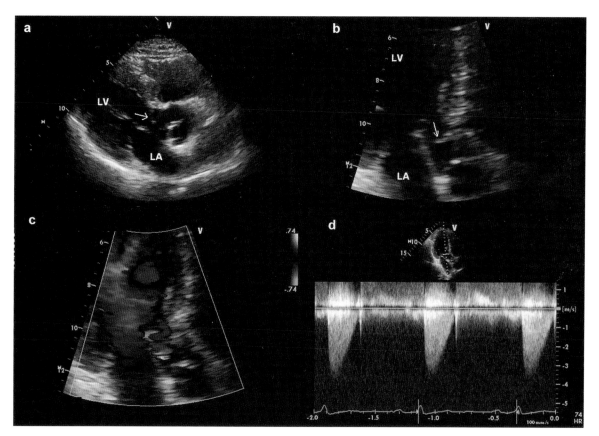

图 3.12　主动脉瓣下膜通常在胸骨旁长轴切面(a)成像,位于距主动脉瓣环大约 1cm 处,常延伸到二尖瓣前叶。心尖长轴切面(b)也是显示主动脉瓣下膜的一个很好的切面,在这一角度可以与超声束垂直。心尖长轴切面彩色血流图像(c)显示在膜部位的血流加速,连续波多普勒(d)可见 50mmHg(1mmHg=0.133kPa)的峰值压差。LA:左房,LV:左室。

因此，为保护主动脉瓣功能而行隔膜型主动脉瓣下狭窄切除术可能并不是外科手术的适应证。

纤维肌性主动脉瓣下狭窄也会累及左室流出道毗邻的主动脉瓣环，它伴有较大基底部的厚断面，手术切除后复发率较高。左室流出道弥漫性狭窄导致主动脉瓣下通道固定性狭窄是最少见的类型。疏通流出道梗阻的改良术操作是困难的，扩大左室流出道需要复杂的补片术。

动态主动脉瓣下梗阻

动态主动脉瓣下梗阻类型是由于前间隔基底部肥厚和前突的动态梗阻缓慢进展的结果。它在肥厚型心肌病患者最常见，二尖瓣叶收缩期前向运动是一个常见的现象（图 3.13）。然而，动态左室流出道梗阻并不限于肥厚型心肌病患者，也可见于前壁心肌梗死而室间隔基底部正常的患者[18]。动态主动脉瓣下梗阻是一个需要重视的病理现象，原因是通过合理的补液和应用 β - 受体阻滞剂常可以改善这种类型的主动脉瓣下梗阻，但正性肌力药物和利尿剂可能加重主动脉瓣下梗阻，从而导致更严重的低血压。

动态主动脉瓣下狭窄也可见于中老年人，尤其是长期高血压引起的向心性肥厚患者（图3.14）。随着年龄的增长，主动脉向右转位，使室间隔顶部突出[19]。因脱水或失血导致的低血容量可能会加重主动脉瓣下狭窄，要引起临床注

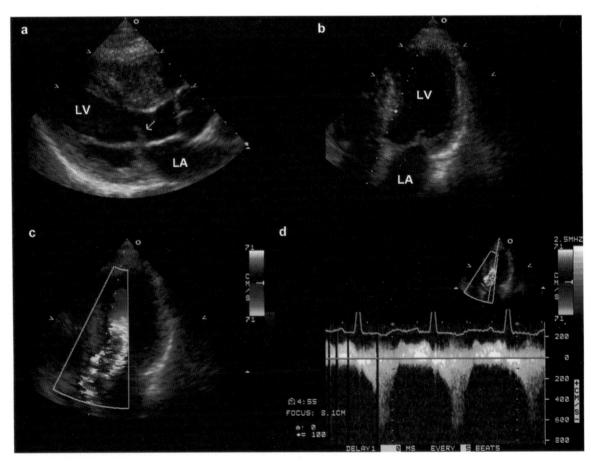

图 3.13 在这例梗阻性肥厚型心肌病患者，胸骨旁长轴(a)和心尖四腔(b)切面清楚显示严重肥厚累及前室间隔。在长轴切面(a)，可见二尖瓣收缩期前向运动(箭头)。心尖长轴切面彩色血流图像(c)显示左室流出道血流加速，表明主动脉瓣下梗阻，可连续波多普勒(d)评价，显示一个晚的峰速信号，峰速超过 6m/s。LA：左房，LV：左室。

意。这一发现可能是这些患者心脏杂音发生的基础，可能也正是因此，一些人身体耐力下降。脚踏车运动负荷超声心动图实验可以用来评估不同运动阶段的动态主动脉瓣下狭窄的严重程度，从而为管理这些患者提供有用的依据。

主动脉瓣上狭窄

主动脉瓣上狭窄可能和一些综合征相关，例如威廉综合征，这种综合征患者血清钙代谢异常，伴有典型的面容、发育不良和主动脉增厚[20]，主动脉增厚过程甚至可能延伸到冠状动脉近端。

超声心动图的胸骨旁长轴切面可见窦管交界处升主动脉局限缩窄（图 3.15）。虽然它通常是

和先天性心脏病相关的一种疾病，但对于家族性高胆固醇血症患者也可以是一种获得性疾病。先天性疾病是多样化的，因此患者合并其他先天性心脏异常是很常见的。

超声心动图评价主动脉瓣形态

在西方国家，风湿性主动脉瓣狭窄已经很罕见。主动脉瓣狭窄的最常见的潜在诱因是先天性二叶式主动脉瓣[21, 22]。在大部分切除狭窄的主动脉瓣膜的手术中，二叶式主动脉瓣约占一半的病例。在 65 岁以下患者中，二叶式主动脉瓣很可能是严重主动脉狭窄患者潜在的瓣膜形态，而在超过 70 岁主动脉狭窄患者中，三叶式主动脉瓣更为常见。临床测定主动脉瓣狭窄患者主动脉形态

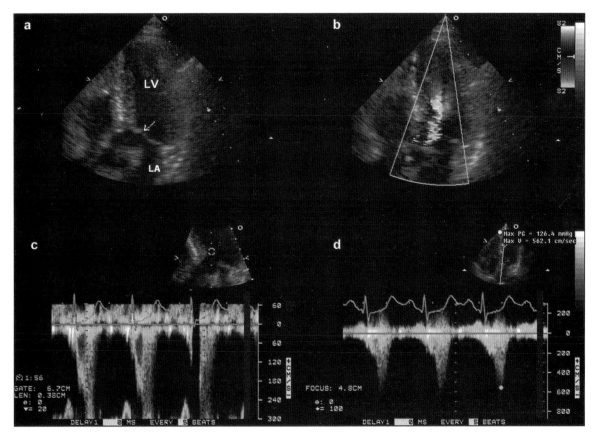

图 3.14 一例 76 岁女性，因肠胃出血入院。发现她有心脏杂音。心尖长轴切面（a）显示小的左室腔，并有二尖瓣收缩期向前运动（箭头）。同一切面的彩色血流成像（b）显示左室流出道血流加速，由脉冲波多普勒（c）证实，连续波多普勒（d）显示一个高的主动脉瓣下压差。该患者对补充血容量反应较好。LA：左房，LV：左室。

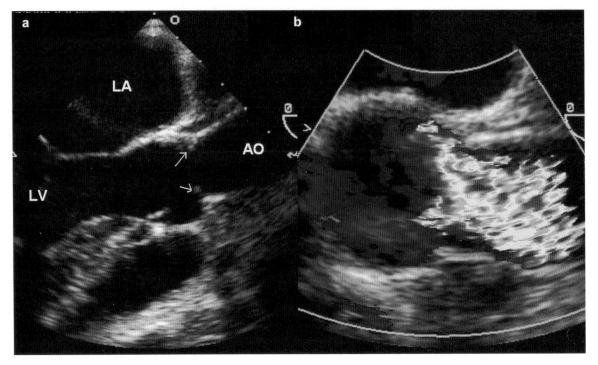

图 3.15　这些经食管图像获得于一例 18 岁女性隐匿性主动脉瓣上狭窄(a)患者,彩色血流图像(b)确认存在狭窄。AO: 主动脉,LA:左房,LV:左室。

很重要,因为已有报道了家族聚集性二叶式主动脉瓣患者通常有必要去检测所伴随的发现。在短轴切面,二叶式主动脉瓣收缩期呈鱼嘴样的外观(图 3.16~3.19)。许多这类患者存在一个嵴,可能会被认为是交界区,尤其在嵴附近有结合瓣尖裂隙的患者。将成像切面稍向头侧移动,对于把交界区和嵴辨别开是很重要,它可以证明瓣口朝向主动脉壁,而嵴则相反。交界区位置的测定是很有用的,诸多现象与此有关,例如主动脉扩张显示出和某种特殊的交界区位置相互关联。三维成像是否可以提高正确识别交界区方向的能力还有待评估(图 3.20)。

在年轻主动脉狭窄患者中,单交界区单瓣叶主动脉瓣虽不常见,但也并非罕见[22]。它约占 50 岁以下主动脉瓣狭窄患者的 5%,常与二叶式主动脉瓣混淆。当可疑的二叶式主动脉瓣交界不能延伸至主动脉壁时,就应该考虑到单瓣叶主动脉瓣。(图 3.21,3.22)。在短轴切面上,收缩期

单交界区单瓣叶主动脉瓣有一个偏心的圆形开口,如一个典型的小圆圈样形状,即主动脉瓣口,它位于一个大圆圈内,即主动脉根部。在胎儿期或新生儿期,无交界区单瓣叶主动脉瓣通常表现为严重主动脉瓣狭窄,这种情况在成年人中尚未观察到。

胸骨旁声窗是评估主动脉瓣的首选声窗,长轴、短轴切面都非常有用。主动脉瓣开放和关闭运动的评估首选长轴切面。在主动脉瓣狭窄,主动脉瓣叶开放必定受限,主动脉瓣关闭异常常发生主动脉瓣反流,这些现象在胸骨旁长轴切面都能得到最好的评估。在长轴切面,前瓣叶代表右冠瓣,后瓣叶可以是无冠瓣也可以是左冠瓣,这取决于成像切面的角度。如果怀疑是二叶式主动脉瓣,这一切面观察前瓣叶和后瓣叶是不合适的,因为这一切面不能确定交界区方向,因此很难明确交界区的准确方向。

评估主动脉瓣的形态首选胸骨旁短轴切面。

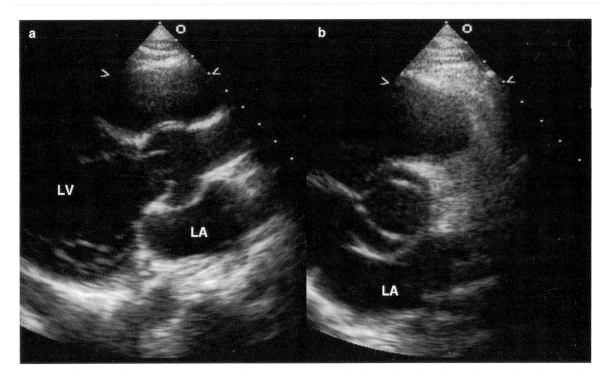

图 3.16　收缩期胸骨旁长轴(a)和短轴(b)切面显示主动脉瓣呈收缩性隆起,符合瓣膜开放受限,主动脉瓣是二叶式瓣,交界区在9点到5点的位置。这也可以描述为左、右瓣叶融合,这是二叶式主动脉瓣最常见的交界区方向。LA:左房,LV:左室。

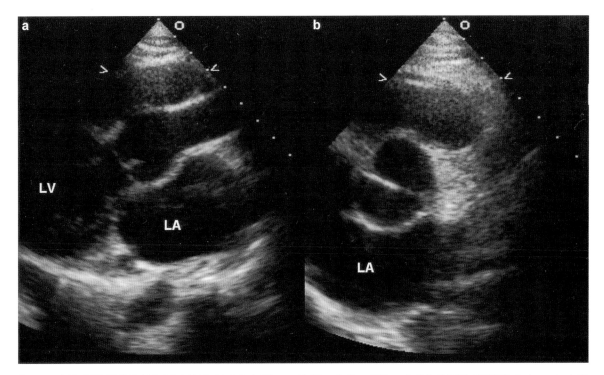

图 3.17　舒张期胸骨旁长轴(a)和短轴(b)切面,与图 3.16 为同一患者。表明二叶式主动脉瓣交界区的方向。LA:左房,LV:左室。

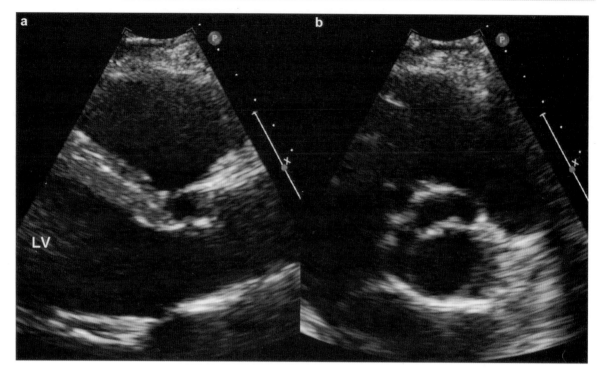

图 3.18　收缩期长轴(a)及短轴(b)切面显示另一个常见的二叶式主动脉瓣交界区方向。有轻度隆起,交界区方向从 2 点至 6 点。这可以被称为右冠和无冠瓣融合。LV:左室。

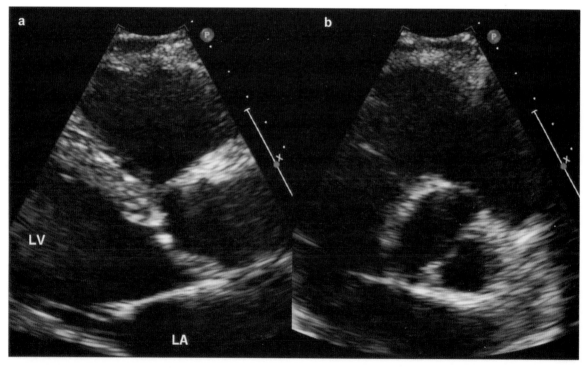

图 3.19　长轴(a)和短轴(b)切面显示图 3.18 中同一患者的舒张期相同切面。交界区在短轴切面(b)清楚成像。LA:左房,LV:左室。

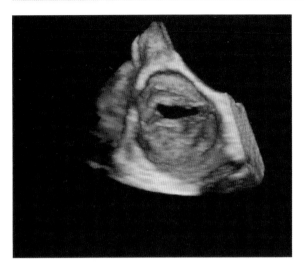

图 3.20　二叶式主动脉瓣的 3 维切面。瓣叶的游离缘可见轻度增厚，呈卷起的外观。

过小心旋转探查切面来精细地调整，以便获得一个准确的短轴切面是必要的（图 3.17，3.19）。如果这个切面是斜的，可能不能最佳观察到交界区，正常的三叶式主动脉瓣可能会被误认为二叶式甚至是四叶式主动脉瓣。根据我们的经验，最好不要表述主动脉瓣形态，除非能够获得真正的短轴切面，并且可清楚地识别到交界区都延伸至主动脉壁。当经食管超声心动图检测主动脉瓣时，同样的方法也适用，斜切面同样不应用来确定主动脉瓣形态，冻结帧频对合理识别主动脉瓣叶的开放有用。在健康年轻人中，主动脉瓣口在最大开放时呈圆形（图 3.1）。随着年龄的增加，主动脉瓣叶的游离缘可能纤维化，轻度的限制瓣叶开放，在这种情况下，主动脉瓣口最大开放时呈三角形（图 3.23）。

除了主动脉瓣叶开放和闭合运动外，还可以在这个切面观察瓣叶数量。需要注意的是将图像切面向头侧扫描来充分识别交界区的范围，它比瓣叶闭合线更偏向头侧。为了清楚地识别交界区，通

主动脉瓣的另一个重要形态学结构是存在钙化，为局部回声光点或增厚。已证明主动脉瓣膜钙化的严重程度是主动脉瓣狭窄快速进展的

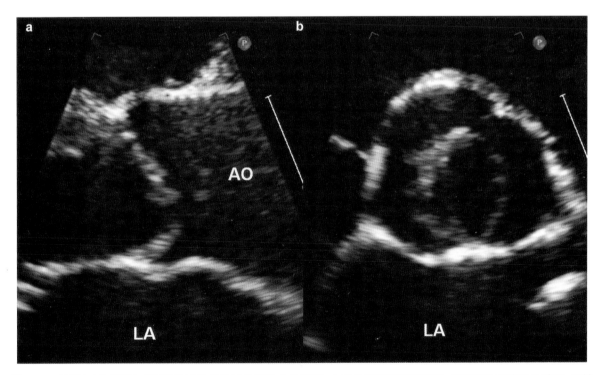

图 3.21　长轴（a）和短轴（b）切面显示单交界区单瓣叶主动脉瓣。主动脉瓣可见明显突起，提示瓣叶开放明显受阻。短轴切面可见一个典型的"圆内圆"的外观，因为只有一个下方位交界区。

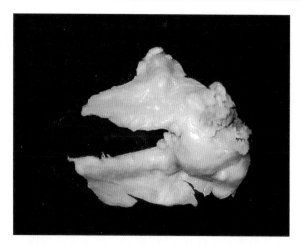

图 3.22 一个切除的严重退行性改变的单交界区单瓣叶主动脉瓣。

预测因素[23]。钙化的严重程度可通过累及主动脉瓣叶的范围来半定量(图 3.24,3.25)。应该密切随访中度或重度主动脉瓣膜钙化患者,以便检查主动脉瓣狭窄的进展情况。

评估主动脉狭窄的严重程度

评估主动脉狭窄的指标有很多,目前使用最广泛的是跨瓣主动脉速率、峰值、平均跨瓣压力阶差和主动脉瓣面积。严重主动脉狭窄的定义是最大速度≥4m/s,无直径指数即左室流出道(LVOT)速度峰值/主动脉瓣狭窄速度峰值≤0.25,平均跨瓣压力阶差≥40mmHg(1mmHg=0.133kPa),主动脉瓣面积≤1cm² [24, 25]。主动脉瓣跨瓣压力阶差是通过改进的伯努利方程得到的,即:压力梯度 = 4V²,其中 V 是跨主动脉瓣的最大速度。主动脉瓣面积(AVA)通过连续性方程获得:

$$AVA = \frac{LVOT_{area} \times VTI_{LVOT}}{VTI_{AV}}$$

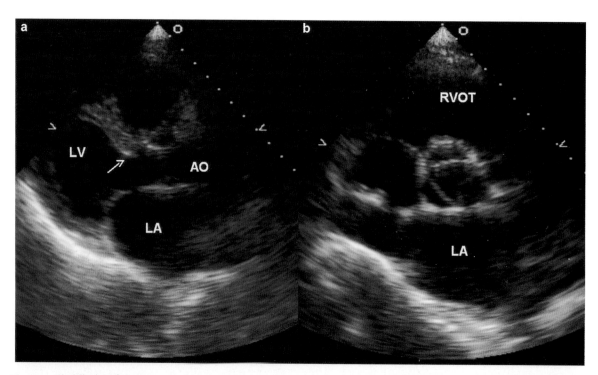

图 3.23 收缩期胸骨旁长轴(a)和短轴(b)切面显示典型的年龄相关的改变。在长轴切面(a),室间隔是成角的(箭头),并有主动脉瓣叶开放的轻度限制。左房也扩张。在短轴切面(b),显示主动脉瓣在其最大开放幅度,主动脉瓣口是三角形的,表明三个瓣叶的开放受到限制,虽然三个瓣叶都没有结节性增厚。AO:主动脉,LA:左房,LV:左室,RVOT:右心室流出道。

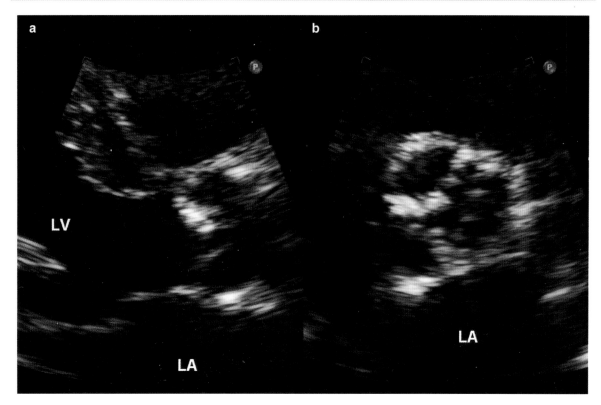

图 3.24　胸骨旁长轴(a)和短轴(b)切面显示主动脉瓣是三叶式,右冠瓣结节性增厚,表明有轻度的局部钙化。LA:左房,LV:左室。

其中,LVOT 面积是左室流出道在瓣环处的面积,VTI_{LVOT} 是 LVOT 多普勒速度的速度时间积分,VTI_{AV} 是主动脉瓣多普勒速度的速度时间积分（图 3.26）。该公式可以通过用 LVOT 峰值速度、主动脉瓣狭窄峰值速度替代 VTI_{LVOT} 和 VTI_{AV} 而简化。

为了避免低估主动脉瓣狭窄的严重程度,主动脉瓣狭窄的速度应该从多个声窗获得,特别是心尖和右胸骨旁声窗（图 3.27）。虽然连续波多普勒测定通常就足够了,但应该使用非连续波探头优化平行于主动脉瓣狭窄的信号,以便获得最大速度。在处理严重主动脉瓣狭窄时,应使用最高的壁过滤器,以提高信噪比。避免多普勒增益过大对获得清晰轮廓,避免模糊轮廓和高估最大速度都是有用的。其他增强主动脉瓣狭窄较弱信号的方法包括将扫描速度从 100mm/s 降至 50mm/s

和使用超声造影剂。

一个患者可能有一个或两个指数提示严重主动脉瓣狭窄,而其他的指标提示不够严重狭窄,这种情况并不少见。事实上在主动脉瓣狭窄患者中,主动脉瓣面积在判断主动脉瓣狭窄程度中是最重要的指标,而其他的测量指标可能会出现在其他情况下。当出现这种情形,在多数患者中最有用的就是测量主动脉瓣环的直径,其值范围应在 1.9 ~ 2.6cm。低估主动脉瓣环直径大小是低估主动脉瓣面积的常见原因。在主动脉瓣面积的计算中,我们更喜欢用主动脉瓣环直径而不是左室流出道直径,这是因为主动脉瓣环的标志明确,而左室流出道的测定是主观的,因为左室流出道更大程度上是一个功能性出口而不是解剖结构[25]。在左室流出道计算每搏输出量是有用的（$LVOT_{area} \times VTI_{LVOT}$）,并将其与左室容积计算的

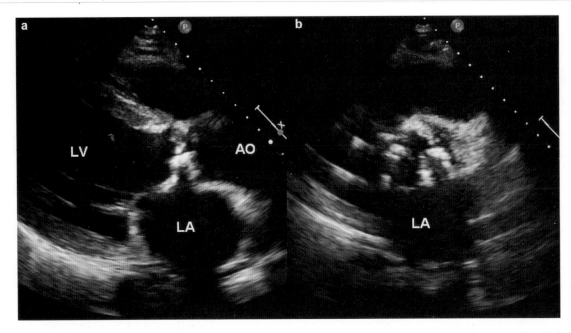

图 3.25　胸骨旁长轴(a)和短轴(b)切面显示主动脉瓣多处结节性密度表明严重的钙化。该患者的瓣叶数不能确定。AO:主动脉,LA:左房,LV:左室。

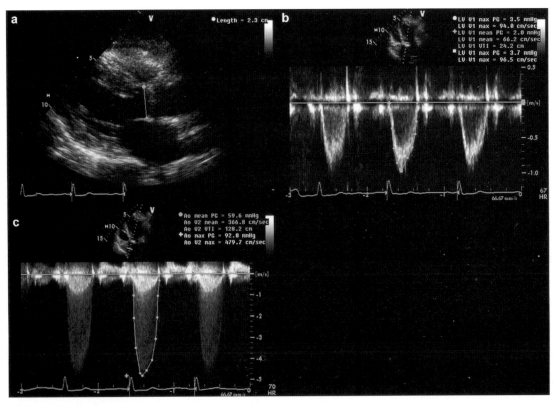

图 3.26　一例主动脉瓣狭窄患者,长轴切面(a)主动脉瓣环收缩期直径 2.3cm,左室流出道的脉冲波多普勒见(b),连续波多普勒的主动脉瓣狭窄速度见(c)。用连续性方程计算主动脉瓣口面积为 0.78 cm²,表明重度主动脉瓣狭窄。

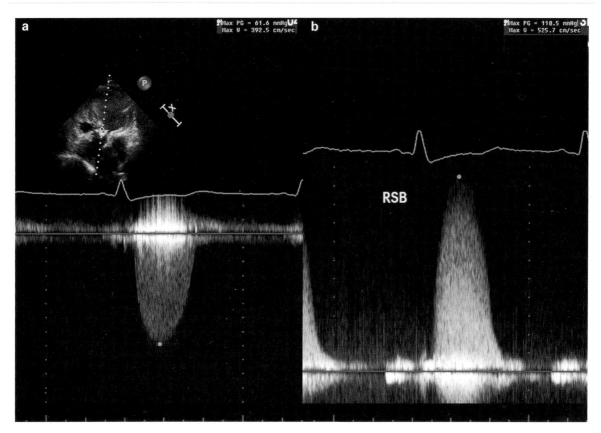

图 3.27　评估主动脉瓣狭窄的严重程度,应该尝试多个声窗。根据我们的经验最有用的两个声窗是心尖声窗和右胸骨上(RSB)声窗。在这例主动脉瓣狭窄患者,从心尖(a)和右胸骨旁(b)可以得到完整的多普勒信号。右胸骨旁测定的速度峰值是 5.2m/s,较心尖部测得的峰值 3.9 m/s 高,说明即使通过一个声窗可以获得貌似最佳的主动脉瓣狭窄速度,仍要强调多个声窗的重要性。

搏出量进行比较。如果前者明显小于后者,主动脉瓣环很可能被低估;如果前者明显大于后者,取样容积可能太靠近主动脉瓣环。

　　低压力阶差的重度主动脉瓣狭窄是一种重要的病症。在这类患者的临床检查中,主动脉瓣面积表明严重主动脉瓣狭窄,而最大速度和跨瓣压力阶差并不是很高,主动脉瓣环径看上去正常,但这些患者的直径指数也表明主动脉瓣狭窄。有两组主动脉瓣狭窄患者经验证表明存在这一征象[26,27]。第一组患者是因左室收缩功能不全导致搏出量减少,从而跨瓣压力差减小。已证明在这些患者中多巴酚丁胺负荷试验对于区分真假重度主动脉瓣狭窄是有用的(图 3.28)。假的重度主动脉瓣狭窄患者在注射多巴酚丁胺后,主动

脉瓣开放幅度和左室收缩功能均有改善。第二组患者左室收缩功能正常,其异常低压力阶差是由于左室容积减少导致的心搏量减少所致。这种情况可能更多见于老年女性患者,伴有向心性左室肥厚,导致左室容积减少(图 3.29)。因此,对于主动脉瓣狭窄严重程度的解释不应该依据单一的指标,而应该基于对不同测量指标的慎重考虑,包括主动脉瓣环直径和搏出量。最大速度、跨瓣压力阶差和主动脉瓣口面积等测量值具有血流依赖性,因此在低流量条件下,可能会受到误导。而另一些测量值如瓣膜阻力和搏出做功丢失已有报告为相对不依赖流量,然而,因其已显示出受血流影响的性质,所以这一观点并未得到广泛的接受。

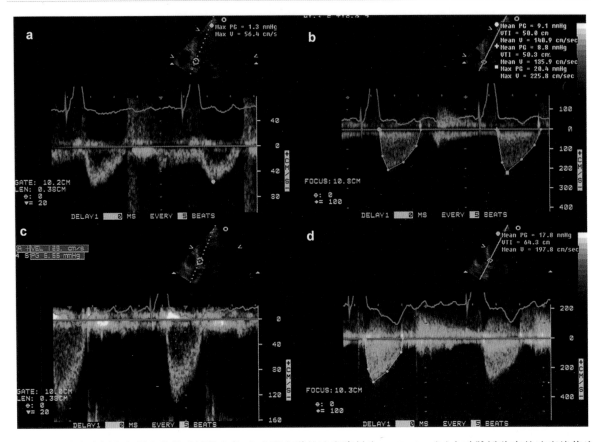

图 3.28　（a）在这例左室射血分数减低的患者，左室流出道的速度降低为 0.56 m/s。（b）主动脉瓣狭窄的速度峰值为 2.26m/s 时，峰值压差为 20mmHg，平均压差为 9mmHg。用连续性方程计算的主动脉瓣面积为 0.78 cm²，表明重度主动脉瓣狭窄。（c）在滴注多巴酚丁胺过程中，左室收缩功能改善，同时左室流出道的速度也相应增加为 1.29m/s。（d）主动脉瓣狭窄的峰值速度为 3m/s，峰值压差为 36mmHg，平均压差为 18mmHg。连续性方程计算主动脉瓣口面积计算为 1.35 cm²（瓣环直径 2cm）。主动脉瓣口面积的大幅增加表明，该患者有假性重度主动脉瓣狭窄，计算的静息小的主动脉瓣口面积是由于低心排血量所致。

　　由于主动脉瓣狭窄中，结构和功能密切联系，当主动脉瓣狭窄的不同指标不一致时，对评价主动脉瓣瓣叶增厚或钙化程度、主动脉瓣瓣叶的开放幅度、瓣口面积的切面测定是非常有用的。经食管超声心动图可以提供高质量的图像，此种情况下应该使用其进行评估(图 3.30，3.31)。

左室对主动脉瓣狭窄的适应

　　在主动脉瓣狭窄患者中，左室肥厚的进展变化是相当大的。左室肥厚和腔内梗阻患者在主动脉瓣置换术后，似乎有一个更复杂的围术

期过程 [28]（图 3.32）。主动脉瓣狭窄患者的二尖瓣环速率降低，降低程度和主动脉瓣狭窄的严重程度相关（图 3.33）。这些测量值对于识别随访期将会发展出现早期症状的患者的预测价值，目前仍不清楚 [29]。

主动脉瓣反流

　　主动脉瓣反流可能是由于主动脉瓣叶或毗邻主动脉根部的异常而引起。最常见的引起主动脉瓣反流的机制是主动脉环扩张、瓣叶脱垂、瓣

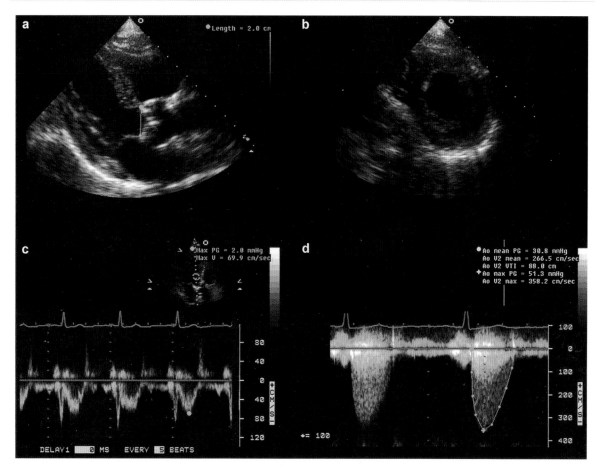

图 3.29 在这例主动脉瓣狭窄患者,主动脉瓣环测量值为 2cm(a)。左室腔相对小,射血分数正常(b),左室流出道多普勒速度见(c),主动脉瓣狭窄的速度见(d)。连续方程计算的主动脉瓣口面积为 0.61 cm²,但主动脉狭窄的峰值压差和平均压差分别为 51mmHg 和 31mmHg,像这样的患者能从瓣膜置换术获益。

叶瘢痕挛缩和瓣叶穿孔[30]。最常见的瓣叶引起主动脉瓣反流的原因包括:①风湿性,炎症后改变;②感染性心内膜炎;③先天性二叶式主动脉瓣;④医源性原因,包括球囊瓣膜扩张术;⑤瓣叶脱垂,如脱垂至相邻的室间隔缺损(VSD)。

先天性二叶式主动脉瓣

先天性二叶式主动脉瓣并不少见,发病率在 1%~2%。一种称为"非典型"变异的主动脉瓣变异类型,占这类疾病比例已高达 3%~24%。这种变异类型在连接瓣尖有一个孔隙,连接瓣窦之间是连续的。由此产生的嵴翼往往只有几个毫米厚并可能有钙化(图 3.34)[31]。极少情况下,嵴翼可

能断裂并引起急性主动脉瓣反流(图 3.35~3.37)。在这些患者,嵴可残遗在瓣叶上,或附在主动脉壁上,或两者都有。这些遗痕必须和继发于痊愈的感染性心内膜炎的瓣叶穿孔的痕迹相鉴别,也要和瓣膜开窗相鉴别。开窗在瓣叶上有不同的位置,且通常不伴有主动脉瓣反流。残遗嵴也会误诊为瓣叶赘生物或血栓,因为其临床表现都是伴有瓣叶易变团块的急性主动脉瓣功能不全。

炎性后瓣膜的各种改变

炎性后可引发瓣叶发生纤维化、钙化和瓣膜交界区融合,和风湿性瓣膜狭窄的病理变化相似。然而,在这些病例中,融合和固定的瓣叶使瓣

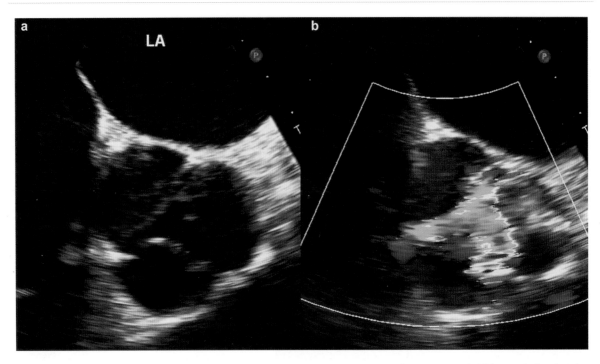

图 3.30 这是一个低压差的重度主动脉瓣狭窄患者的主动脉瓣经食管超声心动图(a,b)。主动脉瓣是三叶式。除了右冠瓣和无冠瓣之间的交界区局灶结节状钙化外,主动脉瓣叶是正常的,这表明患者为假性重度主动脉瓣狭窄。LA:左房。

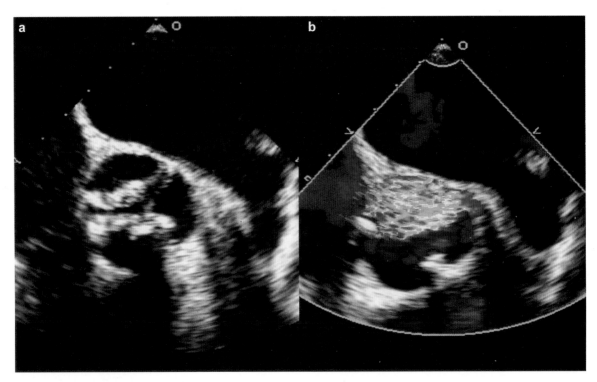

图 3.31 在这例重度主动脉瓣狭窄患者(a,b),主动脉瓣是二叶式并有严重的钙化,限制两个瓣叶的开放。这些发现符合真正的重度主动脉瓣狭窄。

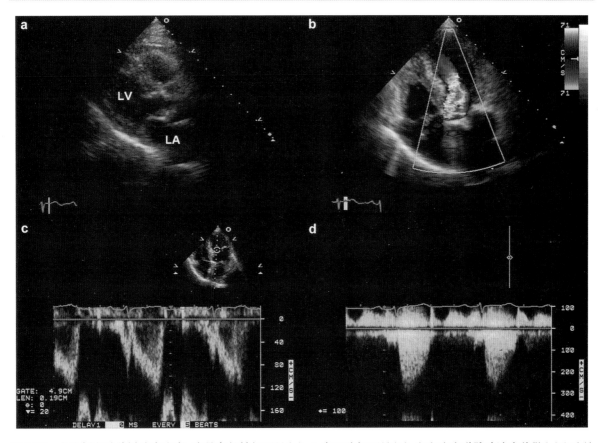

图 3.32　在这例主动脉瓣狭窄患者,胸骨旁长轴切面见(a),心尖五腔切面见(b),左室流出道脉冲波多普勒(c)和连续波多普勒主动脉瓣狭窄的速度见(d)。左室腔相对较小并有一个成角的室间隔。左室流出道脉冲波多普勒表明在这个区域内有一个增加的腔内速度。这些患者在主动脉瓣置换术时,可能适合行室间隔基底部心肌切除。LA:左房,LV:左室。

口处于开放状态,而不是关闭状态。风湿病与之不同,它应当使瓣膜产生血流动力学混合改变(图 3.10,3.38)。然而,在任何一个病例中,通常是瓣膜反流或狭窄两者之一占主要病理改变。辐射可能造成严重的瓣膜纤维化和瓣膜挛缩[32];系统性红斑狼疮(SLE)可以导致瓣叶瘢痕和挛缩,瓣膜闭合不良与反流;主动脉炎可导致主动脉根部扩张与反流,但某些类型的主动脉炎,如梅毒和强直性脊柱炎可引起瓣叶瘢痕,从而造成瓣膜性主动脉瓣关闭不全。

主动脉瓣反流的其他瓣膜性原因

感染性心内膜炎可以破坏瓣叶。感染性血栓,即赘生物,可以导致瓣叶缺损、糜烂和获得性微动脉瘤样改变,最终导致瓣膜穿孔和残留破口(图 3.39)。在急性期之后,感染性心内膜炎痊愈可能遗留严重的病损或瓣膜变形,引起瓣叶关闭不全。

因为主动脉瓣球囊扩张术疗效有限,临床不做。这种手术本身具有破坏性,瓣叶可能撕裂,并从主动脉根部裂开,导致严重的瓣膜反流。正常的主动脉瓣可能会脱垂到毗邻的膜部室间隔缺损(VSD),可通过瓣叶再复位和修补间隔缺损(Trusler 折叠术和 VSD 修补术)来治疗。

主动脉瓣反流的主动脉因素

另一种类主动脉瓣反流是瓣膜正常,主要病变首先发生在瓣膜附着的主动脉根部(图 3.40)。

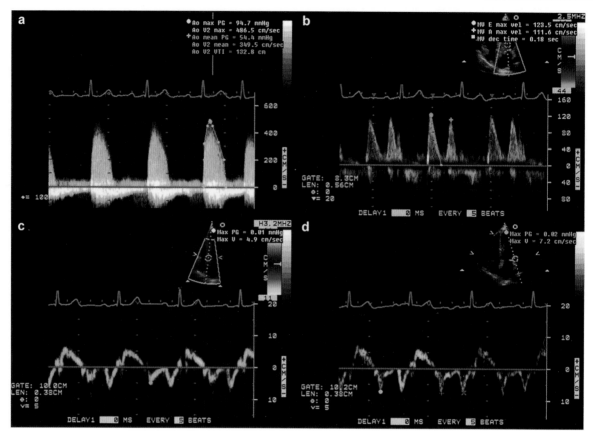

图 3.33　在这例严重主动脉瓣狭窄患者，峰值和平均主动脉压差分别为 95mmHg 和 54mmHg(a)。二尖瓣血流速度(b)中所示，间隔和侧壁瓣环处速度分别为(c)和(d)所示。随着主动脉瓣狭窄的严重程度增加，瓣环组织速度普遍降低。这些速度对评价预后是否存在价值还有待研究。

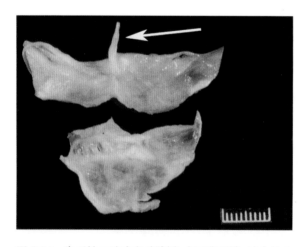

图 3.34　先天性二叶式主动脉瓣，有不典型嵴。结合的上部瓣叶有一个薄的纤维腱索，像嵴(箭头)。瓣膜的瓣叶也很薄，可能是黏液样变。

这些主动脉疾病包括：①年龄相关的和全身动脉高血压相关的主动脉中膜退变；②结缔组织疾病，如马方综合征和 Ehlers Danlos 综合征；③主动脉夹层动脉瘤；④主动脉炎。导致主动脉环扩张的疾病包括主动脉中层囊性坏死(中层退行性改变)，先天性心脏病和主动脉炎。主动脉中层退行性改变可能与年龄或结缔组织疾病，包括马方综合征等相关。主动脉进行性扩张是由于失去其正常的胶原和弹性结构所致。在主动脉夹层患者中可见到全身动脉高血压和结缔组织疾病，其可引起急性主动脉瓣反流。

主动脉根部异常和扩张越来越常见，这可能

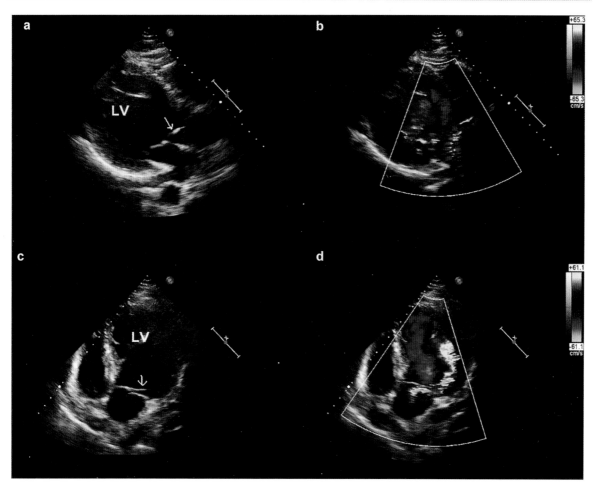

图 3.35　在胸骨旁长轴切面(a),舒张期一条亮线密度看上去附在主动脉瓣并脱入到左室流出道,相应的彩色血流图像见(b),显示向后的主动脉瓣反流。亮线性结构可以在心尖长轴切面(c)更好地观察,相应的彩色血流图像(d)清楚地显示主动脉瓣反流,朝向后方。

和全身动脉高血压患者的生存改善、人口老龄化和成人先天性心脏疾病患者的生存改善有关。在后一类患者中,随着患者年龄增长,我们将会不断发现他们先天性心脏病的新并发症,且主动脉根部扩张将会是这类患者常见的并发症。

由于主动脉和主动脉根部扩张,瓣膜通常受拉伸长。这是严重的症候,例如瓣膜变薄或黏液样变伴瓣叶游离缘卷曲,原因是慢性血流动力学应力所致(图 3.41)。在某些主动脉炎的情况下,如强直性脊柱炎和梅毒,瓣叶可能会纤维化和有瘢痕。急性主动脉夹层可能会延展至瓣膜区。在A 型夹层,主动脉瓣膜可能会因夹层或假腔内血栓从主动脉根部撕裂。

主动脉瓣反流的超声心动图注意事项

彩色多普勒成像是一个检测主动脉瓣反流非常敏感的工具[33]。许多轻度主动脉瓣反流患者可由彩色血流多普勒检测出来,而此时尚不能闻及主动脉瓣反流的杂音。轻度主动脉瓣反流可是一种正常的表现,在约 5%患者未探查到明显的主动脉瓣异常。每一个主动脉瓣反流患者都应仔细检查主动脉瓣。

由于许多疾病可能会影响到主动脉瓣从而引起主动脉瓣反流,因此探索导致主动脉瓣反流

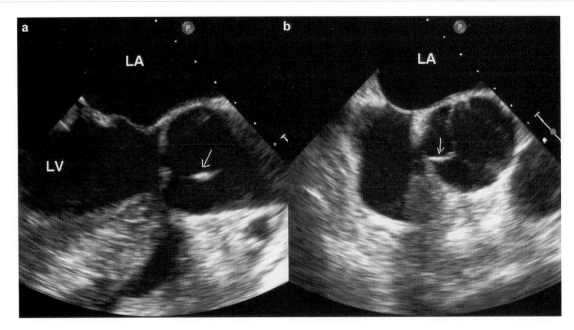

图 3.36 经食管超声心动图主动脉瓣长轴(a)和短轴(b)切面可见二叶式瓣撕裂的嵴。可见撕裂的嵴(箭头)依附在右冠瓣上。这与图 3.35 是同一患者。LA:左房,LV:左室。

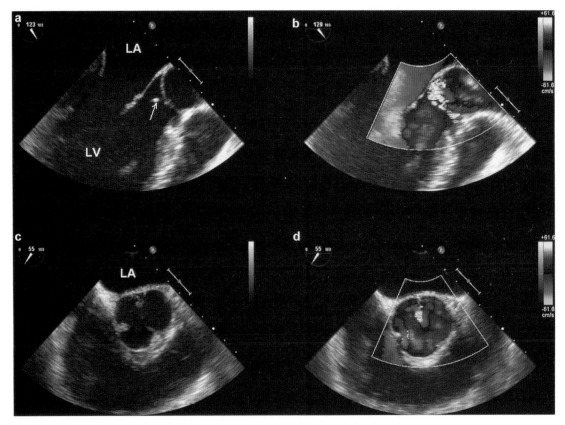

图 3.37 主动脉瓣长轴(a,b)和短轴(c,d)经食管切面显示撕裂嵴的位置和功能性后果。彩色血流成像在(b)和(d)清楚地显示指向后方的主动脉瓣反流束。LA:左房,LV:左室。

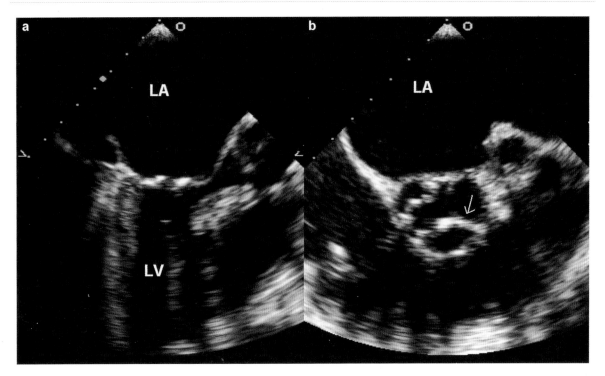

图 3.38　二尖瓣表现增厚和前后两瓣叶瓣尖活动受限，是风湿性二尖瓣狭窄的典型改变(a)。(b)中所示的同一患者的主动脉瓣，左、右冠瓣交界区融合(箭头)，伴有弥漫性结节性增厚，代表典型的风湿性改变。风湿病引起的主动脉瓣改变通常是与其引起的二尖瓣改变相联系的。LA：左房，LV：左室。

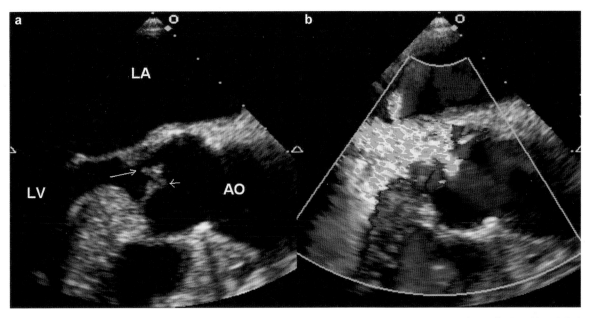

图 3.39　这是一例感染性心内膜炎患者(a)，主动脉瓣上有赘生物。尽管充分的瓣叶回缩(短箭头)，但在后瓣基底部仍可见穿孔(长箭头)。相应的彩色血流图像(b)显示了重度主动脉瓣反流主要来自穿孔。AO：主动脉，LA：左房，LV：左室。

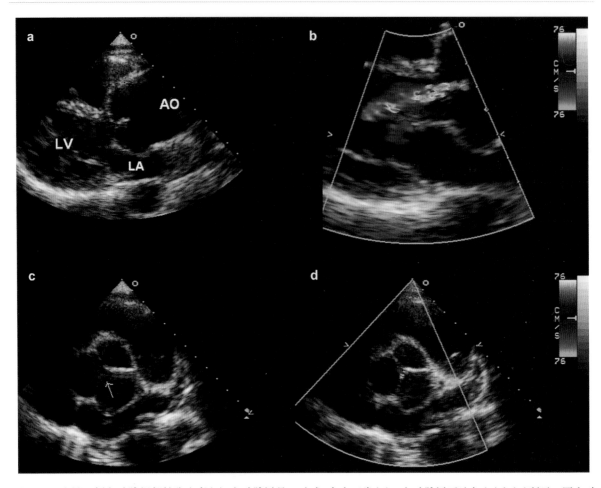

图 3.40　这是一例主动脉根部扩张患者(a),主动脉瓣是三叶式,完全正常(c)。主动脉瓣反流如(b)和(d)所示。因主动脉瓣根部扩张相关的主动脉瓣环扩张所致的中心处有一个小的反流区域(箭头)。AO:主动脉,LA:左房,LV:左室。

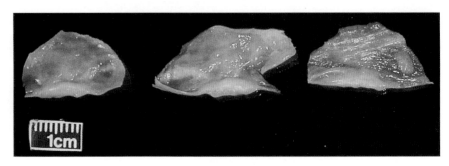

图 3.41　这是一例主动脉根部扩张和慢性瓣膜反流患者离体的主动脉瓣,瓣叶薄,黏液样变,游离缘卷起并因慢性反流而增厚。

的根本机制就更为重要。正确地了解发病机制可以选择行瓣膜修补的患者。因为近至中期效果已有稳步改善，主动脉瓣反流的患者行主动脉瓣修补已开始广泛地普及。判断主动脉瓣反流机制的最好的成像切面是胸骨旁长轴和短轴切面。如果经胸图像不佳时，可以采用经食管超声心动图评估反流的机制。

主动脉瓣膜的准确对合需要瓣膜整个交界区的充分对合。当在主动脉瓣叶间存在的对合程度不足时，瓣膜不闭合就会发生，这常会导致中心性主动脉瓣反流，超声心动图可观察到该影像（图3.42）。当经胸超声心动图可以观察到反流瓣口，至少存在中度主动脉瓣反流。这种类型的主动脉瓣缘对合异常的两个常见原因是主动脉瓣叶纤维化与挛缩和主动脉根部扩张，尤其是窦管水平。

长轴切面可以最清楚地观察到主动脉瓣脱垂，表现为舒张期主动脉瓣叶过度突出到主动脉环远端的左室流出道，干扰正常的对合（图3.43）。引起这种对合异常的常见原因是结缔组织病（如马方综合征）患者和二叶式主动脉瓣患者的主动脉瓣黏液样变。在某些二叶式主动脉瓣患者中，主动脉前瓣叶中的一个瓣叶，通常是结合瓣，可能很大且冗长导致脱垂。

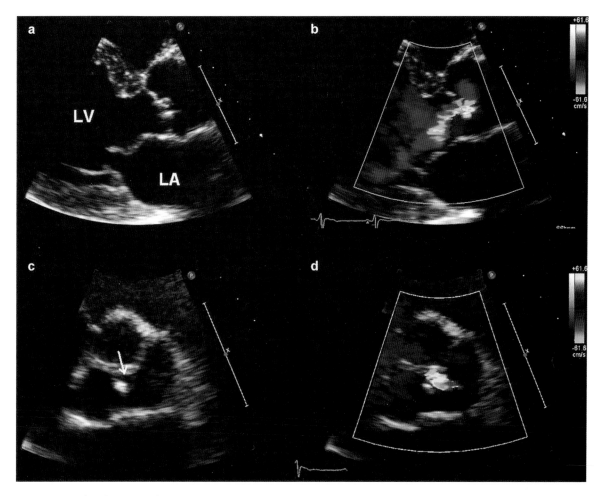

图 3.42 胸骨旁长轴（a）和短轴（c）切面，以及与其对应的彩色血流图像（b,d）显示主动脉瓣反流及潜在机制。在右冠瓣和无冠瓣的闭合缘有结节状增厚。无冠瓣的瓣尖挛缩从而形成反流口（箭头），这可在彩色血流成像（b）和（d）中显示。LA：左房，LV：左室。

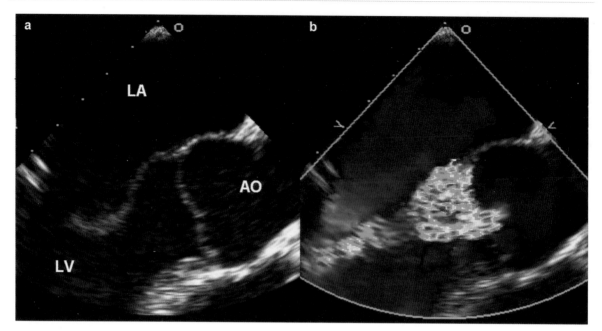

图3.43　一例二叶式主动脉瓣患者,(a)显示了主动脉瓣脱垂,(b)显示了重度主动脉瓣反流。AO:主动脉,LA:左房,LV:左室。

连枷样主动脉瓣瓣叶表现为瓣叶过度活动,在舒张期瓣叶指向左室流出道而不是主动脉。这是因为主动脉瓣瓣膜一处或多处撕裂延伸超过对合区所致（图3.44）。心内膜炎是最常见的原因,闭合性胸部外伤也可能造成这种异常。

当主动脉瓣反流束是从瓣叶底部而不是瓣叶对合处喷出时,就应怀疑主动脉瓣瓣叶穿孔的可能。真正的缺损通常可以通过经食管声窗成像（图3.39）。这种异常几乎都是由于内心内膜炎引起,且穿孔常和憩室或瘤样变共存。这种异常将在"感染性心内膜炎及相关情况"一章(第12章)进一步讨论。

仔细检查主动脉反流束可以帮助识别主动脉瓣对合异常的类型。要特别注意舒张期主动脉根部的血流聚集部位。如果血流聚集不在瓣膜对合处,而是在瓣膜的基底部表示很可能是穿孔。主动脉瓣反流束的偏心度表明可能主要涉及个特定的主动脉瓣叶。主动脉反流束指向后方表明前面的瓣膜起着主导作用,而主动脉反流束指向前方表明以后面瓣叶异常为主。在一些患者,特别是那些心内膜炎患者,多处对合异常可能共存。阐明主动脉瓣反流机制有助于制定外科修补术的策略。例如,如果其发病的机制是瓣尖不完全对合,主动脉环和窦管结合处的重建可能会消除主动脉瓣反流从而避免施瓣膜置换术。在主动脉瓣叶小穿孔的患者中,穿孔处的心包补片修补通常是可行的。

评估主动脉瓣反流的严重程度

评价主动脉瓣反流严重程度有许多测量指标[32]（表3.1）。许多测量指标都是非特异性的,最好的办法就是多种测量指标联合应用。我们要特别注意反流束的宽度,其增益依赖性小,并较其他主动脉瓣反流束的测量值(如反流距离和反流束面积)有更好的重复性（图3.45,3.46,表3.2）。用血流聚集指标评估主动脉瓣反流是困难的,但如果其存在,通常表明是中度以上的主动脉瓣反流(图3.47)。很短的主动脉瓣反流减半时

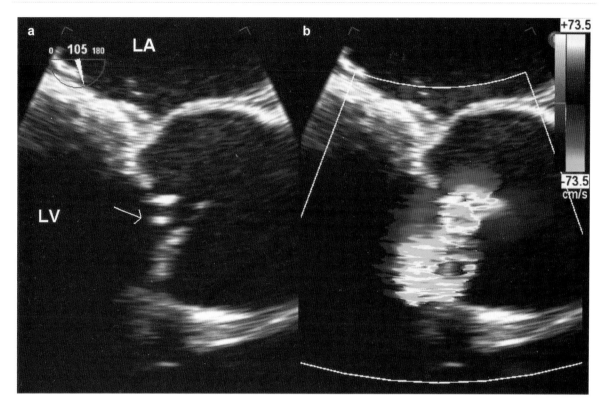

图 3.44 （a）显示了舒张期主动脉瓣后叶连枷，指向左室流出道（箭头）。（b）显示了重度的主动脉瓣反流，朝向前方。LA：左房，LV：左室。

间（<200ms）表示存在严重的主动脉瓣反流（图3.48，3.49）。在不同的研究中，主动脉瓣反流减半时间差异性较大，因此在评估反流严重程度的变化中，其不是一个好用的指标。最近有人提出在主动脉瓣反流的信号中存在一个 a 凹（A–dip）提示严重的主动脉反流，我们的经验也证明这是一个有用的指标。遗憾的是，只有少数严重的主动脉瓣反流患者才能检测到 a 凹。尽管在许多患者可能不能获取最佳图像，但应当常规检测胸降主动脉和腹主动脉的舒张期逆向血流（图 3.50）。

当评估主动脉瓣反流患者时，需要强调是，形态和功能之间具有良好的相关性，仔细评估主动脉瓣反流的机制是至关重要的。如果存在对合异常，很可能会有严重的主动脉瓣反流。需要仔细评估主动脉瓣反流束的有用特征，如血流聚集和反流束宽度。最后，主动脉瓣反流对左室大小

和功能的影响应该是全面地评估主动脉瓣反流患者的重要组成部分（图 3.51）。

小结

主动脉瓣狭窄是一种常见的心脏瓣膜疾病，其患病率随着年龄的增长而增加。一方面，轻度至中度主动脉瓣狭窄一般可以很好地耐受，但严重主动脉瓣狭窄和心血管事件高风险相关。严重主动脉瓣狭窄通常是由于主动脉瓣叶钙化和僵硬所致。另一方面，主动脉瓣反流的发生可以有几种不同的机制。

主动脉瓣狭窄者，准确评估狭窄的严重程度和左室适应性改变对于患者的处理是重要的。主动脉瓣关闭不全者，瓣膜修补术的可行性是基于对发病机制和反流严重程度的了解。

表 3.1　评估主动脉瓣反流严重程度的定性和定量的测量参数

	轻度	中度		重度
结构参数				
左室大小	正常*	正常或扩大		常扩大**
主动脉瓣叶	正常或异常	正常或异常		异常／连枷或宽对合缺损
多普勒参数				
LOVT 内反流束宽度 – 彩色血流 §	小的中心性流束	介于中间		大的中心性流束； 可变的偏心性流束
反流束密度 – CW	不完全或弱	密集		密集
反流束衰减速率 – CW（PHT,ms）ψ	慢 > 500	中间 500~200		陡 < 200
舒张期降主动脉内反向血流 –PW	简单，舒张早期反向血流	介于中间		明显的全舒张期反向血流
定性参数 φ				
缩流宽度(cm) §	< 0.3	0.3~0.6		> 0.6
反流束宽度 /LVOT 宽度(%) §	< 25	25~45	46~64	≥ 65
反流束 CSA/LVOT CSA(%) §	< 5	5~20	21~59	≥ 60
反流容量(mL/beat)	< 30	30~44	45~59	≥ 60
反流分数(%)	< 30	30~39	40~49	≥ 50
EROA(cm²)	< 0.10	0.10~0.19	0.20~0.29	≥ 0.30

CSA：横截面积，CW：连续波多普勒，EROA：有效反流口面积，LOVT：左室流出道，PHT：压力减半时间，PW：脉冲波多普勒。

来源：经过同意引自 Zoghbi 等[33]。

* 除外其他原因引起的左室扩张。

** 除外急性主动脉瓣反流。

§ Nyquist 限定在 50~60cm/s。

ψ 随着左室舒张压力的增加，压力减半时间（PHT）缩短，对重度主动脉反流的慢性适应可能会使 PHT 延长。

φ 定性测量参数可将中度主动脉瓣反流分为轻至中度和中至重度主动脉瓣反流。

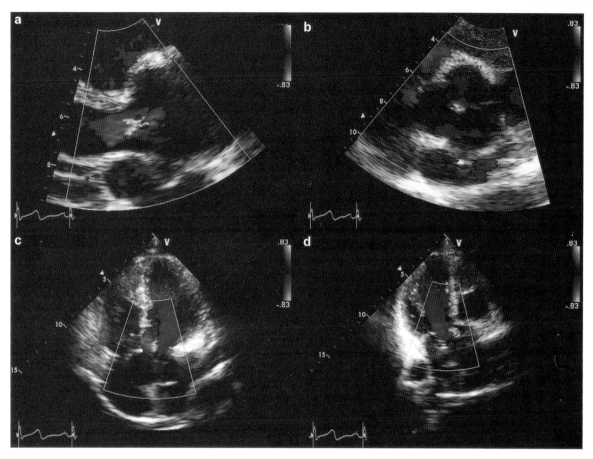

图 3.45 多个切面显示轻度主动脉瓣反流,包括胸骨旁长轴(a)、短轴(b)、心尖五腔(c)和心尖长轴(d)切面。主动脉瓣反流束的宽度窄,进入左室的距离短。

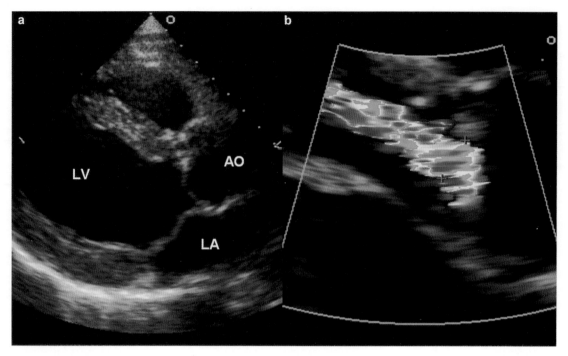

图 3.46   已行主动脉瓣修补术的重度主动脉瓣反流患者,主动脉瓣脱垂见(a),彩色血流成像所显示宽大的主动脉瓣反流束见(b)。AO:主动脉,LA:左房,LV:左室。

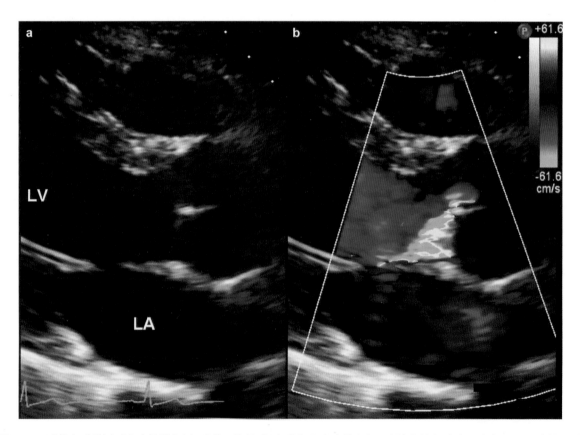

图 3.47   虽然主动脉瓣对合在长轴(a)似乎是正常的,但在彩色血流成像(b)显示异常的主动脉反流束。可以清楚地看到血流汇聚区,表明主动脉瓣反流在程度上至少为中度。LA:左房,LV:左室。

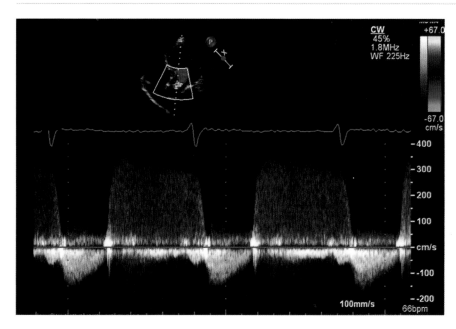

图 3.48　这是一例连续波多普勒显示轻度主动脉瓣反流患者。主动脉瓣反流衰减斜率是平缓的，表明主动脉瓣反流不严重。

表 3.2　超声和多普勒测量参数在评估主动脉瓣反流中的优势与局限性

	效用 / 优势	局限性
结构参数		
左室大小	扩大对显著的慢性 AR 敏感，对预后很重要；正常大小可实际上排除显著的慢性 AR	扩大见于其他疾病，在显著的急性 AR 可能正常
主动脉瓣膜改变	简单，通常在重度 AR 异常，连枷瓣膜指示重度 AR	精确性差，可能在大体上低估或高估缺损
多普勒参数		
在 LVOT 内反流束宽度或横截面积 – 彩色血流	简单，非常敏感，快速筛查 AR	反流口下的扩展不可预测，对偏心性反流束不准确
射流紧缩口宽度	简单，定量，对轻度或重度 AR 识别良好	对有多个 AR 反流束没用，小的值，因此小的误差或导致大的百分比误差
PISA 方法	定量，可提供病变严重性（EROA）和容量超负荷（RVol）	可行性受主动脉瓣钙化限制，对有多个 AR 反流束没用，在偏心性反流束准确性降低；提供峰值血流和最大的 EROA，主动脉瘤时可能会低估
血流量定量 – PW	定量，对有多个 AR 反流束和偏心性反流束有用，可提供病变严重性（EROA，RF）和容量超负荷（RVol）	对同时存在 MR 和 AR 没用，除非用肺动脉部位
反流束密度 – CW	简单，不完全或弱符合轻度 AR	定性，中度和重度 AR 之间有重叠，仅是补充性数据
反流束衰减速率（PHT）–CW	简单	定性，受左室和主动脉舒张压变化的影响
降主动脉内舒张期反向血流	简单	依赖主动脉弹性，短暂速度反向血流是正常的

AR：主动脉瓣反流，CW：连续波多普勒，EROA：有效反流口面积，LOVT：左室流出道，MR：二尖瓣反流，PHT：压力减半时间，PISA：近端等流速面积，PW：脉冲波多普勒，RVol：反流容量。

来源：经过同意引自 Zoghbi 等[33]。

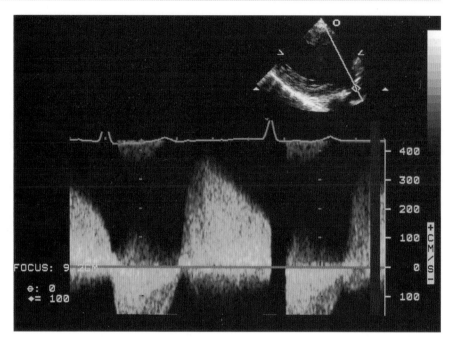

图 3.49　这是一例连续波多普勒显示的同时患有主动脉瓣狭窄和主动脉瓣反流的患者。主动脉瓣反流的衰减斜率陡峭，表明一个短主动脉瓣反流减半时间，符合重度主动脉瓣反流。

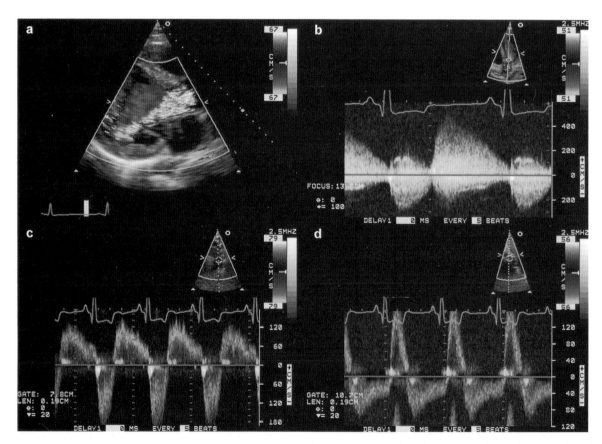

图 3.50　重度主动脉瓣反流的多种指标可见于这例患者。(a)一个大的流束进入左室流出道,(b)短的主动脉瓣反流减半时间,胸降主动脉(c)和腹主动脉(d)舒张期严重的逆向血流。

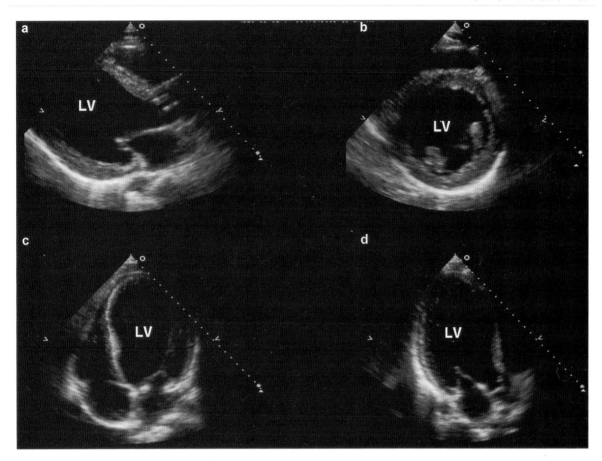

图 3.51 在这例长期严重主动脉瓣反流患者,重度增加的左室容积可表现在多种切面,包括胸骨旁长轴(a),胸骨旁短轴(b),心尖四腔(c)和心尖长轴(d)切面。这种情况下左室不仅增加大小,也会成为球形。若无左室容积的显著增加,则不会存在长期的重度主动脉瓣反流。LV:左室。

参考文献

1. Veinot JP. Pathology of inflammatory native valvular heart disease. *Cardiovasc Pathol.* 2006 Sept;15(5):243-251.

2. Dare AJ, Veinot JP, Edwards WD, Tazelaar HD, Schaff HV. New observations on the etiology of aortic valve disease: a surgical pathologic study of 236 cases from 1990. *Hum Pathol.* 1993;24(12):1330-1338.

3. Mohler ER III. Mechanisms of aortic valve calcification. *Am J Cardiol.* 2004 Dec 1;94(11):1396-1402.

4. Rajamannan NM, Subramaniam M, Rickard D, et al. Human aortic valve calcification is associated with an osteoblast phenotype. *Circulation.* 2003 May 6;107(17):2181-2184.

5. Wallby L, Janerot-Sjoberg B, Steffensen T, Broqvist M. T lymphocyte infiltration in non-rheumatic aortic stenosis: a comparative descriptive study between tricuspid and bicuspid aortic valves. *Heart.* 2002 Oct;88(4):348-351.

6. Mohler ER III, Gannon F, Reynolds C, Zimmerman R, Keane MG, Kaplan FS. Bone formation and inflammation in cardiac valves. *Circulation.* 2001 Mar 20;103(11):1522-1528.

7. Wierzbicki A, Shetty C. Aortic stenosis: an atherosclerotic disease? *J Heart Valve Dis.* 1999 July;8(4):416-423.

8. Palta S, Pai AM, Gill KS, Pai RG. New insights into the progression of aortic stenosis: implications for secondary prevention. *Circulation.* 2000 May 30;101(21):2497-2502.

9. Aronow WS, Ahn C, Kronzon I, Goldman ME. Association of coronary risk factors and use of statins with progression of mild valvular aortic stenosis in older persons. *Am J Cardiol.* 2001 Sept 15;88(6):693-695.

10. Srivatsa SS, Harrity PJ, Maercklein PB, et al. Increased cellular expression of matrix proteins that regulate mineralization is associated with calcification of native human and porcine xenograft bioprosthetic heart valves. *J Clin Invest.* 1997 Mar 1;99(5):996-1009.

11. Davies MR, Hruska KA. Pathophysiological mechanisms of vascular calcification in end-stage renal disease. *Kidney Int.* 2001 Aug;60(2):472-479.

12. Kajbaf S, Veinot JP, Ha A, Zimmerman D. Comparison of surgically removed cardiac valves of patients with ESRD with those of the general population. *Am J Kidney Dis.* 2005 July;46(1):86-93.

13. Veinot JP, Elstein D, Hanania D, Abrahamov A, Srivatsa S, Zimran A. Gaucher's disease with valve calcification: possible role of Gaucher cells, bone matrix proteins and integ-

rins. *Can J Cardiol*. 1999 Feb;15(2):211-216.

14. de Sa M, Moshkovitz Y, Butany J, David TE. Histologic abnormalities of the ascending aorta and pulmonary trunk in patients with bicuspid aortic valve disease: clinical relevance to the ross procedure. *J Thorac Cardiovasc Surg*. 1999 Oct;118(4):588-594.

15. Roberto S, Kosanke S, Dunn ST, Jankelow D, Duran CMG, Cunningham MW. Pathogenic mechanisms in rheumatic carditis: focus on valvular endothelium. *J Infect Dis*. 2001;183:507-511.

16. Oliver JM, Gonzalez A, Gallego P, Sanchez-Recalde A, Benito F, Mesa JM. Discrete subaortic stenosis in adults: increased prevalence and slow rate of progression of the obstruction and aortic regurgitation. *J Am Coll Cardiol*. 2001 Sept;38(3):835-842.

17. Stassano P, Di TL, Contaldo A, et al. Discrete subaortic stenosis: long-term prognosis on the progression of the obstruction and of the aortic insufficiency. *Thorac Cardiovasc Surg*. 2005 Feb;53(1):23-27.

18. Haley JH, Sinak LJ, Tajik AJ, Ommen SR, Oh JK. Dynamic left ventricular outflow tract obstruction in acute coronary syndromes: an important cause of new systolic murmur and cardiogenic shock. *Mayo Clin Proc*. 1999 Sept;74(9):901-906.

19. Spooner PH, Perry MP, Brandenburg RO, Pennock GD. Increased intraventricular velocities: an unrecognized cause of systolic murmur in adults. *J Am Coll Cardiol*. 1998 Nov 15;32(6):1589-1595.

20. Pober BR. Williams-Beuren syndrome. *N Engl J Med*. 2010 Jan 21;362(3):239-252.

21. Davies MJ, Treasure T, Parker DJ. Demographic characteristics of patients undergoing aortic valve replacement for stenosis: relation to valve morphology. *Heart*. 1996 Feb;75(2):174-178.

22. Roberts WC, Ko JM, Hamilton C. Comparison of valve structure, valve weight, and severity of the valve obstruction in 1849 patients having isolated aortic valve replacement for aortic valve stenosis (with or without associated aortic regurgitation) studied at 3 different medical centers in 2 different time periods. *Circulation*. 2005 Dec 20;112(25):3919-3929.

23. Chan KL, Teo K, Dumesnil JG, Ni A, Tam J. Effect of Lipid lowering with rosuvastatin on progression of aortic stenosis: results of the aortic stenosis progression observation: measuring effects of rosuvastatin (ASTRONOMER) trial. *Circulation*. 2010 Jan 19;121(2):306-314.

24. Bonow RO, Carabello BA, Chatterjee K, et al. ACC/AHA 2006 guidelines for the management of patients with valvular heart disease: a report of the American College of Cardiology/American Heart Association Task Force on Practice Guidelines (writing Committee to Revise the 1998 guidelines for the management of patients with valvular heart disease) developed in collaboration with the Society of Cardiovascular Anesthesiologists endorsed by the Society for Cardiovascular Angiography and Interventions and the Society of Thoracic Surgeons. *J Am Coll Cardiol*. 2006 Aug 1;48(3):e1-148.

25. Quinones MA, Otto CM, Stoddard M, Waggoner A, Zoghbi WA. Recommendations for quantification of Doppler echocardiography: a report from the Doppler Quantification Task Force of the Nomenclature and Standards Committee of the American Society of Echocardiography. *J Am Soc Echocardiogr*. 2002 Feb;15(2):167-184.

26. Clavel MA, Fuchs C, Burwash IG, et al. Predictors of outcomes in low-flow, low-gradient aortic stenosis: results of the multicenter TOPAS Study. *Circulation*. 2008 Sept 30;118(14 Suppl):S234-S242.

27. Hachicha Z, Dumesnil JG, Bogaty P, Pibarot P. Paradoxical low-flow, low-gradient severe aortic stenosis despite preserved ejection fraction is associated with higher afterload and reduced survival. *Circulation*. 2007 June 5;115(22):2856-2864.

28. Aurigemma G, Battista S, Orsinelli D, Sweeney A, Pape L, Cuenoud H. Abnormal left ventricular intracavitary flow acceleration in patients undergoing aortic valve replacement for aortic stenosis. A marker for high postoperative morbidity and mortality. *Circulation*. 1992 Sept;86(3):926-936.

29. Jassal DS, Tam JW, Dumesnil JG, et al. Clinical usefulness of tissue Doppler imaging in patients with mild to moderate aortic stenosis: a substudy of the aortic stenosis progression observation measuring effects of rosuvastatin study. *J Am Soc Echocardiogr*. 2008 Sept;21(9):1023-1027.

30. Olson LJ, Subramanian R, Edwards WD. Surgical pathology of pure aortic insufficiency: a study of 225 cases. *Mayo Clin Proc*. 1984;59:835-841.

31. Walley VM, Antecol DH, Kyrollos AG, Chan K-L. Congenitally bicuspid aortic valves: study of a variant with fenestrated raphe. *Can J Cardiol*. 1994;10:535-542.

32. Veinot JP, Edwards WD. Pathology of radiation-induced heart disease: a surgical and autopsy study of 27 cases. *Hum Pathol*. 1996 Aug;27(8):766-773.

33. Zoghbi WA, Enriquez-Sarano M, Foster E, et al. Recommendations for evaluation of the severity of native valvular regurgitation with two-dimensional and Doppler echocardiography. *J Am Soc Echocardiogr*. 2003 July;16(7):777-802.

要了解二尖瓣功能不全,就必须首先掌握瓣膜的解剖结构。二尖瓣是由瓣叶和连接到乳头肌的腱索构成的房室瓣。二尖瓣包括两个瓣叶:前叶和后叶(图 4.1),瓣叶的每一侧都有交界区。二尖瓣没有附着在室间隔的腱索。其前叶和主动脉瓣之间有纤维组织连接(图 4.2)。瓣叶有游离缘和闭合缘,两者相距大约几个毫米。二尖瓣环比右侧房室瓣环的边界清楚,明显可见一个纤维环状带。后叶有 3 个可辨别的扇叶,并形成不同的角度。这些小的凹痕结构使瓣膜有冗余部分,这个特点对瓣叶的重叠和性能是重要的。

腱索结构复杂,不同的研究者对其分类各异:一级腱索(附着于瓣叶游离缘)、二级腱索(附着于瓣叶中部)和三级腱索(附着于乳头肌);或支柱、交界区、基底部腱索和粗糙区腱索(图 4.3)。只有二尖瓣后叶有基底部腱索,它走行在

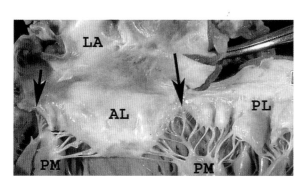

图 4.1 在打开的心脏中切的二尖瓣前叶(AL)和后叶(PL),两个交界区存在于瓣叶的每一侧(箭头)。左房(LA)在瓣膜上方,左室乳头肌(PM)在下方,通过腱索连接。

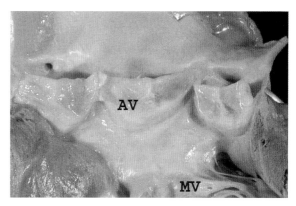

图 4.2 左室流出道打开以显示主动脉瓣(AV)与二尖瓣(MV)前叶之间的连续性。

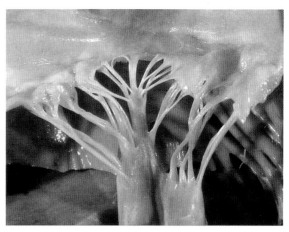

图 4.3 二尖瓣打开,可见交界区腱索。

瓣叶和毗邻的左室后壁之间。只有二尖瓣前叶有支柱腱索——两个较大的腱索在前叶的两侧。腱索负责不同的功能,一部分腱索对瓣膜的基本完整性和结构起重要作用,一部分确保瓣膜的闭合良好,而其余的作用是防止瓣叶脱垂。因此,腱索

断裂可能有不同的后果,这取决于受累的腱索类型。腱索附着于两组左室乳头肌——前外侧和后内侧乳头肌(图4.1)。前外侧乳头肌通常只有一个顶部,而后内侧乳头肌通常为两个顶部。

若腱索的两个末端都附着在左室心肌的不同部位,称之为假腱索或假性肌腱,其对二尖瓣叶的正常对合不发挥作用。假腱索是正常结构,可见于大约一半正常心脏解剖的人[1]。在那些有假腱索的人中,约半数有多条假腱索。

一级腱索延长会导致二尖瓣反流。冗长和延长的二级或三级腱索显示出运动幅度大,在收缩期,其凸入左室流出道,然而,它们通常不引起二尖瓣反流。二尖瓣黏液样变患者中,腱索断裂是一个常见并发症,该疾病的病理变化不仅累及二尖瓣叶,也累及瓣下腱索。心内膜炎也是腱索断裂的常见病因,这可能是赘生物从瓣叶延展累及

至腱索的后果,或是由于主动脉瓣心内膜炎引起主动脉瓣反流致使腱索上形成卫星样赘生物的后果。

瓣下腱索附着在两个乳头肌,它们所处的位置可允许瓣叶有效和恰当的对合。乳头肌位置异常通常见于左室扩张或心肌梗死,可导致二尖瓣叶闭合不全和反流。虽然轻微的位置变化是常见的,但是在短轴切面,乳头肌通常位于约3点钟和6点钟的位置。在前外侧乳头肌前方可能走行一条额外的肌束,由于它没有腱索插入,不应将其和乳头肌相混淆(图4.4)。在极少数情况下,由于两组乳头肌彼此间靠得很近形成了降落伞型二尖瓣,这种现象更常见于腱索集中连接至单一乳头肌。

二尖瓣叶的恰当对合是二尖瓣装置各组成部分共同相互作用的结果。对二尖瓣装置所有不

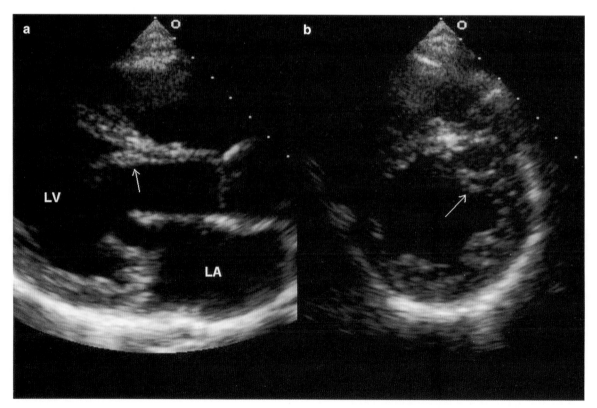

图4.4　使用长轴(a)及短轴(b)切面都检测到旁乳头肌。旁乳头肌(箭头)位于前外侧乳头肌的前方。在胸骨旁长轴切面(a),易混淆为部分室间隔,以致在这种情况下可能误诊为非对称性室间隔肥厚。LA:左房,LV:左室。

同组成部分的全面评估,可辨别特异性对合异常导致二尖瓣功能不全是由于哪些二尖瓣组成部分所造成的。应当在长轴和短轴切面仔细探查二尖瓣瓣叶对合(图 4.5,4.6)。正常二尖瓣瓣叶的活动范围不受限制,因而在舒张早期最大开放时,二尖瓣瓣尖可靠近左室壁,在收缩期,瓣膜对合于二尖瓣环水平(图 4.5)。尽管在长轴切面似乎可很好地观察二尖瓣瓣叶活动,但该切面仅能观察到前叶、后叶的中间扇形的瓣膜(A$_2$ 和 P$_2$),而不能观察到累及其他扇叶样瓣膜的异常。比如,二尖瓣后叶外侧扇形瓣膜(P$_1$)的孤立性脱垂在长轴切面很容易漏诊(图 4.7)。短轴切面可显示二尖瓣前叶和后叶的所有扇形瓣膜。在舒张早期,正常二尖瓣口呈圆形,窗帘样的二尖瓣瓣叶贴近左室壁,几乎占据整个左室腔。在收缩期,对合区在短

轴切面外观呈曲线样,沿整个对合区有许多个折痕(钱袋收拢效应)(图 4.6)。过度的折痕现象见于二尖瓣黏液样变和瓣叶冗长。

二尖瓣瓣叶的闭合线是在游离缘近端,这样二尖瓣瓣叶正常对合面达数毫米(图 4.8)。由此我们可以预料到只有当瓣叶尖对合不良时就会发生二尖瓣反流,例如在左室扩张和功能不全的患者(图 4.9)。如前所述,腱索可能附着到瓣叶心室面的游离缘以及以外部位(粗糙区)。可在胸骨旁和心尖部声窗评估腱索的附着情况(图 4.10,4.11)。在评估二尖瓣瓣叶厚度时,重要的是要认识到由于腱索的插入,似乎看上去粗糙区变厚。在胸骨旁短轴切面和心尖切面可容易观察到乳头肌(图 4.11,4.12),应常规评估乳头肌数量及它们各自的前端。前外侧乳头肌通常在心尖四

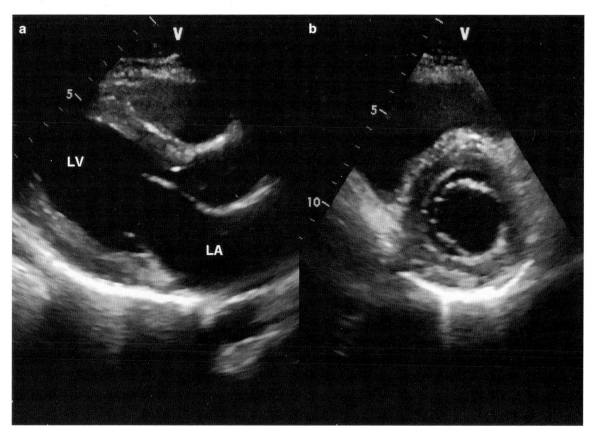

图 4.5 这是舒张早期二尖瓣的胸骨旁长轴(a)及短轴(b)切面。二尖瓣瓣叶薄且活动性好。它们几乎与心室壁相对,呈现一个圆形形态。LA:左房,LV:左室。

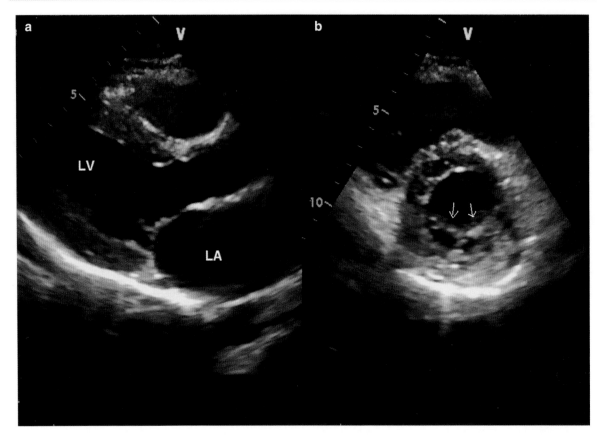

图 4.6　二尖瓣的胸骨旁长轴(a)及短轴(b)切面在收缩期显示二尖瓣前叶与后叶适当地对合(箭头)。在短轴切面(b),沿整个对合可见多个折叠。LA:左房,LV:左室。

腔切面成像,而后内侧乳头肌见于心尖长轴切面(图 4.11)。

二尖瓣狭窄

　　二尖瓣狭窄通常由瓣叶纤维化、交界区融合和钙化造成。几乎所有的病例均为炎性后改变,病因学是风湿性疾病。通常,风湿性瓣膜狭窄也伴有不同程度的瓣膜反流。风湿热是由 A 组 β 溶血性链球菌所致咽炎的一个晚期非化脓性炎性并发症。这种多系统疾病的特点是累及心脏、关节、中枢神经系统、皮下组织和皮肤[2]。

　　风湿性心脏炎是一种在儿童和青少年中重要且常见的获得性心血管疾病,是发展中国家年轻人因心脏疾病死亡的一个重要病因。本病的病理病因学复杂,发病率和患病率因国家而异。环境状况可能起一个作用,某些气候会增加风湿热的发生率。遗传因素也是一个作用因素。链球菌重要的抗原结构包括 M- 蛋白、R- 蛋白和 T- 蛋白。决定血清类型的链球菌 M- 蛋白,从细胞表面以 α- 螺旋形式和它的结构同源体延伸到肌球蛋白和其他 α- 螺旋卷曲分子[3]。M- 蛋白是一个毒力因子,有强效抗吞噬细胞的活性[4]。疾病爆发流行时,从风湿热患者分离的菌落易于有一个伴有厚荚膜的黏液样形态,特定的 M- 蛋白更加常见[5,6]。

　　风湿热的发病机制和体液、细胞介导的免疫应答及自身免疫的发生与发展有关[7]。急性风湿热的临床表现在链球菌感染开始后 1~3 周发生。在咽炎的恢复期后,链球菌的产物对人体组

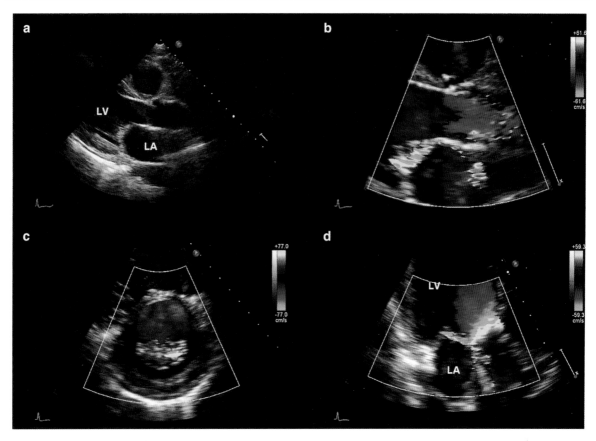

图 4.7 这例患者有二尖瓣后叶侧面扇叶的局部脱垂(P1)，在胸骨旁长轴切面(a)见不到脱垂的扇叶，这是因为该切面显示的是二尖瓣前叶和后叶的中间扇叶，而不是其他的扇叶。彩色血流显像(b~d)显示起自二尖瓣叶对合侧面的局限性二尖瓣反流束，指向前方，符合二尖瓣后叶侧面扇叶的脱垂。LA：左房，LV：左室。

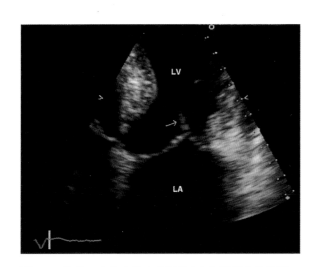

图 4.8 这是一个放大的心尖四腔切面，显示在收缩期二尖瓣前叶和后叶之间适当地对合(箭头)。在此时两个瓣叶重叠几个毫米。LA：左房，LV：左室。

织具有"分子模仿"作用，并被免疫系统识别，从而启动自身免疫应答反应。个体对碳水化合物和链球菌的 M- 蛋白产生抗体。抗碳水化合物抗体和瓣膜内皮细胞存在交叉反应。这就产生了瓣膜损伤或功能障碍，伴有细胞黏附分子的上调，促进淋巴细胞浸润瓣膜。M - 蛋白抗体通过肌球蛋白的分子模仿促进瓣膜疾病。心脏肌球蛋白不存在于瓣膜中，但层粘连蛋白是在瓣膜中连接肌球蛋白的。抗肌球蛋白抗体能识别层粘连蛋白，一种细胞外基质 α - 螺旋卷曲蛋白，瓣膜基底膜结构的一部分[3, 7]。

对链球菌 M- 蛋白的 T 细胞应答通过结合抗链球菌碳水化合物抗体对内皮的交叉反应而

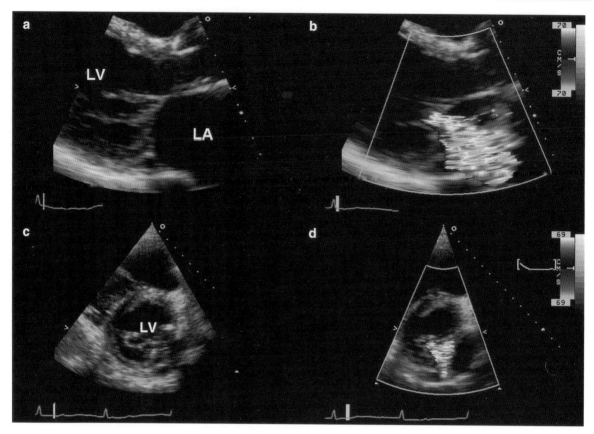

图4.9　这例患者患有扩张型心肌病,二尖瓣叶不能适当地相对合(a,c),导致重度二尖瓣反流(b,d)。LA:左房,LV:左室。

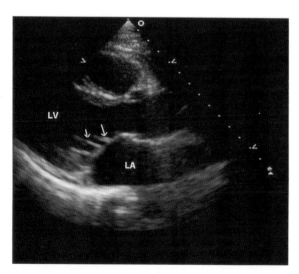

图4.10　胸骨旁长轴切面显示腱索附着在二尖瓣前叶超出游离缘的心室表面(箭头)。LA:左房,LV:左室。

激活瓣膜内皮细胞,侵入瓣膜。在瓣膜组织内,炎性细胞负责局部细胞因子的释放和间质细胞损伤,伴有新生血管和慢性炎症[7]。T细胞释放细胞因子,包括肿瘤坏死因子和白细胞介素。巨噬细胞被激活和并吸引T细胞[8]。

风湿热累及心脏的急性表现是全心脏炎伴有心包、心内膜和心肌炎性反应。心内膜炎和急性瓣膜病可能无症状或出现新的杂音。在急性期,杂音并不提示永久性瓣膜损伤,杂音可能是一过性的。风湿热最常影响的瓣膜顺序依次是:二尖瓣、主动脉瓣、三尖瓣和肺动脉瓣。在急性疾病,沿瓣膜闭合线形成血栓,这些小血栓被称为

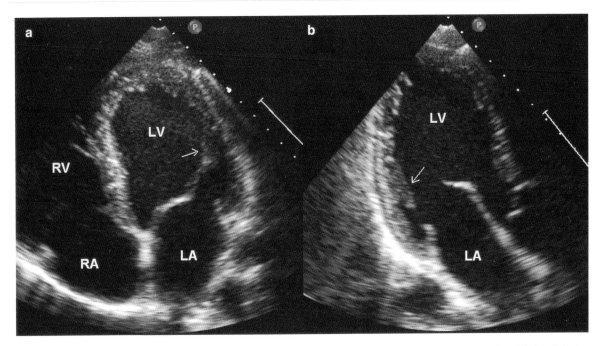

图 4.11　前外侧乳头肌(箭头),它的腱索连接到二尖瓣前叶,显示在心尖四腔切面(a)。后内侧乳头肌(箭头)成像在心尖长轴切面(b)。LA:左房,LV:左室,RA:右房,RV:右室。

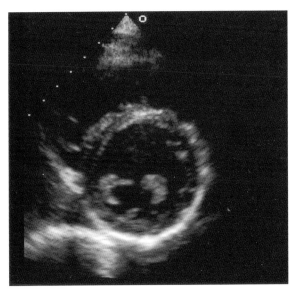

图 4.12　在乳头肌的评估中首选胸骨旁短轴切面。用该切面可评估乳头肌的顶部数目和位置。

"疣状"心内膜炎,不产生瓣膜破坏。瓣叶可能出现相应的水肿及炎性细胞浸润[4,9]。急性疾病在活体检查中很少能发现。

病理学家和临床心脏科医生最常见到伴有慢性瘢痕性、炎性和新生血管形成的瓣膜。瓣膜狭窄的机制是由于瓣叶纤维化、钙化、交界区融合、腱索融合及挛缩。慢性风湿热导致新生血管形成,慢性炎症,连接处融合,瓣膜增厚和钙化。一旦瓣膜发炎和新生血管形成,淋巴细胞可通过瓣膜表面和通过新生血管浸润瓣叶。即使在陈旧钙化性风湿性瓣膜,淋巴细胞和新生血管形成仍然存在,表明瓣膜疾病是进展或持续存在的。

严重的慢性风湿性瓣膜有纤维化,伴或不伴钙化(图 4.13~4.15)。交界区往往融合,瓣叶可能增厚及瘢痕挛缩,腱索往往增厚和缩短。瓣下腱索空间可能看起来消失,短粗的腱索几乎直接附着在乳头肌上。瓣下结构的病理学改变可通过超声心动图分级,其结果用于制定瓣膜外科手术或介入手术的策略[10]。在二尖瓣的交界区,往往有表面内皮的丧失,伴有糜烂及覆盖有血栓物质(图 4.16),但这些病变在主动脉瓣似乎并不常见。组织学显示新生血管形成、慢性炎症及纤维化,伴有瓣膜下结构的改变和病损。显微镜检查可见较大的纤维化心内膜层覆盖物,其使瓣叶增厚并包绕腱索。

二尖瓣狭窄其他少见的原因包括贮积性疾病和与药物相关的病理学,尤其是麦角胺和治疗偏头痛药物。与麦角胺有关的瓣膜病主要影响二

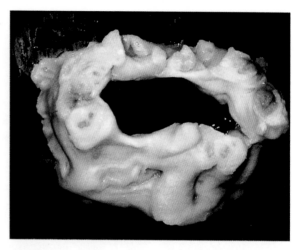

图4.15　风湿性瓣膜,可见腱索末端显示显著的纤维增厚。

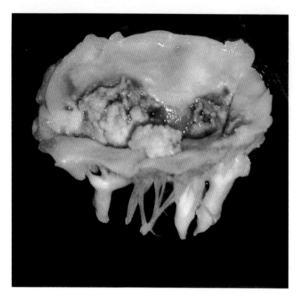

图4.13　离体的二尖瓣,瓣叶严重纤维化,腱索增厚和大量的钙化的沉积物。交界区融合。

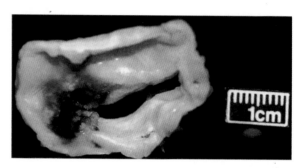

图4.16　伴有瓣叶纤维化和交界区融合的风湿性二尖瓣。在一个交界区有糜烂和血栓沉积物。

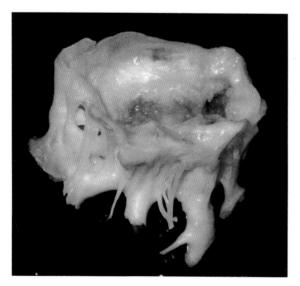

图4.14　另一个切开的风湿性二尖瓣,有严重的纤维化和显著的腱索增厚。

尖瓣,并产生一个类癌样外观,它可能是严重的。可见二尖瓣狭窄和反流。典型地瓣叶明显增厚,伴有腱索融合和缩短,交界区融合。较大的含“黏液样胶原”的肌成纤维细胞的大量斑块黏附于瓣叶上,但不伴有瓣叶的破坏[11,12]。

二尖瓣狭窄造成的心脏继发性改变累及左房和右心。久而久之左房扩大。随着心房扩大和房间隔拉伸,卵圆孔可能开放而导致鲁登巴赫综合征(一种获得性继发孔型房间隔缺损)和分流。心肌细胞发生退行性病变,心房易于发生心房颤动。阵发性房颤可能最终导致永久性房颤。心房扩大和心律失常导致血流淤滞和血栓以及血栓栓塞的危险。左房扩大也可出现少见的临床表

现——因压迫食管而出现吞咽困难,因刺激支气管而出现咳嗽以及因压迫喉返神经而出现声音嘶哑(Ortner综合征)。二尖瓣狭窄的最常见临床表现是左心衰竭,表现为端坐呼吸、夜间阵发性呼吸困难和呼吸困难。还可能会发生胸腔积液,或咯血。二尖瓣狭窄还可引起右心衰竭,表现为周围水肿、腹水、肝脾肿大和体重增加。

超声心动图注意事项

二尖瓣狭窄是舒张期血流从左房进入左室受阻的一种疾病。虽然狭窄致血流受阻最常见于二尖瓣水平,但其他水平亦可以发生狭窄。尽管风湿热发生率下降,但二尖瓣狭窄最常见的病因仍旧是风湿性疾病。在西方国家,真正的风湿性二尖瓣反流极为罕见,原因是通常所见的总是轻度的二尖瓣狭窄(这种病变不引起反流)。而在发展中国家则不是这样,反复的早期感染致使青少年就罹患风湿性二尖瓣反流。

尽管超声心动图很容易识别瓣叶的改变,但风湿性病理改变并不仅局限在二尖瓣叶(图4.17,4.18)。二尖瓣叶稍增厚,尤其是在闭合缘,形态上呈典型的圆顶状凸起或"曲棍球棒"样。二尖瓣后叶比前叶短,所以活动受限更加显著。风湿病进展导致交界区融合是特异性病理发现。在短轴切面,二尖瓣口呈"鱼口"状外观,这是交界区融合纤维化和瓣叶开放受限的后果(图4.13,4.15,4.16,4.19)。二尖瓣叶钙化是常见特征,尤其是瓣尖和两个交界区,识别钙化的超声特征是局部强回声团块。瓣下腱索的增厚、挛缩和粘连的表现应予探查。对二尖瓣不同部位评分

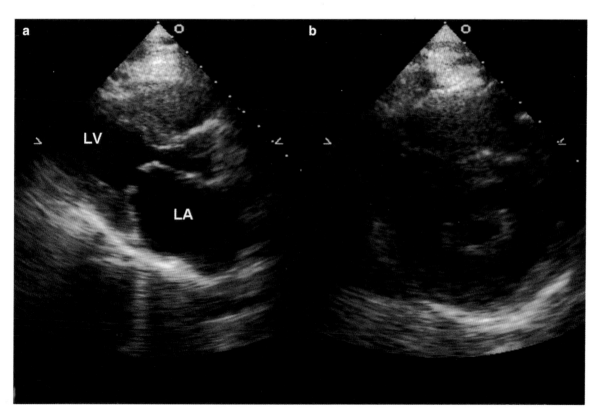

图 4.17　风湿性二尖瓣狭窄的典型形态学特征在胸骨旁长轴(a)和短轴(b)切面显示。二尖瓣瓣尖增厚和被牵拉,但瓣体仍活动良好,产生一个"曲棍球棍"样外观。在短轴切面(b),融合都存在于这两个交界区,产生一个鱼口样外观。LA:左房,LV:左室。

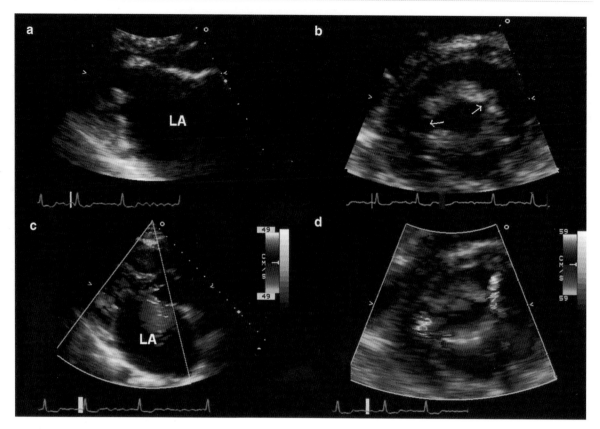

图 4.18　这例患者有风湿性二尖瓣狭窄,曾行外科二尖瓣切开术。二尖瓣叶显示轻度开放受限,累及这两个二尖瓣叶的瓣尖(a)。在短轴切面(b),可见内侧和外侧交界区裂开(箭头)。彩色血流图像(c,d)显示舒张期无明显的血流加速,表明没有明显的残余二尖瓣狭窄。可见舒张期前向血流穿过裂开的交界区。LA:左房。

系统的使用,已有报告应用于选择经皮二尖瓣球囊成形术的患者[10, 13]。这些评分系统应该适用于所有二尖瓣狭窄患者,甚至包括轻度二尖瓣疾病和不打算行瓣膜成形术的患者,Wilkins 评分系统是其中之一。这些评分系统应常规使用,以确保全面评估二尖瓣的形态。Wilkins 建议的评分系统是半定量性评估二尖瓣叶厚度、瓣叶活动性、瓣叶钙化和瓣下结构累及情况的方法[13]。一个低的评分值(<8)提示对患者行二尖瓣球囊成形术有更好的疗效。然而,这种评分系统没有评估交界区粘连融合的程度,也不能区分纤维化和钙化。在 20 世纪 80 年代,评估瓣叶厚度基于超声心动图的方法,所以目前使用现代成像方法和基于超声心动图评估所建议厚度的分级当然是不一致的。

尽管大多数二尖瓣环钙化(MAC)患者并没有二尖瓣狭窄,但是有时二尖瓣环钙化也是二尖瓣狭窄的病因之一。一般来说,只有当硬化性改变也累及二尖瓣前叶时,二尖瓣狭窄才会发生(图 4.20)。二尖瓣前叶瓣尖活动良好,但二尖瓣前叶基底部变得僵硬且活动差。MAC 没有交界区融合粘连是和风湿性二尖瓣狭窄的区别。因为 MAC 患者是老年人,存在广泛性钙化,并且钙化累及整个心脏纤维骨架,处理这些患者有一定的实际问题。

二尖瓣狭窄的非瓣膜性原因包括阻塞性肿物堵塞二尖瓣口,产生的原因如心内膜炎(尤其是真菌性心内膜炎)、肿瘤团块（如脱垂的黏液

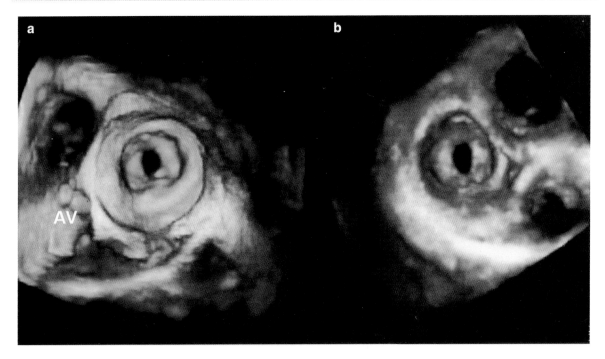

图 4.19　这是二尖瓣口的三维切面,分别从左房观(a)和左室观(b)。可见二尖瓣口典型的鱼口样改变。AV:主动脉瓣。

瘤)、二尖瓣瓣上梗阻(如三房心和二尖瓣瓣上环,见图 4.21),以及与乳头肌异常有关的瓣下梗阻,如降落伞式二尖瓣(图 4.22)。

二尖瓣狭窄严重程度的评估

二尖瓣狭窄严重程度可通过下面几个测量指标进行评估:二尖瓣面积(MVA)、二尖瓣跨瓣峰值压差和平均压差及右室收缩压。在这些指标中,二尖瓣面积最不易受负荷状态、合并二尖瓣反流和左室功能改变的影响。有不同的方法来获取二尖瓣面积(表 4.1)[14]。胸骨旁短轴切面最清晰地显示二尖瓣口。需要精细调整探头,以在二尖瓣口瓣尖水平成像,该处表现为典型的"鱼口"样外观。当获得恰当的二尖瓣口图像时,已证明二尖瓣口面积法优于其他的测量方法。三维超声心动图似乎更有优势,它能获得二尖瓣口完整的正交切面,但三维方法较为费时(图 4.23)。这些方法的优势和局限性列于表 4.1。

对二尖瓣狭窄患者的管理取决于症状、瓣膜形态和心内血流动力学之间的相互作用。常见的症状是疲劳和呼吸困难,这两者都是非特异性的,可见于多种疾病。轻度二尖瓣狭窄患者可很好地适应,一般不会产生症状。即使在重度的二尖瓣狭窄患者,由于症状的隐匿性和非特异性,他们往往延误就医。因此,需行客观性检查来评估这些患者功能受限的程度。超声多普勒能够可靠地评估二尖瓣狭窄的心内血流动力学。全面的评估应包括二尖瓣跨瓣峰值和平均压差、二尖瓣口面积和肺动脉压力。二尖瓣跨瓣压差是二尖瓣狭窄的血流动力学标志,尽管它是血流依赖性的。二尖瓣口面积有非血流依赖性优势,在大多数病例是首要的严重性指标。肺动脉压力测定应被包括在评估中,因为它可能是一个较好的功能受限的预测因子。

在几种不同的二尖瓣口面积测量方法中,假如二尖瓣口可清晰显示(图 4.24,表 4.1),面积法是最简单和可靠的方法。若二尖瓣有严重钙化或之前接受过二尖瓣分离术,测量可能是困难的。

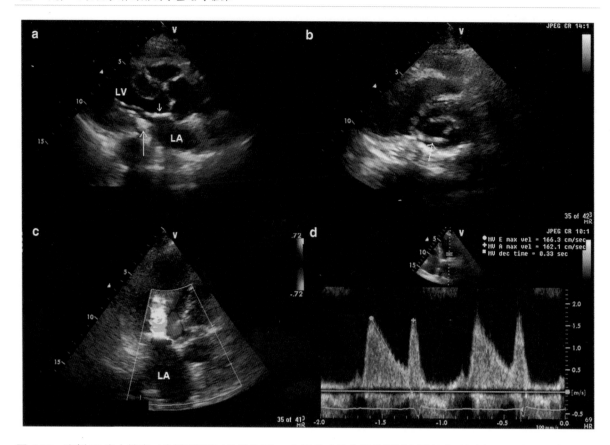

图 4.20　这例 80 岁女性有二尖瓣环钙化(长箭头)和二尖瓣前叶基底部的增厚和限制(短箭头),显示在胸骨旁长轴切面(a)。在胸骨旁短轴切面(b),可很好地显示二尖瓣环钙化的范围和累及后叶瓣环的内侧一半(箭头)。彩色血流检查用心尖长轴切面(c)显示通过二尖瓣的血流速度增快,这可被连续波多普勒证实,见(d)。计算二尖瓣平均跨瓣压差为 6mmHg。LA:左房,LV:左室。

已证实面积法与病理性检查获得的测量值之间有高度的相关性。若二尖瓣狭窄为漏斗型,测量漏斗尖端的面积是至关重要的,以避免高估二尖瓣口面积。增益过高可低估二尖瓣口面积,而非垂直成像可能导致高估。这个方法不受二尖瓣反流或主动脉瓣反流的影响。二尖瓣压力减半时间法的原理是基于观察左房与左室之间压力的下降和二尖瓣狭窄程度的相关性。狭窄越重,压力下降就越慢,减半时间就越长。用经验性公式可计算出二尖瓣口面积(MVA):

$$MVA(cm^2) = \frac{220}{压力减半时间},$$

或

$$= \frac{220}{减速时间 \times 0.29}$$

由于这种方法易于使用,而广泛地用于检测二尖瓣面积。该方法也相对不依赖取样角度,也不受瓣口形态的影响。另一方面,频谱信号的斜率可呈非线性变化,而使测量变得困难。随心动周期不同可有明显的变异。在刚刚行经皮球囊二尖瓣

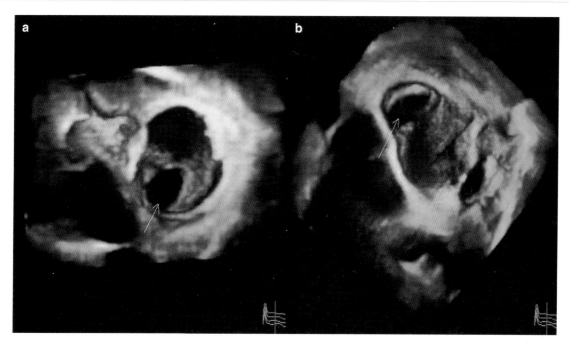

图 4.21　这是从二尖瓣观(a)和左房后方观(b)的三维图像,显示一个较大的隔膜将左房分为前、后腔。在两个腔之间有一个交通,位于内侧和后侧(箭头)。这是一个三房心,由于它位于左心耳(未显示)后方。

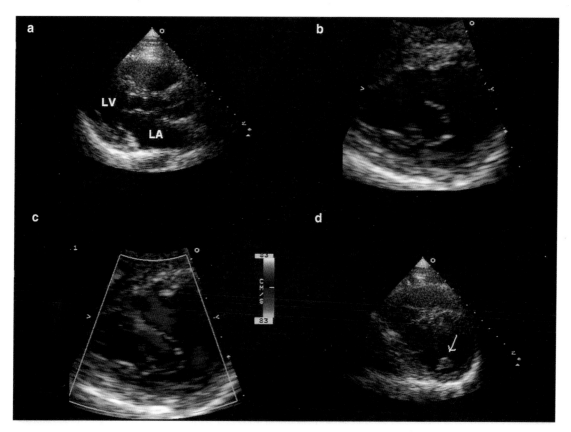

图 4.22　胸骨旁长轴(a)和短轴(b~d)切面显示一个降落伞式二尖瓣,腱索插入唯一的乳头肌(箭头)。

表 4.1　超声心动图的方法在评价二尖瓣狭窄严重程度中的优势和局限性

方法	优势	局限性
面积法	简单,可靠	在钙化的瓣膜或瓣膜分离术后的瓣膜可能困难
压力减半时间	简单,不受瓣口形态影响	变异性来自每次心跳、非线性减速斜率,以及瓣膜分离术后可能不可靠
狭窄性射流束直径	功能性瓣口,不受 MR 影响	罕见瓣口形态,伴有 AR
血流汇聚	不依赖增益,不受 MR 影响	非半球形形态,费时,累积错误
脉冲多普勒定量的方法	不受瓣口形态影响	如果有 MR 或 AR,则不适用,费时,累积错误
三维面积法	允许同心性	要求专用的机器,费时,需要更多的验证

AR:主动脉瓣反流,MR:二尖瓣反流。

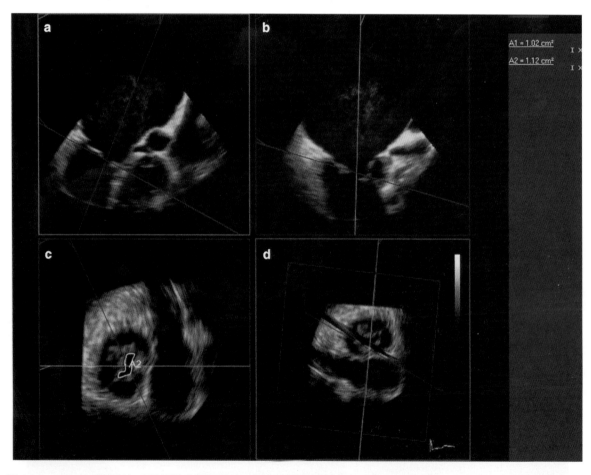

图 4.23　可用三维超声心动图提供成像平面对二尖瓣口的同心性,如显示在(a)和(b)图。这允许在二尖瓣叶的瓣尖可视二尖瓣口,如显示在(c)和(d)图。二尖瓣面积的面积法用这个方法可提供更加精确的测量,尽管要求更多的验证性数据。

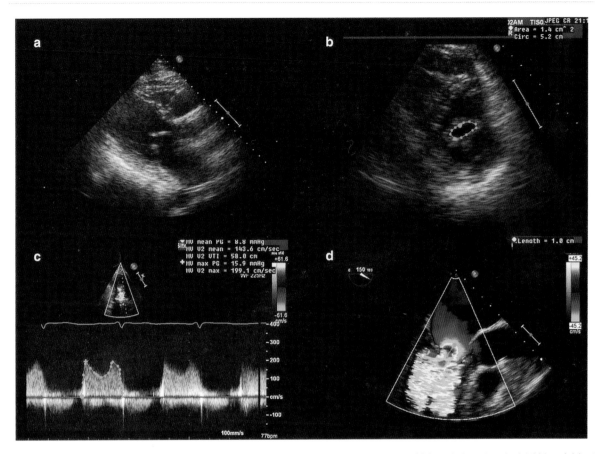

图 4.24　胸骨旁长轴(a)和短轴(b)切面显示风湿性二尖瓣狭窄的典型特征。用短轴切面(b)通过面积法测得二尖瓣面积为 1.4cm²。跨瓣压差通过连续多普勒评估(c),峰值与平均压差为 15.9mmHg 和 8.8mmHg。血流汇聚的半径是 1cm,混叠速度为 45.2cm/s(d)。连续波多普勒显示最大的二尖瓣狭窄速率为 199.1cm/s(c),计算的二尖瓣口面积为 1.43cm²,这与通过面积法获得的二尖瓣面积相似。

分离术的患者,已证明使用压力减半时间法测定二尖瓣口面积是不可靠的。在心房颤动时,这种测量指标的变异性更成问题(图 4.25),需要连续测量多个心动周期。所谓的"滑雪坡"现象是指该斜率在舒张期开始呈陡坡样,继而呈现一个缓坡。在这种情况下,建议使用平均斜率而不是初始斜率来测定压力减半时间。二尖瓣血流束面积大约接近喷射面积,它可通过获得二尖瓣血流束的正交直径来计算。血流束面积的计算方法是:π/4 × 两个直径的乘积。该测量指标评价功能性二尖瓣口大小不受合并二尖瓣反流的影响。血流汇聚或近侧等速面法的原理是基于当血流接近

一个堵塞性口时,加速性血流超过混叠速度,产生多个半球形等速面的现象。任一给定等速面的瞬时血流速度是特定的混叠速度乘以等速面表面面积的结果,而且应该等于在阻塞性口的瞬时血流速度。

因此,

$$MVA \times V_{MS} = 2\pi r_A^2 \times V_A$$

$$MVA = \frac{2\pi r_A^2 \times V_A}{V_{MS}}$$

在此,V_{MS} 为峰值二尖瓣狭窄速度,r_A 为半径,V_A 为等速面的速度。如果血流汇聚不是一个

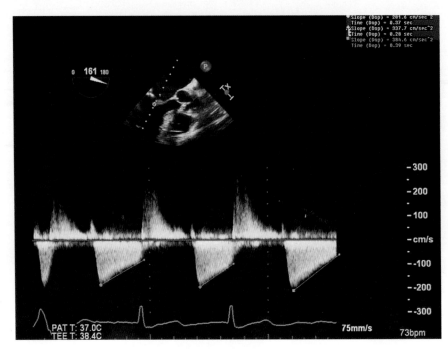

图 4.25   经食管声窗二尖瓣速度的连续波多普勒显示每一心跳的变异性,因为患者为房颤。

完整的半球形,还需要校正角度(图 4.26)。这种方法的优点包括:不依赖增益,不受伴随二尖瓣反流的影响,以及相对不依赖二维图像质量。缺点是它比较费时且需要多个计算。

连续性方程也适用于脉冲多普勒定量性方法,其需要在主动脉瓣和二尖瓣计算每搏量。

$$MVA = \frac{MVA \times VTI_{AV}}{VTI_{MV}}$$

在此,AVA 为主动脉瓣面积或左室流出道面积,VTI_{AV} 为主动脉瓣速度时间积分,VTI_{MV} 为二尖瓣速度时间积分。这个方法的优势在于不受瓣口形状的影响。不过,当伴随显著的主动脉瓣

反流或伴二尖瓣反流时,这个方法则不适用。该方法也费时,需要多个计算,测量误差可能会影响计算值。三维超声心动图在测量 MVA 方面似乎是一个非常有前途的方法,但需要更多的资料去验证(图 4.19,4.23)。在能够使用多种方法测量的患者,面积法似乎是最可靠的方法,在技术应用上也是最直接的[14]。

运动试验是评估二尖瓣狭窄患者有用的方法(图 4.27)。进行运动试验,重要的是要获得全面性的评估。应在运动的多个阶段获得二尖瓣跨瓣压差和肺动脉压力,但二尖瓣压力减半时间价值有限。二尖瓣跨瓣压差和肺动脉收缩压显著增加,表明二尖瓣狭窄在功能上有影响。

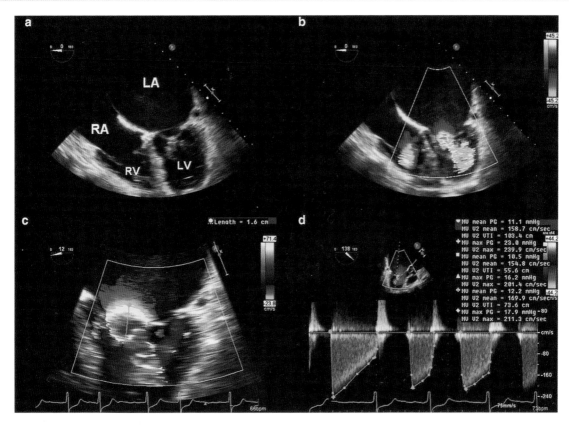

图 4.26 这例二尖瓣狭窄患者的经食管四腔切面显示在(a),彩色图像在(b)和(c)。血流汇聚的形态不是非半球形,但占有大约一个 90° 角。二尖瓣速度的连续波多普勒显示在(d),平均的最大二尖瓣狭窄速度为 218cm/s。使用连续性方程和校正血流汇聚面积的 90° 角,算出的二尖瓣面积为 0.88cm²。

二尖瓣反流

解剖注意事项

二尖瓣结构复杂,有许多组成部分,所有这些结构必须起作用,以确保瓣膜的性能。瓣叶、瓣环、腱索、乳头肌和甚至左室都必须共同工作,以保证瓣膜的正常功能。不同的疾病可能会影响瓣膜的多个组成部分。对二尖瓣反流病因合理的分类方法是独立考虑每一个解剖结构——瓣叶、瓣环、腱索、乳头肌以及左室。

二尖瓣反流的瓣叶性原因

由瓣叶异常引起的反流包括:穿孔(感染后心内膜炎)、瘢痕挛缩(炎症后病因,往往为风湿性)、药物(食欲减退药),重要的是退变松垂性二尖瓣(黏液样变)。

黏液样变瓣膜病

二尖瓣脱垂可见于瓣膜黏液样变,为与年龄有关的退行性改变,或与综合征相关,如马方、埃勒斯 – 当洛或成骨不全综合征。这些瓣膜典型地冗长、增厚、"松垂",伴有内膜纤维增厚和基质

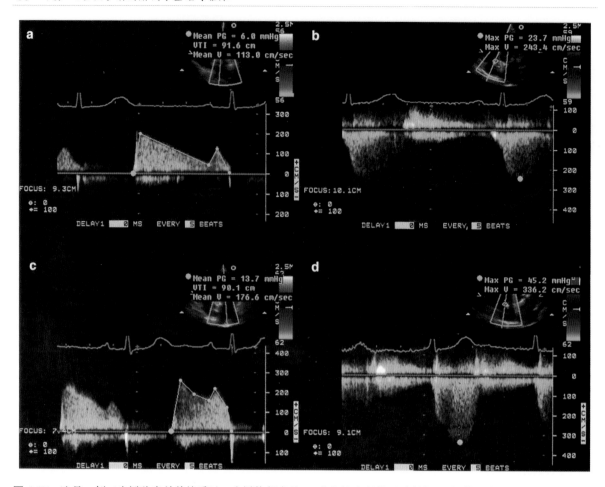

图4.27 这是一例二尖瓣狭窄并曾接受过二尖瓣修复术的77岁女性患者的运动研究,以评估血流动力学变化。静息状态下在心率为46次/分时,二尖瓣跨瓣峰值和平均压差分别为16mmHg和6mmHg(a),右室收缩压为34mmHg,估计的右房压为10mmHg(b)。在峰值心率为70次/分时,峰值和平均的二尖瓣压差分别为25mmHg和14mmHg(c),右室收缩压为55mmHg(d)。

(多糖)堆积在瓣叶松质层。二尖瓣脱垂也可见于特纳综合征、肥厚型心肌病、房间隔缺损、缺血性心脏病和胸部创伤。黏液样变最常见于后叶,病变进程可能正好为一个扇叶,非常显著(图4.28~4.30)。前叶退变较少发生。整个瓣膜可能会被严重地累及,伴有较厚的冗长瓣叶,有些人称之为巴洛综合征(其实巴洛描述的是多种类型的二尖瓣脱垂,不只是来自黏液样变)。大多数黏液样变本质上是与年龄相关的,因此,这病变的发生率似乎在增长。

二尖瓣黏液样改变可通过二尖瓣叶的冗长或增厚识别,伴有多个折叠,尤其沿对合缘,在短轴切面最好识别。二尖瓣叶的粗糙区,特别是二尖瓣前叶,可能在舒张期显得增厚,因为二级腱索位于该区域,这使瓣叶看起来比正常情况厚。在舒张期逐帧分析,会发现腱索和实际瓣叶之间的区别。冗长的瓣叶可使二尖瓣前叶呈圆顶状凸起外观(图4.31,4.32)。同上,在长轴、短轴切面上都进行逐帧分析,应该能消除瓣叶活动受限的顾虑。交界区融合在短轴切面显示最佳,但不存在。另一个导致二尖瓣脱垂的常见原因是纤维弹性组织缺乏。在这种情况下,和黏液样二尖瓣比

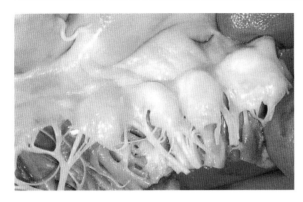

图 4.28 后叶组织严重退变的松垂黏液样二尖瓣。瓣叶的扇叶冗长和瓣叶组织增厚,尽管柔软。

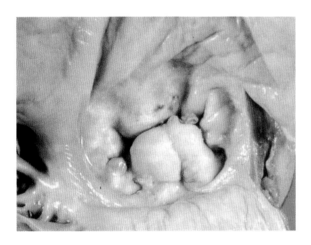

图 4.29 黏液样二尖瓣脱垂,如通过打开的左房所见。瓣叶增厚和冗长,特别是后叶中部。

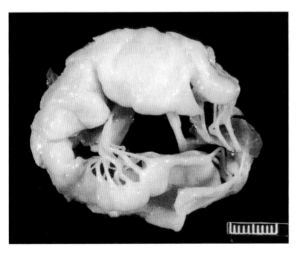

图 4.30 离体的黏液样瓣膜,显得增厚和冗长。像这样在外科手术上整体切离的瓣膜现在很罕见。采用瓣膜修复术,如果需要,只切离较少的组织。

较,二尖瓣叶的冗长程度较轻,并在短轴切面显示极少的折叠(图 4.33)。不论二尖瓣脱垂的病因是什么,腱索断裂导致二尖瓣叶一个或多个扇叶连枷样运动都是一种常见的并发症。

当存在脱垂时,应怀疑一个连枷节段。根据我们的经验,一个小的连枷片段是由于少许腱索断裂造成,可容易被经胸成像漏诊,因而在这种情况下应考虑应用经食管成像。一个连枷节段的征象是在收缩期漂浮不定的腱索伸入左房(即蛇舌状畸形)(图 4.34,4.35)。彩色血流成像有助于识别瓣叶受累。如果二尖瓣反流束是正朝前方,二尖瓣后叶是有问题的瓣叶。二尖瓣反流束正朝后方提示异常位于二尖瓣前叶。如前所述,二尖瓣反流可能为偏心性,这就难以确定反流束的起源和方向。比如,脱垂或连枷局限于瓣叶的外侧或内侧交界区。如果内侧扇叶区域受影响,二尖瓣反流束的起源位于内侧交界区,并朝向外侧。当外侧交界区瓣叶为连枷样运动时,正好与此相反(图 4.36)。重要的是要评估交界区瓣叶区域,因为该区域的单独受累可被易于修补,且效果好。当二尖瓣在短轴切面成像时,可清楚地看到二尖瓣口面积实际上是动态的,在舒张早期开放最大,且二尖瓣开放呈圆形,接近二尖瓣环面积。二尖瓣前叶与后叶相延续,根本上形成一个覆盖在二尖瓣环的连续性幕。在前叶和后叶之间为交界区瓣叶,其应包括在二尖瓣结构完整性的评估中(图 4.37)。

感染性心内膜炎

感染性心内膜炎可能导致瓣叶和腱索破坏。在急性期,感染可能削弱瓣叶组织导致获得性突出小囊状物或瘤。在愈合期,若持续感染,由于穿孔,瘤可能变得像一个漏勺(图 4.38)。感染性血栓也能破坏腱索,并导致它们断裂。长期的感染可能会导致瓣叶及腱索缺失,伴有瓣膜的缺损和穿孔。

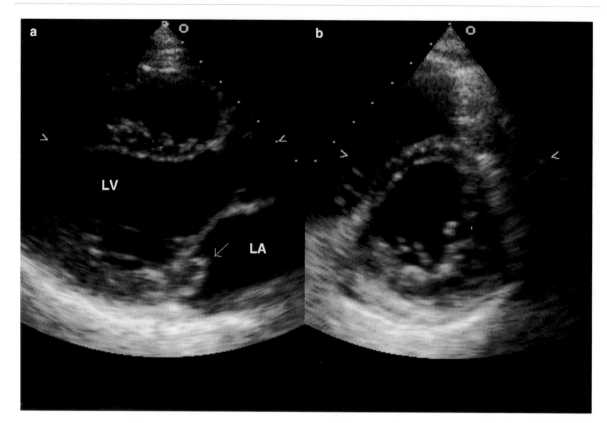

图 4.31　一例黏液样二尖瓣患者的胸骨旁长轴(a)和短轴(b)切面在收缩期显示二尖瓣后叶严重脱垂(箭头)。LA:左房,LV:左室。

由于风湿性进展或心内膜炎导致的累及二尖瓣叶的纤维化改变可引起瓣叶真正增厚。瓣叶可能会挛缩,导致不完全性闭合,在这些病例中,通常二尖瓣反流口在长轴及短轴切面均可显像。彩色成像显示二尖瓣反流来自对合处,一般指向中心。这应该与感染性心内膜炎所致的瓣叶穿孔加以区别(图 4.39)。

二尖瓣穿孔的罕见原因包括二尖瓣后叶矩形切除术后缝线裂开,以及二尖瓣环附近消融术后的医源性损伤。

与药物有关的二尖瓣反流病因

已报道包括食欲抑制剂（芬氟拉明 – 苯丁胺）、麦角胺和麦角新碱(偏头痛药物)在内的药物能够产生类癌样瓣膜疾病。瓣膜损伤的机制被认为是通过活化或激动剂激动 5HT-2B 受体。麦角生物碱药物包括麦角新碱和麦角胺,均用于治疗偏头痛。在过去的多年中,厌食性药物被用作单方疗法来进行短程治疗。在北美于 20 世纪 90 年代中期采用芬氟拉明和苯丁胺（Fen-Phen）的联合治疗, 但当时对其疗效及慢性效应知之甚少。此后不久,Connolly 等在 1997 年报道了心脏瓣膜疾病[15]。对于与食欲抑制剂有关的瓣膜病变的实际风险和发生率,仍有一些争论,但它可能很低[16]。其发生易感性或风险可能取决于药物剂量、治疗的持续时间和个体的危险因素(包括已有的瓣膜病和合并用药)[17]。

无论在大体上还是在显微镜下,已报道与食欲抑制剂有关的瓣膜疾病或瓣膜病变和类癌瓣膜病在形态学上相似 [15, 18]。左侧瓣膜主要受影响。大体上可见白色斑块,可存在腱索包裹和融合,但不会断裂。相比风湿性疾病,交界区不会融

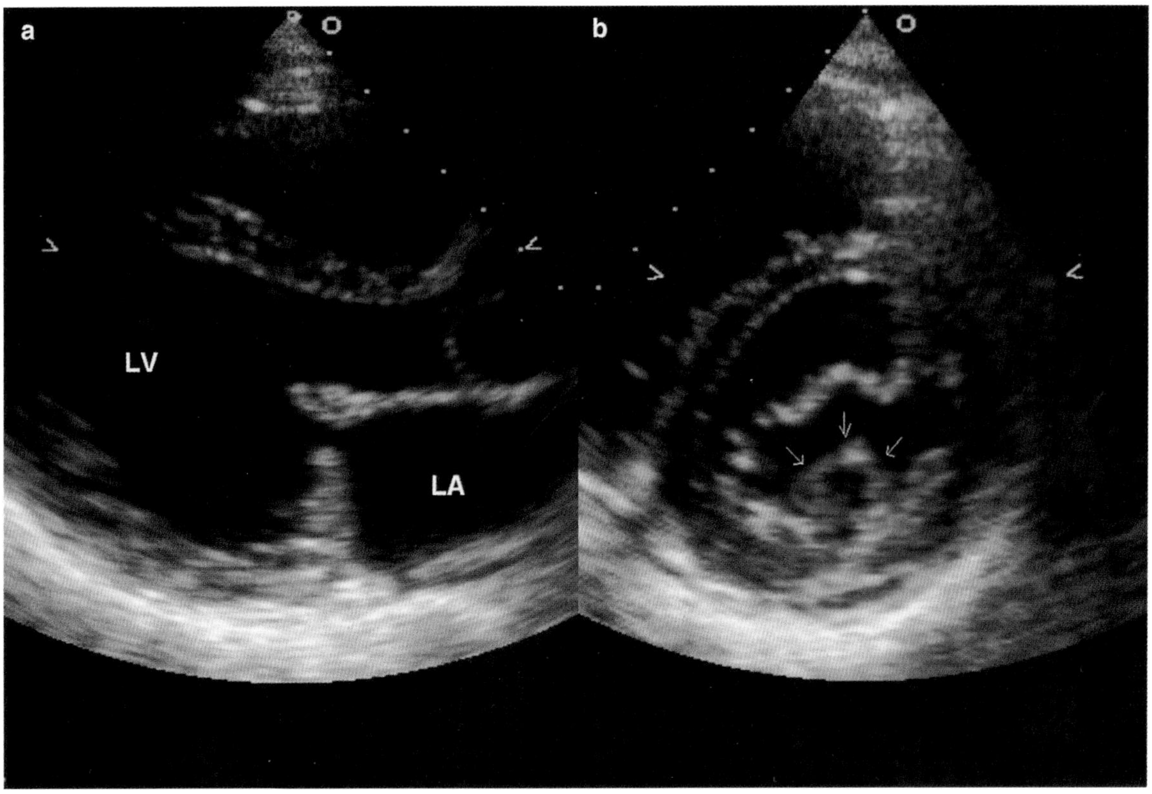

图 4.32 图 4.31 同一患者的胸骨旁长轴(a)和短轴(b)切面在舒张期突出二尖瓣叶的冗长性质。两个叶在长轴切面出现增厚(a)。在短轴切面,可见尤其累及二尖瓣后叶中间扇叶的多个皱褶(箭头)。LA:左房,LV:左室。

合。相比松垂瓣膜疾病,未见二尖瓣叶圆顶状凸起或头罩状改变。通过显微镜检查发现,瓣膜有成纤维细胞和黏多糖丰富的内膜病变,保留了其下的瓣膜结构。这些病变是黏多糖、胶原蛋白和成纤维细胞组成的覆盖物,在瓣膜弹性膜的表浅,但在表面内皮的深部。瓣膜本身可能有黏液样变和黏多糖聚集。覆盖物也可能包含慢性炎症细胞(CD3 阳性淋巴细胞和 CD68 阳性巨噬细胞),并在覆盖物病变之内和在瓣膜本身有新生血管形成[19]。

在近年,类似类癌样瓣膜疾病也见于 Pergolide 治疗,这是一种由麦角碱衍生的多巴胺受体激动剂,用于治疗帕金森症[20, 21]。已报道其可导致三尖瓣和二尖瓣反流,Pergolide 是另外一种已被描述的激活血清素 5HT-2B 受体的药物。

二尖瓣反流的腱索性原因

腱索异常会造成反流,这是由于腱索拉长(见于黏液样松垂瓣膜)或实际的腱索断裂(来自松垂瓣膜或感染性心内膜炎后)。但这两种疾病有截然不同的后果。在拉长和黏液样改变,反流

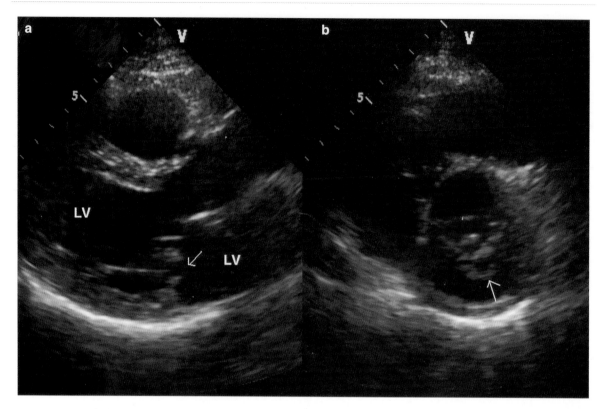

图 4.33 这是一例与纤维弹性组织缺乏相关的二尖瓣脱垂患者。二尖瓣后叶脱垂（箭头）显示在胸骨旁长轴（a）和短轴（b）切面。脱垂主要地累及二尖瓣后叶中间扇叶，见短轴切面（b）。与图 4.31 和图 4.32 所示的患者相比，二尖瓣叶在瓣叶对合期间看上去为正常厚度，折叠程度较轻。

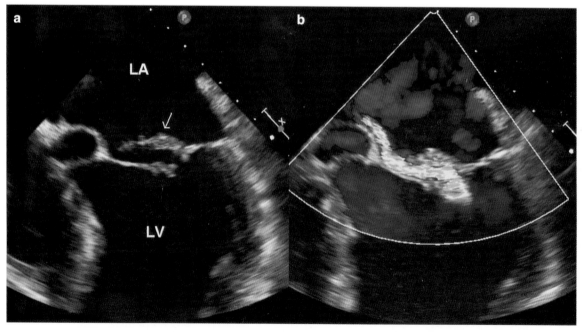

图 4.34 这是一例二尖瓣后叶中间扇叶（P2）连枷（箭头）患者的经食管超声心动图。连枷扇叶在收缩期脱垂，关闭在二尖瓣前叶后方（a），并且可见一个较大的前向二尖瓣反流束（b）。LA：左房，LV：左室。

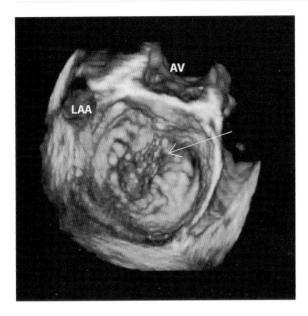

图 4.35 这是一例二尖瓣后叶中间扇叶（P2）连枷患者的三维经食管切面，显示脱垂的扇叶伴有多个断裂的腱索在左房内连枷样运动（箭头）。AV：主动脉瓣，LAA：左心耳。

是慢性的，导致左室扩张和渐进性心力衰竭。在腱索断裂，反流是突发的，导致急性左室扩张和显著的左心衰竭，引起呼吸困难和肺水肿。左房大小及其适应容量负荷过重的能力是患者临床表现的关键。对黏液样瓣膜研究已表明瓣叶和腱索都存在结构异常。这些异常包括薄弱、易于拉长和断裂。

当存在腱索拉长时，可观察到从属的二尖瓣叶在瓣叶对合期间移位脱入左房。受累瓣叶的尖端仍然指向左室腔内并且不存在断裂腱索的混沌活动。腱索拉长是由于腱索的黏液样改变，其易于断裂。风湿性病变也能导致腱索拉长，若发生这种情况，也是二尖瓣反流的一种原因（图 4.40）。

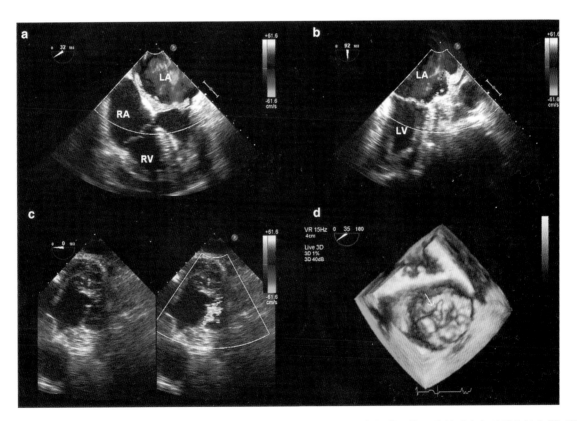

图 4.36 这是一例局部连枷累及二尖瓣后叶侧面扇叶（P1）的患者。指向内侧的偏心性二尖瓣反流束显示在经食管四腔切面（a），而不是两腔切面（b）。二尖瓣经胃切面（c）显示二尖瓣反流起自瓣叶对合的外侧。经食管三维图像（d）是一个非常好的方法来评估二尖瓣形态，并显示累及二尖瓣后叶的弥漫脱垂，但连枷节段局限在外侧扇叶（箭头）。

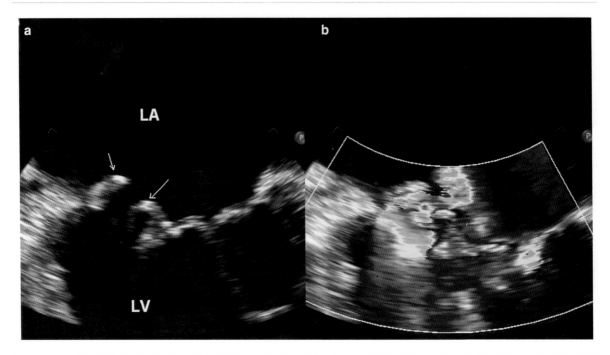

图 4.37 二尖瓣经食管长轴切面(a)显示交界区瓣叶(短箭头)在黏液样变过程中严重地受累,并显示显著的脱垂。彩色血流成像(b)证实重度二尖瓣反流。LA:左房,LV:左室。

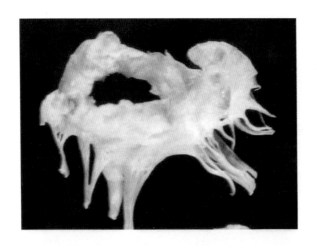

图 4.38 外科手术上切除的二尖瓣前叶,有一个由细菌感染性心内膜炎破坏引起的较大缺损。心内膜炎可通过许多方式导致二尖瓣反流:心内膜炎可能破坏瓣叶、腱索和引起瓣环和心肌脓肿。栓子可能引起梗死和乳头肌断裂,导致一个连枷瓣叶。

二尖瓣反流的心室性原因

瓣环的异常扩张或纤维化和钙化也可以导致瓣膜反流。不同程度的房颤和并发二尖瓣反流可继发左房扩大,进一步导致二尖瓣环扩张。"二尖瓣反流招致二尖瓣反流"的说法很有道理,因为继发于二尖瓣反流的左房渐进性扩张导致二尖瓣环扩张,进一步加重了正常瓣叶对合的不全。此外,任何原因所致的左室扩张都可能影响二尖瓣叶位置(图 4.41)。这是由于一方面二尖瓣环扩张,另一方面心室几何结构畸变,导致牵拉限制瓣叶运动的乳头肌功能失调。二尖瓣部分修复术是在瓣叶之间重新建立好的接触。心室壁瘤手术为了改善瓣叶接触,可能涉及心室重构。

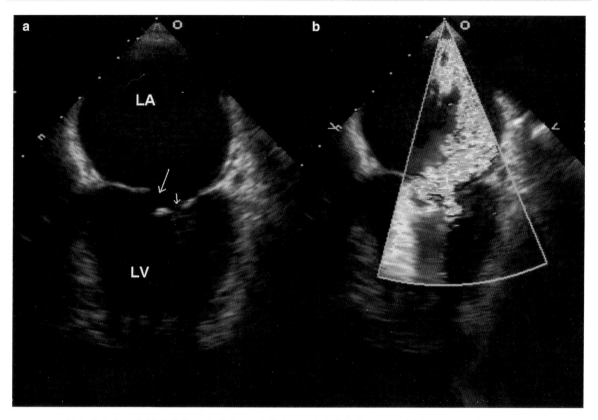

图 4.39　这例患者患有二尖瓣感染性心内膜炎。经食管切面(a)在收缩期显示二尖瓣叶对合(短箭头)显示正常,但一个较大的缺损在二尖瓣前叶上(长箭头)。彩色血流图(b)显示重度二尖瓣反流,主要是从二尖瓣前叶穿孔处,较大的血流汇聚可证实。LA:左房,LV:左室。

二尖瓣环钙化

二尖瓣环钙化（Mitral Annular Calcification, MAC）是老年患者心脏的一个常见表现,尤其是老年女性。MAC 可能是一种由于二尖瓣环退行性改变的病理性过程。其发生率在 50 岁以上人群中约为 8%~10%, 在 90 岁以上老年人中增加至 40% 以上。

虽然 MAC 经常被看做二尖瓣反流的一个原因,但我们的经验表明,它是一个伴随的发现,而并不是二尖瓣反流的原因。我们观察到,经过校正年龄和其他临床变量(如全身性高血压)后,在伴有与不伴有 MAC 的老年患者中有相似的二尖瓣反流的患病率和严重程度。在 MAC 患者发现中度或以上二尖瓣反流出现,在将二尖瓣反流的病因归咎于二尖瓣环钙化前,重要的是要寻找另外的病因。

MAC 可与二尖瓣叶硬化性改变共同存在,其瓣膜增厚和挛缩,引起二尖瓣反流(图 4.42)。它往往与二尖瓣叶黏液样变相关,事实上一些人认为瓣叶功能失调并将应力作用在瓣环上,引起瓣环继发性退变。钙化局限在二尖瓣环,常见的部位是二尖瓣后叶基底部(图 4.43)。钙化性团块很少扩展到瓣叶,使瓣叶固定并不活动。它也可能液化,形成一个左房后壁肿块,可与肉芽肿或(和)脓肿混淆。正常情况下瓣环与心室共同收缩,在收缩期心室挤压和缩短。如果瓣环僵硬,瓣环就不能收缩,丧失了一些收缩期缩紧和挤压运

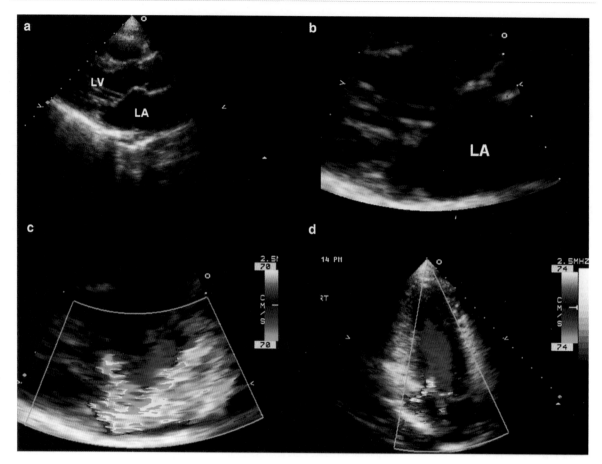

图 4.40 胸骨旁长轴切面(a,b)显示二尖瓣脱垂,无连枷节段。除了冗长的瓣叶,腱索也被拉伸,以致前叶关闭在二尖瓣后叶的后面。彩色血流成像在胸骨旁长轴和心尖两腔切面(c,d)显示二尖瓣反流指向后方。LA:左房,LV:左室。

动。MAC 也可能发生溃烂,伴有血栓沉积和栓塞的潜在性(图 4.44)[22]。

二尖瓣反流的乳头肌原因

左室乳头肌功能可能会发生异常并促使瓣膜反流。心肌缺血时乳头肌可能会暂时失去收缩功能,这一过程就是所谓的心肌顿抑。慢性心力衰竭和慢性缺血时心肌细胞可发生退行性心肌细胞溶解,失去肌纤维,为了存活复归到一个更加胎儿的或原始的表型,这就是所谓的冬眠心肌。这种心肌不收缩,但是仍存活和可获救,所以乳头肌功能可能会恢复。

在急性心肌梗死,心肌可能梗死和死亡。这种死亡的心肌不再具有收缩性。最值得关注的临床表现是由于乳头肌可能断裂导致的急性二尖瓣反流和严重充血性心力衰竭。通常需要行二尖瓣置换术。后内侧乳头肌破裂较常见,因为它通常是单一右冠状动脉供血,而前外侧乳头肌有来自右冠状动脉和左回旋支的双重供血。乳头肌的一个前端断裂导致严重的二尖瓣反流,而乳头肌的整个前端断裂会导致汹涌的二尖瓣反流和心源性休克。在后一种情况,二尖瓣反流的杂音可能并不明显,如果出现杂音,持续时间也很短,并不是与二尖瓣反流有关的典型的全收缩期杂音。

乳头肌前端的断裂可表现为与二尖瓣叶有关的过度连枷运动(图 4.45,4.46)。断裂的前端

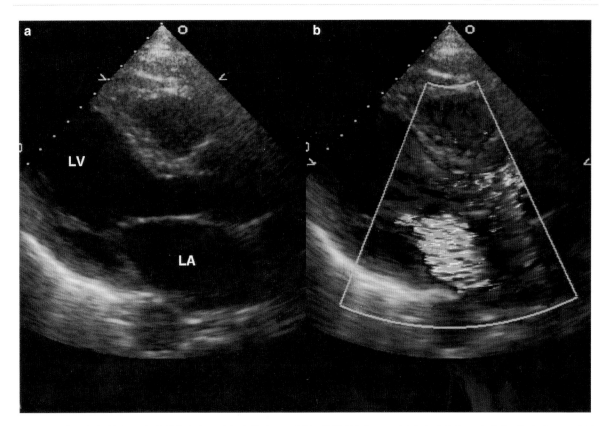

图 4.41　胸骨旁长轴切面在收缩期(a)显示左室扩张,二尖瓣环同样扩张。二尖瓣叶对合向心尖移位,符合由于左室扩大造成的瓣叶被牵拉。彩色血流图(b)证实存在重度二尖瓣反流。LA:左房,LV:左室。

在收缩期脱入左房,这需要与赘生物或断裂腱索卷曲的末端相区别。主要的区别特征是相应的局部室壁运动异常和乳头肌前端的缺失。

乳头肌正常轮廓的破损及相应的局部室壁运动异常的存在说明乳头肌部分断裂(图 4.47)。它导致瓣叶不适当的对合和显著的二尖瓣反流。应充分认识这一点,原因在于有高度可能性进展为完全断裂,进一步加重二尖瓣反流和心力衰竭。发生乳头肌断裂的患者若既往无心肌梗死病史,并且相对地保留了左室收缩功能,紧急手术治疗可显著改善他们的预后。

当心肌梗死愈合时,乳头肌可能形成纤维组织,并无收缩性。梗死造成的瘢痕挛缩及相应的室壁变形和扩张,会扭曲或限制正常二尖瓣的结构(图 4.48,4.49)。

乳头肌移位有很多原因,但通常为左室扩大时,如扩张型心肌病患者,也可导致二尖瓣叶对合不全和二尖瓣反流(图 4.41)。二尖瓣两个瓣叶都可能有限制性活动,即所谓的牵拉。通常这种异常在二尖瓣后叶尤为突出。在部分病例中,前叶的牵拉归因于二级腱索的存在,其在收缩期限制了二尖瓣前叶的完全开放,这些患者中部分,已报道通过选择性切断这些二级腱索的手术可改善瓣叶开放和对合,并伴有二尖瓣反流的减轻。到目前为止,仍几乎没有关于这个手术耐久性的长期数据。

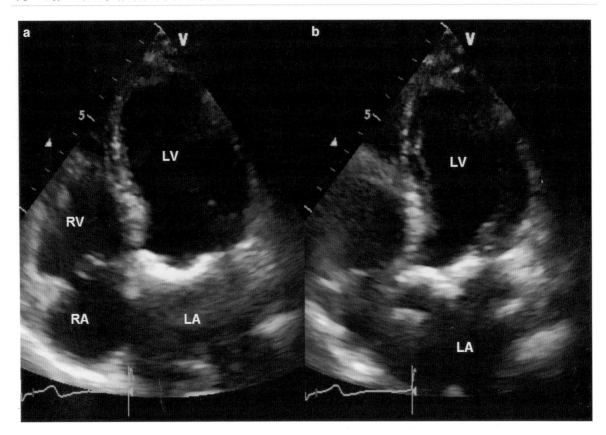

图4.42   心尖四腔(a)和五腔切面(b)显示这例患者除了有二尖瓣环钙化,还有累及二尖瓣前叶的广泛钙化。LA:左房,LV:左室,RA:右房,RV:右室。

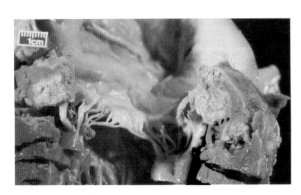

图4.43   二尖瓣环钙化见于左房和左室的交界处。这累及后瓣环。钙化限制心室瓣环运动,和可能附到其上的瓣叶并使其固定于心室壁。

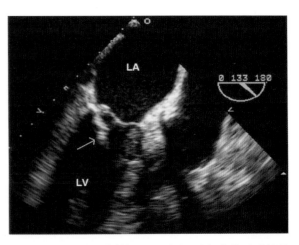

图4.44   在这个经食管切面,可见一个钙化的活动性肿物附着在二尖瓣环的心室面。在冠状动脉搭桥手术时,可见肿物为机化的血栓。

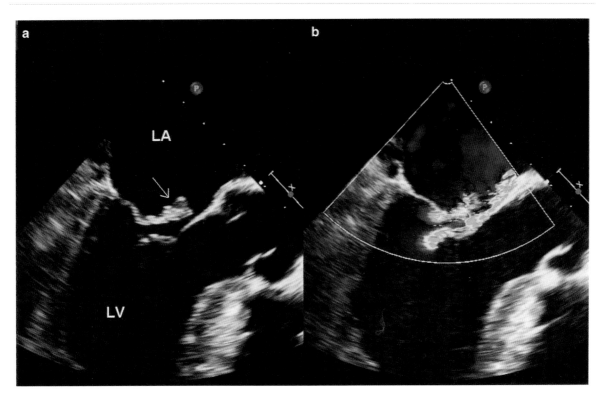

图 4.45　经食管超声心动图(a)显示一个较大的肿物附着在二尖瓣后叶，并脱入左房。这个肿物是后内侧乳头肌断裂的前端。在这个切面左室后壁薄和运动消失。彩色血流图(b)显示存在朝向前方的二尖瓣反流。LA:左房，LV:左室。

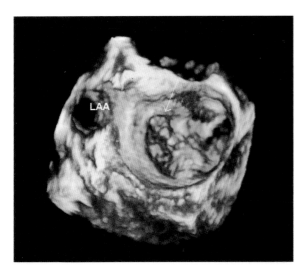

图 4.46　这是一个经食管三维图，显示乳头肌前端断裂(箭头)，脱入左房。本图和图 4.45 为同一例患者。LAA:左心耳。

二尖瓣修复术后

　　二尖瓣修复术已成为外科治疗退行性二尖瓣反流的选择术式。二尖瓣修复术通常由两部分构成。第一步是纠正导致瓣叶对合异常引起二尖瓣反流的二尖瓣特定组成部分,第二步是通过放置一个瓣环或塑形带以重构并稳定二尖瓣环。由于瓣叶组织冗长或腱索断裂导致的非对称性瓣叶脱垂,特别是累及二尖瓣后叶,可通过切除 1/3 以上二尖瓣后叶来治疗。如果累及二尖瓣前叶,可应用腱索转移或人工腱索进行腱索重建。一些瓣环成形术的方式是用于重塑瓣环和支持瓣叶修复。一个完整的瓣环,无论是柔性或刚性,都被广泛应用于此。最近,使用不完整的瓣环或后部

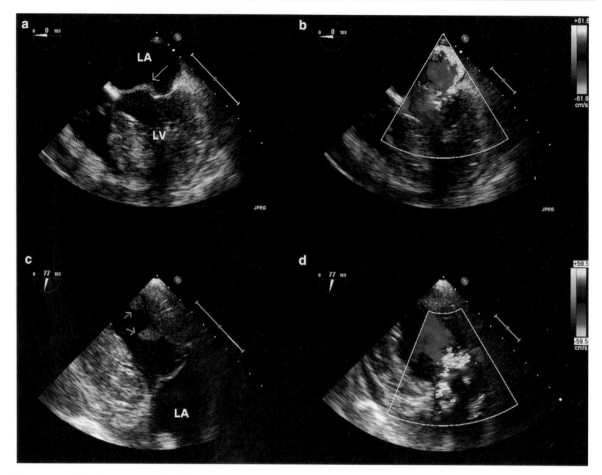

图 4.47   在经食管四腔切面(a)二尖瓣前叶显示一个明显程度的脱垂(箭头),伴有朝向后方的二尖瓣反流(b)。在经胃左室长轴切面(c),可见后内侧乳头肌不连续(箭头)。部分的乳头肌仍连续,从而防止乳头肌在收缩期脱入左房。经胃切面的彩色血流图像(d)证实重度二尖瓣反流。乳头肌部分断裂的患者应考虑紧急手术,因为他们有进展成为完全断裂而造成汹涌二尖瓣反流和心源性休克的风险。

塑形来重构二尖瓣环开始成为趋势(图 4.50)。为了确保二尖瓣叶的正常对合,可能会采用 Alfieri 术式。这包括缝合二尖瓣的瓣尖,造成一个双孔型二尖瓣(图 4.51)。

手术处理后二尖瓣口面积必定会减少。瓣环或后部塑形带的植入使二尖瓣环的尺寸减小,二尖瓣后叶切除可切掉 1/3 以上的瓣叶,不仅减少了二尖瓣后叶的面积,而且还经常限制二尖瓣后叶的开放。还有一种倾向,就是使用较小尺寸的环以增加瓣叶的对合程度。在这些患者的超声心动图随访中,应考虑到这些解剖学上的改变。适

当的二尖瓣叶对合是一个成功二尖瓣修复术的结果,但是也应评估瓣叶的开放。手术会造成一个或两个二尖瓣瓣叶开放受到限制。二尖瓣后叶中部以下在矩形切除术后经常表现不活动,最好的观察是在胸骨旁长轴切面,但没有相关的功能意义。另一方面,二尖瓣前叶开放受限,原因在于二尖瓣后叶的腱索移位,可能伴有一定程度的二尖瓣狭窄(图 4.52)。二尖瓣收缩期前向运动是一个可怕的并发症,它可能是一个动态主动脉瓣下狭窄的标志,会有严重的功能性后果。二尖瓣环的完整性是手术长期成功的一个重要组成部分。

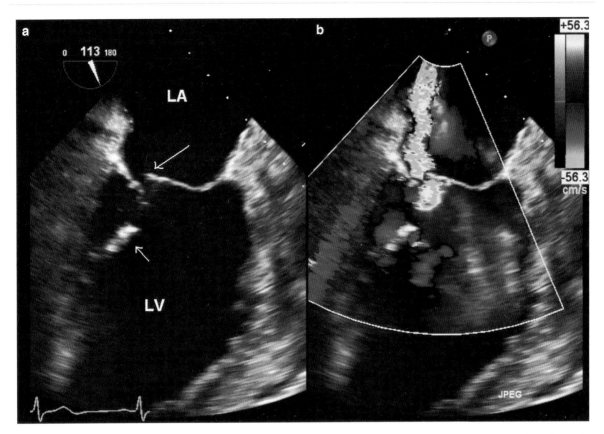

图 4.48　在这个经食管两腔切面,后内侧乳头肌薄,强回声,符合继发于既往梗死的纤维化(a)。二尖瓣前叶脱入左房,无连枷节段证据。彩色血流图(b)显示朝向后方的重度二尖瓣反流。LA:左房,LV:左室。

在二尖瓣修复术后的几个月到几年后可能会发生瓣环撕裂,在术后发现二尖瓣反流应考虑到这一点。

二尖瓣反流严重程度的评估

通过彩色血流成像经常可见微小程度的二尖瓣反流,因此,重要的是要区分微小量的生理性二尖瓣反流和有临床意义的二尖瓣反流。由于彩色血流成像可敏感检测二尖瓣反流,许多人被诊断有轻度二尖瓣反流,其没有临床意义,和收缩期杂音无关。同时,由于二尖瓣反流束经常为偏心性,如果仅用常规切面检测未能显像,显著的二尖瓣反流可能被漏诊。在疑诊二尖瓣反流的

患者,二尖瓣叶对合是观察的关键点。如果瓣叶对合良好,就极不可能为明显的二尖瓣反流。同样的,异常的瓣叶对合总是和二尖瓣反流有关,瓣膜对合异常的类型可预测二尖瓣反流束的方向和严重程度。

应用超声心动图评价二尖瓣反流的严重程度已报道多种指标,但还没有一个稳定可靠的测量指标。为避免易犯的错误,一个综合性方法是极其重要的。这种方法包括仔细评估整个二尖瓣装置的完整性,原因在于结构与功能之间存在紧密联系。从超声心动图角度出发、评估二尖瓣反流的帮助性指南已被制定出,并提供了有用的框架(表 4.2)[23]。关键是要认识到评价二尖瓣反流

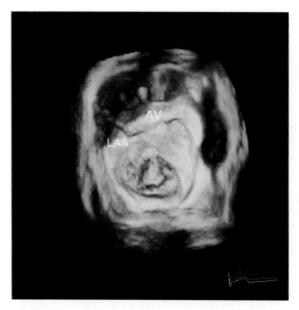

图4.49 二尖瓣经食管三维图的心房观显示二尖瓣前叶看上去正常，但显示明显地脱入左房。这与图4.48为同一例患者。二尖瓣前叶脱垂与梗死、纤维化的后内侧乳头肌有关。AV：主动脉瓣，LAA：左心耳。

严重程度的所有不同测量指标的优势和局限性（表4.3）。

定量的方法

近期研究表明定量性测量指标在二尖瓣反流的评估中为首选，且它们可预测预后。建议的测量指标是有效反流口面积和反流容量（表4.2）。连续性方程是反流容量计算的基础。如果没有二尖瓣或主动脉瓣反流，相同的搏出量在舒张期通过二尖瓣，在收缩期通过主动脉瓣。当有二尖瓣反流但没有主动脉瓣反流时，在舒张期通过二尖瓣口的搏出量多于在收缩期通过主动脉瓣的搏出量，二者的差值就是二尖瓣反流容量。对二尖瓣和主动脉瓣处血流容量的精确评估是反流容量计算的先决条件。这个计算存在一些测量技术性问题。二尖瓣口面积在舒张期表现出动态性变化，使其很难被量化。因此，用在二尖瓣环水平的血流容量代替在二尖瓣口的血流容量。在研究之外，二尖瓣环处血流容积的计算存在切实的变异性，二尖瓣环可能并非是圆形，其尺寸可能难以被精确地确定。

用血流汇聚或近端等速表面积法计算有效反流口面积（图4.53）。这种计算也是基于在等速面的容积流量等于在同一瞬时通过反流口的容积流量的原理。在等速半球形面的瞬时反流量是半球形的面积（半径为 r_A）与混叠速度（V_A）的乘积。

因此，$2\pi r_A^2 \times V_A =$ 有效反流口面积（EROA）×最大二尖瓣反流（MR）速度，即：

$$EROA = \frac{2\pi r_A^2 \times V_A}{V_{MR}}$$

调整色标和基线以获取一个半球形面，这具有挑战性。等速面经常在形态上不是半球形，这就难以调整形态上和计算上的变异。可使用最大的汇聚面积，但汇聚面积为动态性，可能在收缩期变化。最大二尖瓣反流速度被用于计算，尽管最大速度并不一定与选择用于计算的汇聚面积在时间上同时发生。在日常实践中，这些计算的指标均存在切实的变异性。为了使这些指标在日常实践中被采用，需要专门对自己实验室的数值进行研究，以确保这些指标在不同观察者间和同一观察者的变化是在可接受的范围之内的。

定性的方法

在定性或半定量的测量指标中，射流束面积仍是使用最广泛的。射流束面积指标存在多种缺陷。它依赖于增益，并极其受负荷情况的影响，这就可解释术中超声心动图研究总是低估二尖瓣反流的严重程度。当二尖瓣反流束为偏心性或紧贴心房壁时，射流束面积也会低估二尖瓣反流的严重程度。需要使用多个成像平面，以充分评估二尖瓣反流射流束的范围（图4.36）。血流汇聚面积的尺寸、流径和射流束宽度可提供一

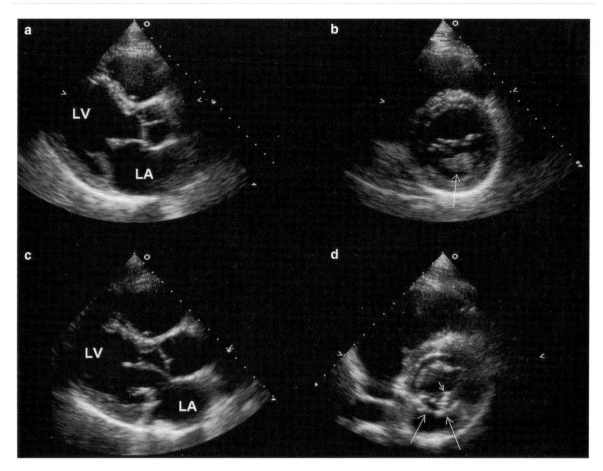

图 4.50　这例患者已行二尖瓣修复术。手术前胸骨旁长轴(a)和短轴(b)切面显示二尖瓣后叶黏液样变,最好见于短轴切面(箭头)。主要累及二尖瓣后叶中间扇叶(P2)。手术后胸骨旁长轴(c)和短轴(d)切面显示已植入一个后瓣环塑形带(长箭头)。可见线性亮回声在二尖瓣后叶中部(短箭头),符合二尖瓣后叶中间扇叶的矩形切除。

个估算的反流面积。这些指标较少依赖增益,但仍受二尖瓣反流束偏心性的影响。在许多患者中,存在多个二尖瓣反流束,这在评估严重程度时就需要考虑到这一点。重度二尖瓣反流的另一个有用的定性标志是显示肺静脉顿挫或反向的收缩期血流。(图 4.54)[24]。肺静脉血流收缩期顿挫也可见于严重左室功能障碍的患者,因此,它对重度二尖瓣反流并不是一个特异性标记,然而收缩期血流反向似乎对重度二尖瓣反流有特异性。脉冲波和连续波频谱信号都可能有用。重度二尖瓣反流伴有一个高耸的 E 峰和一个密集

的 MR 频谱轮廓。MR 的连续波频谱信号显示的收缩晚期顿挫表明左房压快速上升,见于重度和急性二尖瓣反流(图 4.55)。

我们认为一个使用所有二维结构性信息和多普勒血流动力学数据的综合性方法可提供最好的手段来分析二尖瓣反流的严重程度。如果有异常的瓣叶对合的明确证据,如二维显示的二尖瓣反流口,就通常存在中度以上的二尖瓣反流。三维技术已有较大的改进,其在二尖瓣的评估中尤其有用[25, 26]。它将可能成为评估二尖瓣疾病患者的一个非常重要的工具。应该使用反流束的多

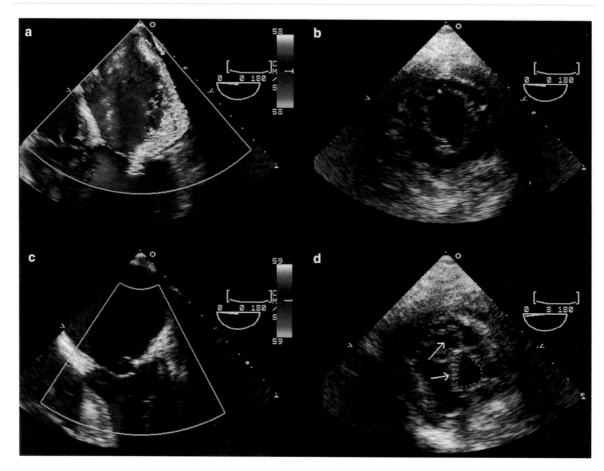

图 4.51 这例患者已行二尖瓣修复术(Alfieri 术式)。术前经食管切面(a,b)显示重度二尖瓣反流。术后切面(c,d)显示植入一个后瓣环塑形带。二尖瓣短轴切面(d)显示二尖瓣呈一个双口外观(箭头),这是由于二尖瓣前、后叶之间的缝合线。没有显著的残余二尖瓣反流(c)。

个测量指标。我们尤其要注意血流汇聚面积的出现和大小。定量的方法如反流容积和有效反流口面积在概念上正确,但易有技术性局限,可能重复性较差。当在二尖瓣反流患者连续随访中使用这些测量指标时应该要小心。

总之,对二尖瓣疾病患者的评估需要深入了解二尖瓣装置的解剖结构。应该使用多个超声多普勒测量指标评价结构性异常的功能性后果。应该积极使用三维成像,以使为功能性异常的机制提供额外深入的解剖信息。

小结

正常的二尖瓣功能牵涉一个精细安排的二尖瓣叶开放和对合顺序,有全部二尖瓣装置的组成部分参与。应该在二尖瓣瓣膜性功能障碍患者的评估中评价所有这些组成部分,特别是在施行二尖瓣修复术的当今年代。一个综合性方法对确定二尖瓣瓣膜性功能障碍的机制和严重程度是非常重要的,该方法使用由全面的超声 – 多普勒检查提供的所有解剖和功能的数据。

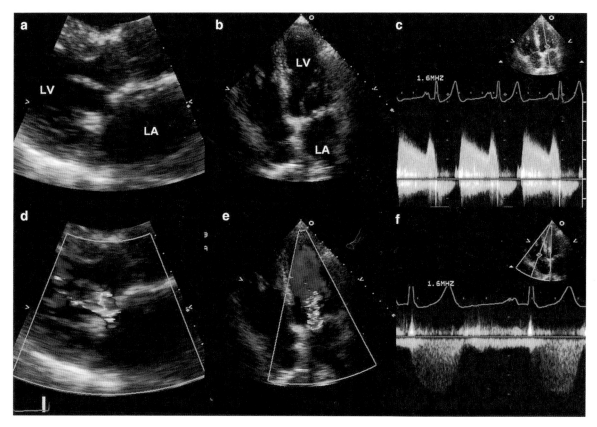

图 4.52　胸骨旁长轴切面(a)显示典型的发现,符合二尖瓣修复术。已经植入二尖瓣环,二尖瓣后叶增厚,活动受到限制。胸骨旁长轴切面的彩色血流图像(b)显示一个有限的二尖瓣流入口。心尖四腔切面(c)显示存在一个完整的二尖瓣环,相应的彩色血流图(d)显示狭窄的二尖瓣口,伴有连续波多普勒证实的增加的跨瓣速度(e)。平均静息二尖瓣压差为10mmHg。右室收缩压也升高,这由三尖瓣反流速度证实(f)。

表 4.2 评估二尖瓣反流严重程度的定性和定量的超声心动图测量指标

	轻度	中度	重度
结构性参数			
左房大小	正常 *	正常或扩张	通常扩张 **
左室大小	正常 *	正常或扩张	通常扩张 **
二尖瓣瓣叶或支撑装置	正常或异常	正常或异常	异常 / 连枷瓣叶 / 断裂的乳头肌
多普勒参数			
彩色血流束面积	小,中心性流束(通常 <4cm² 或 <20%左房面积)	可变	较大的中心性流束(通常 >10cm² 或 >40%左房面积)或大小可变,壁碰撞束在左房内涡流
二尖瓣血流 – PW	A 峰占主导 ᵠ	可变	E 峰占主导 ᵠ(E 通常 1.2 m/s)
流束密度 – CW	不完整或淡	密集	密集
流束轮廓 – CW	抛物线性	通常抛物线性	早期峰值 – 三角形
肺静脉血流	收缩期占主导	收缩期顿挫	收缩期血流反向
定量的参数 §			
缩流宽度(cm)	<0.3	0.3~0.69	≥0.7
反流容量(mL/beat)	<30	30~44 45~59	≥60
反流分数(%)	<30	30~39 40~49	≥50
EROA(cm²)	<0.2	0.2~0.29 0.30~0.39	≥0.4

CW:连续波多普勒,EROA:有效反流口面积,PW:脉冲波多普勒。
来源:经过同意引自 Zoghbi 等[23]。
*除非有左房或右室扩张的其他原因。
**除外急性二尖瓣反流。
ᵠ通常超过 50 岁,没有二尖瓣狭窄或左房压升高的原因。
§定量的参数可将中度二尖瓣反流亚分类为轻至中度和中至重度。

表 4.3 评估二尖瓣反流严重程度的超声心动图测量指标的优势和局限性

	效用 / 优势	局限性
结构性参数		
左房和左室大小	扩大对慢性显著的 MR 敏感,对结局重要;正常大小实际上可排除显著的慢性 MR	扩大见于其他情况;在急性显著的 MR 可能正常
二尖瓣叶 / 支撑装置	连枷瓣膜和断裂的乳头肌对显著的 MR 特异	其他的异常不暗示显著的 MR
多普勒参数		
流束面积 – 彩色血流	简单,快速筛查轻度或重度中心性 MR;评价流束的空间定向	易有技术性、血流动力学变异;在壁碰撞流束明显地低估严重性
缩流宽度	简便,定量;可很好地识别轻度或重度 MR	对多个 MR 流束没用;中间值要求确认;小的数值;因此小的错误可导致较大的百分比错误
PISA 法	定量;在 Nyquist 极限 50~60cm/s 出现血流汇聚提示显著的 MR;提供病变严重性(EROA)和容量负荷过重(RVol)	在偏心性流束精确性较低;在多个流束无效;提供峰值流束和最大的 EROA
血流定量 –PW	定量,在多个流束和偏心性流束有效;提供病变严重性(EROA)和容量负荷过重(RVol)	血流的测量值在二尖瓣环,在钙化的 MV 和(或)瓣环可靠性较差;除非用肺动脉瓣,否则在伴有显著的 AR 时无效
流束轮廓 –CW	简单,速效	定性;辅助性数据
峰值二尖瓣 E 速度	简单,速效;A 峰占主导可除外重度 MR	受左房压、左室松弛、MV 面积和房颤影响;仅为辅助性数据,不定量 MR 严重程度
肺静脉血流	简单,收缩期血流反向对重度 MR 特异	受左房压和房颤影响;如果 MR 束笔直进入取样的静脉,将不准确

AR:主动脉瓣反流,CW:连续波多普勒,EROA:有效反流口面积,MR:二尖瓣反流,MV:二尖瓣,PISA:近端等流速面积,RVol:反流容量。
来源:经过同意引自 Zoghbi 等[23]。

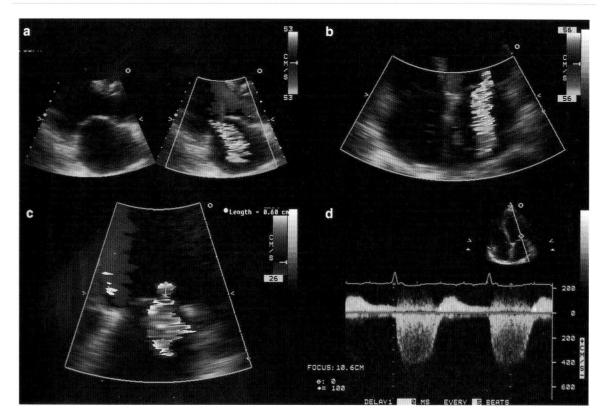

图 4.53 一例功能性二尖瓣反流患者的胸骨旁长轴切面(a)显示二尖瓣是正常的,但对合向心尖移位,导致一个中心性朝向的二尖瓣反流束,这在心尖四腔切面证实(b)。通过降速变换混叠速度至 26cm/s,血流汇聚变得更加明显(c)。峰值二尖瓣反流速度是 4m/s(d)。计算得出的有效反流口面积为 0.15cm²,这表明轻度二尖瓣反流。

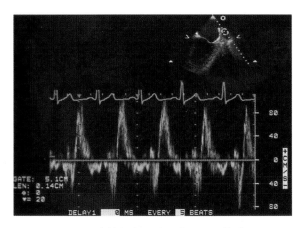

图 4.54 通过经食管超声心动图获得的肺静脉血流显示收缩期血流反向,这是重度二尖瓣反流的一个特异性征象。

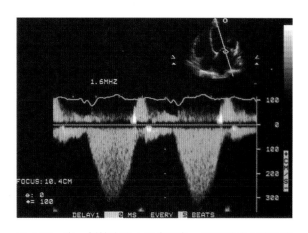

图 4.55 在一例扩张型心肌病患者,用连续波多普勒获取二尖瓣反流频谱信号。二尖瓣反流速度密集、三角形的外观表明重度二尖瓣反流。收缩早期的二尖瓣反流速度轮廓符合左室收缩功能障碍。

参考文献

1. Luetmer PH, Edwards WD, Seward JB, Tajik AJ. Incidence and distribution of left ventricular false tendons: an autopsy study of 483 normal human hearts. *J Am Coll Cardiol.* 1986 July;8(1):179-183.

2. Rullan E, Sigal LH. Rheumatic fever. *Curr Rheumatol Rep.* 2001;3:445-452.

3. Cunningham MW. T cell mimicry in inflammatory heart disease. *Mol Immunol.* 2004 Feb;40(14–15):1121-1127.

4. Hilario MO, Terreri MT. Rheumatic fever and post-streptococcal arthritis. *Best Pract Res Clin Rheumatol.* 2002 July; 16(3):481-494.

5. Olivier C. Rheumatic fever – is it still a problem? *J Antimicrob Chemother.* 2000 Feb 1;45(90001):13-21.

6. Stollerman GH. Rheumatic fever in the 21st century. *Clin Infect Dis.* 2001 Sept 15;33(6):806-814.

7. Cunningham MW. Autoimmunity and molecular mimicry in the pathogenesis of post-Streptococcal heart disease. *Frontiers in Biosci.* 2003;8:s533-s545.

8. Guilherme L, Cury P, Demarchi LMF, et al. Rheumatic heart disease: proinflammatory cytokines play a role in the progression and maintenance of valvular lesions. *Am J Pathol.* 2004 Nov 1;165(5):1583-1591.

9. Roberto S, Kosanke S, Dunn ST, Jankelow D, Duran CMG, Cunningham MW. Pathogenic mechanisms in rheumatic carditis: focus on valvular endothelium. *J Infect Dis.* 2001; 183:507-511.

10. Anwar AM, Attia WM, Nosir YF, et al. Validation of a new score for the assessment of mitral stenosis using real-time three-dimensional echocardiography. *J Am Soc Echocardiogr.* 2010 Jan;23(1):13-22.

11. Hauck AJ, Edwards WD, Danielson GK, Mullany CJ, Bresnahan DR. Mitral and aortic valve disease associated with ergotamine therapy for migraine. *Arch Pathol Lab Med.* 1990;114:62-4.

12. Redfield MM, Nicholson WJ, Edwards WD, Tajik AJ. Valve disease associated with ergot alkaloid use: echocardiographic and pathologic correlations. *Ann Intern Med.* 1992;117:50-52.

13. Wilkins GT, Weyman AE, Abascal VM, Block PC, Palacios IF. Percutaneous balloon dilatation of the mitral valve: an analysis of echocardiographic variables related to outcome and the mechanism of dilatation. *Br Heart J.* 1988 Oct;60(4): 299-308.

14. Faletra F, Pezzano A Jr, Fusco R, et al. Measurement of mitral valve area in mitral stenosis: four echocardiographic methods compared with direct measurement of anatomic orifices. *J Am Coll Cardiol.* 1996 Nov 1;28(5):1190-1197.

15. Connolly HM, Crary JL, McGoon MD, et al. Valvular heart disease associated with fenfluramine-phentermine. *N Engl J Med.* 1997 Aug 28;337(9):581-588.

16. Sachdev M, Miller WC, Ryan T, Jollis JG. Effect of fenfluramine-derivative diet pills on cardiac valves: a meta-analysis of observational studies. *Am Heart J.* 2002 Dec;144(6): 1065-1073.

17. Kimmel SE, Keane MG, Crary JL, et al. Detailed examination of fenfluramine-phentermine users with valve abnormalities identified in Fargo, North Dakota. *Am J Cardiol.* 1999 Aug 1;84(3):304-308.

18. Steffee CH, Singh HK, Chitwood WR. Histologic changes in three explanted native cardiac valves following use of fenfluramines. *Cardiovasc Pathol.* 1999 Sep;8(5):245-253.

19. Volmar KE, Hutchins GM. Aortic and mitral fenfluramine-phentermine valvulopathy in 64 patients treated with anorectic agents. *Arch Pathol Lab Med.* 2001 Dec;125(12): 1555-1561.

20. Pritchett AM, Morrison JF, Edwards WD, Schaff HV, Connolly HM, Espinosa RE. Valvular heart disease in patients taking Pergolide. *Mayo Clin Proc.* 2002;77:1280-1286.

21. Hong ZG, Smith AJ, Archer SL, et al. Pergolide is an inhibitor of voltage-gated potassium channels, including Kv1.5, and causes pulmonary vasoconstriction. *Circulation.* 2005; 112(10):1494-1499.

22. Sia YT, Dulay D, Burwash IG, Beauchesne LM, Ascah K, Chan KL. Mobile ventricular thrombus arising from the mitral annulus in patients with dense mitral annular calcification. *Eur J Echocardiogr.* 2010;11:198-201.

23. Zoghbi WA, Enriquez-Sarano M, Foster E, et al. Recommendations for evaluation of the severity of native valvular regurgitation with two-dimensional and Doppler echocardiography. *J Am Soc Echocardiogr.* 2003 Jul;16(7): 777-802.

24. Hynes MS, Tam JL, Burwash IG, Chan KL. Predictive value of pulmonary venous flow patterns in detecting mitral regurgitation and left ventricular abnormalities. *Can J Cardiol.* 1999 June;15(6):665-670.

25. Salehian O, Chan KL. Impact of three-dimensional echocardiography in valvular heart disease. *Curr Opin Cardiol.* 2005 Mar;20(2):122-126.

26. Zamorano J, Perez DI, Sugeng L, et al. Non-invasive assessment of mitral valve area during percutaneous balloon mitral valvuloplasty: role of real-time 3D echocardiography. *Eur Heart J.* 2004 Dec;25(23):2086-2091.

第 5 章

三尖瓣和肺动脉瓣

解剖注意事项

三尖瓣有 3 个瓣叶，前叶、隔叶和后叶（图5.1），其中前叶最大。和其他的心脏瓣膜一样，三尖瓣心房侧瓣叶有一个游离缘和一条闭合线。3个交界区将每个瓣叶分隔。每个瓣叶都有不同数目的腱索连接到心室的乳头肌。三尖瓣隔叶腱索直接连接到毗邻的室间隔，这是三尖瓣的显著特征之一。

前乳头肌通常最大，有多个肌束头，这点与后乳头肌一样。隔乳头肌，也称为 Lancisi 肌，可能会随着年龄增长而变小。乳头肌可有很大的变异。多个小的隔乳头肌并不少见。三尖瓣环不连续，不如二尖瓣环完整。三尖瓣不同于二尖瓣，因为它与相应的半月瓣即肺动脉瓣分离。这种分离是由于形态学右室存在漏斗部室间隔[1]。

肺动脉瓣和主动脉瓣均为半月瓣，以它们的形态命名。它们都有一个冠状瓣环，像一个皇冠。肺动脉瓣与它的房室瓣即三尖瓣分离。肺动脉瓣通常有 3 个瓣（图 5.2）。3 个交界区将它们彼此分隔。瓣叶是前、左和右瓣。瓣叶有一个游离缘及一条沿心室表面的闭合线。

比起左心瓣膜，右心瓣膜，即三尖瓣和肺动脉瓣所受关注较少，即使右心瓣膜功能不全，尤其是三尖瓣反流，在许多种心脏病中都很常见[2-4]。三尖瓣和肺动脉瓣都可能出现狭窄或反流。三尖瓣反流通常与右室扩张和右室功能不全有关，而

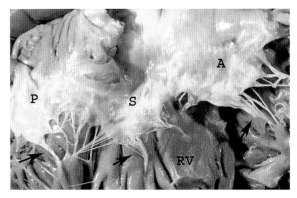

图 5.1 打开的正常三尖瓣，可见前（A）、隔（S）和后（P）叶。腱索（箭头）连接瓣叶至乳头肌和右室的间隔（RV）。

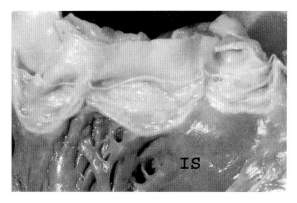

图 5.2 打开的右心室流出道，可见肺动脉瓣。这是一个有 3 个瓣叶的半月瓣。漏斗间隔（IS）将肺动脉瓣和三尖瓣分离。

这也常与左心疾病相关。合并心力衰竭时,三尖瓣结构仍正常,但瓣环扩张,瓣叶不能恰当对合。当右室扩大时,可能存在一些心室的变形和腱索的受限。

超声心动图注意事项

三尖瓣是由前、后和隔叶三个瓣叶组成,前叶作为主导瓣叶,在多数成像切面均可清楚地见到。隔叶在心尖四腔切面成像最佳。在右室流入道切面,探头的角度决定了哪个瓣叶可见。从左室长轴平面将探头角度略向右倾斜,左室仍在右室后方,可见三尖瓣叶的前叶在前,隔叶在后。将探头角度进一步向右下倾斜,可见右室后游离壁,同时左室从视图中消失。以这种方式成像的三尖瓣的前后两个瓣叶分别在前后(图5.3)。如果通过经胸超声从剑突下声窗或经食管超声从经胃声窗获得真正的三尖瓣短轴切面,三个瓣叶可在同一成像切面中可见(图5.4,5.5)。乳头肌的数目不定。总是有一个较大的前乳头肌的基底部靠近节制带。有2个到4个小的乳头肌连接到

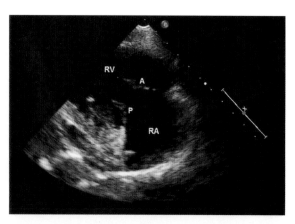

图5.3 胸骨旁右室流入道切面显示三尖瓣前、后叶。A:三尖瓣前叶,P:三尖瓣后叶,RA:右房,RV:右室。

室间隔。因此,房室瓣的室间隔附着是一个有力的征象,即该瓣膜是三尖瓣,而不是二尖瓣。

肺动脉瓣在超声心动图不易看到,难以评估其运动,因为它的成像常比较模糊。高位的左侧胸骨旁切面通常是显示肺动脉瓣运动最好的切面,主肺动脉在其长轴成像(图5.6)。由于难以获得良好的短轴切面,这就很难确定在高位的左侧

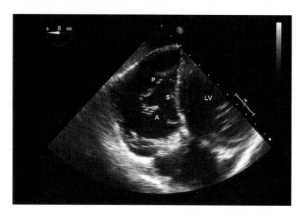

图5.4 经食管的经胃切面显示所有的3个瓣叶。A:三尖瓣前叶,LV:左室,P:三尖瓣后叶,S:三尖瓣隔叶。

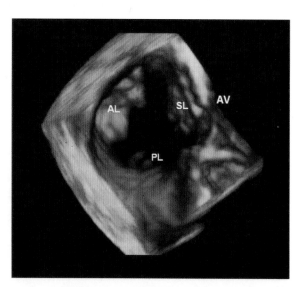

图5.5 经食管超声心动图获得的三尖瓣三维图像。可见所有的3个瓣叶,三尖瓣前叶是最大的瓣叶。AV:主动脉瓣,AL:三尖瓣前叶,PL:三尖瓣后叶,SL:三尖瓣隔叶。

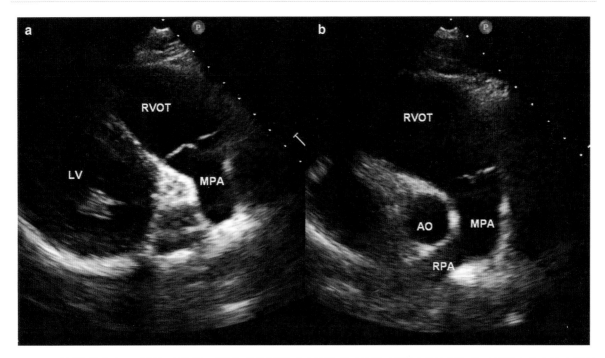

图 5.6　采用胸骨旁窗口可很好成像肺动脉瓣,虽然通常无法获得真正的肺动脉瓣短轴切面。肺动脉瓣和右室流出道见(a),肺动脉主干及右肺动脉见(b)。AO:主动脉,MPA:主肺动脉,RPA:右肺动脉,RVOT:右室流出道。

胸骨旁切面中显示的是哪两个瓣叶。在成像切面上确定确切的瓣叶,其临床意义有限。在剑突下短轴成像切面,也可以很好地观察到肺动脉瓣,尤其是在合并阻塞性肺疾病的患者(图 5.7)。

三尖瓣反流

　　三尖瓣反流很常见,事实上,轻度三尖瓣反流普遍存在,而且是一个正常征象。值得注意的是,三尖瓣反流的程度和增加的三尖瓣反流的速度不一定一致(图 5.8)。例如,在原发性肺动脉高压患者,在右室功能不全和扩张开始前,三尖瓣反流的程度可能轻微,甚至微不足道,然而三尖瓣反流的速度是右室收缩压升高的一个高度征象。

　　病理性三尖瓣反流(至少中度)最常见的原因是,左心衰竭导致肺动脉高压和右室功能不全及扩张(图 5.9)。这种情况下,三尖瓣的瓣叶结构正常,但三尖瓣环扩张导致瓣叶不完全对合。三维超声心动图表明,正常三尖瓣环是椭圆形,非平面状和有点像马鞍状[5]。随着瓣环进一步扩大,三尖瓣环变得更加平面化和呈圆形。为确保三尖瓣环成形术的长期成功并减少三尖瓣反流的严重程度,对于是否有必要重建三尖瓣环的非平面形态还不确定。

　　据报道,大约 20% 的黏液性二尖瓣脱垂患者

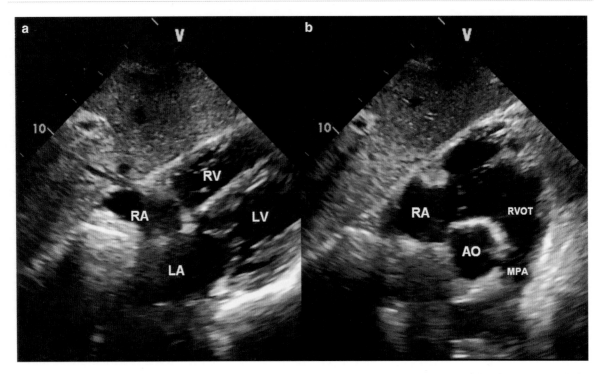

图 5.7　可以经常获得剑突下四腔(a)和短轴(b)切面,尤其在阻塞性肺疾病患者。右心室流出道、肺动脉瓣和肺动脉主干可使用短轴切面成像(b)。AO:主动脉,LA:左房,LV:左室,MPA:主肺动脉,RA:右房,RV:右室,RVOT:右室流出道。

合并三尖瓣脱垂,而三尖瓣脱垂的诊断标准尚无明确定义[6]。三尖瓣瓣叶某种程度的收缩性脱入右房是一个正常发现,只有当过度脱入右房合并冗长三尖瓣叶时才诊断三尖瓣脱垂(图5.10)。应行多个切面成像三个瓣叶,因为脱垂可能非常局限,只发生在一个瓣叶,其余两个瓣叶完整。(图5.11)。

随着风湿性心脏瓣膜病的患病率下降,西方国家三尖瓣风湿性病变很罕见[5,6]。尽管如此,在有明确风湿性二尖瓣病变证据的患者,应怀疑三尖瓣病变。三尖瓣瓣叶的变化类似于二尖瓣瓣叶,即瓣叶和(或)腱索增厚、活动受限和瓣叶不完全对合导致反流。

三尖瓣瓣叶连枷运动的识别是通过一个断裂的腱索或乳头肌伴有过度活动,在收缩期脱入右房。闭合性胸部创伤可以导致乳头肌断裂和三尖瓣瓣叶连枷运动[7-10]。另一个重要原因是右室心内膜心肌活检,可能会无意损伤乳头肌和瓣膜腱索,导致三尖瓣瓣叶连枷(图5.12)。心脏移植术后患者在随访时发生重度三尖瓣反流,这也是一个重要的原因[11,12]。尽管大多数患者对起搏器导线耐受良好,不会合并三尖瓣功能不全,但仍有部分患者可能出现严重三尖瓣反流[13]。当起搏器导线环过大时,干扰三尖瓣瓣叶运动,就会发生这种并发症。其他机制包括瓣叶黏着、糜烂或穿孔(图5.13,5.14)。在这些患者中,需要考虑去除或重新定位导线,以减少三尖瓣反流的严重程度,但这需要权衡三尖瓣反流的严重程度和在拔除导线过程中可能有轻至中度进一步损伤三尖瓣的危险。其他引起三尖瓣反流的原因是感染性

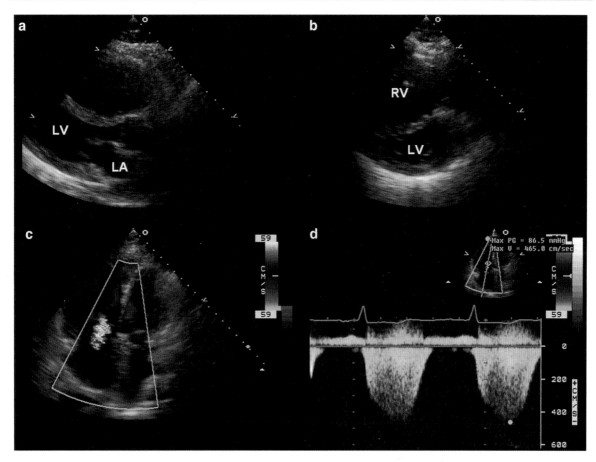

图 5.8　在这例重度特发性肺动脉高压患者,胸骨旁长轴(a)、短轴(b)和心尖四腔(c)切面显示右室重度扩张。因肺动脉高压室间隔变平。连续波多普勒(d)显示三尖瓣反流具有非常高的速度(4.7m/s),但三尖瓣反流程度仅为轻至中度(c)。

心内膜炎及三尖瓣下移畸形。感染性心内膜炎可能通过多种途径引起三尖瓣反流,包括瓣叶糜烂、挛缩、腱索断裂、瓣叶穿孔、瓣环扩张和赘生物干扰三尖瓣瓣叶对合[14-16]。这些将在"感染性心内膜炎及相关情况"一章(第 12 章)中详细讨论。

三尖瓣下移畸形

三尖瓣下移畸形是青年人和老年人三尖瓣反流的一个重要原因。正常情况下,房室瓣从它

们下面发育的心室分离。在三尖瓣,三个瓣叶从外部袋状和扭转的球状心腔分离。分离失败导致瓣叶拉长, 仅从靠近心尖的室壁分离 (图 5.15,5.16)。右房看上去巨大(事实上通常就是这样)和心室"房化"。无疑瓣叶是形成不好和发育不良的[17]。后叶和隔叶通常是主要受向心尖移位影响,前叶往往是最发育不良的。前叶可能较大、厚、形态异常和有多个口和缺损。腱索通常短而粗。在瓣叶下面右室承受容量负荷过重和慢性反

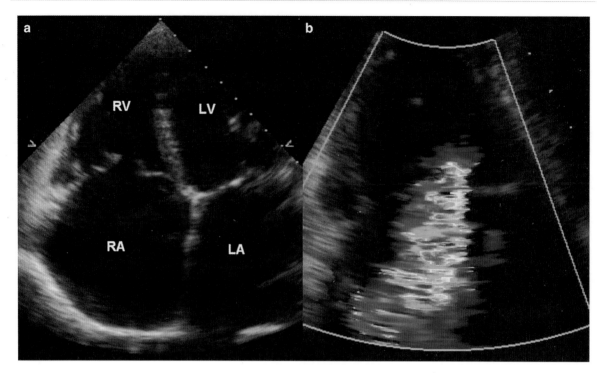

图 5.9 在这例 82 岁有高血压和房颤病史的女性患者,心尖四腔切面(a)显示三尖瓣环重度扩张,三尖瓣叶缺乏对合。彩色血流成像(b)证实重度三尖瓣反流。LA:左房,LV:左室,RA:右房,RV:右室。

流而发生离心性肥厚。右室壁可变薄或变厚,右室腔可能会显著扩张。由于反流,心房通常显著扩张,伴发的继发孔型房间隔缺损很常见。

三尖瓣下移畸形往往合并房室旁路和预激综合征[18]。这些通路都与心室预激有关,并可能引起心律失常和猝死。在三尖瓣下移畸形中,通路通常位于右侧,在瓣环后方,可能有多个。三尖瓣下移畸形也可能在左侧,如矫正的大动脉转位[19]。

三尖瓣下移畸形的关键超声心动图发现是三尖瓣瓣叶附着移位,三尖瓣与右室发育不良和功能不全[20]。心尖四腔切面通常可以做出诊断,显示三尖瓣隔叶过度向心尖移位。一个常用的临界值是 8mm/m²,这是三尖瓣隔叶相对于二尖瓣环的移位,并用体表面积标化[20]。三尖瓣隔叶和后叶的附着优先移位,最大移位在这两个瓣叶之间的交接区(图 5.17)[21]。应在右室流入道切面仔细评估后叶移位,由于瓣叶移位可能只限于局部,因而隔叶受累会非常轻(图 5.18)。在多数病例,瓣叶广泛拘束或黏附于室壁,而不是真正的移位。三尖瓣前叶的附着通常没有移位,但发育不良的变化常见。前叶较大,似帆状,在舒张期经

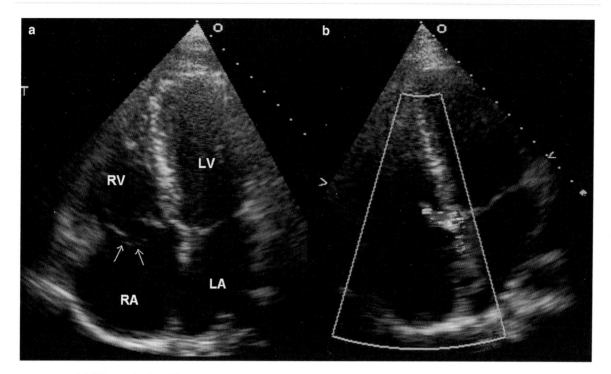

图 5.10　三尖瓣前叶重度脱垂(箭头),可见于心尖四腔切面(a)。彩色血流成像(b)显示直接朝向房间隔的偏心性三尖瓣反流,符合三尖瓣前叶脱垂。LA:左房,LV:左室,RA:右房,RV:右室。

常凸入到右室流出道内。

　　其他发育异常改变包括较大的纤维带束缚瓣叶或异常腱索到室间隔或右室游离壁(图5.19)[22]。如果三尖瓣前叶发育不良轻度的改变,三尖瓣修补术比三尖瓣置换术更可行[22]。由于瓣叶发育不良,三尖瓣始终存在不同程度的反流。三尖瓣口和三尖瓣反流束向心尖移位。三尖瓣反流束常为偏心性,有典型的低流速(图5.20)。可发生三尖瓣狭窄,但成人时罕见[21]。

　　由于三尖瓣反流的存在和包含房化右室,可以想到会有右房扩张。房化右室壁薄和纤维化。功能右室可能较小或扩张。事实上,在超过半数

的患者中,功能右室扩大,常见右室功能不全[21]。房间隔缺损可见于约25%的病例,卵圆孔未闭的发生率可能会更高。肺动脉瓣狭窄的病例也有报道[21]。

　　发育不良性改变影响三尖瓣瓣叶,即使无明显移位也可引起重度三尖瓣反流(图5.21,5.22)[23]。这些患者不应该被诊断为三尖瓣下移畸形,因为据我们的经验,这些患者很少有右室发育不良性改变,瓣膜修补术效果好。

类癌瓣膜病

　　类癌瓣膜疾病最常影响三尖瓣和肺动脉瓣。

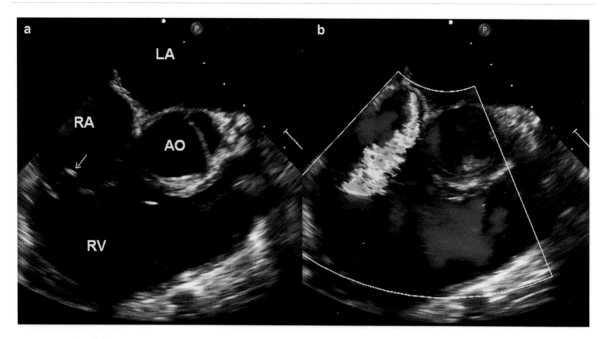

图 5.11 （a）经食管纵向切面显示仅累及三尖瓣后叶的局部脱垂（箭头）。在其他切面见不到脱垂。彩色血流成像（b）显示重度三尖瓣反流。AO：主动脉，LA：左房，RA：右房，RV：右室。

这种疾病常和肝转移性类癌肿瘤有关，通常来自胃肠道的原发灶转移。类癌心脏病可见于近 50% 的类癌综合征患者[24]。如果合并卵圆孔未闭，可能出现左心疾病，但很罕见。大体检查可见瓣膜呈白色和增厚（图 5.23~5.25）。增厚是由于纤维肌性斑块或内膜覆盖物。斑块可累及半月瓣的瓣叶以及房室瓣的瓣叶、腱索和乳头肌。内膜斑块引起瓣膜增厚和挛缩，导致瓣膜反流及狭窄。反流性瓣膜最常见，伴有混合性肺动脉瓣狭窄、反流和三尖瓣反流。

瓣膜增厚是由于成纤维样细胞的细胞增殖和在内膜覆盖斑块瓣膜病变处的细胞外基质沉积。这些覆盖物或斑块往往发生在肺动脉瓣动脉面以及三尖瓣的两侧，但主要在心室侧。类癌斑块不破坏下面的瓣膜结构。斑块富含胶原蛋白和

基质，一些研究还发现有少量的弹性蛋白。尸检发现高度的新血管形成及存在慢性炎症。肥大细胞数目不定。肥大细胞趋向位于新生血管形成区，也可在邻近的瓣膜组织，而确实不在内膜斑块内。

类癌瓣膜疾病与其他 5-羟色胺相关的瓣膜疾病归为一类，包括类癌瓣膜疾病和与 5-羟色胺激动剂［如偏头痛和减肥药物（Fen-Phen）］相关的疾病。与这些药物有关的瓣膜病变，实质上是伴有增生内膜病变的增生性改变[25]。推测类癌瓣膜病可能与血清中 5-羟色胺水平升高有关，后者在瓣膜可通过 5-羟色胺 5HT-2A 和 5HF-2B 型受体诱导转化生长因子 β（TGF-β）的表达[25-27]。在体外，在培养的瓣膜间质细胞中加入 5-羟色胺可增加 TGF-β 表达，增加细胞外基

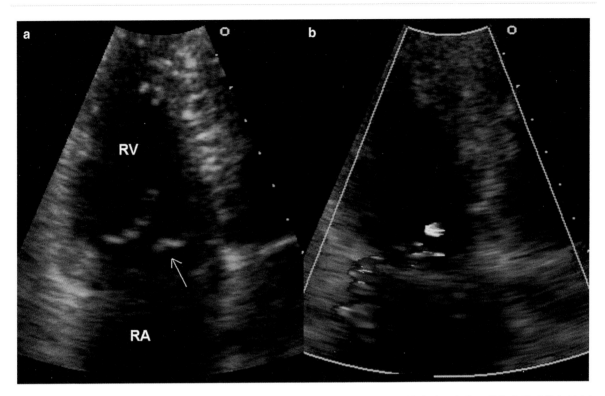

图 5.12　一例心脏移植患者的心尖四腔切面(a)显示三尖瓣隔叶连枷,在收缩期瓣尖进入右房。彩色血流成像(b)证实偏心性三尖瓣反流。三尖瓣异常可能是由于在心内膜心肌活检时不注意损伤了三尖瓣叶。RA:右房,RV:右室。

质, 这可能是通过这种 5- 羟色胺受体机制[26,28]。TGF-β 可诱导瓣膜内皮细胞及间质细胞分化为成纤维细胞而产生斑块[28,29]。

典型的超声心动图发现是三尖瓣瓣叶弥漫性增厚,活动受限,最好的描述为"冷冻空间"。在收缩期,瓣叶不能对合形成一个较大的反流口和大量的三尖瓣反流(图 5.26,5.27)。也常见类似的改变累及肺动脉瓣。由于内皮纤维化,右室内膜可弥漫性增厚和回声增强[30]。

三尖瓣反流的严重性

像其他心脏瓣膜一样,三尖瓣瓣叶的对合是维持瓣膜功能正常的关键,需要仔细评估。正常的瓣叶对合可排除重度三尖瓣反流,相反,瓣叶不能对合表明存在重度三尖瓣反流。三尖瓣反流程度的测定遵循与评估二尖瓣反流程度同样的标准(表 5.1)[31]。通常用于三尖瓣反流程度测定的是三尖瓣反流彩色血流束,特别是彩色束的面积和束的宽度。如果存在一个容易检测的反流汇聚,则表明三尖瓣反流至少为中度(图 5.28)。肝静脉收缩期反流可通过彩色血流成像或脉冲波多普勒检测到(图 5.29),其存在表示重度三尖瓣关闭不全[32]。证实性发现如右房、右室扩大应该存在。这些评估方法的优点和局限性归纳于表 5.1。

按美国超声心动图学会的推荐,我们使用一个半定量的方法将三尖瓣反流程度划分为轻度、中度和重度(表 5.2)[31]。这种测定考虑了我们已经提到的所有不同的测量指标。

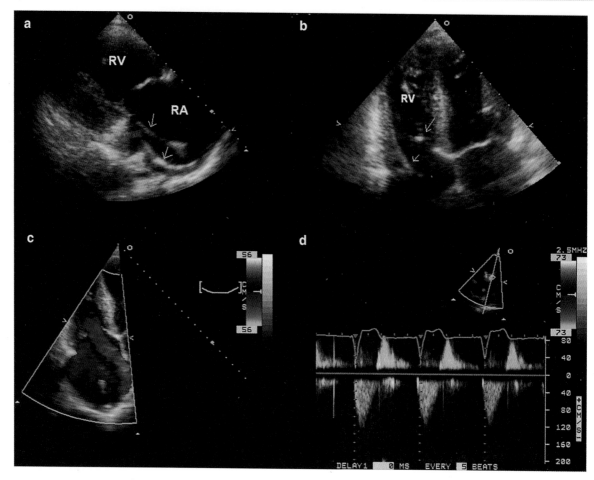

图 5.13   在这例有两个右室起搏器导线(箭头)的患者,在胸骨旁右室流入道切面(a)和四腔切面(b)可见三尖瓣叶缺乏对合,远远超过了三尖瓣环的轻度扩张。在彩色血流成像(c)显示重度三尖瓣反流,流速低。连续波多普勒(d)也可证实。三尖瓣反流速度呈峰值提前的三角形,表明重度反流。

三尖瓣狭窄性病变

这种瓣膜病变不常见。三尖瓣狭窄可能是由于瓣膜发育不良,这也许和三尖瓣下移畸形有关[21]。获得性狭窄常由风湿性疾病引起,这时总合并左心瓣膜疾病。真菌性心内膜炎或静脉注射毒品所致的较大赘生物可能导致瓣膜狭窄。留置导管、分流导线、起搏器导线和除颤器导线可能和瓣叶或腱索粘连,但除非合并血栓,它们通常不会造成明显的瓣膜破坏或狭窄。有些导线与钙化性肿物有关,称为钙化无定形肿瘤[33]。这些假性肿瘤可能表示钙化性血栓,也与凝血功能紊乱(如狼疮抗凝物)有关[34]。

在其他的瓣膜外科手术中,越来越多同时进行三尖瓣修补术,以减少或消除三尖瓣反流[35],这可能成为三尖瓣狭窄的一个重要原因(图5.30)。这可能与过度缩小三尖瓣环和同时进行的其他操作步骤有关,后者和二瓣化瓣环成形术以及 Alfieri 修补术有关。因此,在这些患者中,除了对残留的三尖瓣反流程度的评价外,也应该行三尖瓣狭窄的多普勒评估。

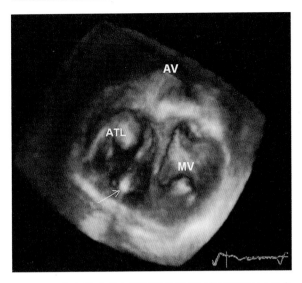

图 5.14　在心脏十字交叉附近的经胸三维切面显示三尖瓣隔叶活动受限,因而有一个较大的三尖瓣反流口。限制性活动看上去和起搏器导线（箭头）穿过三尖瓣有关。ATL:三尖瓣前叶,AV:主动脉瓣,MV:二尖瓣。

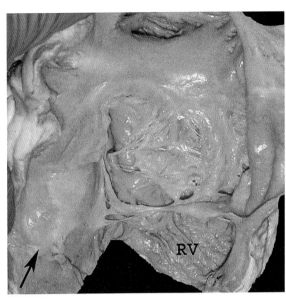

图 5.16　另一例三尖瓣下移畸形患者。有不正常形成的瓣叶,看上去黏附(箭头)在其下的右室(RV)。

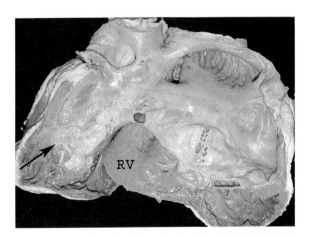

图 5.15　三尖瓣下移畸形。瓣叶狭长和异常地附着到其下的心室壁(箭头)。瓣叶也是畸形的。瓣叶下方的右室(RV)薄。

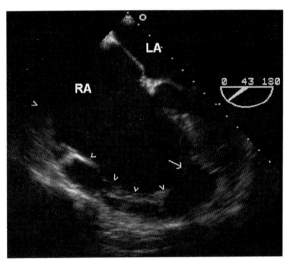

图 5.17　经食管四腔切面显示三尖瓣隔叶向心尖严重移位(箭头)。前叶冗长,可见被多个纤维带(箭头)牵扯于心室壁。LA:左房,RA:右房。

肺动脉瓣狭窄

　　单叶和二叶式肺动脉瓣可能是孤立病变,或和法洛四联症、努南综合征等综合征有关(通常有一个房或室间隔缺损)。单叶式瓣呈无交界区的圆顶状或单交界区的泪滴状,类似于它们的主动脉对应的瓣膜(图 5.31)。两种变型都可能存在嵴。这些瓣膜都狭窄,经过一段时间后通常出现症状。传统上将它们外科置换掉,但如今使用瓣膜成形术或支架修补术(包括经皮支架植入术),效果较好。二叶式肺动脉

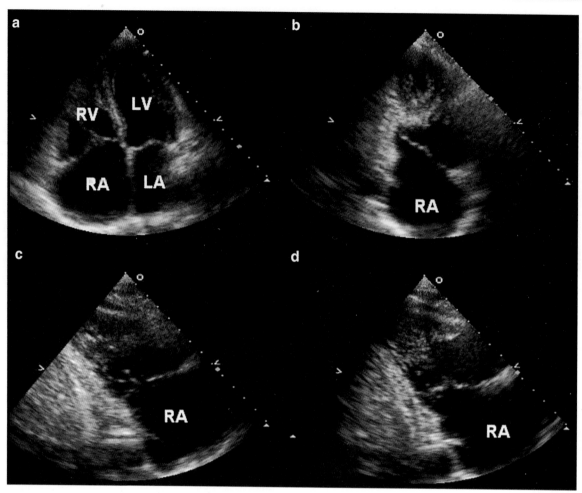

图5.18 在这例三尖瓣下移畸形患者,心尖两腔(b)和右室流入道(c)切面可最好地显示三尖瓣叶的心尖移位,局限于后叶。在心尖四腔切面(a),三尖瓣隔叶附着正常。在右室流入切面(c),三尖瓣后叶的心尖移位没有在(d)中那么严重,说明瓣叶移位在本质上很局限。LA:左房,LV:左室,RA:右房,RV:右室。

瓣可无症状,也可能反流或狭窄。这些改变比单叶式瓣更常见。

在大多数成年患者,超声心动图不能很好地显示肺动脉瓣。肺动脉瓣狭窄通常是由于先天性二叶式肺动脉瓣,成年人通常可良好耐受(图5.32)。肺动脉瓣呈圆顶状,这是瓣叶活动受限的迹象(图5.33)。主肺动脉及近端的左、右肺动脉狭窄可发生狭窄后扩张(图5.34)。通常左肺动脉比右肺动脉更为扩张。有症状或重度肺动脉瓣狭窄的患者可考虑经皮肺动脉瓣膜切开术。轻至中度的肺动脉瓣狭窄很少进展,通常为良性。

肺动脉瓣反流

再次强调,瓣叶对合是关键性发现,应该从多个声窗进行评估。类似三尖瓣反流,轻微的肺动脉瓣反流普遍存在,是一种正常发现(图5.35)。在肺动脉瓣反流频谱上的"A-dip"是一种常见的和正常的发现,不像主动脉瓣反流的情况(图5.36)。病理性肺动脉瓣反流可能是由感染性心内膜炎、既往肺动脉狭窄的瓣膜切开术和右室流出道的跨环补片引起。测量彩色流束的大小对

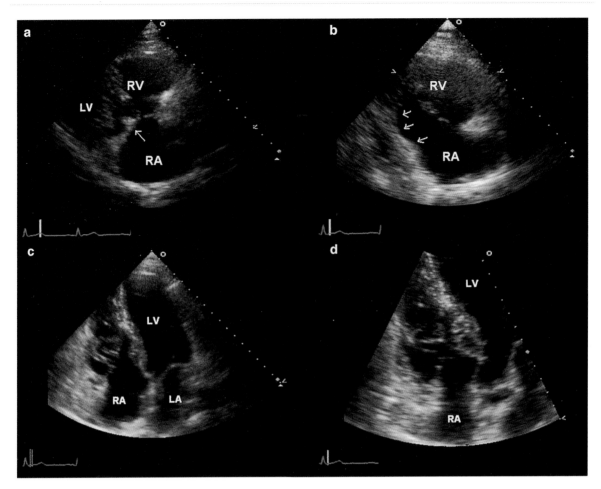

图 5.19　在这例三尖瓣下移畸形患者,部分的三尖瓣后叶(箭头)重度向心尖移位(b),而后叶的其他部分(箭头)正常附着(a)。三尖瓣前叶发育不良,由多个纤维带和异常的腱索牵扯于心室壁(c,d)。

评估反流的严重程度有用,尽管肺动脉瓣反流束的完全成像难以获得,这是由于漏斗部的方向造成的(图 5.37)。重度肺动脉瓣反流的多普勒频谱信号较前向血流密集,可见快速减速到基线水平(图 5.38)[36]。在这种情况,总存在右室扩张。这些测量指标的优点和局限性总结在表 5.3[31]。

在法洛四联症,右室流出道狭窄可能是由于瓣膜发育不良、单叶式或是二叶式肺动脉瓣膜。然而,可能同时存在漏斗状的肌性狭窄,并可能需要在法洛四联症修补手术时行瓣下心室肌切除术。

也可有四叶式肺动脉瓣,通常功能正常,不伴临床症状。

三尖瓣和肺动脉瓣感染性心内膜炎

右心三尖瓣或肺动脉瓣感染性心内膜炎可能与内置导线或导管、起搏器或除颤器导线感染、或静脉注射吸毒有关。比起左心瓣膜病,右心瓣膜破坏引起的临床表现较为隐匿,伴有进展性右心衰竭和肺部症状,包括肺栓塞、肺梗死、肺脓肿、脓胸、胸膜炎和胸腔积液(图 5.39,5.40)。

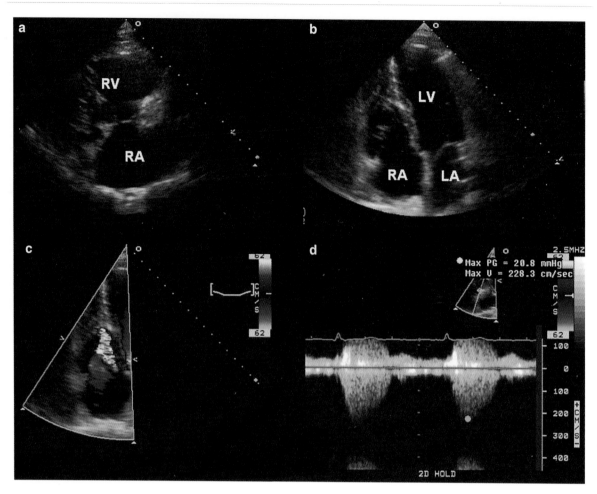

图5.20 在这例三尖瓣下移畸形患者,心尖四腔切面(b)显示三尖瓣隔叶附着点严重移位,而胸骨旁右室流入道切面(a)显示后叶正常附着。可见中度三尖瓣反流(c)。连续波多普勒(d)显示三尖瓣反流速度不高,表明正常肺动脉收缩压。

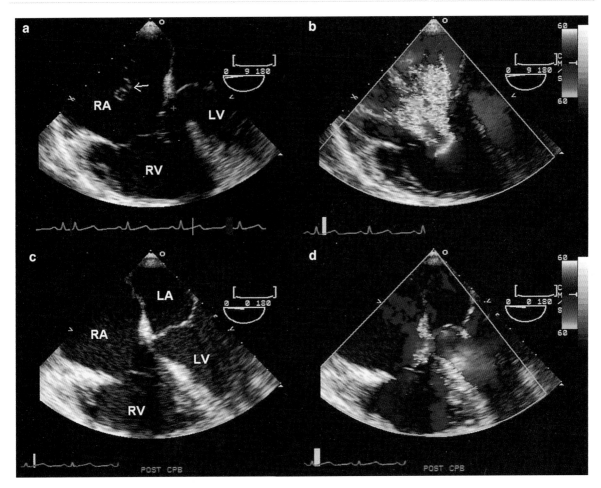

图 5.21　在这例先天性三尖瓣发育不良患者,术前经食管切面(a)示三尖瓣叶正常附着,彩色血流成像(b)显示重度三尖瓣反流。可见明显的 Eustachian 瓣(箭头)。术后图像(c,d)显示三尖瓣环变小、瓣叶对合良好和轻微反流。LA:左房,LV:左室,RA:右房,RV:右室。

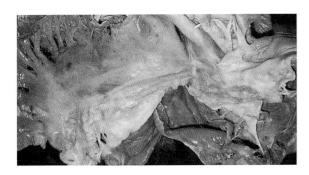

图 5.22　三尖瓣发育不良,异常形成的 S 形瓣叶,但没有移位。

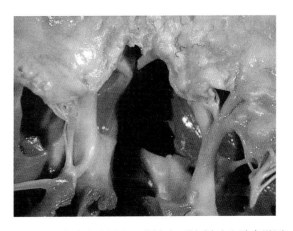

图 5.23　类癌疾病累及三尖瓣叶,引起瓣叶和腱索增厚,伴有白色纤维肌性内膜斑块。其下的瓣膜结构正常,斑块沉积在瓣膜组织并使其扭曲变形。这种瓣膜通常以反流占主导。

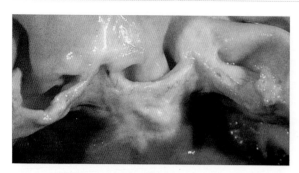

图5.24 类癌疾病累及肺动脉瓣,伴有白色褪色和瓣叶增厚。纤维肌性覆盖物沉积于瓣膜并致其增厚。这种瓣膜通常混有狭窄和反流。

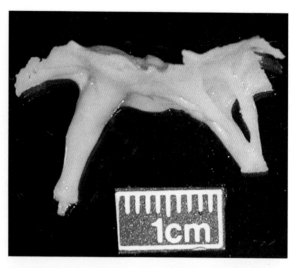

图5.25 外科手术切除的三尖瓣组织,可见增厚的瓣叶和腱索。

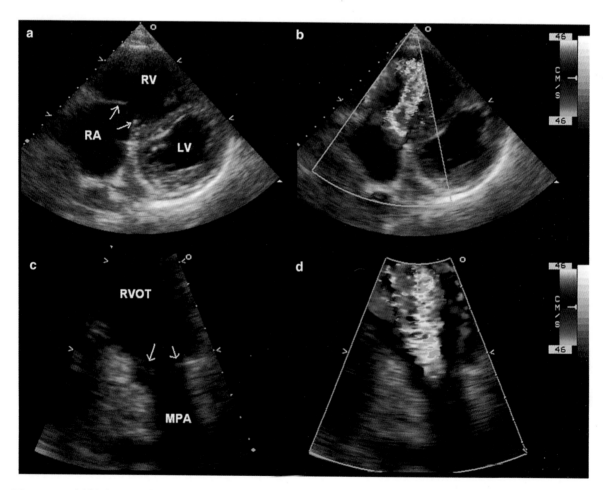

图5.26 三尖瓣(a)和肺动脉瓣(c)舒张期图像显示两个瓣叶都弥漫性增厚和活动受限(箭头)。彩色血流成像显示轻度三尖瓣狭窄(b)和重度肺动脉瓣反流(d),后者是由于肺动脉瓣缺乏对合。LV:左室,RA:右房,RV:右室,RVOT:右室流出道。

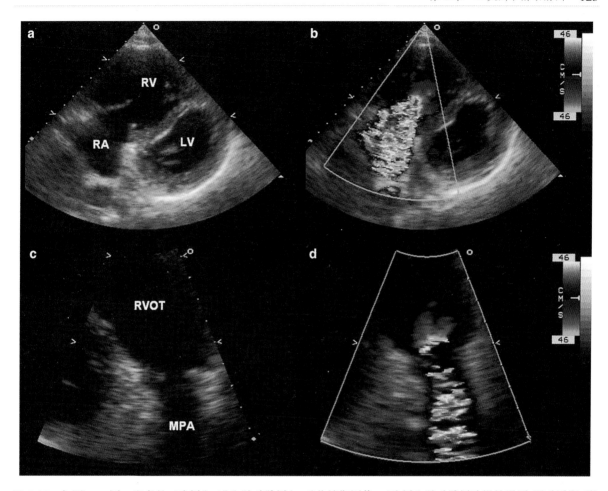

图 5.27　与图 5.21 同一患者的三尖瓣(a,b)和肺动脉瓣(c,d)收缩期图像。三尖瓣和肺动脉瓣弥漫性增厚,活动受限。彩色血流成像显示重度三尖瓣反流,这是由于三尖瓣叶缺乏对合(b)。肺动脉瓣也有血流加速,这是由于肺动脉瓣的收缩期开放受限(d)。LV:左室,MPA:主肺动脉,RA:右房,RV:右室,RVOT:右室流出道。

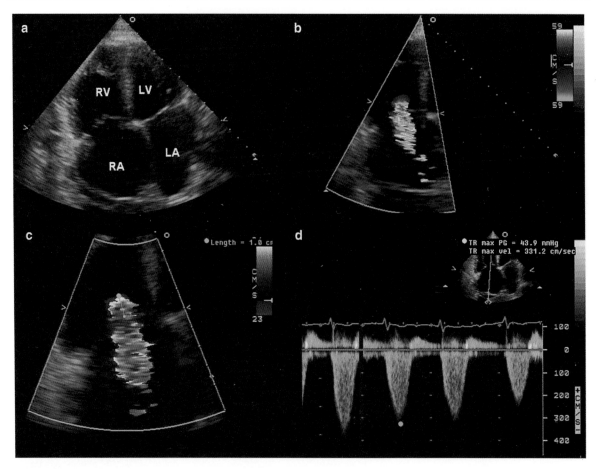

图 5.28 心尖四腔切面(a)显示右室和右房严重扩张。彩色血流成像(b)显示一个较大的三尖瓣反流束,伴有显著的血流汇聚,流束直径宽 0.8cm。以 23cm/s 为 Nyquis 极限,血流汇聚的半径为 1cm(c)。三尖瓣反流频谱信号可见于(d)。三尖瓣反流口面积计算为 0.44cm²。这些参数符合重度三尖瓣反流。LA:左房,LV:左室,RA:右房,RV:右室。

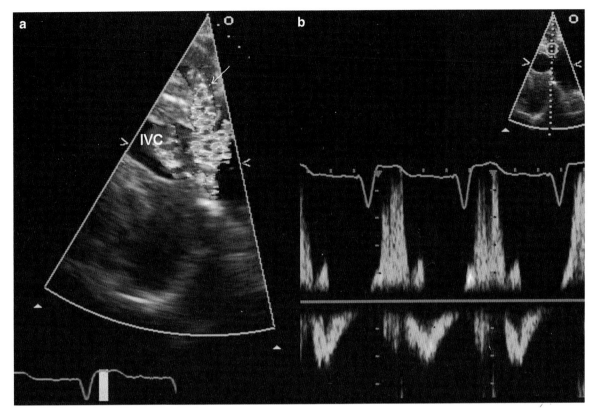

图 5.29　在这例重度三尖瓣反流患者，肝静脉收缩期逆向血流可见于彩色血流成像（箭头)(a) 和脉冲波多普勒检查 (b)。IVC:下腔静脉。

表 5.1　超声心动图和多普勒参数在三尖瓣反流评估中的优势和局限性

参数	优势	局限性
RV/RA/IVC 大小	扩大对慢性显著的 TR 敏感,正常大小实际上可排除显著的慢性 TR	扩大见于其他的情况，在急性显著的 TR 可能正常
TV 瓣叶改变	连枷瓣叶对显著的 TR 有特异性	其他的异常并不暗示显著的 TR
矛盾性间隔运动（容量负荷过重模式）	重度 TR 的简单征象	对 TR 不是特异性
流束面积 – 彩色血流	简单,快速筛查 TR	受技术性和血流动力学性因素影响,低估偏心性流束的严重程度
缩流宽度	简单,定量,将轻度重度 TR 分开	中间的数值需要进一步确认
PISA 方法	定量	仅在少数的研究中证实
血流定量 – PW	定量	测定 TR 反流分数还没有证实
流束轮廓 – CW	简单,容易使用	定性,补充性数据
峰值三尖瓣 E 速度	简单,通常在重度 TR 增快	依赖 RA 压力和 RV 的松弛、TV 面积和房颤,仅为补充性数据
肝静脉血流	简单,收缩期逆向血流对重度 TR 敏感	易受 RA 压力和房颤影响

CW:连续波多普勒,EROA:有效反流口面积,IVC:下腔静脉,PISA:近端等流速表面积,PW:脉冲波多普勒,RA:右房,RV:右室,TV:三尖瓣,TR:三尖瓣反流。

来源:经过同意引自 Zoghbi 等人[31]。

128   超声心动图诊断的解剖学基础与临床

表 5.2   基于超声心动图和多普勒参数的三尖瓣反流严重程度的半定量

参数	轻度	中度	重度
参数	通常正常	正常或异常	异常 / 连枷瓣叶 / 对合差
三尖瓣 RV/RA/IVC 大小	正常 a	正常或扩大	通常扩大 b
流束面积 – 中心性流束(cm²)c	< 5	5~10	> 10
VC 宽度(cm)d	没有确定	没有确定,但 < 0.7	> 0.7
PISA 半径(cm)e	< 0.5	0.6~0.9	> 0.9
流束密度和轮廓 – CW	松散,呈抛物线	密集,轮廓不定	密集,峰值提前的三角形
肝静脉血流 f	收缩性血流占主导	收缩性血流受挫	收缩性逆向血流

CW:连续波多普勒,IVC:下腔静脉,PISA:近端等流速面积,RA:右房,RV:右室,VC:缩流宽度。

a 除非有 RA 或 RV 扩大的其他原因。从心尖四腔切面获得正常二维测量值:RV 内外舒张末直径≤4.3cm,RV 舒张末面积≤35.5cm²,最大的 RV 内外和上下直径分别≤4.6cm 和 4.9cm,最大 RV 容量≤33mL/m²(35;89)。

b 例外:急性 TR。

c 在一个 50~60cm/s 的 Nyquist 极限。对偏心性流束还没证实。不推荐将流束面积作为评估 TR 严重程度的单独参数,这是由于它依赖血流动力学性和技术性因素。

d 在一个 50~60cm/s 的 Nyquist 极限。

e 移动基线,Nyquist 极限为 28cm/s。

f 其他的情况可引起收缩性血流受挫(如房颤、升高的 RA 压力)。

来源:经过同意引自 Zoghbi 等人[31]。

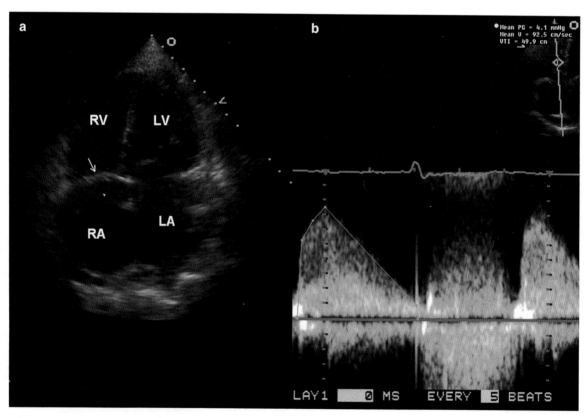

图 5.30   在这例三尖瓣反流瓣膜修补术后的患者,心尖四腔切面(a)可见三尖瓣叶活动受限。连续波多普勒(b)证实三尖瓣狭窄。平均三尖瓣压差为 4.1mmHg。LA:左房,LV:左室,RA:右房,RV:右室。

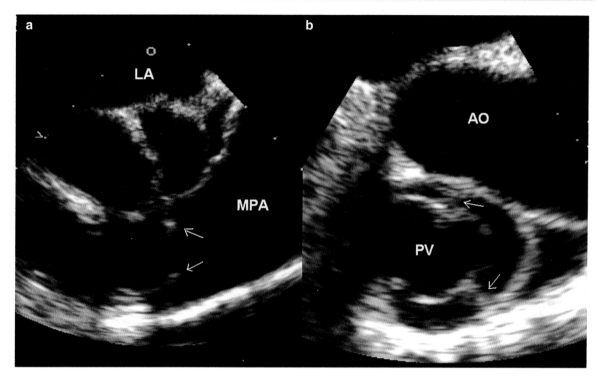

图 5.31　收缩期肺动脉瓣长轴（a）和短轴（b）的经食管切面显示肺动脉瓣呈圆顶状，符合轻度肺动脉瓣狭窄。可见 2 个嵴（箭头），表明可能是一个单叶式肺动脉瓣。AO：主动脉，LA：左房，MPA：主肺动脉，PV：肺动脉瓣。

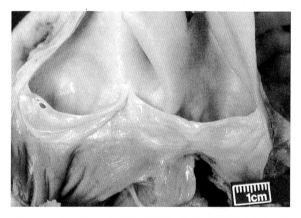

图 5.32　先天性二叶式肺动脉瓣。只有两个瓣叶存在。临床症状并不明显。有趣的是这和图 5.22 是同一患者，他有三尖瓣发育不良。

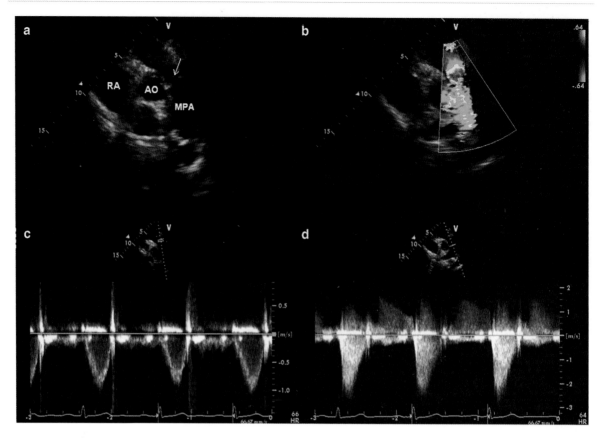

图 5.33　在这例轻度肺动脉瓣狭窄患者,肺动脉瓣(箭头)在胸骨旁短轴切面不能很好地显像(a)。彩色血流显像(b)显示肺动脉瓣血流加速,符合肺动脉瓣狭窄。脉冲多普勒检查(c)显示右室流出道正常的收缩血流速度,连续波多普勒(d)显示肺动脉瓣跨瓣峰值压差为 28mmHg,平均压差为 13mmHg,符合轻度肺动脉瓣狭窄。AO:主动脉,MPA:主肺动脉,RA:右房。

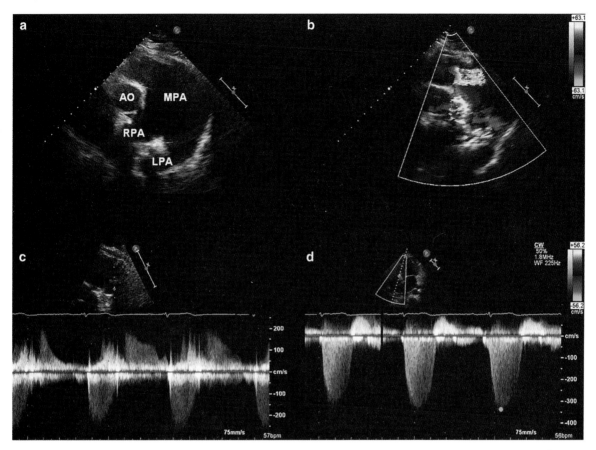

图 5.34　这例中度肺动脉瓣狭窄患者显示主肺动脉重度扩张及轻度扩张的近端左右肺动脉(a)。彩色血流显像显示肺动脉瓣血流加速,符合肺动脉瓣狭窄(b)。多普勒检查(c,d)证实中度肺动脉瓣狭窄,峰值压差 50mmHg,平均压差 24mmHg。AO:主动脉,LPA:左肺动脉,MPA:主肺动脉,RPA:右肺动脉。

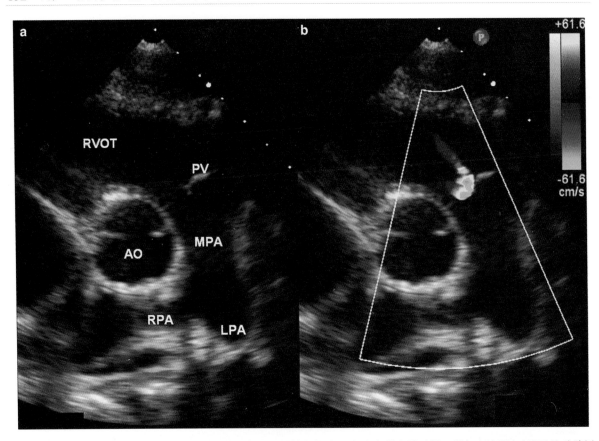

图 5.35　胸骨旁肺动脉瓣切面(a)。此切面其他可见的结构包括右心室流出道和肺动脉。彩色血流图(b)显示肺动脉瓣轻度反流是生理性的,而不是异常发现。AO:主动脉,LPA:左肺动脉,MPA:主肺动脉,PV:肺动脉瓣,RPA:右肺动脉,RVOT:右室流出道。

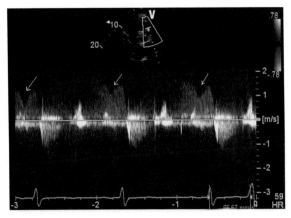

图 5.36　跨肺动脉瓣的连续波多普勒显示在肺动脉瓣反流速度频谱中可见明显的 A-dip(箭头),这是一个正常发现。

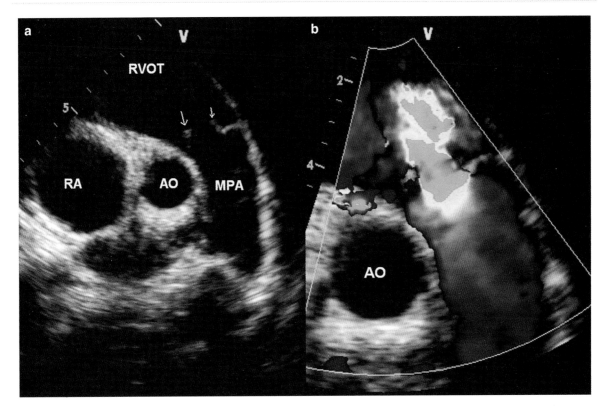

图 5.37　胸骨旁短轴切面显示肺动脉瓣连枷(箭头),这例患者曾因肺动脉瓣狭窄行肺动脉瓣切开术。彩色血流显像(b)显示了一个较大的肺动脉瓣反流束,符合重度肺动脉瓣反流。AO:主动脉,MPA:主肺动脉,RA:右心房,RVOT:右室流出道。

表 5.3　超声心动图和多普勒参数在肺动脉瓣反流评估中的优势和局限性

参数	优势	局限性
RV 大小	RV 扩大对慢性显著的 PR 敏感,正常大小实际上可排除显著的 PR	扩大见于其他的情况
矛盾性间隔运动(容量负荷过重模式)	重度 PR 的简单征象	对 PR 不是特异性
流束面积 – 彩色血流	简单	和 PR 严重程度相关性差
缩流宽度	简单的定量方法,也适用于其他的瓣膜	操作更加困难,要求有清楚的肺动脉瓣图像,缺乏发表的证实
流束减速速率 – CW	简单	陡峭的减速对重度 PR 不是特异性
血流定量 – PW	定量反流血流和分数	易受显著误差的影响,这是由于肺动脉瓣环测量的困难性和动态 RVOT,没有很好的证实

CW:连续波多普勒,RV:右室,PR:肺动脉瓣反流,RVOT:右室流出道。

来源:经过同意引自 Zoghbi 等人[31]。

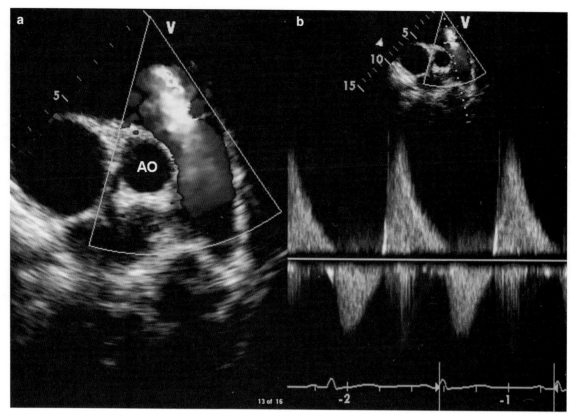

图 5.38　与图 5.26 同一患者的胸骨旁短轴切面(a)和连续波多普勒(b)。有重度肺动脉瓣反流的典型肺动脉反流速度频谱。(b)反流速度密集,并快速减速至基线水平。AO:主动脉。

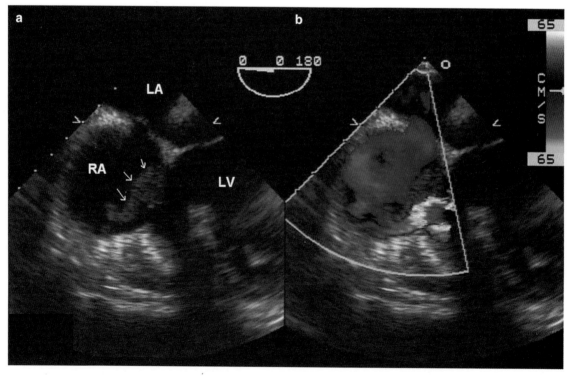

图 5.39　(a)一侧右心心内膜炎患者的经食管超声心动图显示在三尖瓣上有一个较大的赘生物(箭头),在收缩期脱入到右房。彩色血流显像(b)显示轻度三尖瓣反流。

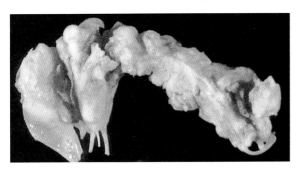

图 5.40　三尖瓣感染性心内膜炎。离体的三尖瓣叶碎片。较大的赘生物很典型，尤其是真菌感染。右心感染往往培养阴性。可有包括肺栓子的栓子表现。脓胸、积液、肺梗死和脓肿可能会使右心感染复杂化。

小结

　　三尖瓣或肺动脉瓣轻度反流很常见，无疑可能为生理性。一个更加严重的反流为异常性，可导致右室容量负荷过重。应当了解瓣膜反流的潜在机制，以明确瓣膜修补的可行性和外科手术方法的类型，因为消除反流的早期有创性治疗已被证明可改善长期的预后。

参考文献

1. Acar C, Përier P, Fontaliran F, Deloche A, Carpentier A. Anatomical study of the tricuspid valve and its variations. *Surg Radiol Anat*. 1990;12:229-230.
2. Waller BF, Howard J, Fess S. Pathology of tricuspid valve stenosis and pure tricuspid regurgitation – Part I. *Clin Cardiol*. 1995 Feb;18(2):97-102.
3. Waller BF, Howard J, Fess S. Pathology of tricuspid valve stenosis and pure tricuspid regurgitation – Part II. *Clin Cardiol*. 1995 Mar;18(3):167-174.
4. Waller BF, Howard J, Fess S. Pathology of tricuspid valve stenosis and pure tricuspid regurgitation – Part III. *Clin Cardiol*. 1995 Apr;18(4):225-230.
5. Fukuda S, Saracino G, Matsumura Y, et al. Three-dimensional geometry of the tricuspid annulus in healthy subjects and in patients with functional tricuspid regurgitation – A real-time, 3-dimensional echocardiographic study. *Circulation*. 2006;114:I492-I498.
6. Emine BS, Murat A, Mehmet B, Mustafa K, Gokturk I. Flail mitral and tricuspid valves due to myxomatous disease. *Eur J Echocardiogr*. 2008 Mar;9(2):304-305.
7. Banning AP, Durrani A, Pillai R. Rupture of the atrial septum and tricuspid valve after blunt chest trauma. *Ann Thorac Surg*. 1997 July;64(1):240-242.
8. Chares M, Lamm P, Leischik R, Lenz G, Steinmann EH, Polonius MJ. Highly acute course of ruptured papillary muscle of the tricuspid valve in a case of blunt chest trauma. *Thorac Cardiovasc Surg*. 1993;41:325-327.
9. Kleikamp G, Schnepper U, Kortke H, Breymann T, Korfer R. Tricuspid valve regurgitation following blunt thoracic trauma. *Chest*. 1992;102:1294-1296.
10. Choi JS, Kim EJ. Simultaneous rupture of the mitral and tricuspid valves with left ventricular rupture caused by blunt trauma. *Ann Thorac Surg*. 2008 Oct;86(4):1371-1373.
11. Mielniczuk L, Haddad H, Davies RA, Veinot JP. Tricuspid valve chordal tissue in endomyocardial biopsy specimens of patients with significant tricuspid regurgitation. *J Heart Lung Transplant*. 2005 Oct;24(10):1586-1590.
12. Braverman AC, Coplen SE, Mudge GH, Lee RT. Ruptured chordae tendineae of the tricuspid valve as a complication of endomyocardial biopsy in heart transplant patients. *Am J Cardiol*. 1990;66:111-113.
13. Kim JB, Spevack DM, Tunick PA, et al. The effect of transvenous pacemaker and implantable cardioverter defibrillator lead placement on tricuspid valve function: an observational study. *J Am Soc Echocardiogr*. 2008 Mar;21(3):284-287.
14. Ohmori T, Iwakawa K, Matsumoto Y, Arita N, Okada K. A fatal case of fungal endocarditis of the tricuspid valve associated with long-term venous catheterization and treatment with antibiotics in a patient with a history of alcohol abuse. *Mycopathologia*. 1997;139(3):123-128.
15. Panidis IP, Kotler MN, Mintz GS, Ross J, Weber J. Clinical and echocardiographic correlations in right heart endocarditis. *Int J Cardiol*. 1984 Jul;6(1):17-34.
16. Van Der Westhuizen NG, Rose AG. Right-sided valvular infective endocarditis: a clinicopathological study of 29 patients. *S Afr Med J*. 1987;71:25-27.
17. Barbara DW, Edwards WD, Connolly HM, Dearani JA. Surgical pathology of 104 tricuspid valves (2000–2005) with classic right-sided Ebstein's malformation. *Cardiovasc Pathol*. 2008;17(3):166-171.
18. Chauvaud SM, Brancaccio G, Carpentier AF. Cardiac arrhythmia in patients undergoing surgical repair of Ebstein's anomaly. *Ann Thorac Surg*. 2001 May;71(5):1547-1552.
19. Anderson KR, Danielson GK, McGoon DC, Lie JT. Ebstein's anomaly of the left-sided tricuspid valve: pathological anatomy of the valvular malformation. *Circulation*. 1978 Sep;58(3 Pt 2):I87-I91.
20. Shiina A, Seward JB, Edwards WD, Hagler DJ, Tajik AJ. Two-dimensional echocardiographic spectrum of Ebstein's anomaly: detailed anatomic assessment. *J Am Coll Cardiol*. 1984 Feb;3(2 Pt 1):356-370.
21. Anderson KR, Zuberbuhler JR, Anderson RH, Becker AE, Lie JT. Morphologic spectrum of Ebstein's anomaly of the heart: a review. *Mayo Clin Proc*. 1979 Mar; 54(3):174-180.
22. Shiina A, Seward JB, Tajik AJ, Hagler DJ, Danielson GK. Two-dimensional echocardiographic–surgical correlation in Ebstein's anomaly: preoperative determination of patients requiring tricuspid valve plication vs replacement. *Circulation*. 1983 Sep;68(3):534-544.
23. Becker AE, Becker MJ, Edwards JE. Pathological spectrum of dysplasia of the tricuspid valve: features in common with Ebstein's malformation. *J Pathol*. 1971 Feb;103(2):xix-xxx.
24. Simula DV, Edwards WD, Tazelaar HD, Connolly HM, Schaff HV. Surgical pathology of carcinoid heart disease: a study of 139 valves from 75 patients spanning 20 years. *Mayo Clin Proc*. 2002;77:139-47.
25. Jian B, Xu J, Connolly J, et al. Serotonin Mechanisms in

heart valve disease I: Serotonin-induced up-regulation of transforming growth factor-{beta}1 via G-protein signal transduction in aortic valve interstitial cells. *Am J Pathol.* 2002 Dec 1;161(6):2111-2121.

26. Xu J, Jian B, Chu R, et al. Serotonin mechanisms in heart valve disease II: The 5-HT2 receptor and its signaling pathway in aortic valve interstitial cells. *Am J Pathol.* 2002 Dec 1;161(6):2209-2218.

27. Gustafsson BI, Tommeras K, Nordrum I, et al. Long-term serotonin administration induces heart valve disease in rats. *Circulation.* 2005;111(12):1517-1522.

28. Shworak NW. Angiogenic modulators in valve development and disease: does valvular disease recapitulate developmental signaling pathways? *Curr Opin Cardiol.* 2004; 19:140-146.

29. Walker GA, Masters KS, Shah DN, Anseth KS, Leinwand LA. Valvular myofibroblast activation by transforming growth factor-beta: implications for pathological extracellular matrix remodeling in heart valve disease. *Circ Res.* 2004 Aug 6;95(3):253-260.

30. Pandya UH, Pellikka PA, Enriquez-Sarano M, Edwards WD, Schaff HV, Connolly HM. Metastatic carcinoid tumor to the heart: Echocardiographic-pathologic study of 11 patients. *J Am Coll Cardiol.* 2002 Oct 2;40(7):1328-1332.

31. Zoghbi WA, Enriquez-Sarano M, Foster E, et al. Recommendations for evaluation of the severity of native valvular regurgitation with two-dimensional and Doppler echocardiography. *J Am Soc Echocardiogr.* 2003 Jul;16(7): 777-802.

32. Gonzalez-Vilchez F, Zarauza J, Vazquez de Prada JA, et al. Assessment of tricuspid regurgitation by Doppler color flow imaging: angiographic correlation. *Int J Cardiol.* 1994 May;44(3):275-283.

33. Ho HH, Min JK, Lin F, Wong SC, Bergman G. Calcified amorphous tumor of the heart. *Circulation.* 2008;117(9): E171-E172.

34. Reynolds C, Tazelaar HD, Edwards WD. Calcified amorphous tumor of the heart (cardiac CAT). *Hum Pathol.* 1997 May;28(5):601-606.

35. Tang GH, David TE, Singh SK, Maganti MD, Armstrong S, Borger MA. Tricuspid valve repair with an annuloplasty ring results in improved long-term outcomes. *Circulation.* 2006 July 4;114(1 Suppl):I577-I581.

36. Silversides CK, Veldtman GR, Crossin J, et al. Pressure half-time predicts hemodynamically significant pulmonary regurgitation in adult patients with repaired tetralogy of fallot. *J Am Soc Echocardiogr.* 2003 Oct;16(10):1057-1062.

第**6**章
心　肌　病

心肌病是以心肌功能不全占主导为特征的心脏疾病,表现为心室舒张或收缩功能不全。在分子生物学出现之前,心肌病被认为是病因不明的心脏肌肉疾病。最近大家认为心肌病定义是一组与机械的或电的功能不全有关的心肌疾病的异质体,通常(但并不总是)表现不适当的心室肥厚或扩张,这是由多种病因导致的,通常是遗传性因素[1]。心肌病可局限于心脏(原发性心肌病),还可以是系统性疾病的一部分(继发性心肌病)。在原发性心肌病组内,在病理病因学上,一些被认为是遗传性的(肥厚型心肌病),一些被认为是获得性的（心肌炎后）,一些被认为是混合性的（扩张型心肌病）[1]。传统上,心肌病分为 3 种类型——扩张型、肥厚型和限制型[2,3]。预计新型心肌疾病将逐渐被发现,尤其在基因突变和其与疾病的相关关系方面将不断更新知识。在将来,我们可以根据细胞骨架元素的变异种类、肌节蛋白、闰盘或离子通道的组成部分分类心肌病[4]。

心肌病相关的症状可能非常多变。在疾病的早期阶段,患者一般无症状。尽管症状的表现形式在不同的心肌病会有一些不同,但随着病情进展,不管心肌病的类型为哪种,都将会发生心力衰竭的典型症状。常见的症状是呼吸困难、心悸、疲劳和周围水肿。心力衰竭的发生预示一个差的预后,1 年死亡率为 20%,6 年死亡率为 70%~80%[5]。所有心肌病均可发生猝死,但在肥厚型心肌病特定亚型患者和致心律失常性右室心肌病患者中可能尤为常见。

扩张型心肌病

扩张型心肌病(DCM)是以一个或两个心室扩张和收缩受损为特征的一种心肌疾病[6]。扩张型心肌病是最常见的心肌病,并可能影响任何年龄的患者。DCM 的特征是所有四个心腔扩大和双心室肥厚(图 6.1~6.3)[2]。心脏的重量可能会严重增加,绝大多数为离心性心室肥厚(心室扩张和肥厚共存)。心室室壁厚度可能薄,这是由于心室扩张时心肌细胞被拉伸。这点有时令人费解,但鉴于增加的心室质量,扩张的心脏可能会严重的肥厚,尽管由于衰竭和心腔扩张而室壁薄。心房或心室血栓可能出现在所有心腔,包括左、右心耳。大体上可见到心肌瘢痕,位于任一心室壁上。重要的是没有明显的冠状动脉疾病、较大范围的心肌梗死、先天性心脏病或瓣膜病,否则这些疾病也许会解释心肌损害。

常见的显微镜下发现包括心肌细胞核肥大、纤维化(可为心内膜下、间质、血管周围和细胞周围)或常有心肌细胞清除或者空泡变性的心肌细胞质退行性改变,心肌纤维变细和明显拉伸。细胞核可能形状不规则和超染色。间质纤维化的位置大多是在细胞周围和心内膜,但也可在血管周围。不应该将间质细胞和炎症细胞相混淆,误解为心肌炎的证据。然而,真正的心肌炎并不少见,

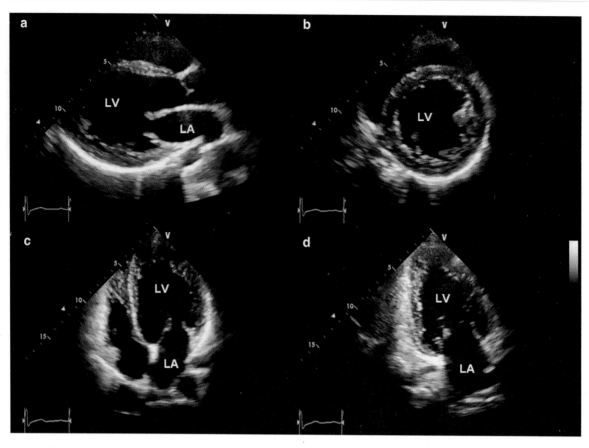

图 6.1　扩张型心肌病患者的胸骨旁长轴(a)、短轴(b)、心尖四腔(c)和心尖两腔(d)切面在舒张期显示一个扩张的和球状的左室。LA：左房，LV：心室。

要么是由于一个潜在的病因，要么是由于治疗的一种结果(收缩血管药物和其他药物引起的儿茶酚胺性和过敏性心肌炎)。

扩张型心肌病可并发双心室充血性心力衰竭、室上性和室性心律失常、血栓栓塞和猝死。DCM 常伴有一定程度的三尖瓣和二尖瓣反流，原因是心室扩张和瓣环拉伸引起瓣叶对合不良。

为了准确地诊断原发性扩张型心肌病，必须知道个人临床资料，包括其他疾病、毒素和药物暴露以及系统性疾病的信息。正确的临床情况包括不存在明显的心脏瓣膜病、冠状动脉疾病和长期的高血压。

在组织学上，心肌炎可见于 10% 的 DCM 病例，因此，其种类在原发性心肌病组内是一个混合的病理病因学类型(图 6.4)[1, 7, 8]。心肌炎可能导致 DCM，因为最初的病毒感染可导致心肌细胞破坏，继而自身抗体对心肌细胞进行慢性免疫攻击，也牵扯细胞免疫系统。病毒蛋白酶可能切割和扰乱正常抗肌萎缩蛋白关系，它有肌纤维膜。有趣的是，抗肌萎缩蛋白突变和其他细胞骨架蛋白突变通常与遗传性 DCM 及 Duchenne 型、Becker 型肌营养不良相关的心肌病有关。

继发性 DCM 的病因包括肌病(也累及骨骼肌)、辐射、阿霉素暴露、营养缺乏、酒精、糖尿病、人类免疫缺陷病毒(HIV)感染、肝炎 C 感染和围产状态[9-12]。如果有临床疲劳，应该考虑行骨骼肌检查。全身性肌病的多种形式可有心肌受累，通过活检一个受累的外周肌肉(图 6.5)，很容易

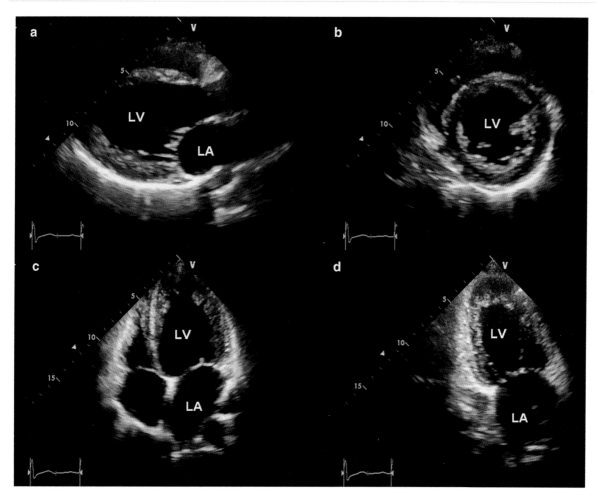

图 6.2 与图 6.1 为同一患者,此为胸骨旁长轴(a)、短轴(b)、心尖四腔(c)和心尖两腔(d)切面在收缩期显示左室仍为运动普遍减弱的球状。LA:左房,LV:左室。

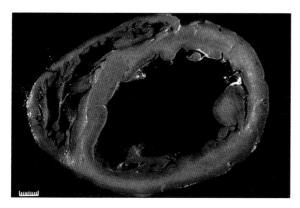

图 6.3 原发性扩张型心肌病。患者双心室肥厚和扩张,存在充血性心力衰竭。

做出诊断。

家族性 DCM 在 DCM 病例中约占 20%[11, 13, 14]。非家族性和家族性形式的 DCM 无法通过常规组织学和成像分辨[15]。

正如 DCM 的名称所暗示的一样,典型超声心动图的发现是左室扩大伴普遍运动减弱,导致每搏输出量减少[16]。左室壁一般是正常厚度或薄。随着左室增大,左室质量也有所增加,尽管左室壁厚度正常(偏心性肥大)。虽然一般为普遍性运动减弱,但可见到各种程度的区域差异。与前

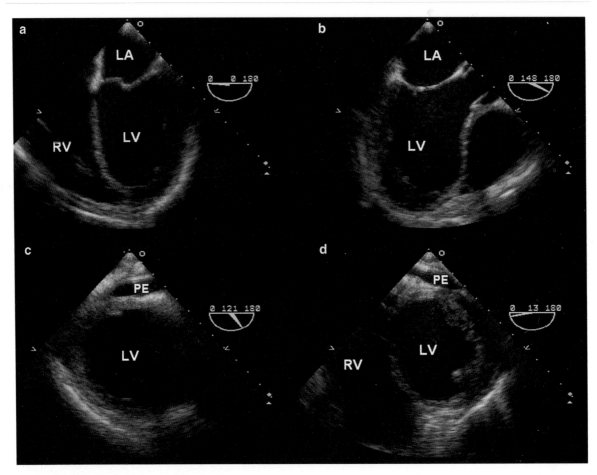

图6.4 巨细胞性心肌炎患者的经食管切面(a,b,c,d)显示左室严重扩张伴运动普遍减弱。右室也扩张和运动减弱。存在少量心包积液。LA:左房,LV:左室,PE:心包积液,RV:右室。

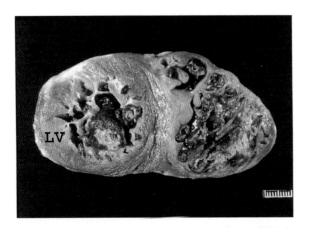

图6.5 和 Becker 肌肉萎缩症有关的心肌病。这例患者有充血性心力衰竭。可见双侧心室血栓。临床上也存在骨骼肌受累。LV:左室。

壁和侧游离壁相比,基底部室壁和室间隔通常严重地运动减弱。心肌瘢痕(证据是变薄、回声增强的室壁)不常见,当它存在时,应怀疑冠状动脉性疾病。

左室功能不全的程度可从非常轻微到严重收缩功能不全之间的整个范围。在疾病的开始,左室容积的增加很轻微。随着扩张更为明显,心脏更像球形[17, 18]。中度或重度左室功能不全,可见左室腔内自发性显影,尤其是在用高频率探头时。在这种情况下,通过典型的漩涡运动模式可将自发性显影和伪像区分开。

在扩张型心肌病中,两个心室都受影响,应

仔细评估右室功能。事实上,在左室功能不全的情况下同时存在右室功能不全,表示左室疾病的病因更有可能是心肌病而不是缺血性心脏病。右室功能比左室对负荷情况更敏感。在一个宽范围的后负荷,左室仍可以维持正常的输出量,而右室的输出量其至在一个相对较小的后负荷增加的情况下就可以明显减少[19]。在一个衰竭的左室,后方压力增加导致后负荷增加,这是右室功能不全存在的另一个重要原因。这并不奇怪,在决定包括运动耐量和存活等心衰患者的结局方面,右室功能不全可提供逐渐增加的预后价值[20]。

左室血栓是一种少见的扩张型心肌病并发症,对维持窦性心律的患者不常规使用抗凝治疗。血栓的位置最常见是左室心尖部(图6.6)。左室血栓与近场增益伪像的区别将在第7章中阐述。扩张型心肌病的心室心尖部有相当多的小梁形成,这种表现可能提示非致密化,但心室壁薄,没有一个两层的心肌[21]。可能很难识别小梁间较小的层状血栓。由于二尖瓣环扩张和二尖瓣叶收缩性牵拉,二尖瓣反流常见,将会导致继发性肺动脉高压和右室功能不全(图6.7)。

舒张功能不全通常与收缩功能不全共存,并且可占主导地位,以至于患者尽管只有轻度收缩功能降低,也可有重度的心脏衰竭症状。在这些

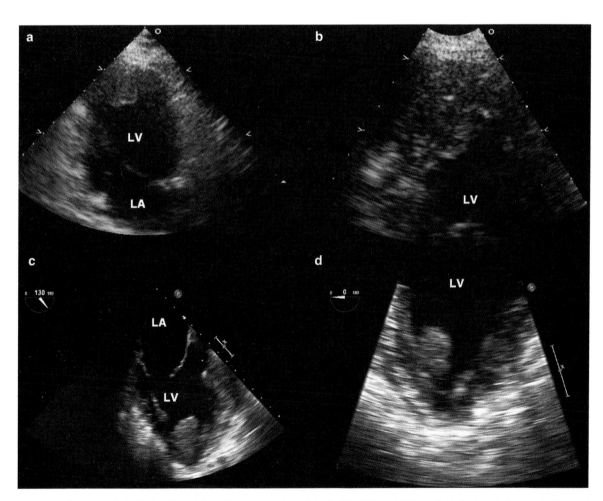

图6.6　扩张型心肌病患者的经胸心尖切面(a,b)和左室心尖经食管切面(c,d)显示一个较大的心尖血栓。左室心尖小梁形成,很难区分血栓和肌小梁,如显示在图(b)的经胸图像。LA:左房,LV:左室。

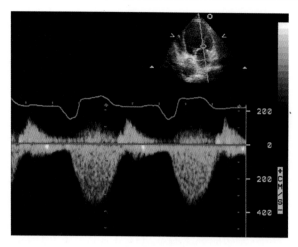

图 6.7 二尖瓣反流在扩张型心肌病患者中常见。连续波多普勒信号密集，呈三角轮廓，符合重度二尖瓣反流。达峰血流速度延迟，提示重度左室功能不全。

患者中，多数的舒张性超声心动图测量指标异常。舒张充盈期在 DCM 中通常缩短，并且在心脏传导阻滞时更差。优化房—室间期的起搏对这种情况有用[22]。伴有短二尖瓣减速时间的限制性充盈模式指示高左室充盈压，预测预后不良（图6.8）[23]。也可以用多普勒指标随访对治疗的反应（图6.9）。在第16章中，将会阐述评估舒张功能的详细方法。

心室致密化不全

　　孤立的心室致密化不全是和扩张型心肌病分组在一起的心肌病。心室致密化不全实质上具有家族性[24]。对于这种疾病，左室里有显著的小梁形成，使其有一个双层的外观。左室呈现伴有深隐窝的粗大小梁，这一外观类似于右室，而不是通常光滑的左室心内膜表面。小梁在下侧壁和心尖最为显著，且网络样交织的小梁经常出现在心尖（图6.10）[21]。这种疾病有收缩功能不全、心律失常和心内膜血栓形成伴栓塞的倾向。这种倾向可能是由于心室心内膜肌小梁表面面积的增加，以及因心室功能障碍导致的血流停滞。彩色血流成像和使用造影剂可以通过突出深陷的隐

窝来区分致密化层与非致密化层之间的差异。在这种情况下难以检测较小的层状血栓。

　　超声心动图特征列于表 6.1 中（图6.10，6.11）。孤立的心室致密化不全最主要的诊断特征是在收缩期小梁化室壁部分与非小梁化致密室壁部分的比例（＞2：1）[21]。过多的心室小梁形成也伴有心室流出道梗阻和包括肺动脉闭锁的先天性心脏病。尽管为非致密心室，但都不是孤立的。在包括扩张型心脏病和高血压心脏病的其他疾病情况，可能会出现一个或者多个特征，如果不是全部，孤立性非致密化在这些发现中最常见[21]。非致密化室壁增厚的室壁厚度是排除扩张型心肌病的一个好的辨别特征，心肌双层外观一般不会出现在高血压性心脏病中。孤立性致密化不全和一些全身神经肌肉肌病或肌肉萎缩症相关。鉴于发生心律失常和血栓的倾向，可考虑除颤器和抗凝治疗。

肥厚型心肌病

　　肥厚型心肌病（HCM）是一个重要的临床疾病，可能会有收缩和舒张功能障碍。它是一种遗传性心肌病，是许多猝死的原因，特别是在 35 岁以下[25,26]。肥厚型心肌病有许多同义词，包括特发性肥厚型主动脉瓣下狭窄和肥厚型梗阻性心肌病，但没有一个名称可以充分涵盖这种疾病广泛的临床和病理变异[27]。可有不对称性室间隔肥厚，但也可以不存在。肥厚本身可能不存在或仅很轻微。心室流出道梗阻和缺血可能是主要问题[28]。

　　HCM 的诊断性特征已经在病理学、超声心动图、心电学、临床检查和血流动力学的研究中被描述过[27,29-31]。这些特征包括舒张功能不全、左室肥厚和二尖瓣前叶收缩运动。许多这些特征不是 HCM 所特有。例如，与年龄有关的室间隔成角或严重高血压相关的左室肥厚可能会引起二

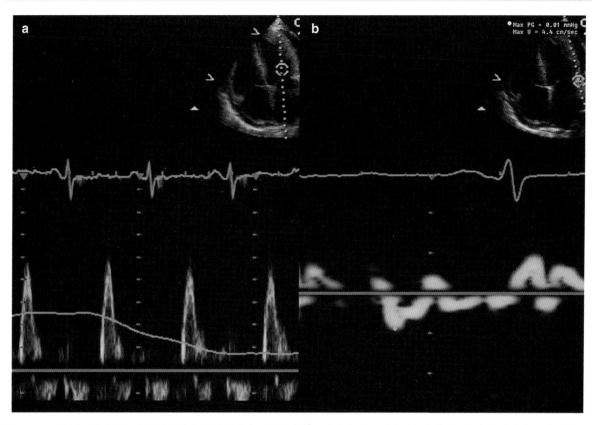

图 6.8 二尖瓣血流信号(a)显示舒张早期流速增加,舒张晚期速度非常低。减速时间非常短,符合严重升高的左室充盈压并预示预后不良。组织多普勒成像在侧壁瓣环处显示一个严重降低的舒张早期速度。

尖瓣前叶收缩期前向运动,尤其是当患者低血容量时。遗传研究检测典型肌球蛋白基因的突变对于这类患者的诊断和预后判断已经越来越重要。

应当记住,HCM 存在许多变体,不是所有在表型上都是不对称性室间隔肥厚。许多患者为对称性左室肥厚,酷似在全身动脉高血压中的改变。已发现有一种心尖变体,其大体上的心肌肥厚和组织学的心肌细胞紊乱集中在 LV 心尖。这

种变体没有流出道梗阻,尽管可能存在心尖阻塞。

这些心脏在大体上常严重肥厚,尽管在早期年龄时肥厚可能不明显(图 6.12)。对于一个在影像上无心肌肥厚的孩子,一定要长期随访,以防随后发生心肌肥厚,这对于孩童时期的筛查非常重要。肥厚通常在孩子达到生理成熟时明显,虽然近期研究表明,在某些 HCM 患者中,心肌肥厚的发生可能要晚得多[25]。左房通常扩张,二尖瓣

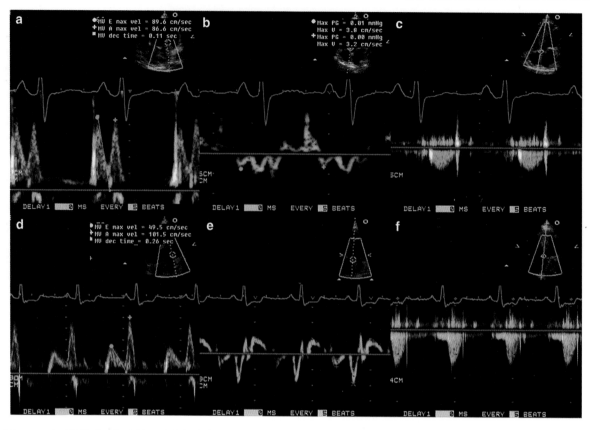

图 6.9 对于扩张型心肌病伴心脏衰竭患者,其对治疗的反应可通过多普勒评估进行分析。治疗前,二尖瓣血流速度(a)和室间隔组织瓣环速度(b)提示升高的左室充盈压。左室流出道的连续波多普勒(c)证实低的每搏输出量。治疗后,左室充盈压还原,从而二尖瓣血流速度(d)显示为松弛受损模式。舒张期瓣环组织速度保持不变(e)。通过左室流出道的连续波多普勒测定的每搏输出量显示略有改善(f)。这些发现表明对心力衰竭治疗有好的反应。

增厚,前叶收缩期前向运动可碰撞室间隔,造成瓣叶损伤(图 6.13)。在一些患者中发生的慢性充血性心脏衰竭,可能会导致右侧心腔扩张或变得肥厚。

移植或尸检的心脏特征性显示心肌细胞肥大、间质纤维化、心肌细胞排列紊乱和心肌内小动脉增厚。排列紊乱实际上在心脏是正常的,因此对 HCM 不是特异的。心肌细胞排列紊乱也可见于在既往活检部位的重新活检、法洛四联症、肺动脉闭锁、主动脉瓣闭锁以及房室瓣切除术后

退化的乳头肌。这些疾病的患者和 HCM 患者之间心肌排列紊乱的区别是在数量上,而不是在性质上[32]。

伴有替换型纤维化的微梗死并不少见。较大的瘢痕酷似于陈旧性心肌梗死,可能发生在此病的"扩张"阶段,此时收缩性充血性心力衰竭承继着舒张性衰竭(图 6.14)。仅约 10% 的 HCM 患者可发生这种并发症。这些"耗竭"的病例仍有 HCM 的病理学心肌发现的特征,通常存在广泛的瘢痕,但原因不明确。当比较普通 HCM 病例和

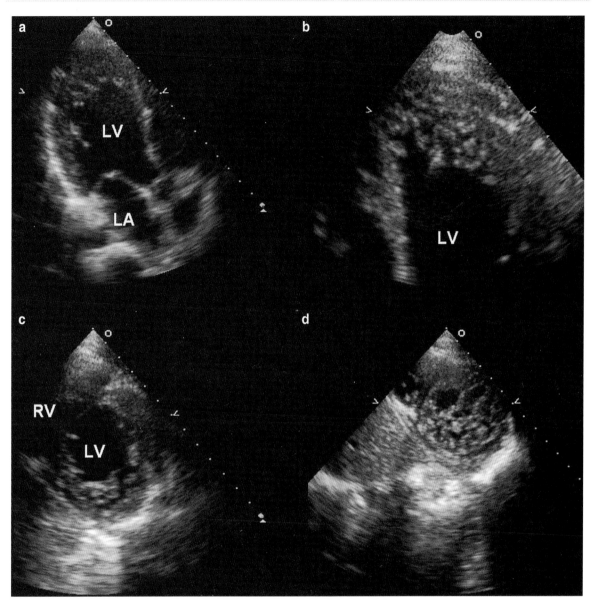

图 6.10 左室中段、心尖段在心尖长轴(a,b)和短轴(c,d)切面可见粗大的小梁和深陷的隐窝。这些特征符合左室致密化不全。LA：左房，LV：左室，RV：右室。

表 6.1 左室致密化不全的诊断特征

增厚的心室节段

双层心肌

非致密化层与致密化层在收缩末期的比值≥2：1

充盈的深隐窝

中段或心尖段的显著网格状结构

受影响节段的运动减弱

来源：修正自 Frischknecht 等[21]。

"耗竭"HCM 病例时，主要的形态学差异是瘢痕的程度[33]。

有许多酷似 HCM 的疾病，包括淀粉样变性、Fabry 病和其他糖原累积疾病[30]。在心脏活检标本中应常规使用淀粉样蛋白染色，如刚果红、硫酸阿尔辛蓝或甲基紫，尤其是在临床上考虑 HCM 时。可能会检测出像 Fabry 病或糖原累积病等累积性疾病。在房颤患者中，已经发现编码

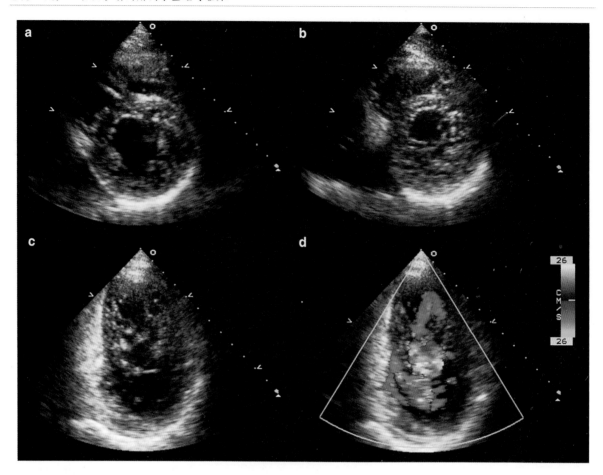

图 6.11   左室中段、心尖段的胸骨旁短轴切面(a,b,c)显示中段、心尖段显著的网格状结构,伴有彩色血流成像证实的充盈的深隐窝(d)。

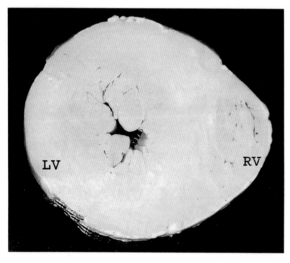

图 6.12   一例因肥厚型心肌病(HCM)而猝死的年轻人的心脏横切面。显著的对称性左室肥厚。心肌细胞排列紊乱较严重。LV:左室,RV:右室。

AMP 活化蛋白激酶的 γ - 2 调节亚基(PRKAG)的基因突变,一个心脏表型酷似原发性肥厚型心肌病(图 6.15)[34]。

因为突变被得到认识,分子生物学可能改变 HCM 的诊断。最常见的异常包括 β - 肌球蛋白重链、肌钙蛋白 T 和 α - 原肌球蛋白区的肌节突变[35-37]。使用高信息化的短串联重复序列多态性(STRP)标记物和聚合酶链反应(PCR),如今可快速检测突变[37, 38]。这些检查并不要求用心肌来诊断,但这些技术在很大程度上仍是研究性技术,尚未广泛使用。表型的表达可能高度可变,甚至家族性,共存疾病的修饰可能在特定突变的表型表达中发挥作用[39]。

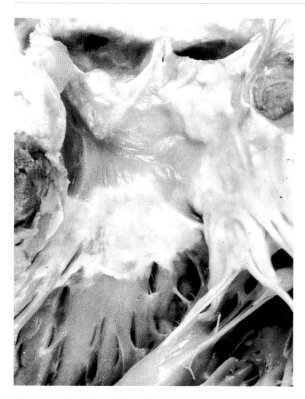

图 6.13 伴有流出道梗阻的肥厚型心肌病（HCM）患者。二尖瓣作用于室间隔，产生了一个纤维性内膜增厚，即室间隔接触性病变。这种病变见于 HCM，但对于诊断不具特异性。

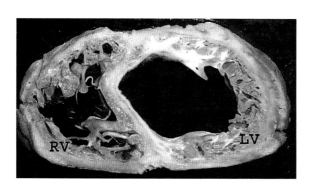

图 6.14 "耗竭"肥厚型心肌病。这例患者有充血性心力衰竭。他的心脏有双室扩张和肥厚，伴有心肌瘢痕。尽管这样，可见诊断肥厚型心肌病（HCM）的特征性心肌细胞排列紊乱和小血管疾病。LV：左室，RV：右室。

鉴于基因型、表型和自然病史，HCM 是一种异质性疾病。约 50% 的 HCM 病例是家族性的，在这些病例中，遗传方式是和肌节蛋白基因突变相关的常染色体显性遗传[40]。在高达 10% 的 HCM 表型患者中，突变可能不发生在编码肌节蛋白的基因，遗传分析是确定这些突变的最好方式。在有肌节蛋白基因突变的 HCM 患者中，临床表现可能想当多变。表型表达可能在 10%~15% 的成年患者中不存在，其中一些患者可能在 50~60 岁时出现表型表达，一些患者可能终身表型阴性[41]。

超声心动图在对肥厚型心肌病患者的评估中起到至关重要的作用，因为不明原因的局灶性或弥漫性肥厚是这个疾病的经典特征。常见的超声心动图发现列在表 6.2 中。在这些发现中，有些只是在特定形态学类型中呈现。基于肥厚的模式和位置，已描述过不同的形态学类型。对于肥厚的范围和程度，没有普遍被认可的单个指标。一个或多个心肌节段的极度肥厚（室壁厚度≥30mm）可能是一个猝死的危险因素，尤其是其伴有其他的危险因素，如猝死家族史、年轻发病以及不能解释的晕厥等（图 6.16）[42, 43]。对运动的异常血压反应和非持续室性心动过速也可能会增加猝死的风险[44]。因此，除了一个综合性评估，重要的是还应测量所有心肌节段肥厚的最大室壁厚度。

经典的表型有显著肥厚的室间隔基底部，后、下壁的基底部相对较薄。这和动态主动脉瓣下梗阻有关（图 6.17）。"射血、梗阻和漏"模式很好地描述了这些患者的左室腔内血流动力学[45]。在左室射血早期阶段，接近对合部位的二尖瓣瓣尖快速前向运动（SAM）。这可能是由于窄的流出道、异常的二尖瓣瓣叶方向以及 Venturi 效应。二尖瓣叶可能在收缩中到后期与室间隔接触，造成主动脉瓣下压差。与此同时，二尖瓣瓣叶因急速转向流出道而不能正常对合，导致发生二尖瓣反流，反流束朝向后方，且随着射血的进展在程度上加重（图 6.18）。

全面描述肥厚的位置和严重程度，对这些患

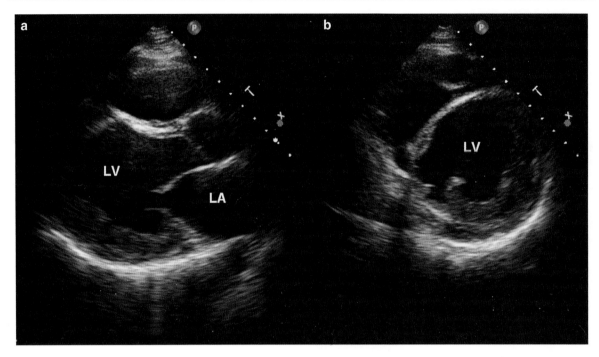

图 6.15　PRKAG 突变患者的经胸骨旁长轴(a)和短轴(b)切面显示前外侧壁、后外侧壁和下壁心肌肥厚。室间隔薄,运动消失。患者在接受基因检测之前被诊断为肥厚型心肌病。LA:左房,LV:左室。

表 6.2　肥厚型心肌病的超声心动图发现

LV 肥厚(局部或弥漫)

室间隔与后壁厚度的比值增高(>1.3)

较小的 LV 腔

高动力性 LV 收缩

RV 肥厚

增大的 LA 大小

二尖瓣瓣叶收缩期前向运动(SAM)

在 SAM 接触处室间隔回声增强

异常的乳头肌

朝向后方的二尖瓣反流

主动脉瓣收缩中期关闭

主动脉瓣膜下收缩期动态压差(拖拽形 CW 信号)

收缩中期或心尖收缩期动态压差

松弛不同步(在 IVRT 期有显著的血流)

CW:连续波多普勒,IVRT:等容舒张期,LV:左室,RV:右室,LA:左房。

者的管理非常重要,因为这些信息对考虑行外科室间隔心肌切除术或酒精室间隔消融术是至关重要的(图 6.19)。这些手术可考虑用于治疗基底室间隔肥厚(≥15mm)、静息主动脉瓣下压差(>30mmHg)或激惹压差(>50mmHg)的症状性 HCM 患者[46]。当静息时不存在主动脉瓣下梗阻,通过 Valsalva 动作或吸入亚硝酸异戊酯调控左室负荷情况,可能会引出一种激惹性主动脉瓣下压差(图 6.20)。二尖瓣叶收缩期前向运动表明存在一个主动脉瓣下压差。相反,腱索收缩性前向运动可能在没有肥厚型心肌病的患者中存在,并不一定表示存在腔内压差。它可见于有冗长腱索、正常的左室大小和收缩功能的患者。主动脉瓣收缩中期关闭也表明存在主动脉瓣下压差,其最好地显示在主动脉瓣 M− 型上。伴随 SAM,经常可探测到二尖瓣反流,其严重程度在收缩后期

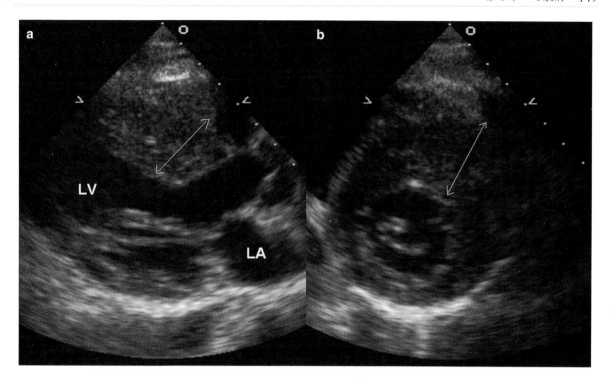

图 6.16 肥厚型心肌病患者的胸骨旁长轴(a)和短轴(b)切面,显示非常严重的左室室间隔和前壁肥厚,厚度达 33mm。LA:左房,LV:左室。

加重(图 6.18)。二尖瓣反流朝向后方[45]。在这种疾病中,可见到乳头肌位置的轻微变异,可能易发生主动脉瓣下梗阻[47]。

对称性或弥漫性左室肥厚是一种罕见的 HCM 形式(图 6.21)[48]。很难将它和与长期控制不良的全身性动脉高血压相关的左室肥厚区别开来。家族史的存在或分子学分析显示一个已知的 HCM 肌节蛋白突变,有助于在这种情况下做出诊断。在这种形态学类型中,罕见主动脉瓣下动态梗阻,但可能存在中部心腔内压差。

心尖 HCM 是另一种罕见的形态学类型。它首先在日本人群中被描述,但是现在在所有种族中都有报道[49,50]。尽管心尖四腔切面适合显示这种具有典型"铲形"左室腔的情况,心尖肥厚可能很难显示(图 6.22)。确实,左室心尖可能看上去运动消失,而被混淆为心尖梗死(图 6.23)。当怀疑这种情况时,超声造影剂的使用对检测这种情况有用(图 6.24)。可能存在心尖收缩性压差,其

可通过左室心尖部的彩色血流显像和脉冲波探测来显示。一种更好地评估左室心尖肥厚的切面是心尖的短轴切面,探头在第 4 或第 5 肋间近锁骨中线处(图 6.24)。患者接近仰卧位的轻微左侧卧位可能有助于检测,而不是标准的左侧卧位。心尖梗死是心尖肥厚型心肌病患者一个已知的并发症(图 6.25a,b)[51]。需要考虑左室血栓。对于怀疑有心尖部室壁瘤或者血栓的心尖肥厚型心肌病患者,注射超声造影剂应该是评估中不可分割的一部分。

可以见到不寻常形态学类型的肥厚型心肌病。在一些患者中,心肌肥厚可能是相当轻微的(图 6.26)。家族性肥厚型心肌病受影响的家庭成员可能有不同的形态学类型。极端肥厚(≥30mm)在较年轻的 HCM 患者中比年龄较大者多常见,这就表明有这种发现的年轻患者的一种自然消减,可能是由于猝死[42,43]。

肥厚程度在第一个 20 年期间可变,并且在

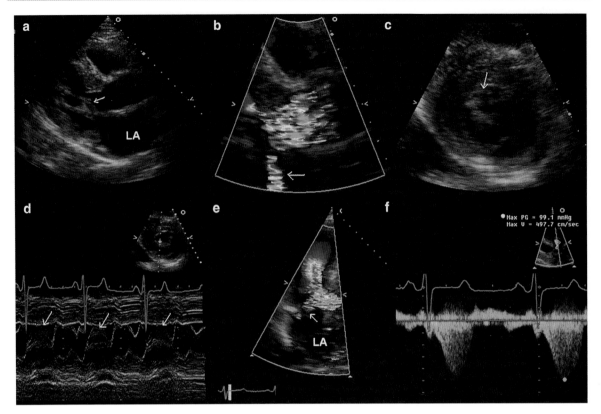

图 6.17　梗阻性肥厚型心肌病的典型特征显示在胸骨旁长轴(a,b)、短轴(c)、二尖瓣 M 型(d)、彩色血流成像(b,e)和跨过左室流出道的连续波多普勒(f)上。二尖瓣叶收缩期前向运动可见于长轴和短轴切面(a,c)。这也可以在 M 型(箭头,d)上很清楚地显示。彩色血流显像显示左室流出道血流加速和存在二尖瓣反流(箭头)。连续波多普勒(f)证实了左室流出道梗阻。LA:左房。

青春期左室形态和肥厚可发生迅速改变。在生理成熟后,通常室壁厚度不会进一步增加。然而,最近研究表明,在 HCM 患者的一个亚组中,尤其是那些有肌球蛋白结合蛋白 C 突变的患者,肥厚可能会发生在第 5 或第 6 个 10 年[41]。这在家庭筛查中具有重要的意义。在有 HCM 已知突变的家族中,阴性基因检查可以明确排除诊断。当检测病例中发现没有 HCM 已知突变时, 对年轻的家族成员应该每年行超声检查肥厚情况,对于成年的家族成员需要每 3～5 年检查一次。

右室受累在 HCM 中相当常见。最近的一项研究显示大部分的 HCM 患者在心脏磁共振成像上有右室肥厚[52]。这一发现的临床意义仍然不清楚。

在 HCM 中,收缩功能正常或者超级正常。左室功能不全可发生在大约 10% 的 HCM 患者中。这已被描述为终末期或者"耗竭 HCM",因为它预测一个具有高风险猝死的不良预后[53]。尽管可发生室壁变薄和心腔扩大,但是仍存在持续性肥厚和不扩张的左室心腔。

肥厚型心肌病患者常见舒张功能异常。测量指标如 E/E' 和减速时间在其他心脏病中可预测左室充盈压力,但在肥厚型心肌病不是充盈压好的预测指标[54]。左室充盈压的测定不应基于一个或两个测量值,而是应采用所有可用的超声和多普勒发现[55]。据报道,减低的舒张期瓣环速度存在于携带疾病已知的基因突变而肥厚表型上阴性的患者,并且一个低的舒张早期瓣环速度可

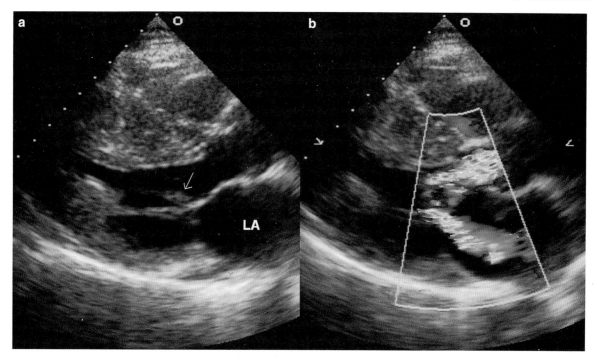

图 6.18　胸骨旁长轴切面(a)显示二尖瓣叶收缩期前向运动(箭头)。彩色血流成像(b)显示左室流出道血流加速,符合梗阻,存在朝向后方的二尖瓣反流。LA:左房。

用于识别这些患者(图 6.26)[56, 57]。这个有趣的观察需要得到进一步验证。

　　不同步在左室松弛时常见,可在等容舒张期引起一个显著的从左室腔基底部到心尖的顺行血流。如果不仔细注意这个流速的时间 (图 6.27),可能误认为是一个显著的二尖瓣 E 峰速度。松弛不同步可以延伸到舒张充盈阶段,以致于可能在左室腔基底部和左室心尖之间存在舒张性压差(图 6.28)。如果存在心尖室壁瘤,则可以检测到有趣的多相流速,位于左室室壁瘤与左室主腔之间。为了解释这些患者腔内血流动力学的复杂性,彩色血流图像的逐帧评估和采用脉冲多普勒对左室腔内不同部位进行仔细的探测是必不可少的。腔内彩色血流 M 型对这些腔内血流的时间和位置非常有用。

限制型心肌病

　　限制型心肌病是一种最少见的心肌病,是以限制性左室舒张充盈和不同程度收缩功能不全为特征的一组异质性疾病。在某些这类患者中,收缩功能可能保留[58]。这组疾病包括原发性限制型心肌病、Loffler 纤维增生性壁层心内膜炎、心内膜纤维化和嗜酸性粒细胞增多综合征。舒张功能衰竭的继发性病因有无数种,包括常见疾病如急性、慢性缺血和系统性动脉高血压。

　　在限制型心肌病中,心室大小正常或接近正常、心室充盈压增高、心室顺应性降低、正常或接近正常的心室收缩功能以及心房扩大[59]。最大的心腔是心房,因为它们必须将血排空到一个没

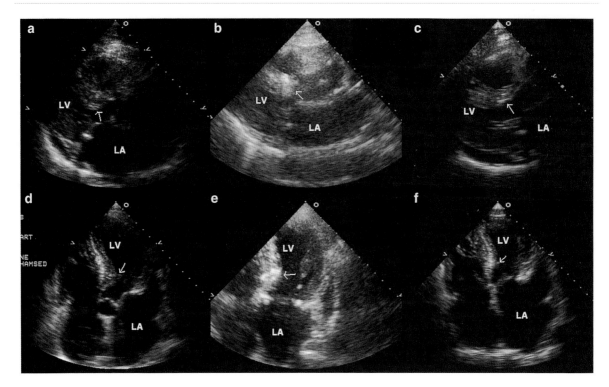

图 6.19 这例肥厚型心肌病患者已经接受了室间隔酒精消融。胸骨旁长轴(a)和心尖五腔切面(d)显示,在操作之前室间隔基底部明显肥厚。在室间隔酒精消融过程中,通过超声对比剂评估室间隔的灌注图像。胸骨旁长轴(b)和心尖四腔切面(e)显示,前室间隔基底部超声回声增强,这说明间隔支适用于酒精输注。在 1 个月的随访中,胸骨旁长轴(c)和心尖四腔切面(f)显示,前室间隔基底部厚度减小,这是消融的结果。LA:左房,LV:左室。

有顺应性的心室。通常没有明显的心室肥厚。需要除去心包限制,因为临床表现可能相似,心包限制患者可从心包切除术中获益。

两种主要的原发性限制型心肌病是嗜酸性粒细胞心内膜心肌型和非嗜酸性粒细胞型[2]。嗜酸性粒细胞型可能和高嗜酸性粒细胞、嗜酸性粒细胞性心肌炎和心内膜心肌纤维化有关。嗜酸性粒细胞被认为具有微血管和心肌细胞毒性。本病最初以坏死性嗜酸性粒细胞性心肌炎开始,进展到一个血栓阶段,最终导致心内膜心肌纤维化。在嗜酸性粒细胞型的急性期,嗜酸性粒细胞阳离子蛋白和主要碱性蛋白,导致心肌细胞和微血管受损[60]。随着病情进展,心内膜血栓机化,导致心内膜上长出一个纤维壳,逐渐破坏心室腔。二尖瓣及三尖瓣受心内膜牵拉,功能失调。心房显著扩张,心脏衰竭随之而来。在纤维化后期,如果心室可以被活检,心内膜心肌的活检物中仅有纤维组织。

非嗜酸性粒细胞型原发性限制型心肌病在病理学上有非特异性的心肌细胞肥大和间质纤维化,与绝大部分其他的心肌病相似[58]。当行心内膜心肌活检时,有可能有采样误差,因为这种疾病往往最初累及心室流入道,而此处可能主要影响瓣膜的活动性[61]。

心内膜心肌活检对明确限制性心脏功能不全的原因常是有用的。在嗜酸性限制型心肌病的早期阶段,其结果可能具有诊断价值。可见血栓、嗜酸性粒细胞、心肌细胞坏死和富有嗜酸性粒细胞的肉芽样组织。也可通过心脏活检发现引起限制的继发性心肌病的其他原因。这些原因包括累

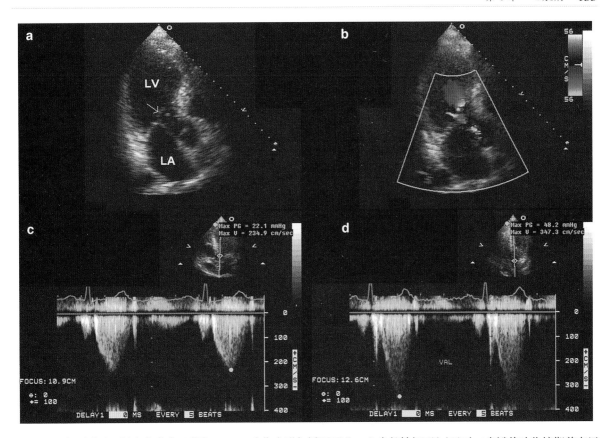

图 6.20 在肥厚型心肌病患者中,可用 Valsalva 动作来增加瓣下压差。心尖长轴切面(a)显示二尖瓣前叶收缩期前向运动和肥厚累及前间隔基底部。彩色血流成像(b)显示左室流出道血流加速。静息时多普勒检查(c)显示一个较低的主动脉瓣下压差,其可在 Valsalva 动作的用力阶段增加(d)。LA:左房,LV:左室。

积疾病、血色病和淀粉样变性。淀粉样变性可能引起限制性血流动力学,因而,必须做淀粉样蛋白染色。肥厚型心肌病可能也存在限制性的发现,但通常并不需要用心内膜心肌活检与限制型心肌病区别。结蛋白肌病可能与骨骼肌病和限制型心肌病有关,可通过心内膜心肌活检检查来确诊[62,63]。

限制型心肌病与缩窄性心内膜炎的鉴别是必不可少的。磁共振成像(MRI)或计算机断层扫描(CT)可看到心包,以检测钙化或增厚。血流动力学的研究和超声心动图显像也有益于限制和缩窄之间的鉴别。缩窄性心包炎患者的心肌活检

显示肌细胞大小正常或略有萎缩。相比之下,原发性限制型心肌病的活检将显示间质纤维化和肌细胞肥大。这点对嗜酸性粒细胞类型的纤维化后期和非嗜酸性粒细胞型来说,都是真实的[30]。

限制型心肌病的典型超声心动图发现是大小正常或略减小的左室腔,左室壁厚度正常或者略增厚（图 6.29）。左室收缩功能可能正常或降低。通过评估瓣环速度可将限制型心肌病与缩窄性心包炎可靠地区别开来,瓣环速度在限制型心肌病中严重降低,而在缩窄的患者中则通常正常[64]。鉴别的特征将在第 10 章中讨论。

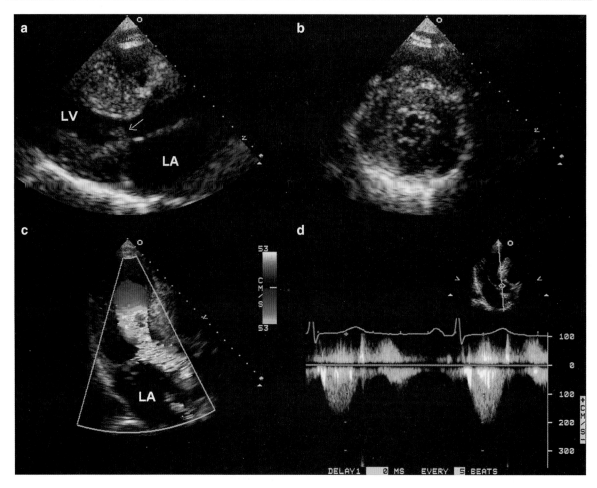

图 6.21   在这例肥厚型心肌病患者,肥厚相当弥漫,而且为对称性,如在胸骨旁长轴(a)和短轴(b)切面所示。二尖瓣叶收缩期前向运动(箭头)显示在(a)图。彩色血流成像(c)和连续波多普勒(d)证实存在主动脉瓣下梗阻。

致心律失常性右室发育不良或致心律失常型心肌病

致心律失常性右心室发育不良或致心律失常型心肌病(ARVC),首次用这个名字描述是在1978年[65]。它是一个年轻人猝死的常见原因,可能会引起心律失常和充血性心力衰竭。ARVC以右室心肌纤维脂肪萎缩及其导致的电不稳定或心肌功能不全为特征[66,67]。其病因学仍然处在对发育异常、退行性改变、凋亡性细胞死亡或心肌炎结果等学说的争论阶段。已报道过闰盘蛋白的突变,包括desmoplakin、desmoglobin和plakophillin等[68]。存在家族性病例,已经被定位为染色体14q 23-q24的基因异常[66]。

临床表现包括室性心律失常(常反复发作,有时是难治性的)、右心衰竭、杂音、完全性心脏传导阻滞和猝死[69,70]。ARVC是猝死的一个重要病因,特别是在某些地理位置。诊断通常是在临床上被怀疑,但诊断的证据是基于右室心肌被纤维脂肪组织的透壁性取代以及心肌的心肌病性改变。这通常在尸检或手术中有可能,尽管成像可检测异常和对诊断有用。经常使用核磁共振成像(MRI),这是由于它能够识别异常组织,然而

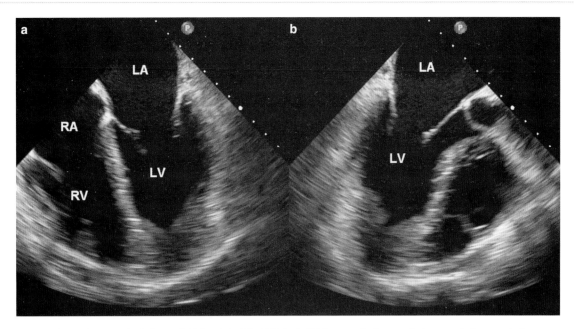

图 6.22　心尖肥厚型心肌病患者，经食管切面显示典型的心尖受累。LA：左房，LV：左室，RA：右房，RV：右室。

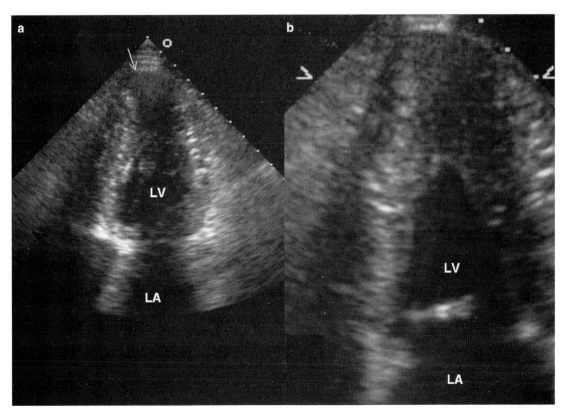

图 6.23　(a)心尖肥厚型心肌病患者的心尖 4 腔切面显示左室心尖可能有反常运动(箭头)，符合左室心尖室壁瘤。(b)在放大的切面，仔细调整近场增益后清楚地显示严重的心尖肥厚。LA：左房，LV：左室。

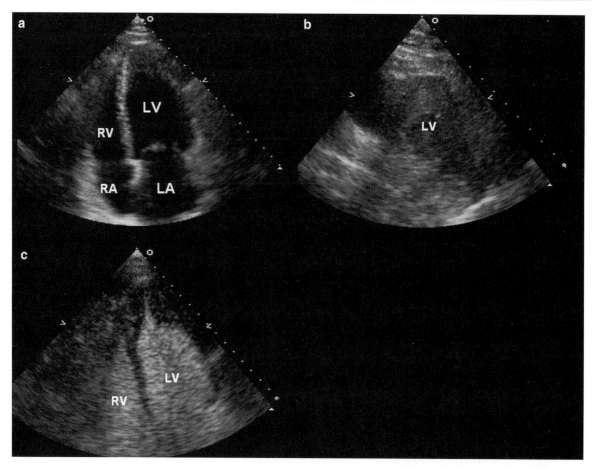

图 6.24　心尖四腔切面(a)不能显示心尖肥厚,但通过在心尖短轴切面(b)仔细调整近场增益,可以较好地看到心尖肥厚。用超声造影剂可显示出心尖肥厚(c)。怀疑左室心尖病变如心尖室壁瘤、血栓或肥厚时,是使用超声造影剂一个好的适应证。LA:左房,LV:左室,RA:右房,RV:右室。

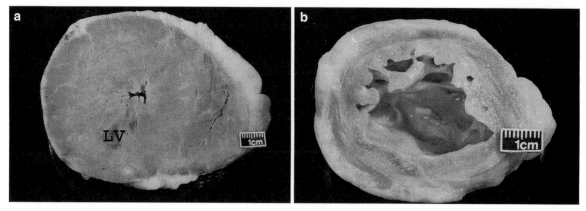

图 6.25　(a)心脏横切面显示严重向心性对称性肥厚。患者有室性心律失常,药物控制不良,并行了消融术。她的心脏重超过 700g,有特征性心肌细胞排列紊乱。(b)这例患者左室心尖显示严重间质纤维化和变薄,这符合心尖室壁瘤,与梗死有关。

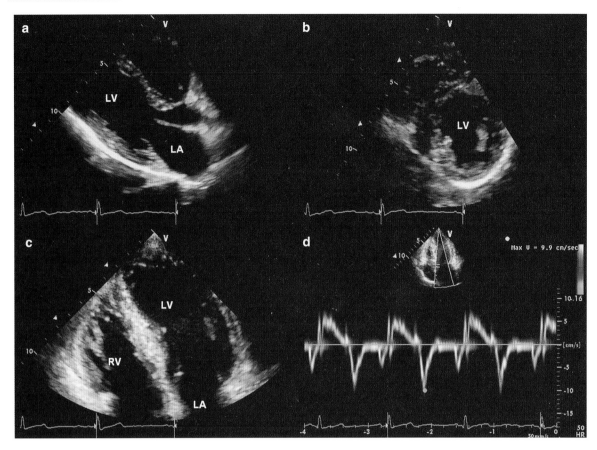

图 6.26　24 岁女性，有肥厚型心肌病，左室肥厚相当轻和局限，如在胸骨旁长轴（a）、短轴（b）及心尖 4（c）切面所见。肥厚在下壁中段最显著。组织多普勒成像（d）显示在她这个年龄段，间隔早期舒张速度轻度下降。

最近一份报告表明，MRI 的诊断准确性低[71]。

　　超声发现总结在表 6.3 中。超声心动图检查对于这种疾病的诊断具有一定的敏感性。在已经被证实的病例中，62% 可见一种发现，38% 可见两种或更多的发现（图 6.30）[72]。除了表 6.3 中列出的定性发现之外，最近修改的诊断标准还介绍了定量测量指标。为了完善基于超声的主要标准，舒张期右室流出道需要胸骨旁长轴切面 ≥ 32mm 和短轴切面 ≥ 36mm，除了重度右室区域异常之外[73]。

　　右室可见显著扩张和瘤样膨出。室壁变薄，大体上可见脂肪浸润（图 6.31，6.32）。在解剖学上，最常受累的区域形成了"发育不良三角"，在

右室漏斗、心尖和右室膈面之间延伸[70, 74]。室间隔不常受累。在高达 47% 的病例中有左室受累，典型的病理变化表现为左室的纤维脂肪瘢痕（图 6.33）[66, 75-79]。显著左室疾病患者可能有严重的左室收缩功能不全，如临床上的扩张型心肌病。由于 DCM 和 ARVC 都有心力衰竭和心律失常，影像对于鉴别诊断就变得很重要。有些学者已经提出对游离壁进行直接的心内膜心肌活检。如果实行这一检查，外科支持是必要的，因为有穿孔的危险。已经提出用影像和电生理（EP）检查引导的活检，以辅助活检异常区域。

　　通过显微镜检查，受累区域显示右室壁被成熟脂肪细胞严重浸润（图 6.34）。这些都一直

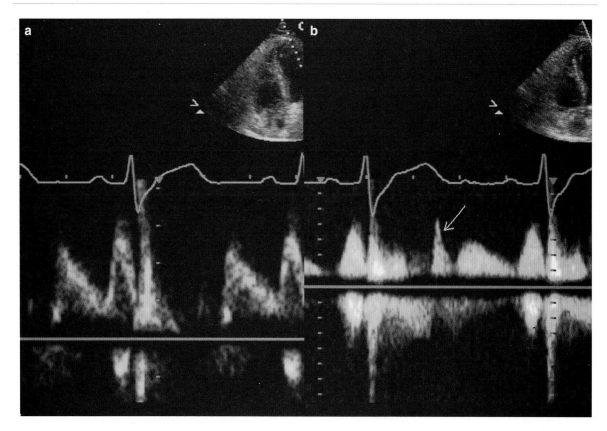

图 6.27   二尖瓣血流速度通过脉冲波多普勒(a)和连续波多普勒(b)显示,一个由连续多普勒而不是由脉冲多普勒探测的显著的早期速度(箭头),这是由于左室松弛不同步,以至于在等容舒张期有前向血流由左室腔进入左室心尖。这种现象在肥厚型心肌病者和长期高血压患者中很常见。

和心肌病的变化相关,包括间质纤维化(细胞周围和显微镜下微梗死替换类型)、心肌细胞变性和心肌细胞核肥大。也可见活动性和边缘性心肌炎[78]。心肌细胞萎缩也可以被发现[69, 74]。特征上讲,这种疾病开始于心外膜下心肌,保留内部小梁直至后期。这在图像上可见,并有助于诊断。

脂肪正常是在心外膜,有些可沿血管浸润并深入心肌,这很常见。心内膜脂肪少量也是正常的。随着年龄的增长,脂肪增加,脂肪可能占心脏重量的 52%[81]。正常心脏和 ARVC 之间的差别可能是定量的而不是定性的。研究已定量活检中存在的脂肪量,并尝试确定多少百分比为异常,脂肪超过活检心肌的 20%~50% ,强烈提示

ARVC[81, 82]。

在正常的临床情况下,脂肪组织和心肌病改变的存在强烈暗示或支持诊断。然而,临床情况与影像学发现之间的联系在所有病例中都是必要的。通常的诊断过程会涉及患者的超声心动图、血管造影、血流动力学研究、心电图发现、临床病史和心内膜心肌活检的结果。已经制定诊断的主要和次要标准,并纳入心内膜心肌活检的发现中[83]。

本病的诊断对猝死患者的家庭成员的建议和心室颤动幸存者的预后很重要[84]。治疗方案是心脏移植或植入式除颤器。对于一个 ARVC 高度可能性而在临床上正常的患者,正确的治疗仍不清楚。

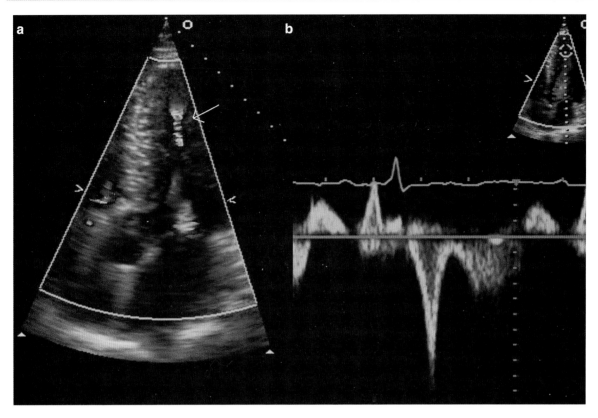

图 6.28 肥厚型心肌病伴严重心尖肥厚患者的彩色血流成像(a),显示从心尖进入左室腔的血流,与舒张早期从左房到左心室腔血流同时发生。通过脉冲多普勒取样容积在左室心尖附近(b)来阐明复杂的心内血流动力学。从左室心尖到左室腔的血流在收缩期和舒张早期都存在。这些心腔内血流速度是由于松弛和收缩的非同步,这常见于肥厚型心肌病。

表 6.3 致心律失常型右室心肌病的超声心动图发现

严重 RV 扩张伴功能降低
局部 RV 运动消失、反常运动或者室壁瘤
高反射性节制带
过度的小梁形成
小囊形成

RV:右室。
来源:修正自 Yoerger 等[72]。

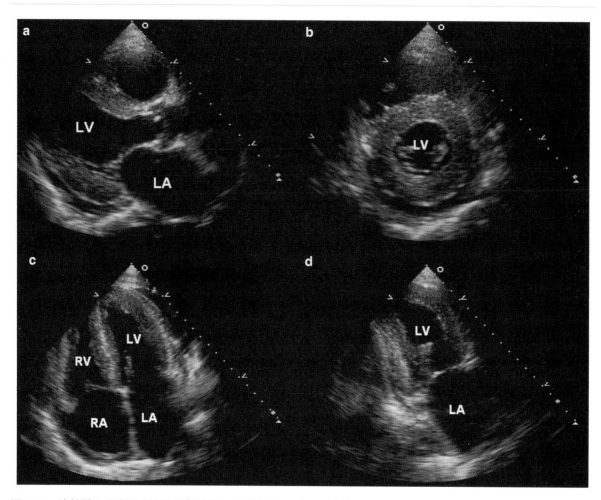

图 6.29　淀粉样心脏病患者的胸骨旁长轴(a)、短轴(b)、心尖四腔(c)和心尖两腔(d)切面显示室壁弥漫性增厚,没有扩张的左室腔和轻度的整体运动减弱。可见环绕心脏的少量心包积液。LA:左房,LV:左室,RA:右房,RV:右室。

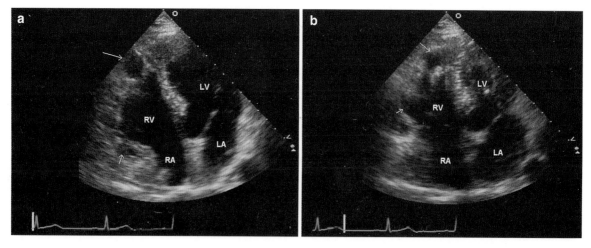

图 6.30　(a)致心律失常型右室心肌病患者的四腔切面显示扩张的右室,有两处局部室壁变薄。(b)心尖四腔切面在收缩期证实重度右室功能不全,在室壁变薄处有收缩期膨出小袋。LA:左房,LV:左室,RA:右房,RV:右室。

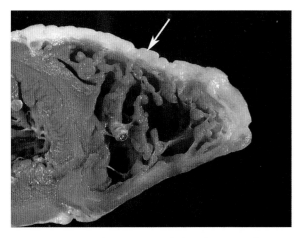

图 6.31　致心律失常型右室心肌病患者的右室横切面。前(箭头)和侧壁显示重度脂肪替代。右室扩张。可见一个植入式除颤电极。

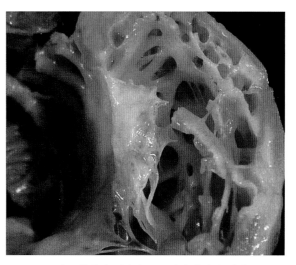

图 6.32　致心律失常型右室心肌病患的右室游离壁。室壁显示变薄和脂肪替代。

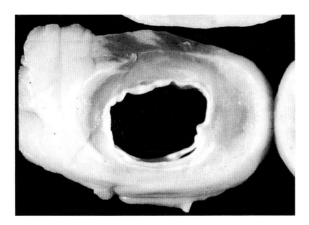

图 6.33　致心律失常型右室心肌病患者的左室心尖。心肌已经被大量脂肪替代。患者在临床上有充血性心力衰竭。

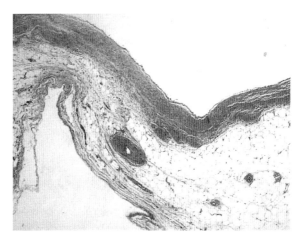

图 6.34　致心律失常型右室心肌病患者的右室壁组织切片。心肌已经被脂肪替代,只有少数残余的心肌细胞和小血管(hematolylin phloxine saffron 染色)。

小结

心肌病可大致分为 3 个主要的形态学类型：扩张型、肥厚型和限制型。超声心动图不仅在诊断中起着重要的作用，也对这些情况的处理非常有帮助。随着基因研究的到来，对基因型—表型关系的更好理解将无疑会在致病机制以及不同类型心肌病的处理方面提供更多的信息。

参考文献

1. Maron BJ, Towbin JA, Thiene G, et al. Contemporary definitions and classification of the cardiomyopathies: an American Heart Association Scientific Statement from the Council on Clinical Cardiology, Heart Failure and Transplantation Committee; Quality of Care and Outcomes Research and Functional Genomics and Translational Biology Interdisciplinary Working Groups; and Council on Epidemiology and Prevention. *Circulation.* 2006 Apr 11;113(14):1807-1816.
2. Edwards WD. Cardiomyopathies. *Hum Pathol.* 1987;18(6): 625-635.
3. Davies MJ. The cardiomyopathies: an overview. *Heart.* 2000 Apr;83(4):469-474.
4. Thiene G, Basso C, Calabrese F, Angelini A, Valente M. Twenty years of progress and beckoning frontiers in cardiovascular pathology Cardiomyopathies. *Cardiovasc Pathol.* 2005 Jul;14(4):165-169.
5. Rosamond W, Flegal K, Friday G, et al. Heart disease and stroke statistics–2007 update: a report from the American Heart Association Statistics Committee and Stroke Statistics Subcommittee. *Circulation.* 2007 Feb 6;115(5):e69-e171.
6. Richardson P, McKenna W, Bristow M, et al. Report of the 1995 World Health Organization/International Society and Federation of Cardiology Task Force on the Definition and Classification of cardiomyopathies. *Circulation.* 1996;93(5): 841-842.
7. Kawai C. From myocarditis to cardiomyopathy: mechanisms of inflammation and cell death: learning from the past for the future. *Circulation.* 1999 Mar 2;99(8):1091-1100.
8. Badorff C, Lee GH, Lamphear BJ, et al. Enteroviral protease 2A cleaves dystrophin: Evidence of cytoskeletal disruption in an acquired cardiomyopathy. *Nat Med.* 1999;5(3):320-326.
9. Rizeq MN, Rickenbacher PR, Fowler MB, Billingham ME. Incidence of myocarditis in peripartum cardiomyopathy. *Am J Cardiol.* 1994;74:474-477.
10. Fernandez-Sola J, Estruch R, Grau JM, Pare JC, Rubin E, Urbano-Marquez A. The relation of alcoholic myopathy to cardiomyopathy. *Ann Intern Med.* 1994;120(7):529-535.
11. Pathak SK, Kukreja RC, Hess ML. Molecular pathology of dilated cardiomyopathies. *Curr Probl Cardiol.* 1996;21(2): 97-144.
12. d'Amati G, Kwan W, Lewis W. Dilated cardiomyopathy in a Zidovudine-treated AIDS patient. *Cardiovasc Pathol.* 1992;1(4):317-320.
13. Michels VV, Moll PP, Miller FA, et al. The frequency of familial dilated cardiomyopathy in a series of patients with idiopathic dilated cardiomyopathy. *N Engl J Med.* 1992;326: 77-82.
14. Siu SC, Sole MJ. Dilated cardiomyopathy. *Curr Opin Cardiol.* 1994;9:337-343.
15. Michels VV, Tazelaar HD, Driscoll DJ, et al. Histopathology of familial versus nonfamilial dilated cardiomyopathy. *Cardiovasc Pathol.* 1993;2(4):219-223.
16. Thomas DE, Wheeler R, Yousef ZR, Masani ND. The role of echocardiography in guiding management in dilated cardiomyopathy. *Eur J Echocardiogr.* 2009 Dec;10(8):iii15-iii21.
17. Borow KM, Lang RM, Neumann A, Carroll JD, Rajfer SI. Physiologic mechanisms governing hemodynamic responses to positive inotropic therapy in patients with dilated cardiomyopathy. *Circulation.* 1988 Mar;77(3):625-637.
18. Gould KL, Lipscomb K, Hamilton GW, Kennedy JW. Relation of left ventricular shape, function and wall stress in man. *Am J Cardiol.* 1974 Nov;34(6):627-634.
19. Plehn G, Vormbrock J, Perings S, et al. Comparison of right ventricular functional response to exercise in hypertrophic versus idiopathic dilated cardiomyopathy. *Am J Cardiol.* 2010 Jan 1;105(1):116-121.
20. Brieke A, Denofrio D. Right ventricular dysfunction in chronic dilated cardiomyopathy and heart failure. *Coron Artery Dis.* 2005 Feb;16(1):5-11.
21. Frischknecht BS, Attenhofer Jost CH, Oechslin EN, et al. Validation of noncompaction criteria in dilated cardiomyopathy, and valvular and hypertensive heart disease. *J Am Soc Echocardiogr.* 2005 Aug;18(8):865-872.
22. Nishimura RA, Hayes DL, Holmes DR Jr, Tajik AJ. Mechanism of hemodynamic improvement by dual-chamber pacing for severe left ventricular dysfunction: an acute Doppler and catheterization hemodynamic study. *J Am Coll Cardiol.* 1995 Feb;25(2):281-288.
23. Vanoverschelde JL, Raphael DA, Robert AR, Cosyns JR. Left ventricular filling in dilated cardiomyopathy: relation to functional class and hemodynamics. *J Am Coll Cardiol.* 1990 May;15(6):1288-1295.
24. Oechslin EN, Jost CH, Rojas JR, Kaufmann PA, Jenni R. Long-term follow-up of 34 adults with isolated left ventricular noncompaction: a distinct cardiomyopathy with poor prognosis. *J Am Coll Cardiol.* 2000 Aug;36(2):493-500.
25. Roberts R, Sigwart U. New concepts in hypertrophic cardiomyopathies, part II. *Circulation.* 2001 Oct 30;104(18): 2249-2252.
26. Roberts R, Sigwart U. New concepts in hypertrophic cardiomyopathies, part I. *Circulation.* 2001 Oct 23;104(17):2113-2116.
27. Maron BJ, Bonlow RO, Cannon RO, Leon MB, Epstein SE. Hypertrophic Cardiomyopathy. *N Engl J Med.* 1987;316: 780-789.
28. Wigle ED, Rakowski H, Kimball BP, Williams WG. Hypertrophic cardiomyopathy. *Clinical spectrum and treatment Circulation.* 1995;92(7):1680-1692.
29. d'Amati G, Kahn HJ, Silver MD. Altered distribution of desmin filaments in hypertrophic cardiomyopathy: an immunohistochemical study. *Mod Pathol.* 1992;5:165-168.
30. Edwards WD, Hauck AJ. Histological examination of tissues obtained by endomyocardial biopsy. In: Fowles RE, ed. *Cardiac Biopsy.* Mount Kisco, N.Y.: Futura; 1992:95-153.
31. Maron BJ, Bonow RO, Cannon RO, Leon MB, Epstein SE. Hypertrophic cardiomyopathy. *N Engl J Med.* 1987;316:

844-852.

32. Becker AE, Caruso G. Myocardial disarray: a critical review. *Br Heart J*. 1982;47:527-538.

33. Iida K, Yutani C, Imakita M, Ishibashi-Ueda H. Comparison of percentage area of myocardial fibrosis and disarray in patients with classical form and dilated phase of hypertrophic cardiomyopathy. *J Cardiol*. 1998 Sep;32(3): 173-180.

34. Gollob MH, Green MS, Tang AS, Roberts R. PRKAG2 cardiac syndrome: familial ventricular preexcitation, conduction system disease, and cardiac hypertrophy. *Curr Opin Cardiol*. 2002 May;17(3):229-234.

35. Bertini E, Bosman C, Salviati G, et al. Myopathy and hypertrophic cardiomyopathy with selective lysis of thick filaments. *Virchows Arch A Pathol Anat Histopathol*. 1993; 422:327-331.

36. Davies MJ, McKenna WJ. Hypertrophic cardiomyopathy–pathology and pathogenesis. *Histopathology*. 1995;26(6): 493-500.

37. Marian AJ, Roberts R. Recent advances in the molecular genetics of hypertrophic cardiomyopathy. *Circulation*. 1995; 92(5):1336-1347.

38. Rosenzweig A, Watkins H, Hwang D-S, et al. Preclinical diagnosis of familial hypertrophic cardiomyopathy by genetic analysis of blood lymphocytes. *N Engl J Med*. 1991; 325:1753-1760.

39. Brugada R. Role of molecular biology in identifying individuals at risk for sudden cardiac death. Am J Cardiol 2000; 86 Suppl, 28K–33K.

40. Maron BJ, Seidman CE, Ackerman MJ, et al. How should hypertrophic cardiomyopathy be classified?: What's in a name? Dilemmas in nomenclature characterizing hypertrophic cardiomyopathy and left ventricular hypertrophy. *Circ Cardiovasc Genet*. 2009 Feb;2(1):81-85.

41. Niimura H, Bachinski LL, Sangwatanaroj S, et al. Mutations in the gene for cardiac myosin-binding protein C and late-onset familial hypertrophic cardiomyopathy. *N Engl J Med*. 1998 Apr 30;338(18):1248-1257.

42. Spirito P, Bellone P, Harris KM, Bernabo P, Bruzzi P, Maron BJ. Magnitude of left ventricular hypertrophy and risk of sudden death in hypertrophic cardiomyopathy. *N Engl J Med*. 2000 Jun 15;342(24):1778-1785.

43. Elliott PM, Gimeno B Jr, Mahon NG, Poloniecki JD, McKenna WJ. Relation between severity of left-ventricular hypertrophy and prognosis in patients with hypertrophic cardiomyopathy. *Lancet*. 2001 Feb 10;357(9254):420-424.

44. Olivotto I, Gistri R, Petrone P, Pedemonte E, Vargiu D, Cecchi F. Maximum left ventricular thickness and risk of sudden death in patients with hypertrophic cardiomyopathy. *J Am Coll Cardiol*. 2003 Jan 15;41(2):315-321.

45. Grigg LE, Wigle ED, Williams WG, Daniel LB, Rakowski H. Transesophageal Doppler echocardiography in obstructive hypertrophic cardiomyopathy: clarification of pathophysiology and importance in intraoperative decision making. *J Am Coll Cardiol*. 1992 Jul;20(1):42-52.

46. Seggewiss H, Gleichmann U, Faber L, Fassbender D, Schmidt HK, Strick S. Percutaneous transluminal septal myocardial ablation in hypertrophic obstructive cardiomyopathy: acute results and 3-month follow-up in 25 patients. *J Am Coll Cardiol*. 1998 Feb;31(2):252-528.

47. Kaple RK, Murphy RT, DiPaola LM, et al. Mitral valve abnormalities in hypertrophic cardiomyopathy: echocardiographic features and surgical outcomes. *Annals Thorac Surg*. 2008 May;85(5):1527-1535.

48. Klues HG, Schiffers A, Maron BJ. Phenotypic spectrum and patterns of left ventricular hypertrophy in hypertrophic cardiomyopathy: morphologic observations and significance as assessed by two-dimensional echocardiography in 600 patients. *J Am Coll Cardiol*. 1995 Dec; 26(7):1699-1708.

49. Yamaguchi H, Ishimura T, Nishiyama S, et al. Hypertrophic nonobstructive cardiomyopathy with giant negative T waves (apical hypertrophy): ventriculographic and echocardiographic features in 30 patients. *Am J Cardiol*. 1979 Sep;44(3): 401-412.

50. Webb JG, Sasson Z, Rakowski H, Liu P, Wigle ED. Apical hypertrophic cardiomyopathy: clinical follow-up and diagnostic correlates. *J Am Coll Cardiol*. 1990 Jan;15(1):83-90.

51. Maron MS, Finley JJ, Bos JM, et al. Prevalence, clinical significance, and natural history of left ventricular apical aneurysms in hypertrophic cardiomyopathy. *Circulation*. 2008;118(15):1541-1549.

52. Maron MS, Hauser TH, Dubrow E, et al. Right ventricular involvement in hypertrophic cardiomyopathy. *Am J Cardiol*. 2007 Oct 15;100(8):1293-1298.

53. Harris KM, Spirito P, Maron MS, et al. Prevalence, clinical profile, and significance of left ventricular remodelling in the end-stage phase of hypertrophic cardiomyopathy. *Circulation*. 2006 Jul 18;114(3):216-225.

54. Geske JB, Sorajja P, Nishimura RA, Ommen SR. Evaluation of left ventricular filling pressures by Doppler echocardiography in patients with hypertrophic cardiomyopathy: correlation with direct left atrial pressure measurement at cardiac catheterization. *Circulation*. 2007 Dec 4;116(23):2702-2708.

55. Geske JB, Sorajja P, Nishimura RA, Ommen SR. The relationship of left atrial volume and left atrial pressure in patients with hypertrophic cardiomyopathy: an echocardiographic and cardiac catheterization study. *J Am Soc Echocardiogr*. 2009 Aug;22(8):961-966.

56. Nagueh SF, McFalls J, Meyer D, et al. Tissue Doppler imaging predicts the development of hypertrophic cardiomyopathy in subjects with subclinical disease. *Circulation*. 2003 Jul 29;108(4):395-398.

57. Ho CY, Sweitzer NK, McDonough B, et al. Assessment of diastolic function with Doppler tissue imaging to predict genotype in preclinical hypertrophic cardiomyopathy. *Circulation*. 2002 Jun 25;105(25):2992-2997.

58. Ammash NM, Seward JB, Bailey KR, Edwards WD, Tajik AJ. Clinical profile and outcome of idiopathic restrictive cardiomyopathy. *Circulation*. 2000;101:2490-2496.

59. Lewis AB. Clinical profile and outcome of restrictive cardiomyopathy in children. *Am Heart J*. 1992;123:1589-1593.

60. Hayashi T, Okamoto F, Terasaki F, et al. Ultrastructural and immunohistochemical studies on myocardial biopsies from a patient with eosinophilic endomyocarditis. *Cardiovasc Pathol*. 1996;5(2):105-112.

61. Przybojewski JZ. Endomyocardial biopsy: A review of the literature. *Cathet Cardiovasc Diagn*. 1985;11:287-330.

62. Arbustini E, Morbini P, Grasso M, et al. Restrictive cardiomyopathy, atrioventricular block and mild to subclinical myopathy in patients with desmin-immunoreactive material deposits. *J Am Coll Cardiol*. 1998 Mar 1;31(3):645-653.

63. Dalakas MC, Park KY, Semino-Mora C, Lee HS, Sivakmar K, Goldfarb LG. Desmin myopathy, a skeletal myopathy with cardiomyopathy caused by mutations in the desmin gene. *NEJM*. 2000;342:770-780.

64. Rajagopalan N, Garcia MJ, Rodriguez L, et al. Comparison of new Doppler echocardiographic methods to differentiate constrictive pericardial heart disease and restrictive cardiomyopathy. *Am J Cardiol*. 2001 Jan 1;87(1):86-94.

65. Frank R, Fontaine G, Vedel J, et al. Electrocardiologie de quatre cas de dysplasie ventriculaire droite arythmogene. *Arch Mal Coeur*. 1978;9:963-972.

66. Basso C, Thiene G, Corrado D, Angelini A, Nava A, Valente M. Arrhythmogenic right ventricular dysplasia: dysplasia, dystrophy or myocarditis? *Circulation*. 1996;94:983-991.

67. Berder V, Vauthier M, Mabo P, et al. Characteristics and outcome in arrythmogenic right ventricular dysplasia. *Am J Cardiol*. 1995;75:411-414.

68. Asimaki A, Tandri H, Huang H, et al. A new diagnostic test for arrhythmogenic right ventricular cardiomyopathy. *N Engl J Med*. 2009 Mar 12;360(11):1075-1084.

69. Kullo IJ, Edwards WD, Seward JB. Right ventricular dysplasia: The Mayo Clinic experience. *Mayo Clin Proc*. 1995;} 70:541-548.

70. Marcus FI, Fontaine GH, Guiraudon G, et al. Right ventricular dysplasia: a report of 24 adult cases. *Circulation*. 1982; 65(2):384-398.

71. Marcus FI, Zareba W, Calkins H, et al. Arrhythmogenic right ventricular cardiomyopathy/dysplasia clinical presentation and diagnostic evaluation: results from the North American Multidisciplinary Study. *Heart Rhythm*. 2009 Jul;6(7):984-992.

72. Yoerger DM, Marcus F, Sherrill D, et al. Echocardiographic findings in patients meeting task force criteria for arrhythmogenic right ventricular dysplasia: new insights from the multidisciplinary study of right ventricular dysplasia. *J Am Coll Cardiol*. 2005 Mar 15;45(6):860-865.

73. Marcus FI, McKenna WJ, Sherrill D, et al. Diagnosis of arrhythmogenic right ventricular cardiomyopathy/dysplasia: proposed modification of the Task Force Criteria. *Eur Heart J*. 2010 Apr;31(7):806-814.

74. Lobo FV, Heggtveit HA, Butany J, Silver MD, Edwards JE. Right ventricular dysplasia: Morphological findings in 13 cases. *Can J Cardiol*. 1992;8(3):261-268.

75. Miani D, Pinamonti B, Bussani R, Silvestri F, Sinagra G,

Camerini F. Right ventricular dysplasia: A clinical and pathological study of two families with left ventricular involvement. *Br Heart J*. 1993;69:151-157.

76. Shoji T, Kaneko M, Onodera K, et al. Arrhythmogenic right ventricular dysplasia with massive involvement of the left ventricle. *Can J Cardiol*. 1991;7:303-307.

77. Pinamonti B, Sinagra G, Salvi A, et al. Left ventricular involvement in right ventricular dysplasia. *Am Heart J*. 1992;123:711-724.

78. Sugrue DD, Edwards WD, Olney BA. Histological abnormalities of the left ventricle in a patient with arrythmogenic right ventricular dysplasia. *Heart Vessels*. 1985;1:179-181.

79. Angelini A, Basso C, Nava A, Thiene G. Endomyocardial biopsy in arrhythmogenic right ventricular dysplasia. *Am Heart J*. 1996;132(1):203-206.

80. Shirani J, Berezowski K, Roberts WC. Quantitative measurement of normal and excessive (cor adiposum) subepicardial adipose tissue, its clinical significance, and its effect on electrocardiographic QRS voltage. *Am J Cardiol*. 1995; 76(5):414-418.

81. Caruso G, Frassanito F, Serio G, Pennella A. Is adiopse tissue a normal component of the myocardium? *Eur Heart J*. 1989;10(Supplement D):89-91.

82. d'Amati G, Factor SM. Endomyocardial biopsy findings in patients with ventricular arrhythmias of unknown origin. *Cardiovasc Pathol*. 1996;5:139-144.

83. McKenna WJ, Thiene G, Nava A, et al. Diagnosis of arrhythmogenic right ventricular dysplasia/cardiomyopathy. *Br Heart J*. 1994;71:215-218.

84. Weisfeld ACP, Crijns HJGM, Van Dijk RB, et al. Potential role for endomyocardial biopsy in the clinical characterization of patients with idiopathic ventricular fibrillation: arrhythmogenic right ventricular dysplasia - an undervalued cause. *Am Heart J*. 1994;127:1421-1424.

第7章
缺血性心脏病

缺血性心脏病在发达国家是最常见的死亡原因,其发病率在发展中国家正在增加。虽然绝大多数是由于冠状动脉粥样硬化引起的,但并非所有的缺血性心脏病都与动脉粥样硬化有关(表7.1)。无论是轻度还是重度狭窄,斑块都可能造成并发症。当一个患者通过血管造影术检测到一个重度冠脉狭窄时,该患者的冠脉通常存在大量不引起症状的非狭窄性斑块,这些斑块有发生并发症的危险,如急性闭塞[1]。

斑块是个体对不良事件易感因素的一个组成部分,其他组成部分包括循环血液和潜在的心肌的异常[2,3]。易损斑块有3种类型:①薄帽动脉粥样硬化斑块,其内充满胆固醇,有活动性炎症,容易发生破裂;②基质丰富的斑块,易遭受斑块侵蚀和血栓覆盖,但没有斑块破裂;③钙化结节斑块,表面存在钙结节,可引起内膜破裂和血栓形成。薄帽动脉粥样硬化斑块是最常见的易损斑块类型,这些斑块可能因为斑块出血、斑块破裂及随后的血栓形成而变成狭窄性斑块[4,5]。

冠状动脉疾病可能因心肌血液供应和需求之间的不平衡而导致心肌梗死。心肌氧供应受限通常是因为冠状动脉粥样硬化造成冠状动脉血流受限,需求的增加可能是由于心室肥大和严重的消耗。心肌缺血是从心内膜下开始的,因为此处心肌是心外膜冠状动脉供血的最末端区域。缺血时间越长,缺血损伤越严重,因为损伤的"波阵面"随着损伤时间的推移逐渐从心内膜向心外膜外移[6,7]。

急性缺血

当冠状动脉血流突然中断,受累的心肌表现出一连串事件, 初始事件是细胞内对缺血的反应,如细胞内钙离子聚集[6]。随后发生舒张性心功能不全及之后的局部收缩异常。心电图的改变和症状是这一连串事件的晚期表现。对于慢性冠心病患者, 室壁运动异常在休息时可能不明显,除非是严重的冠状动脉狭窄。在这种情况下,负荷诱发的室壁运动异常是有意义的潜在的冠状动脉疾病的一个有用指标。如上所述,即使是在负荷条件下,我们可能仍检测不到轻度的没有血流受限的冠状动脉狭窄,但其具有引发急性血管闭塞等并发症的可能性。这就是许多急性心肌梗死患者发病前在静息或者负荷过程中没有心肌缺血症状的原因。

急性心肌缺血时,有一个损伤心肌细胞并造成不可逆损伤的时间点。在此时间点之前,心肌虽然不收缩但仍然有活力,称为"顿挫心肌"[8]。如果给予快速的冠状动脉血流重建,这部分心肌功能可以恢复。超过此时间点,心肌损伤将不可逆,伴随细胞死亡、凋亡、收缩带坏死及凝固性坏死[7]。在无侧支循环的情况下,不可逆性心肌损伤发生于冠状动脉闭塞后20分钟。伴随坏死性心肌细胞死亡,这些坏死的心肌细胞会引发反应

表 7.1   心肌缺血的非动脉粥样硬化性病因

冠状动脉痉挛
夹层
原发性冠状动脉夹层
和主动脉夹层相关的夹层
冠状动脉栓塞
心内膜炎、反常栓塞、心脏肿瘤
外伤
胸部钝器伤
冠脉造影时医源性损伤
血栓形成前状态引起的冠状动脉血栓
真性红细胞增多症
血小板增多症
继发性红细胞增多症
代谢性疾病导致的异常冠状动脉
黏多糖症
法布里病
增加的供—需关系
左室肥厚
低血压、严重贫血
主动脉瓣反流
先天性冠状动脉异常
冠状动脉开口狭窄
窦管结合处钙化
血管炎—梅毒,Takaysau 动脉炎
可卡因

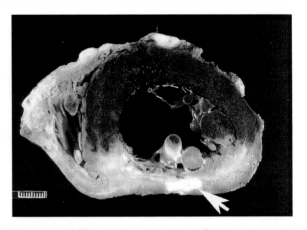

图 7.1   心脏横切面,有一个较大的再灌注的透壁出血性前间隔心肌梗死。还可见一个较小的陈旧透壁心肌梗死,为透壁白色瘢痕(箭头)。

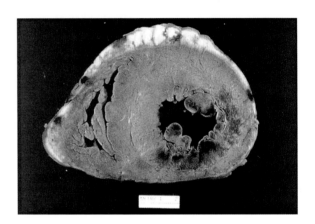

图 7.2   心脏横切面,有一个近期心内膜下心肌梗死,累及左室侧壁和下壁。梗死仍主要在室壁内 1/3。已发生轻度再灌注。

性炎症反应。室壁可能不收缩或在收缩过程中不运动或可能在收缩期矛盾性地向外膨出。这些改变在影像上表现为运动消失、运动减弱或者瘤样室壁运动异常。也存在舒张性心功能不全,它通常在明显的收缩功能不全时存在。

如果给予显著的再灌注,肉眼观梗死的心肌会发现心肌可能变暗并且出血(图 7.1),或者为苍白、水肿及周围充血的梗死区。几天后,梗死水肿减轻,梗死区变成褐色斑状,并且室壁变薄(图 7.2~7.4)。心室壁变薄见于梗死的早期,但是在大约 5 天后最显著[9]。

整体和局部功能

使用目前的超声机器,尽管通常只有冠状动脉近端可以成像,但是经胸壁或食管都能直接看到冠状动脉(图 7.5~7.7)。经胸壁,彩色血流成像对冠状动脉定位是一种必不可少的辅助手段。冠状动脉成像并没有广泛应用于临床,因为它耗时长,并且要求操作者有丰富的经验[10]。

超声心动图可评估冠心病患者整体心室功能,检测局部室壁运动异常。评估左室整体功能

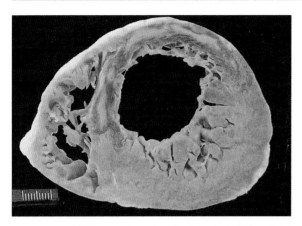

图7.3　心脏横切面，有一个近期前间壁透壁性心肌梗死。梗死区正在愈合，出现色斑和周围充血。注意梗死室壁变薄。

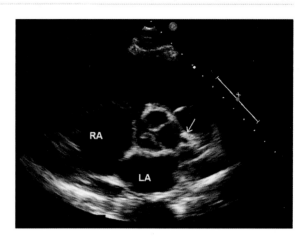

图7.5　胸骨旁短轴切面显示左主干冠状动脉起始部（箭头），通常可以通过经胸途径成像。LA：左房，RA：右房。

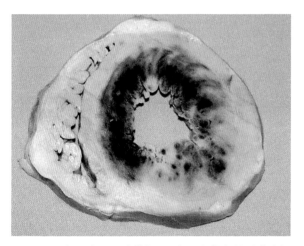

图7.4　一例患者的心脏横切面，有一个较大的再灌注的环状左室心肌梗死。有明显的多支冠状动脉病变。

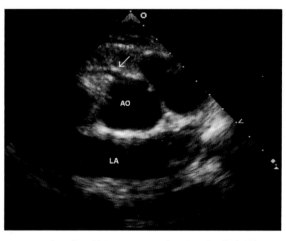

图7.6　胸骨旁短轴切面显示近端的右冠状动脉（箭头）。成像平面需要左主干冠状动脉的平面成像更加表浅的成角。AO：主动脉，LA：左房。

的指标有多种，尽管射血分数（EF）有前、后负荷的依赖性，但仍是应用广泛的一种指标。已表明在随访期间 EF 是一个强的死亡率预测因子[11, 12]。它的预后价值高于症状、冠状动脉狭窄和灌注缺损[13, 14]。有多种方法来计算 EF。广泛使用的是目测法，已表明其与测量获得的 EF 有良好的相关性[15]。但是，我们认为应常规测量 EF，以便在随访期间进行比较，而且常规测量将有助于减少不同研究之间的变异性。当心尖切面图上的左室心内膜充分显像时，我们优先使用修正的 Simpson 法；当心内膜显像不理想时，则应结合多普勒超声方法。另一种方法是通过计算左室流出道心搏量和采用 Teicholz 法计算左室舒张末容量来计算 EF，但前提条件是不伴有中 – 重度二尖瓣反流。已证明通过这种方法获得的 EF 和放射性核素显像测得的 EF 之间有良好的相关性[16]。计算所得的 EF 应和基于室壁运动积分指数（见下文）评估所得的 EF 和目测的 EF 进行比较，如果存在显著的差异，应考虑其他测量 EF 的方法，如放射性核素显像。

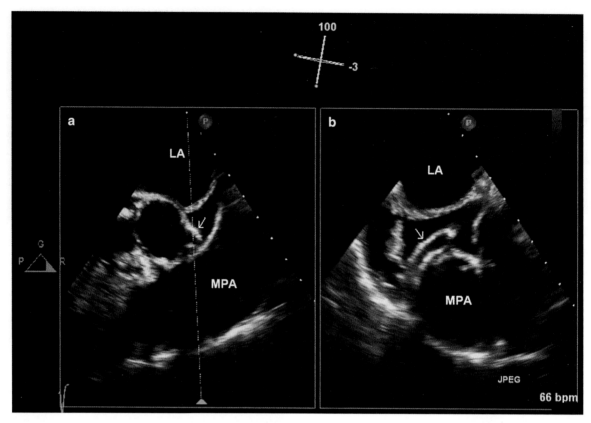

图 7.7   双平面经食管切面显示，横切面（a）为左主干冠状动脉（箭头），纵切面为左前降支动脉的近端（箭头）。LA：左房，MPA：主肺动脉。

　　组织多普勒成像是一种评估心肌收缩、舒张功能的新型、简便的方法。收缩速度（S波）可能和收缩功能相关，它可能是一个更加敏感的指标，因此它也许能检测隐匿性收缩功能障碍。这需要更多的验证数据[17]。

　　尽管使用超声检测室壁运动的方法有许多种，但最实用的两个方法是心内膜位移和室壁增厚。心内膜位移是指心内膜从舒张末期到收缩末期的运动。当心内膜显像不佳时，经常用心外膜的运动作为替代。虽然有各种利用固定心或漂浮质心模型的非线性心内膜追踪定量分析方法，但目测法在临床上仍被广泛使用。总体来说，和室壁增厚法相比，心内膜位移法对于冠心病的检测，敏感性更高，但特异性较低，因为室壁运动可以是被动的，容易受心脏平移运动的影响。

　　和心内膜移位相比，室壁增厚是评价局部收缩功能的一个较好的指标，从舒张末期到收缩末期，心肌厚度的增加是心肌收缩的一个更加特异的指标[18, 19]。虽然曾提出用将左室心肌划分为多个区域的定量指标来评估局部功能，但目测分析法仍是临床上最常用的方法。室壁增厚在各个心肌节段间不同，下、后壁的基底部相对于其他室壁收缩期增厚较少。此外，和基底部室壁比较，中段和心尖段总体上室壁增厚更明显。心尖部裂患者是唯一的例外，此类患者心尖部增厚少于其他心肌节段。室壁增厚的正常范围很宽，但通常认为从舒张末期到收缩末期室壁厚度增加30%是正常的。

　　若舒张末期到收缩末期没有室壁增厚，则为室壁运动消失。如果室壁增厚在0%～30%，则为室壁运动减弱。运动增强是指增厚超过30%，通常和心内膜移位的增加有关。当存在和无增厚有关的矛盾运动(即收缩期室壁运动背离质心)时，则认为室壁存在反常运动。室壁瘤表现为舒张期明显向外膨出而收缩期进一步向外扩张。目前已有一个积分系统，其广泛应用于评估室壁运动异常的严重程度(表 7.2)[20, 21]。

由于室壁运动异常是超声心动图诊断心肌缺血或梗死的基础，因此，90%以上的透壁性心肌梗死可通过超声心动图检测出来，而 50%的非透壁性心肌梗死可能在超声心动图上被漏诊[22, 23]，这并不足为奇。室壁运动异常的部位和程度是特定冠状动脉受累的良好预测指标。前壁和心尖的室壁运动异常提示病变可能累及左前降支，下壁和下间隔的室壁运动异常则提示右冠状动脉很可能是罪犯血管。

下壁基底段看上去像是运动减弱，这是一个正常现象。一些患者的下壁或后壁的基底段和中段可能看上去存在反常运动，类似下壁心肌梗死(图 7.8, 7.9)。然而，室壁增厚仍然是正常的，并且可以通过逐帧分析识别。这种"假性反常运动"可能由抬高的膈肌引起，不应该误认为是下壁心肌梗死[19]。

为了定量左室受累的范围，可将左室分为16 或 17 个节段，每个节段室壁运动按从正常到室壁瘤分级(图 7.10)。整体室壁运动积分可以通过用各个显像节段的总积分除以这些显像节段的数目获得，它是一个评估左室整体受累程度的

指标[20, 21]。室壁运动积分指数已被证明可预测短期和中期结果，包括死亡率和再住院率[24, 25]。积分越高，心肌缺血的程度就越严重且范围越大，预后越差。此外，左室整体功能如射血分数和室壁运动积分指数之间也存在关联[26, 27]。一般来说，如果室壁运动积分指数小于 1.5，那么几乎不可能存在显著的左室收缩功能不全。同时，如果室壁运动积分指数大于 2，则极有可能存在 EF 值异常，积分指数 > 2.5、EF ≤ 30%提示收缩功能重度损害[27]。

应变和应变率成像是评估整体和局部心室功能的新方法，它使用方便且可重复性好。应变和应变率都是在收缩期评估心肌变形(图 7.11)。它们较少受心脏运动或牵累的影响[28]。应变和应变率可允许不同心肌节段之间对比，及时检测异常的室壁(图 7.12)。在对一组连续 222 例心肌梗死或缺血性心肌病患者的研究中，Delgado 等将这些患者的整体纵向应变与匹配的 20 岁正常对照组的整体纵向应变进行了比较[29]，最终获得所有患者和对照组的整体纵向应变，观察者之间的变异为 0.3% ± 0.6%。他们报告 EF 和整体纵向应变之间有一个良好的相关性(图 7.13)。应变和应变率是衡量缺血性心脏病患者整体和局部心室功能的一个非常有前景的测量指标，并且更多的验证性研究即将到来。

胸痛评估

已证实超声心动图有助于急诊胸痛患者的评估。既往无心肌梗死病史的患者检测到局部室壁运动异常，提示冠心病的可能性极大，而且胸痛是由于心肌缺血造成的。没有室壁运动异常的患者，预后良好，尽管心肌梗死的可能性并不能完全排除。对于这些患者，超声在排除酷似心肌梗死的严重疾病方面更加有用。

急性肺栓塞，特别是大块或者次大块的栓

表 7.2　室壁运动积分评估局部心肌收缩异常

积分	类型	室壁增厚	心内膜移位
1	正常	≥30%	正常
2	运动减弱	<30%	正常或减低
3	运动消失	0%	减低或缺失
4	反常运动	0%	矛盾运动
5	反常运动(和舒张期膨出有关)	0%	矛盾运动

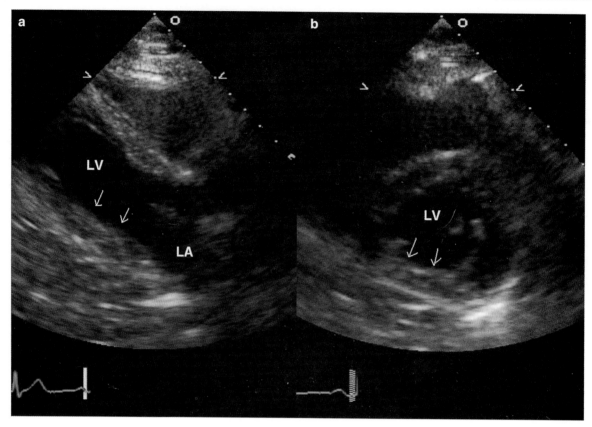

图7.8　舒张期胸骨旁长轴(a)和短轴切面显示下后壁(箭头)变得平坦。LA:左房,LV:左室。

塞,可通过右室扩大和功能障碍识别。在极少数情况下,在近端肺动脉可看到真实的肺栓子。

　　主动脉夹层是另一个需要考虑的危急的重要诊断,因为其经常需要及时的外科手术治疗以保证患者存活(图7.14)。主动脉夹层的超声心动图特征将在第9章中讨论。这是一个重要但有时易混淆的诊断,因为主动脉夹层的内膜片可能阻塞其中一个冠状动脉开口,特别是右冠状动脉开口,造成急性下壁心肌梗死的心电图改变。因此,心肌梗死和急性主动脉夹层可以同时存在。

　　间歇性胸痛和没有静息室壁运动异常的患者,负荷诱导的局部室壁运动异常能够支持冠心病的诊断。在冠心病的诊断中,应用超声心动图来检测室壁运动使负荷试验敏感性提高到70%~

80%,特异性达到80%~90%,类似于核素负荷试验[30-33]。

　　能够运动的患者,运动是首选的负荷形式。运动负荷超声有两种主要模式,即平板运动和仰卧位蹬车运动试验,在诊断冠心病方面两者有相似的敏感性和特异性[33]。后者在评估不同运动阶段的室壁运动方面存在优势。不能运动的患者,可应用药物如多巴酚丁胺、阿布他明和双嘧达莫诱发出可逆的室壁运动异常。对于负荷超声心动图,由于呼吸和身体移动增加,负荷过程中的超声图像很有可能不满意。超声造影剂已成功应用于提高图像的质量,在负荷诱发的室壁运动异常的评估方面提高了诊断的可靠性(图7.15)。

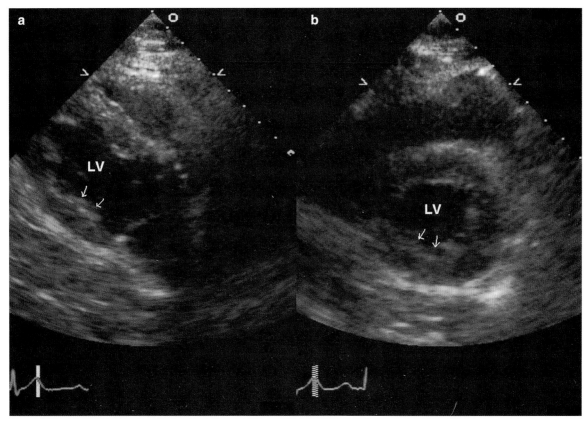

图 7.9　与图 7.7 为同一患者,胸骨旁长轴(a)及短轴(b)切面显示下后壁在收缩期有一个矛盾性向外运动,但心内膜增厚(箭头)正常。这一发现被称为假性反常运动,这可能与抬高的左侧膈肌有关,不应和下后壁的心肌梗死相混淆。LV:左室。

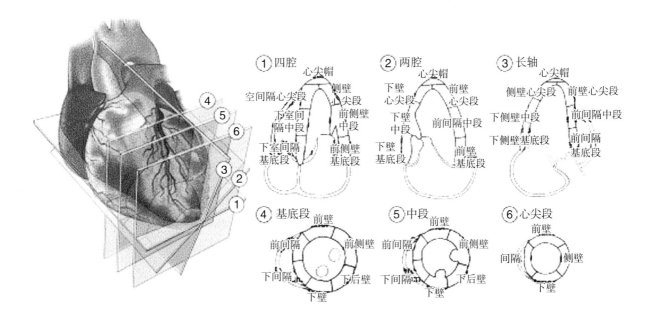

图 7.10　17 个节段模型示意图,以评估左室局部室壁运动异常(经允许引自 Lang 等人[21])。

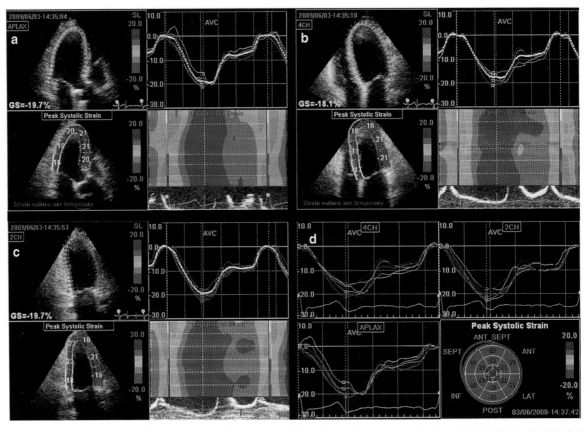

图 7.11 一例没有冠心病患者的整体和局部纵向应变测量值显示在心尖长轴(a)、四腔(b)和两腔(c)切面。概括的应变数据显示在(d)。

心肌梗死

对于符合心肌缺血且胸痛持续很久、既往无心肌梗死病史的患者,局部室壁运动异常的存在可诊断急性心肌梗死。局部室壁运动异常的部位是罪犯冠脉病变的良好指标(图 7.16~7.18)。如前所述,室壁运动异常累及前壁提示左前降支阻塞性病变。相反,下壁室壁运动异常提示右冠状动脉病变。

室壁运动异常的范围是心肌受影响范围的良好反映,并有助于区分多支和单支血管病变(图 7.4、7.19)。单支血管病变的患者,如左前降支阻塞性病变,前壁运动减弱或运动消失,但下壁运动增强。如果此类患者缺乏下壁运动增强,那么提示这些患者同时伴有右冠状动脉病变。对于超声图像不理想的患者,可使用超声造影剂诊断室壁运动异常(图 7.20)。

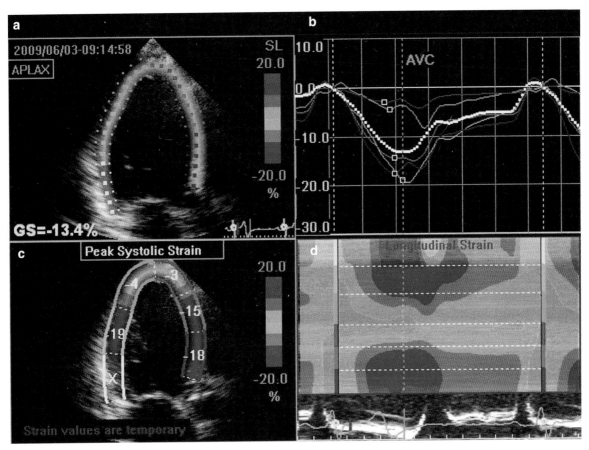

图 7.12 心尖两腔切面显示整体(a)和局部纵向应变数据(b、c、d)显示心尖部应变降低,符合心尖部心肌梗死。整体应变减低,这是心尖部应变减低的结果。

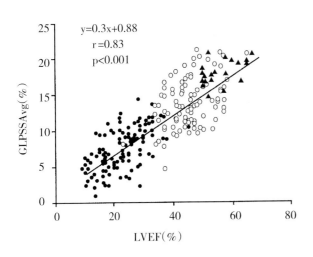

图 7.13 整体纵向应变和左室射血分数之间的相关性显示这两个值之间有一个紧密的联系(经同意引自 Delgado 等人[29])。

在胸痛持续很久的患者中,若不存在室壁运动异常,心肌梗死的可能性降低,小的非透壁心肌损伤可能表现为没有明显的室壁运动异常。因此,对于病史不清和无诊断性心电图发现的患者,超声心动图对于诊断或排除急性心肌梗死是非常有用的。

急性心肌梗死的并发症可能是机械或非机械性的[34]。有些非机械性并发症相当常见,包括舒张功能障碍、充血性心力衰竭、房性和室性心律失常、下肢深静脉血栓形成以及抑郁。纤维素性心包炎常见,在心肌梗死后立即出现,并有可能并发心包积液。心肌梗死几个星期之后,可能出现一种自身免疫性心包炎——Dressler 现象,可能与心包积液有关。

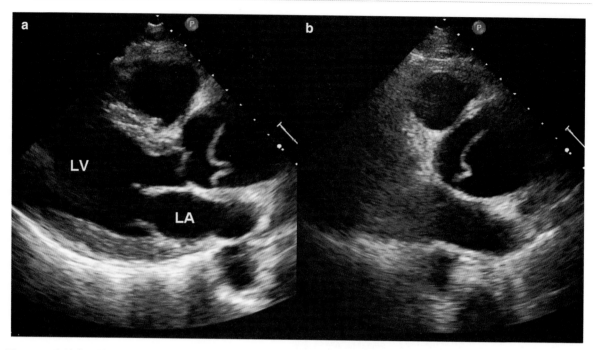

图 7.14   胸骨旁长轴(a)和短轴(b)切面显示一个较大的内膜片在主动脉根部,诊断 A 型主动脉夹层。LA:左房,LV:左室。

超声心动图在急性心肌梗死并发休克患者的处理中尤其重要(表 7.3)。心肌梗死合并休克死亡率高,需要积极处理以改善预后。超声心动图为这些危重患者提供了及时和准确的诊断。

在这种情况下,引起休克的情况分为伴有或不伴有新出现的心脏杂音。值得注意的是,在此背景下心脏杂音也许较柔和,且因低血压和心动过速而很难确切听到。急性机械性并发症包括心室游离壁破裂和心包积血、乳头肌断裂和室间隔穿孔。它们可以以任何组合发生,甚至一个患者

表 7.3   急性心肌梗死后休克的原因

和新发杂音相关
乳头肌断裂
室间隔破裂
动态主动脉瓣下狭窄
和新发杂音无关
游离壁破裂
Takotsubo 心肌病
大量的心肌坏死
右室梗死

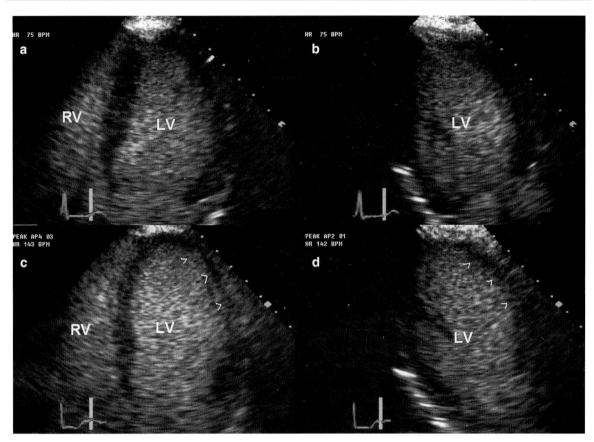

图 7.15　造影负荷—超声心动图比较静息心尖四腔(a)、两腔(b)切面和峰值负荷心尖四腔(c)、两腔(d)切面显示,前外侧壁(箭头)在运动高峰时消失,符合左前降支和左回旋动脉病变。已证明超声造影剂的使用能增加负荷超声心动图的诊断可靠性。LV:左室,RV:右室。

可以同时合并上述 3 种并发症。超声心动图可以准确地评估这些机械性并发症。

乳头肌断裂

　　心室乳头肌可能缺血或梗死,变得不活动和顿抑[35]。这可能会导致短暂的二尖瓣反流。乳头肌断裂通常发生在梗死后 4 ~ 5 天,因此时受影响心肌的坏死和炎症反应程度最大。还可能会发生部分或全部的乳头肌断裂,导致重度二尖瓣反流和心力衰竭(图 7.21~7.23)[9],超声心动图能够准确诊断这种并发症[36]。乳头肌断裂可发生于心内膜下或透壁性心肌梗死。而所有其他的机械性并发症则要求透壁性心肌梗死。乳头肌断裂或部分断裂可导致重度二尖瓣反流。通常发生在

下壁心肌梗死累及后内侧乳头肌梗死的情况下。后内侧乳头肌一般由右冠状动脉供血,而前外侧乳头肌有来自右冠状动脉和左回旋支的双重血供,因而前乳头肌断裂不常见。这种并发症的典型背景是有全身性高血压病史而首次发生心肌梗死的老年患者。

　　若累及下壁的局灶性心肌运动异常,心室整体收缩功能可能保留或仅轻度下降。如果怀疑这种情况,则必须仔细检查乳头肌,以确保两个乳头肌头部均完好无损。若乳头肌完全断裂,受累的二尖瓣瓣叶可表现为乳头肌的连枷部分收缩期凸入左房。若乳头肌部分断裂,虽然看不到明显的连枷,但会有受累的二尖瓣的明显脱垂和乳头肌根部的部分断裂(图 7.24,7.25)。这种情况

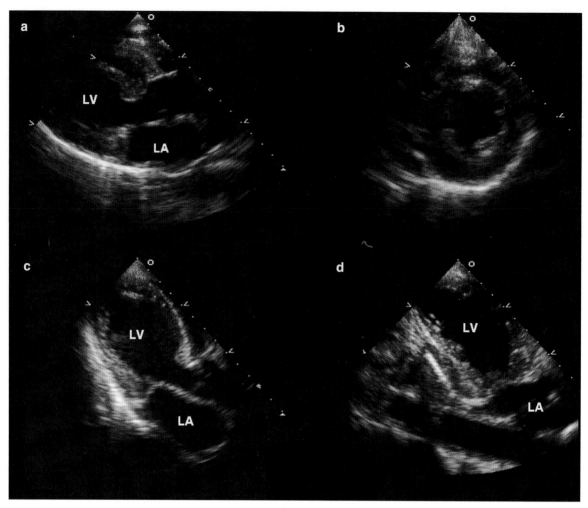

图 7.16 胸骨旁长轴(a)、短轴(b)、心尖长轴(c)和心尖两腔(d)切面显示前壁和前间隔中段、心尖段变薄,运动消失,符合前壁心肌梗死。LA:左房,LV:左室。

需引起及时的注意,因为它是乳头肌完全断裂的前奏,将造成更严重的二尖瓣反流。当整个乳头肌断裂时,通常会造成极其严重的二尖瓣反流,伴有休克。因为这些患者对单纯药物治疗没有反应,因此一般需要急症手术治疗。通常能够听到一个收缩期杂音,这个杂音可能听起来似乎是收缩性喷射音,这由它渐弱的本质所致,其在左室收缩晚期,左房和左室之间的压力快速平衡。

室间隔破裂

室间隔破裂是和收缩性杂音有关的另一种情况,典型部位位于胸骨左缘较低部位。临床上

有两种明显的室间隔缺损和心肌梗死相关[9, 37]。一是大面积下壁心肌梗死的患者,室间隔穿孔可累及下室间隔基底部(图 7.26,7.27)。这种情况下的室间隔缺损通常是相当大的,并且可能和右室功能不全相关。由于室间隔缺损的位置和大小,这些缺损通常难以通过外科手术来修补,这些患者的预后差。另一类型的室间隔破裂是前壁心肌梗死时的心尖部室间隔(图 7.28),这些缺损通常有一个匐性通道,并且左到右分流的程度可能不会很严重。这种缺损较适合手术修补,尤其是在手术可以推迟到几星期之后,以允许炎症吸收且出现一定程度的纤维化。

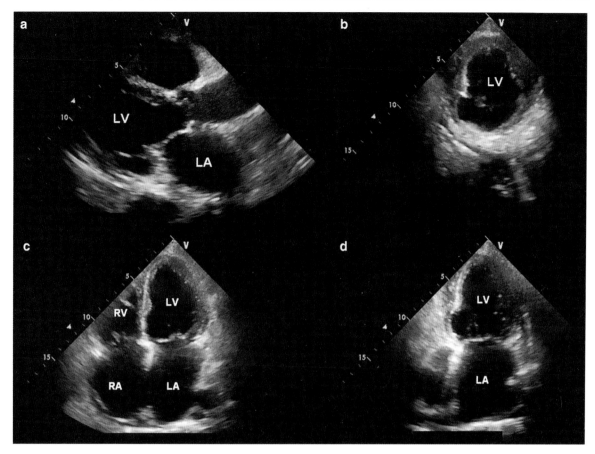

图 7.17　胸骨旁长轴(a)、短轴(b)、心尖四腔(c)和心尖两腔(d)切面显示局部变薄和运动消失,符合下壁和后壁的基底段、中段陈旧心肌梗死。LA:左房,LV:左室,RA:右房,RV:右室。

动态主动脉瓣下狭窄

前壁心肌梗死时可发生主动脉瓣下梗阻,这是心源性休克的一个不常见病因,但这是一个需要识别的重要情况,因为 β－受体阻滞剂治疗可能对它有效,而正性肌力药物治疗可能会使病情恶化[38]。通常发生在前壁心肌梗死但室间隔基底部不受累的患者。这些患者的室间隔基底部运动增强,导致发生二尖瓣瓣叶收缩期前向运动及主动脉瓣下压差(图 7.29)。正性肌力药治疗可加重压差,致全身性低血压。合适的治疗包括优化液体替代治疗和使用 β－受体阻断剂,以缓解主动脉瓣下压差。心肌梗死急性期过后,该种情况的患者通常恢复相当好,因为他们往往有合理保

留的左室功能。

游离壁破裂

对于心肌梗死并发休克的患者,应考虑游离壁破裂。游离壁破裂可能发生在梗死后首个 24 小时或在 4～5 天[9,39]。大多数有这种情况的患者是女性,有梗死后高血压,当然她们遭受了透壁心肌梗死。这通常是这些患者的第一次心肌梗死,因为既往陈旧的心肌梗死会留下瘢痕,从而能够防止心脏破裂。早期破裂是由于所谓的"夹层血肿"将心肌层劈开导致。这种类型的游离壁破裂在溶栓治疗的患者中可能更常见,但这仍值得商榷,溶栓治疗有可能减少游离壁破裂整体发生率,因为溶栓治疗可以限制梗死面积,使梗死

著作权合同登记号：图字：02-2012-8

图书在版编目(CIP)数据

超声心动图诊断的解剖学基础与临床 /(加)陈坤良(Chan,K.L.)，
(加)维诺特(Veinot,J.P.)编著;万征,杜鑫译.—天津:天津科技翻译
出版有限公司,2013.7
书名原文: Anatomic Basis of Echocardiographic Diagnosis
ISBN 978-7-5433-3267-6

Ⅰ.①超… Ⅱ.①陈…②维…③万…④杜… Ⅲ.①超声心动图—
诊断 Ⅳ.①R540.4

中国版本图书馆 CIP 数据核字(2013)第 141892 号

Translation from the English language edition:

Anatomic Basis of Echocardiographic Diagnosis

by Kwan-Leung Chan and John P. Veinot

Copyright © 2011, Springer London

Springer London is a part of Springer Science + Business Media

All Rights Reserved

授权单位：Springer-Verlag GmbH
出　　版：天津科技翻译出版有限公司
出 版 人：刘 庆
地　　址：天津市南开区白堤路 244 号
邮政编码：300192
电　　话：022-87894896
传　　真：022-87895650
网　　址：www.tsttpc.com
印　　刷：山东临沂新华印刷物流集团有限责任公司
发　　行：全国新华书店
版本记录：889×1194　16 开本　30 印张　600 千字　配图 681 幅
　　　　　2013 年 7 月第 1 版　　2013 年 7 月第 1 次印刷
　　　　　定价：240.00 元

译者介绍

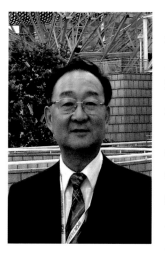

万征,男,1953 年 10 月出生,硕士,教授,博士生指导教师,天津医科大学总医院心内科主任。从事心血管内科临床、教学和科研及公共卫生工作 38 年。现任天津市心脏学会会长,中华医学会专家会员,北美心律学会会员,中华医学会心血管病分会常委,中国医师协会心血管病专业委员会常委,中国生物医学工程学会心律分会常委,中国老年学学会心脑血管病专业委员会副主委,心律失常联盟-中国副主委,卫生部海峡两岸医药卫生交流协会心血管病专业委员会常委,卫生部国家考试中心专家委员会委员(心血管内科专科医师)和卫生部医疗服务标准专业委员会心血管疾病诊疗标准专家委员会委员,卫生部合理用药专家委员会心血管专业组成员。《中国循证心血管医学杂志》、《JACC 介入杂志(中文版)》和《中国介入心脏病学杂志》副主编,《中国心脏起搏与心电生理杂志》、《中国慢性病预防与控制》、《临床心血管病杂志》、《中国心血管病研究》、《天津医药》等编委。在国内外发表学术论文 150 余篇,编写(译)著作 9 部。

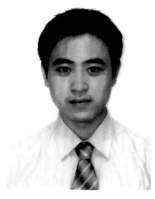

杜鑫,男,1979 年 9 月出生,医学博士。现任天津医科大学总医院心血管病中心超声心动图室主任。天津医科大学总医院新世纪人才。从事心血管内科临床、教学和科研工作 9 年,在超声心动图、结构性心脏病、心肌病、心包疾病、心力衰竭、心律失常及高血压诊疗等方面具有丰富的临床经验。曾赴英国牛津大学 JR 医院及帝国理工大学工作和研修 4 年。现任中华医学会心血管病分会结构心脏病专业组委员、中国医师协会心血管内科医师分会超声心动图专业委员会委员、天津市心脏学会心脏影像专业组常务委员、中国超声医学工程学会超声心动图委员会青年委员、卫生部海峡两岸医药卫生交流协会超声医学专家委员会青年委员。《JACC 心血管介入杂志（中文版）》特约编委,《International Journal of Cardiology》等 3 个英文杂志审稿人。在国内外发表学术论文 16 篇,参编 5 部著作。

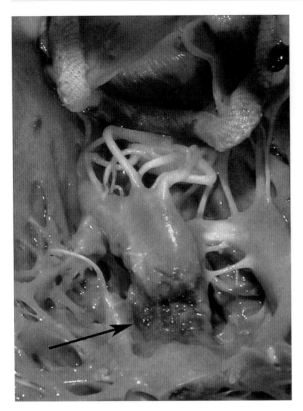

图 7.21 心梗之后发生乳头肌断裂。这名患者的部分乳头肌断裂，并因为二尖瓣关闭不全而行瓣膜置换术。尸检发现残留的乳头肌组织显示先前的断裂部位(箭头)。在它的上面，可见人工瓣膜。

一致。急性期过后，这些患者通常有一个较好的预后，因为他们的左室功能通常得到较好恢复(图 7.33)。该病在急性期典型的左室外观可以通过超声心动图检测。

右室心肌梗死

右室心肌梗死可引起心源性休克，这是因为此时右室不能为左室提供足够的前负荷，从而导致低心排血量和低血压。右室心肌梗死可能是孤立的，但多数右室心肌梗死常与相邻的急性左室下壁心肌梗死有关(图 7.34,7.35)。右室功能不全在下壁心肌梗死时常见，但是重度右室功能不全导致心源性休克罕见。超声心动图检测的右室下壁运动异常是一个相对常见的**发现**，发生在大约 50% 的下壁心肌梗死患者中，然而小于 10%

的此类患者可能有重度右室功能不全，导致血流动力学失代偿。尽管推荐使用补液疗法及起搏治疗，但此类患者的最佳治疗方法仍不确定。

心肌梗死慢性并发症

在急性心肌梗死后，尤其是如果心肌梗死的范围较大，左室发生重构，梗死区域变薄，左室短轴径的增加远大于左室长轴径，导致左室更像球形，同时左室容量增加(图 7.36,7.37)[42]。重构过程可能发生在心梗后数天到数月。由于心肌损失，左室不得不通过自身容量增加及扩大来维持每搏输出量。由于心腔扩大，心壁张力增加，同时室壁代偿性肥厚。因此重构后的心室是肥厚、扩张的，导致离心性肥大。起初这些变化是代偿性的，有益的，但最终它们变得有害，病理学上出现细胞死亡、心肌细胞退化以及心力衰竭。

左室容量增加(收缩末期或者舒张末期)是远期预后不良，如发生心衰及死亡的一个最强的预测指标。防止心室重构对于改善预后是至关重要的。即刻及早期的血管再通可减少心肌损伤，能使重构有效地最小化。β - 受体阻滞剂和(或)血管紧张素转化酶抑制剂能够限制或者防止重构。

评估左室形态是有必要的，因为其是心肌梗死后患者中远期随访结果的一个独立预测指标[43,44]。球形指数，即心室短轴和长轴的比值，是反映形态变化的一种指标，正常左室形态应是椭圆形，心肌梗死后左室形态变得更圆(图 7.36,7.37)。球形形态使左室处于机械性不利，以至于室壁张力增加和后负荷分布异常。这可能造成二尖瓣瓣下结构改变，导致二尖瓣反流。在 SAVE 研究的 373 例患者的超声心动图亚组研究中，球形指数在随访期可预测心衰的发生及心因性死亡率[44]。

在急性心肌梗死后，心肌将出现不同程度的纤维化，可能为心内膜下、累及乳头肌或者透壁。

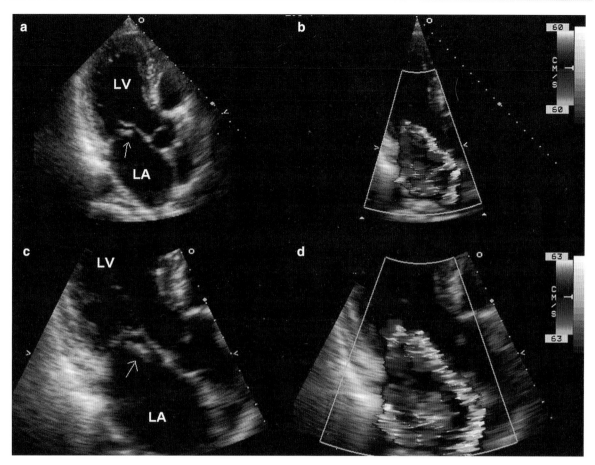

图 7.22　心尖长轴切面(a,c)显示一个较大的团块在收缩期脱入左房。彩色血流图像(b,d)显示重度二尖瓣反流,朝向前方。这个较大的团块代表后内侧乳头肌断裂的头部。LA:左房,LV:左室。

瘢痕累及乳头肌可能导致慢性二尖瓣反流,这是由于乳头肌收缩力丧失或者限制瓣叶活动(心室扩张或者变形会加重这个问题)。如果心肌纤维化并且心室扩大,正常形态发生改变,瓣叶可能就不能正常对合。任何二尖瓣组成装置的紊乱都可能造成缺血性二尖瓣反流。由于潜在的左心室扩张,可能导致二尖瓣环膨胀或者乳头肌产生瘢痕并横向拉伸而产生偏离。慢性二尖瓣反流对于缺血性心脏病患者是一个常见的发现,这是由于很多因素都会影响到二尖瓣的装置。

左室真性和假性室壁瘤

　　左室室壁瘤是一个较好识别的心肌梗死并发症[9,45],其在前壁心肌梗死患者中更常见,超过90%的左室室壁瘤累及左室心尖,其余 5% ~ 10%累及左室下壁(图 7.38)。室壁瘤的发生率不一,部分原因是和室壁瘤的定义不同有关。很显然,定义越严格,发生率越低。在我们的实验室,左室室壁瘤的定义是一个表现为舒张期膨出、收缩期扩张并存在一个明确边界点的局部节段室壁运动异常(图 7.39~7.41)。左室心尖的最佳成像对于区分左室心尖室壁瘤和其他心尖异常极其重要,尤其心尖肥厚。左室室壁瘤患者有较高的并发症风险,包括左室血栓形成、心律失常和心力衰竭[46]。因此这种患者短期及长期死亡率较高就不足为奇了。

动图的发现与临床病理结果相联系，并将疾病的临床知识贯穿其中，写作方法独特、新颖、独具匠心，凸显出原作者的大家风范，书中积淀的临床和解剖学理论与实践知识令人耳目一新。书中引用了大量的临床病例，所列出的许多超声心动图图像和病理图片弥足珍贵，对帮助我们更好地理解和掌握超声心动图的解剖知识与操作技术颇有补益。鉴于目前国内此类著作尚少，我们特将此书翻译成中文，希望它能够成为医师们的得力助手。本书适用于超声心动图医师，同样也适用于各级临床医师，尤其是心内和心外科的医师。

在本书的翻译过程中，天津医科大学总医院心内科孙跃民主任，以及李永乐、边波、康琪、姚薇、于雪芳、董劲壮、贾莉莉、杨孟云等诸位医师及研究生做出了许多贡献，在此一并表示诚挚的致谢。我们衷心地感谢天津市科学技术协会(本书为天津市自然科学学术专著出版资助项目)、天津市慈善协会和天津市心脏学会给予的基金支持。

万征　杜鑫

2013 年 6 月

于天津医科大学总医院

序 言

　　能够为这本书作序,本人感到十分高兴和荣幸。这本书内容翔实,论述了一项技术,且该项技术在许多疾病特别是心血管疾病的诊断、预后和治疗中已经变得极其重要。这本书的主题是超声心动图,数十年来,它一直在心血管疾病的诊断和预后评估中起着举足轻重的作用。除了安全(无辐射)和便携的优势之外,超声心动图还能在床旁图释实时的心脏解剖结构,同时显示心功能的各个方面。尽管超声心动图相对容易操作,但却经常需要经验丰富的超声心动图专家进行指导。最近,高分辨率图像存档及通信系统(PACS)的发展已使其变得更为方便。由此,超声心动图图像不仅可从手术室, 还可从数百甚至数千公里之外的地方被立刻传输到中心实验室。这一发展使心脏科、麻醉科和外科的医生不仅可在诊断和预后评估等方面使用超声心动图, 还可将其应用于手术室现场的实时手术评价中。

　　本书的著者不仅是世界著名的超声心动图专家, 还在心血管疾病的各个方面均拥有超过 30 年的广泛经验, 正是他们精心地编写这本著作。陈坤良(Kwan-Leung Chan)医生一直担任渥太华大学心脏研究所和巴芬岛(加拿大的北岛)的超声心动图实验室主任,在手术室对该项技术在多种情况下的使用进行指导。陈医生拥有丰富的心血管疾病知识,并在其研究所内将超声心动图成像与其他复杂的成像技术 (包括核素和正电子技术等)相联系,这一领域是其特长。本书与众不同的地方在于仅有两位作者参加了写作,而且他们在同一研究所共同工作。陈医生的合著者约翰·P·维诺特(John P. Veinot)医生是一位著名的心脏病理学家。作为超声心动图实验室主任,陈医生主持了多项国家及国际性的研究,最近一项研究是 "主动脉瓣狭窄的进展观察: 评价 Rosuvastatin 疗效试验"(Aortic

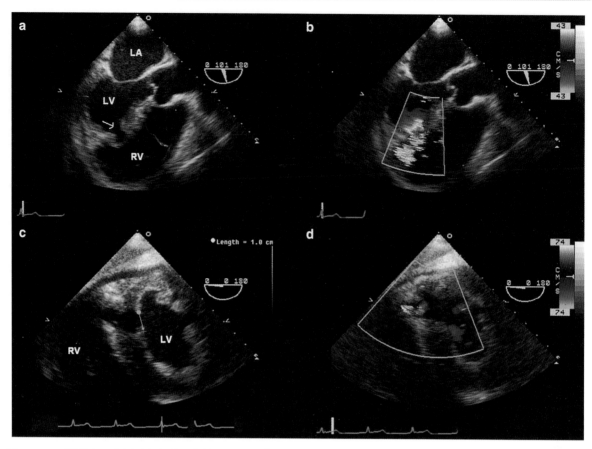

图 7.26 一例下壁心肌梗死患者的经食管切面(a,d)显示一个较大的缺损(箭头),累及下壁中段。彩色血流图像(b,d)证实缺损处左向右分流。LA:左房,LV:左室,RV:右室。

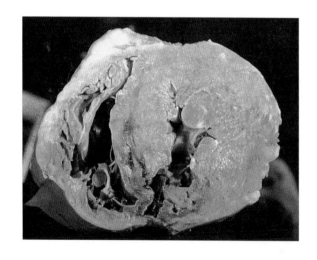

图 7.27 较大的复杂下室间隔缺损,和左室下壁、右室心肌梗死有关。VSD 最终破裂到心腔外面,因此使这个梗死成为双重破裂(游离壁和 VSD)。

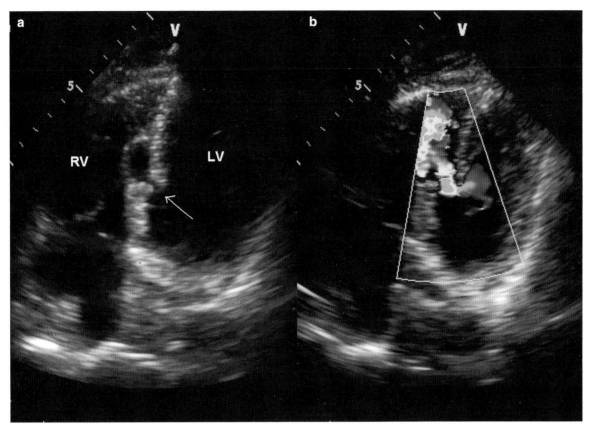

图 7.28　(a)这例前壁心肌梗死患者的心尖 4 腔切面显示一个室间隔缺损,累及中部间隔。(b)彩色血流成像证实缺损处分流。LV:左室,RV:右室。

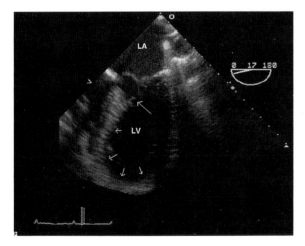

图 7.29　一例前壁心肌梗死患者的心尖四腔切面显示运动消失,累及左室心尖(短箭头)。前室间隔基底部过度收缩,伴有二尖瓣叶收缩期前向运动(长箭头),提示存在主动脉瓣下梗阻。LA:左房,LV:左室。

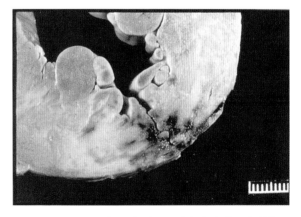

图 7.30　透壁心肌梗死之后左室游离壁破裂。破裂发生在接近其中一个乳头肌的基底部。

　　本书共分三个部分。第一部分论述心脏的解剖结构和正常变异。医生需要认识到这些正常变异，并将它们与异常发现进行区分。同时要理解心脏在胸腔内的方向和它受声窗的影响，以掌握如何获取最佳图像。老化对心脏结构和功能的影响也包括在此部分。第二部分内容涵盖影响各种心脏结构（如瓣膜、心肌和心包）的疾病。最后一部分介绍了一些特殊的临床情况，超声心动图在这些临床情况的鉴别诊断和临床管理中起到关键的作用。其中一个例子讲述了超声心动图在疑似心源性栓塞事件患者中的作用，书中提供了已知心源与栓塞之间关联的数据分析。本书的每一章都包括大量超声心动图图像与病理性关联相融合的例子。病理学家和超声心动图医生之间的定期交流和经常回顾病例是极其重要的，我们非常幸运是密切合作的工作伙伴，这本书就是以这种协作的方式获得成功的证据。

　　我们衷心地感谢为这本书提供临床素材的患者。我们诚挚地感谢支撑我们的家人、支持我们的同事，以及激励和鼓舞我们的学生。我们还要感谢我们研究所的超声波医生、病理技术员和病理助理员的无私奉献和专业知识，因为大多数的图像来自他们的辛勤工作。我们也要感谢贾斯特斯女士（Donna Justus）提供的专业秘书工作支持和她孜孜不倦的热情。

　　本书如有因编写疏忽造成的错漏之处，希望在下一版中得以修正。

陈坤良

约翰·维诺特

目　录

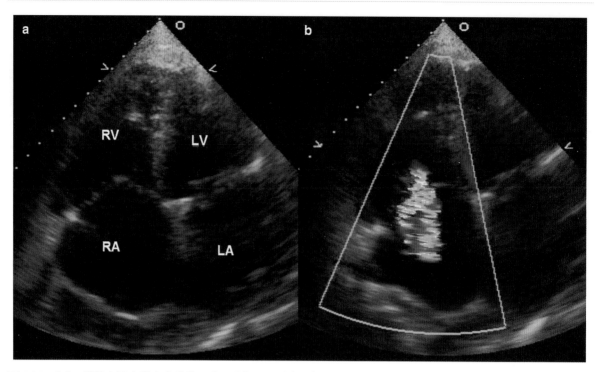

图 7.34 （a）一例缺血性心脏病患者的心尖四腔切面显示右室扩大及功能障碍，右房也扩张。彩色血流成像证实存在三尖瓣反流（b）。LA：左房，LV：左室，RA：右房，RV：右室。

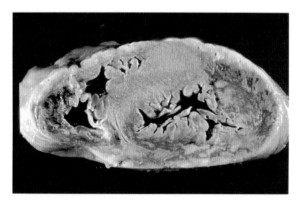

图 7.35 较大的愈合的近期透壁心肌梗死，累及左室侧壁、下室间隔和下壁。右室也发生梗死，这通常发生于左室下壁心肌梗死中。

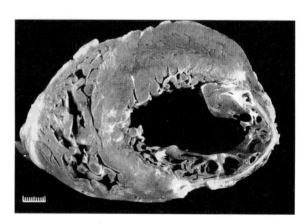

图 7.36 陈旧左室下侧壁心肌梗死。梗死处心肌纤维化和室壁严重变薄，左室扩张。

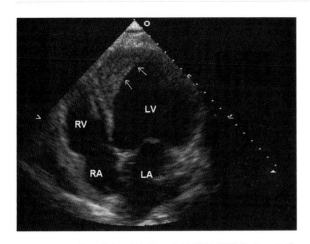

图 7.37 心尖四腔切面显示一个扩张的球形左室。心尖可见一个较大的层状血栓。LA：左房，LV：左室，RA：右房，RV：右室。

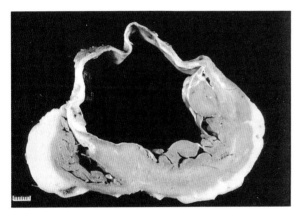

图 7.38 心脏横切面，有一个较大的左室前壁室壁瘤。心肌壁变薄及纤维化，另外它也膨出。伴有心内膜血栓，心尖部较多。这种室壁瘤现在已不常见，可能由于溶栓治疗和冠状动脉介入术的成功开展。

脉的分布范围内，心肌功能不全可能是一过性的，并且逐渐自行恢复，这被称为心肌顿挫[8]。此外，心肌功能不全可能与狭窄的梗死相关冠状动脉供血区域内的心肌慢性缺血导致面积不是很大的瘢痕形成有关，所以再血管化治疗后，心肌功能可能得以改善，这种现象被称为冬眠，表明有存活的心肌存在[8]。存活心肌存在与否以及其范围大小可以通过 PET、核素显像和药物超声心动图来评估。

尽管多巴酚丁胺和双嘧达莫都曾经应用于此适应证，但小剂量多巴酚丁胺应用更广泛并且更有效。方案为以 5 μg/kg/min 的起始剂量静脉内注射多巴酚丁胺，间隔 3~5min 增加一次剂量，直到达到峰值剂量 20~40μg/kg/min，从而评估心肌收缩储备。如果一个或多个心肌节段表现双向反应，即与基础水平比较，注射小剂量多巴酚丁胺时心肌收缩力增强，继而大剂量注射多巴酚丁胺时心肌收缩力下降，那么说明存在存活心肌。双向反应对于存活心肌更具特异性，并且特异性和敏感性（均是 80%）与 PET 及核素显像非常一致。在这些研究中，存活性定义为充分的在血管化后收缩功能恢复[51]。存活心肌的另外一个有用且简单的征象是室壁厚度。如果室壁厚度保留完好（>6mm），那么此处室壁很可能有活力。相反，如果室壁厚度明显变薄（<6mm）且为强回声，那么此处心肌很可能没有活力（图 7.48）[52]。

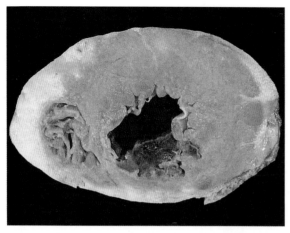

图7.43　陈旧下壁心肌梗死,伴有心内膜下血栓。

表7.4　左室血栓的超声心动图特征

主要特征

　　下面局部室壁运动异常

　　分离的团块——血液界面

　　不同于邻近心肌的声学外观

次要特征

　　位于心尖

　　多个声窗的多个图像可见

　　活动性成分

　　随时间和治疗而变化

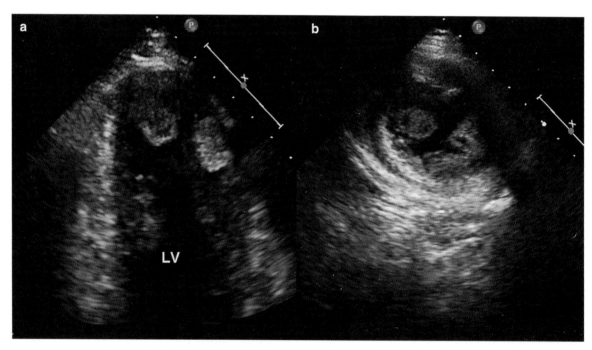

图7.44　一例嗜酸细胞增多综合征患者的心尖四腔图(a)显示血栓存在于右室心尖。嗜酸性血栓可以出现在两侧心尖,但该患者的左室血栓在收缩射血期未被发现(b)。LA:左房,LV:左室,RA:右房,RV:右室。

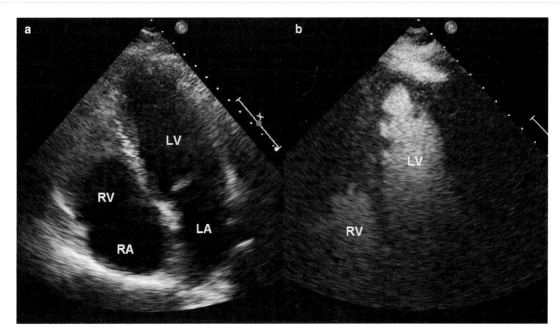

图 7.45　两个较大的心尖血栓存在于左室心尖,见心尖四腔(a)和心尖短轴切面。需要小心降低近场增益,以便不掩盖心尖血栓。LV:左室。

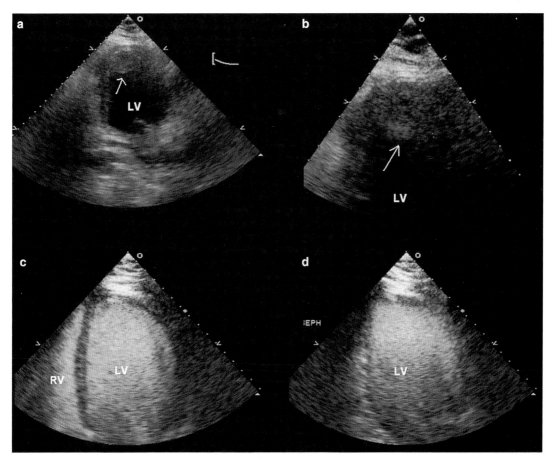

图 7.46　一例左室功能不全患者的心尖切面(a,b)显示一个边界不清的团块,在左室心尖,提示左室血栓。造影剂增强的左室腔(c,d)显示没有左室血栓,表明表面上的左室血栓可能为近场增益伪像。LV:左室,RV:右室。

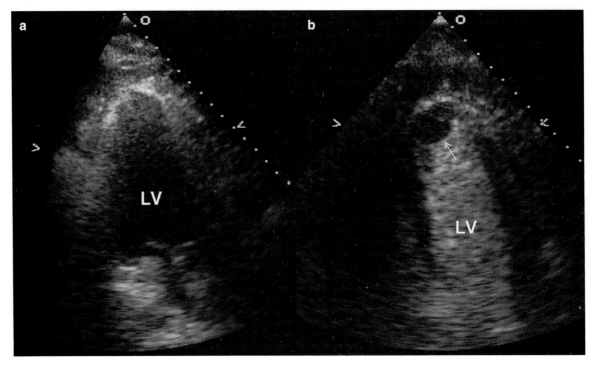

图 7.47　(a)一例前壁心肌梗死患者的心尖两腔切面不能清楚地显示左室心尖。(b)注射超声造影剂后,左室心尖清晰成像,可探测到心尖血栓(箭头)。LV:左室。

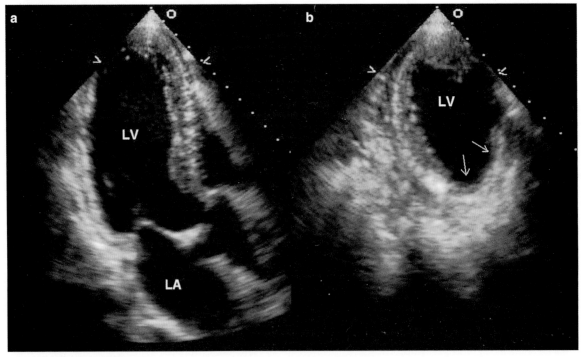

图 7.48　后侧壁心肌梗死患者,受影响的心肌壁(箭头)严重变薄,见心尖长轴(a)和心尖短轴(b)切面,表明这个室壁没有存活性。LA:左房,LV:左室。

小结

对于缺血性心脏病，左室功能是一个强的预后预测指标，可通过超声心动图可靠地评估。对于胸痛患者，可使用超声心动图鉴别胸痛原因；对于急性心肌缺血患者，可使用超声心动图评估心肌缺血的部位及范围。当急性心肌梗死并发休克时，综合性诊断方法对于治疗很重要，其中应包括一个目标明确的超声检查。超声心动图可以迅速评估心肌梗死的远期并发症，如心室重构、室壁瘤和血栓。通过多巴酚丁胺超声心动图对心肌存活性的判断能够识别那些能够在血管化治疗中获益的左室功能不全患者。

参考文献

1. Chow BJ, Veinot JP. What are the most useful and trustworthy noninvasive anatomic markers of existing vascular disease? *Curr Cardiol Rep.* 2006 Nov;8(6):439-445.
2. Naghavi M, Libby P, Falk E, et al. From vulnerable plaque to vulnerable patient: a call for new definitions and risk assessment strategies: Part I. *Circulation.* 2003 Oct 7;108(14):1664-1672.
3. Naghavi M, Libby P, Falk E, et al. From vulnerable plaque to vulnerable patient - A call for new definitions and risk assessment strategies: Part II. *Circulation.* 2003;108(15):1772-1778.
4. Kolodgie FD, Burke AP, Farb A, et al. The thin-cap fibroatheroma: a type of vulnerable plaque: the major precursor lesion to acute coronary syndromes. *Curr Opin Cardiol.* 2001 Sep;16(5):285-292.
5. Virmani R, Burke AP, Farb A, Kolodgie FD. Pathology of the vulnerable plaque. *J Am Coll Cardiol.* 2006;47(8):C13-C18.
6. Jennings RB, Steenbergen C Jr, Reimer KA. Myocardial ischemia and reperfusion. *Monogr Pathol.* 1995;37:47-80.
7. Buja LM. Myocardial ischemia and reperfusion injury. *Cardiovasc Pathol.* 2005;14(4):170-175.
8. Gowda RM, Khan IA, Vasavada BC, Sacchi TJ. Reversible myocardial dysfunction: basics and evaluation. *Int J Cardiol.* 2004 Dec;97(3):349-353.
9. Waller BF. The pathology of acute myocardial infarction: definition, location, pathogenesis, effects of reperfusion, complications, and sequelae. *Cardiol Clin.* 1988 Feb;6(1):1-28.
10. Rigo F, Murer B, Ossena G, Favaretto E. Transthoracic echocardiographic imaging of coronary arteries: tips, traps, and pitfalls. *Cardiovasc Ultrasound.* 2008;6:7.
11. Curtis JP, Sokol SI, Wang Y, et al. The association of left ventricular ejection fraction, mortality, and cause of death in stable outpatients with heart failure. *J Am Coll Cardiol.* 2003 Aug 20;42(4):736-742.
12. Wang TJ, Evans JC, Benjamin EJ, Levy D, LeRoy EC, Vasan

RS. Natural history of asymptomatic left ventricular systolic dysfunction in the community. *Circulation.* 2003 Aug 26;108(8):977-982.
13. Sharir T, Germano G, Kavanagh PB, et al. Incremental prognostic value of post-stress left ventricular ejection fraction and volume by gated myocardial perfusion single photon emission computed tomography. *Circulation.* 1999 Sep 7;100(10):1035-1042.
14. Mock MB, Ringqvist I, Fisher LD, et al. Survival of medically treated patients in the coronary artery surgery study (CASS) registry. *Circulation.* 1982 Sep;66(3):562-568.
15. Rich S, Sheikh A, Gallastegui J, Kondos GT, Mason T, Lam W. Determination of left ventricular ejection fraction by visual estimation during real-time two-dimensional echocardiography. *Am Heart J.* 1982 Sep;104(3):603-606.
16. Dumesnil JG, Dion D, Yvorchuk K, Davies RA, Chan K. A new, simple and accurate method for determining ejection fraction by Doppler echocardiography. *Can J Cardiol.* 1995 Dec;11(11):1007-1014.
17. Yu CM, Lin H, Yang H, Kong SL, Zhang Q, Lee SW. Progression of systolic abnormalities in patients with "isolated" diastolic heart failure and diastolic dysfunction. *Circulation.* 2002 Mar 12;105(10):1195-1201.
18. Waggoner AD, Shah AA, Schuessler JS, et al. Effect of cardiac surgery on ventricular septal motion: assessment by intraoperative echocardiography and cross-sectional two-dimensional echocardiography. *Am Heart J.* 1982 Dec; 104(6):1271-1278.
19. Yosefy C, Levine RA, Picard MH, Vaturi M, Handschumacher MD, Isselbacher EM. Pseudodyskinesis of the inferior left ventricular wall: recognizing an echocardiographic mimic of myocardial infarction. *J Am Soc Echocardiogr.* 2007 Dec;20(12):1374-1379.
20. Schiller NB, Shah PM, Crawford M, et al. Recommendations for quantitation of the left ventricle by two-dimensional echocardiography. American Society of Echocardiography Committee on Standards, Subcommittee on Quantitation of Two-Dimensional Echocardiograms. *J Am Soc Echocardiogr.* 1989;2(5):358-367.
21. Lang RM, Bierig M, Devereux RB, et al. Recommendations for chamber quantification: a report from the American Society of Echocardiography's Guidelines and Standards Committee and the Chamber Quantification Writing Group, developed in conjunction with the European Association of Echocardiography, a branch of the European Society of Cardiology. *J Am Soc Echocardiogr.* 2005 Dec; 18(12):1440-1463.
22. Loh IK, Charuzi Y, Beeder C, Marshall LA, Ginsburg JH. Early diagnosis of nontransmural myocardial infarction by two-dimensional echocardiography. *Am Heart J.* 1982 Nov; 104(5 Pt 1):963-968.
23. Henschke CI, Risser TA, Sandor T, Hanlon WB, Neumann A, Wynne J. Quantitative computer-assisted analysis of left ventricular wall thickening and motion by 2-dimensional echocardiography in acute myocardial infarction. *Am J Cardiol.* 1983 Nov 1;52(8):960-944.
24. Nishimura RA, Reeder GS, Miller FA Jr, et al. Prognostic value of predischarge 2-dimensional echocardiogram after acute myocardial infarction. *Am J Cardiol.* 1984 Feb 1; 53(4):429-432.
25. Nishimura RA, Tajik AJ, Shub C, Miller FA Jr, Ilstrup DM, Harrison CE. Role of two-dimensional echocardiography in the prediction of in-hospital complications after acute myocardial infarction. *J Am Coll Cardiol.* 1984 Dec;4(6):1080-1087.
26. McClements BM, Weyman AE, Newell JB, Picard MH.

Echocardiographic determinants of left ventricular ejection fraction after acute myocardial infarction. *Am Heart J*. 2000 Aug;140(2):284-289.

27. Lebeau R, Di LM, Amyot R, Veilleux M, Lemieux R, Sauve C. A new tool for estimating left ventricular ejection fraction derived from wall motion score index. *Can J Cardiol*. 2003 Mar 31;19(4):397-404.

28. Edvardsen T, Gerber BL, Garot J, Bluemke DA, Lima JA, Smiseth OA. Quantitative assessment of intrinsic regional myocardial deformation by Doppler strain rate echocardiography in humans: validation against three-dimensional tagged magnetic resonance imaging. *Circulation*. 2002 Jul 2;106(1):50-56.

29. Delgado V, Mollema SA, Ypenburg C, et al. Relation between global left ventricular longitudinal strain assessed with novel automated function imaging and biplane left ventricular ejection fraction in patients with coronary artery disease. *J Am Soc Echocardiogr*. 2008 Nov;21(11):1244-1250.

30. Lin SS, Lauer MS, Marwick TH. Risk stratification of patients with medically treated unstable angina using exercise echocardiography. *Am J Cardiol*. 1998 Sep 15; 82(6):720-724.

31. Hoffmann R, Lethen H, Kuhl H, Lepper W, Hanrath P. Extent and severity of test positivity during dobutamine stress echocardiography. Influence on the predictive value for coronary artery disease. *Eur Heart J*. 1999 Oct; 20(20):1485-1492.

32. Tousoulis D, Rallidis L, Cokkinos P, Davies G, Nihoyannopoulos P. Relation between exercise and dobutamine stress-induced wall motion abnormalities and severity and location of stenosis in single-vessel coronary artery disease. *Am Heart J*. 1999 Nov;138(5 Pt 1):873-879.

33. Badruddin SM, Ahmad A, Mickelson J, et al. Supine bicycle versus post-treadmill exercise echocardiography in the detection of myocardial ischemia: a randomized single-blind crossover trial. *J Am Coll Cardiol*. 1999 May; 33(6):1485-1490.

34. Pasotti M, Prati F, Arbustini E. The pathology of myocardial infarction in the pre- and post-interventional era. *Heart*. 2006;92(11):1552-1556.

35. Patel AM, Miller FA Jr, Khandheria BK, Mullany CJ, Seward JB, Oh JK. Role of transesophageal echocardiography in the diagnosis of papillary muscle rupture secondary to myocardial infarction. *Am Heart J*. 1989 Dec;118(6): 1330-1333.

36. Kishon Y, Iqbal A, Oh JK, et al. Evolution of echocardiographic modalities in detection of post myocardial infarction ventricular septal defect and papillary muscle rupture: study of 62 patients. *Am Heart J*. 1993 Sep;126(3 Pt 1):667-675.

37. Edwards BS, Edwards WD, Edwards JE. Ventricular septal rupture complicating acute myocardial infarction: identification of simple and complex types in 53 autopsied hearts. *Am J Cardiol*. 1984;54:1201-1205.

38. Haley JH, Sinak LJ, Tajik AJ, Ommen SR, Oh JK. Dynamic left ventricular outflow tract obstruction in acute coronary syndromes: an important cause of new systolic murmur and cardiogenic shock. *Mayo Clin Proc*. 1999 Sep; 74(9):901-906.

39. Veinot JP, Walley VM, Wolfsohn AL, et al. Post infarct cardiac free wall rupture: the relationship of rupture site to papillary muscle insertion. *Mod Pathol*. 1995;8(6):609-613.

40. Sutherland FW, Guell FJ, Pathi VL, Naik SK. Post infarction ventricular free wall rupture: strategies for diagnosis and treatment. *Ann Thorac Surg*. 1996;61(4):1281-1285.

41. Akashi YJ, Goldstein DS, Barbaro G, Ueyama T. Takotsubo Cardiomyopathy A New Form of Acute, Reversible Heart Failure. *Circulation*. 2008;118(25):2754-2762.

42. Bolognese L, Cerisano G. Early predictors of left ventricular remodeling after acute myocardial infarction. *Am Heart J*. 1999 Aug;138(2:Pt 2):t-83.

43. St John SM, Pfeffer MA, Moye L, et al. Cardiovascular death and left ventricular remodeling two years after myocardial infarction: baseline predictors and impact of long-term use of captopril: information from the Survival and Ventricular Enlargement (SAVE) trial. *Circulation*. 1997 Nov 18;96(10):3294-3299.

44. Wong SP, French JK, Lydon AM, et al. Relation of left ventricular sphericity to 10-year survival after acute myocardial infarction. *Am J Cardiol*. 2004 Nov 15;94(10):1270-1275.

45. Cabin HS, Roberts WC. True left ventricular aneurysm and healed myocardial infarction: clinical and necropsy observations including quantification of degrees of coronary arterial narrowing. *Am J Cardiol*. 1980;46:754-763.

46. Waller BF, McLaughlin T, Grider L, Rohr TM, Taliercio CP, Fetters J. Intracardiac thrombi: frequency, location, etiology, and complications: a morphologic review–Part III. *Clin Cardiol*. 1995 Oct;18(10):587-590.

47. Reeder GS, Tajik AJ, Seward JB. Left ventricular mural thrombus: two-dimensional echocardiographic diagnosis. *Mayo Clin Proc*. 1981 Feb;56(2):82-86.

48. Waller BF, Rohr TM, McLaughlin T, Grider L, Taliercio CP, Fetters J. Intracardiac thrombi: frequency, location, etiology, and complications: a morphologic review–Part II. *Clin Cardiol*. 1995 Sep;18(9):530-534.

49. Lazar EJ, Goldberger J, Peled H, Sherman M, Frishman WH. Atrial infarction: diagnosis and management. *Am Heart J*. 1988 Oct;116(4):1058-1063.

50. Chida K, Ohkawa S, Nagashima K, et al. An autopsy case of incomplete left atrial rupture following left atrial infarction associated with left ventricular myocardial infarction. *Jpn Circ J*. 1995;59(5):299-302.

51. Schinkel AF, Bax JJ, Poldermans D, Elhendy A, Ferrari R, Rahimtoola SH. Hibernating myocardium: diagnosis and patient outcomes. *Curr Probl Cardiol*. 2007 Jul; 32(7):375-410.

52. Cwajg JM, Cwajg E, Nagueh SF, et al. End-diastolic wall thickness as a predictor of recovery of function in myocardial hibernation: relation to rest-redistribution T1-201 tomography and dobutamine stress echocardiography. *J Am Coll Cardiol*. 2000 Apr;35(5):1152-1161.

第8章
右室疾病

右室没有受到和左室相同的重视,部分原因是由于右室原发性疾病比较少见。另一个原因可能是右室解剖结构错综复杂,有一个截然不同的流入道和流出道。三尖瓣房室瓣和右室相联系,其上有间隔腱索附着,且和肺动脉瓣不连续(图8.1,8.2)。正常右室在胸腔中位于左室右前侧,是一个"D"型的腔室(图8.3)。其位于胸骨后,是心脏最靠前的心腔。右室壁厚度通常为 3 ~ 4mm,但在肺动脉高压等压力负荷增加的情况下会变厚(图8.4)。因此,室壁厚度不是一个识别右室的有效特征。右室的特征是内层有大量显著的肉

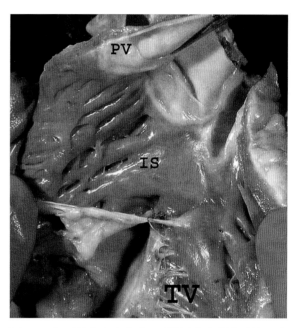

图 8.2 打开的右室流出道显示漏斗部间隔(IS)将三尖瓣(TV)和肺动脉瓣(PV)分开。

柱。三尖瓣和肺动脉瓣被肌性漏斗部室间隔分开(图8.2)。壁束、漏斗束和终止于节制索的隔缘束,形成一个拱形结构,其内有右束支[1]。

鉴于右室 和左室的结构差别,当容量或压力超负荷时,右室行为表现和左室相比,截然不同并不奇怪[2,4]了。右室壁薄,有很强的弹性,尤其是在容量负荷超负荷时。正常情况下,右室射血到低阻力高顺应性的肺循环,其前向血流主要是由游离壁向间隔的收缩驱动[5]。在急性容量超负荷时,右室容量扩张,射血分数保留,右室每搏量也增加。每搏量的增加是由于径向功能的增

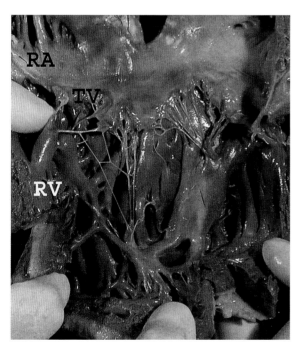

图 8.1 打开的右心显示右房(RA)、右室(RV)和三尖瓣(TV)。右室有肉柱。

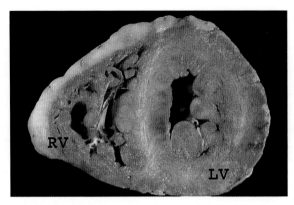

图 8.3 心脏的短轴横截面显示正常"D"型的右室(RV)和圆形的左室(LV)。

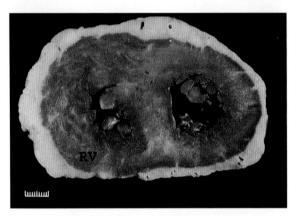

图 8.4 心脏的短轴横截面显示肺动脉高压导致的肺心病心脏。室间隔平坦,由于右室(RV)肥厚,心室几乎一样厚。

表 8.1 右室衰竭的原因

原发性心肌疾病
RV 缺血或心梗
心肌病:ARVC,扩张型,肥厚型,浸润型
RV 发育异常
压力超负荷
LV 衰竭
二尖瓣疾病
肺静脉闭塞病
肺动脉高压
肺疾病引起的肺动脉高压
肺动脉瓣狭窄
肺动脉狭窄
容量超负荷
房间隔缺损
肺静脉异位引流
肺动脉瓣反流
三尖瓣反流
右室充盈受限
三尖瓣狭窄
心包填塞
心包缩窄

ARVC:致心律失常性右室心肌病,LV:左室,RV:右室。
来源:修正自 Walker and Buttrick 的文章[9]。

强,而纵向收缩没有变化[6]。这一点与临床观察是一致的,在房间隔缺损造成长期容量负荷过重的患者中,右室收缩功能仍然是正常的[2]。另一方面,相比于左室,右室对后负荷变化更加敏感,肺血管阻力的适度增加能导致右室搏出量的减少[7,8]。因此,即使肺栓塞造成适度的急性肺血管阻力增加,右室搏出量也会减少,而慢性右室压力超负荷可以引起右室扩张和衰竭。

很多情况都会影响右室。表 8.1 列出了引起右室衰竭的病理生理情况的主要类别[9]。在同一患者中可能存在超过一个的这些情况。最常见原因是左室衰竭引起的后向压力增加和肺动脉压

力升高。在缺血性心脏病伴左室衰竭患者中,其右室收缩功能较相同左室射血分数的扩张型心肌病患者要好,表明后者是一个很可能有双心室受累的弥漫过程[10]。在心衰患者中,右室功能和肺动脉压力可能是比左室射血分数更好的预后预测因子,强调了在这些患者中评估右室功能和肺动脉压力的重要性[11]。事实上,任何能够引起右室后负荷增加的疾病都能导致右室衰竭,例如肺栓塞和慢性阻塞性肺病。尽管右室可以承受容量超负荷,但是慢性严重的容量超负荷会引起右室衰竭,这是由于间隔移位和心包限制导致左室搏出量和顺应性下降,后者引起右室后负

荷增加[12]。另外,长期的高动力性肺循环会引起持续的肺动脉高压,进而增加右室后负荷[2]。

单独右室梗死很罕见,但下壁心肌梗死经常伴有一定程度的右室梗死(图8.5)。在大部分心肌病种类中,右室通常都受累,尽管临床表现通常由左室受累的表现为主。例如,大部分肥厚型心肌病患者有右室肥厚[13]。致心律失常性右室心肌病是主要表现为右室受累的最常见的心肌病类型(图8.6)。最近诊断标准的更改更加符合该病的诊断[14]。其他类型的先天右室发育不良可以引起右室衰竭,最好的例子是第五章中讨论的Ebstein's畸形。

超声心动图评价右室

右室解剖的复杂性要求进行多切面检查,以便综合评估右室大小和功能[15,17],尤其要注意的是,由于很难在一个超声切面中同时观察右室流入道和流出道,因此它们必须在各自切面中单独评估。应该避免依赖任何简单的线性测量,因为在右室复杂的几何学情况下线性测量过于简单且易误导。这些测量的结果在不同患者体位及探头位置时会不同。由于缺乏最佳的显示右室的解剖标志,以及严重的小梁化使右室心内膜标记困难,右室面积和容量测量同样充满了不确定性。

在胸骨旁短轴切面,探头朝向右侧成像右室,可以避免右室的投影缩减陷阱。应该获得右室从心底到心尖的多个短轴切面,以评价右室整体和局部功能(图8.7)。这些切面也可以用于测量右室容量,尽管需要脱机分析和空间定向,而且这一过程耗费时间。因为三维超声是评估右室解剖复杂性的理想手段,所以实时三维超声是一种新的有

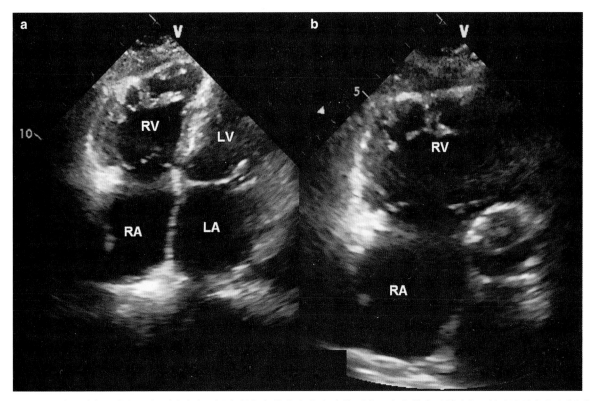

图8.5 心尖四腔切面(a)显示一例下壁心梗患者右室扩大和右室功能不全。右室游离壁放大切面(b)显示右室心梗时右室游离壁心尖部分变薄,没有增厚。LA:左房,LV:左室,RA:右房,RV:右室。

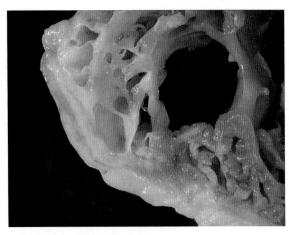

图 8.6 致心律失常性心肌病患者的右室壁横切面。右室壁被脂肪替代，且右室变薄、扩大。

前途的评估右室容量的手段[18-21]。然而，三维超声的图像质量仍然受限，勾画心内膜一直是一个挑战。相同的右室容积，和心脏核磁（CMR）的结果比，三维超声的结果通常要低估[18-21]。

因此，目测依然是应用最广泛的评估右室大小和功能的方法，这一点并不奇怪。测量右室最常用的超声切面是心尖四腔切面。评估右室大小时要与左室大小比较。一般来说，在这个切面上，右室面积是左室面积的 2/3[22]。如果右室面积接近左室，认为右室轻度扩大；当右室面积与左室相同时，为中度扩大；当右室面积超过左室时，为重度扩大（图 8.8）。要避免倾斜测量右室，因为相

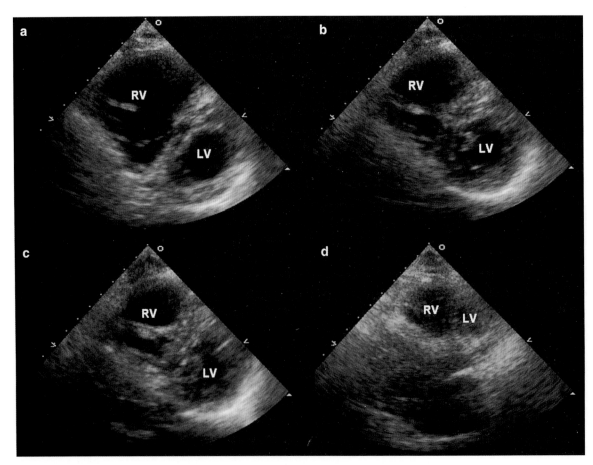

图 8.7 右室扩大且右室功能不全的患者，在胸骨旁窗口探头朝右获得的从心底到心尖（a～d）的多个短轴切面。通过这种多层切面脱机分析方法可以得到右室容量。LV：左室，RV：右室。

对于左室,这样可能会高估右室面积。如果左室是扩张的,这个切面上和左室比较来评估右室大小时应给予放大。

表 8.2 中列出了右室的超声切面和这些切面有用的测量指标[16]。这些测量指标的正常值列在表 8.3 中[15,16]。我们认为使用这些测量指标来数值化评估右室时要慎重。要参考多个超声结果和不同的测量值来评估右室大小和功能。在临床实践中能常规使用右室容量和射血分数之前,需要进一步提高实时三维的分辨率和应用在线容量分析软件。

右室面积和面积变化分数

右室是一个薄壁的结构,右室收缩期的室壁厚度很难测量。确定右室壁的运动主要是用面积变化分数(FAC)来测量右室游离壁的运动。在心尖四腔切面测量右室收缩期和舒张期面积。右室 FAC 是右室舒张期和收缩期面积之差与舒张期面积的比值,是一种右室收缩功能的测量指标(图 8.9,8.10)[15,16]。这些测量方法有技术上的局限性,比如右室的投影缩减及勾画心内膜时的困

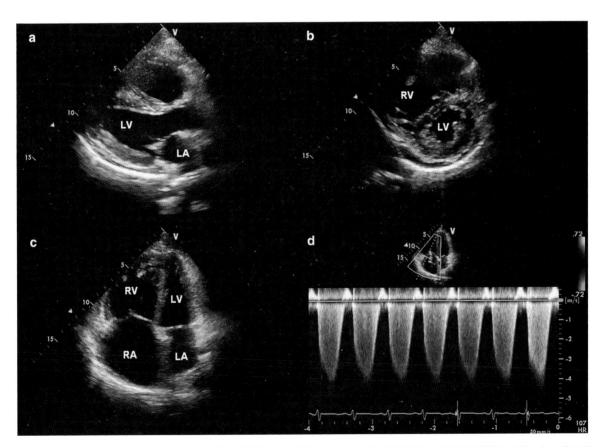

图 8.8　一例原发性肺动脉高压患者的胸骨旁长轴(a)、短轴(b)和心尖四腔切面显示一个严重扩张的右室,在心尖四腔切面(c)显示最佳,右室比左室明显变大。连续波多普勒(d)证实右室收缩压明显上升。LA:左房,LV:左室,RA:右房,RV:右室。

表 8.2　超声心动图评价右室

图像切面
特定的测量
胸骨旁长轴
RVOT 舒张末直径
RV 流入道切面
三尖瓣的解剖和功能
RV 流出道切面
肺动脉瓣的解剖和功能
胸骨旁 RV 短轴切面
RVOT 舒张末和收缩末直径
RVOT 缩短分数
RV 大小和功能
脱机重构的 RV 容量
胸骨旁 LV 短轴切面
LV 偏心指数
心尖四腔切面
RV 大小和功能
RV 长轴和短轴直径
RV 面积分数变化
RV 瓣环 TDI
RV 应变和应变率
RV 心肌工作指数
三尖瓣的解剖和功能
RV 三维容量和射血分数
剑突下切面
RVOT 大小和梗阻
RV 游离壁厚度

来源：修正自 Jurcut 等 [16]。

LV：左室，RV：右室，RVOT：右室流出道，TDI：组织多普勒成像。

难。由于右室流出道受到前负荷和后负荷的影响，这些测量中没有将其包括。尽管右室面积和容量之间有相关性，但也有报道称正常容量和容量超负荷时的右室面积间有显著的重叠[23]。用

CMR 测量的右室 FAC 和右室射血分数之间有可接受的相关性[24]。

右室容量和射血分数

二维超声可以测量右室容量，但是右室很难呈现为几何形状，并且这需要耗时的脱机分析。研究者对于用实时三维超声测量右室容量和射血分数有很大的热情和兴趣[18, 21]。目前，由于需要使用专门的软件包来进行脱机分析，这仍然很耗费时间（图 8.11）。已有报道称用 CMR 进行相同的测量可以得到相当高的相关性。例如，Leibundgut 等人报道，在 100 例成人患者中，用三维超声和 CMR 测量右室舒张末容量的平均差异是 10.2 ± 21.2 mL，右室射血分数的平均差异是 $0.4\% \pm 7.5\%$[19]。较之于 CMR，三维超声测得的右室容量总体偏低，这可能是因为勾画心内膜时比较困难，不能始终保持在最佳位置，影响了图像质量[18, 21]。

偏心指数

偏心指数是一个左室形态学的简单测量指标，可用来区分右室容量超负荷和右室压力超负荷[25]。偏心指数是在胸骨旁短轴切面左室前后径与左右径的比值。正常人中，收缩和舒张时这个值都是 1。右室容量超负荷时，室间隔在舒张期变平坦，收缩期恢复，导致舒张期偏心指数 >1（图 8.12）。右室压力超负荷时，室间隔持续扁平，且在收缩期可能更扁，因此偏心指数在舒张期和收缩期都 >1（图 8.13）。在肺高压患者中，舒张期偏心指数 >1 是死亡率的一个预测因子[26]。室间隔相对左室游离壁的弯曲度反映了跨室间隔压力，这提供了一个定性分析右室收缩压的方法[27]。

表 8.3　右室形态和功能的正常值及意义

右室参数	正常值(平均值 ± 标准差)	意 义
RVOT	22 ± 1.5	诊断 AVRC
PLAX 内径(mm)	27 ± 1	诊断 AVRC
PSAX 内径(mm)		
RVOT FS(%)	61 ± 13	评价 RV 衰竭
LV 偏心指数	1	RV 容量超负荷比对压力超负荷
RV 室壁厚度(mm)	3-5	RVH,与肺动脉压力有良好相关性
RV 舒张末面积(cm²)	18 ± 5	诊断 RV 扩张
RV FAC(%)	56 ± 13	RV 收缩功能
TAPSE(mm)	>15	与 RV 收缩功能有良好相关性
RV 心肌工作指数	0.28 ± 0.04	总体评价 RV 收缩舒张功能
RV TDI 基底部收缩(S)速度(cm/s)	>12	RV 收缩功能
应变(%)基底部	19 ± 6	节段功能,与收缩功能相关
中部	27 ± 6	
心尖部	32 ± 6	
RV 3D 容积 EDV(ml/ m²)	42-49	RV 大小和收缩功能
ESV(ml/ m²)	13-54	
SV(ml/ m²)	18-46	
EF(%)	33-63	

ARVC:致心律失常性右室心肌病,EF:射血分数,EDV:舒张末容积,ESV:收缩末容积,FAC:面积分数变化,FS:缩短分数,LV:左室,RV:右室,RVH:右室肥厚,RVOT:右室流出道,TAPSE:三尖瓣环收缩期位移峰值,TDI:组织多普勒成像。
来源:修正自 Jurcut[16]和 Horten[15]。

三尖瓣环平面收缩位移

　　在心尖四腔切面,可以很容易用 M 型超声描绘侧壁三尖瓣环获得三尖瓣环收缩期位移(TAPSE)。

　　和径向位移比较,右室基底部收缩期的纵向位移对于右室容量变化的作用更大。TAPSE 已被证明和右室射血分数相关,并且在肺高压或心梗患者中是危险事件的预测因子(图 8.14,8.15)[28, 29]。因为测量三尖瓣环相对于胸壁的运动,所以 TAPSE 是负荷依赖的,并且测量的是整体心脏运动而不只是右室基底部的偏移。此外,由于心室的独立,左室功能也能影响 TAPSE[30]。

心肌工作指数

　　心肌工作指数(MPI)是全面测量收缩和舒张功能的指标。其为右室等容舒张期和等容收缩期之和与右室射血时间的比值(图 8.16)[31]。右室衰竭时,等容期延长,射血时间缩短,因此 MPI 延长。MPI 的优势在于其呈现的不是右室几何形状,而是相对负荷独立的。MPI 已证明在肺高压患者中有评估预后的价值[32]。有报道在 RA 压升高的患者中,由于等容舒张期缩短,MPI 有假性正常化。要认真确保测量时使用同一周期时间。

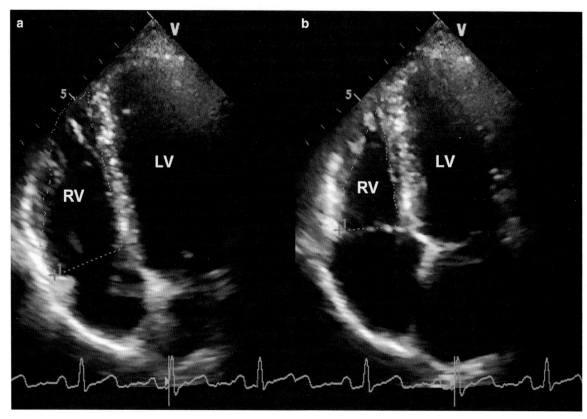

图 8.9   一例正常右室功能患者,在心尖四腔切面于舒张期(a)和收缩期(b)测量右室面积分数变化。面积分数变化是55%,属于正常值。LV:左室,RV:右室。

组织多普勒成像

组织多普勒是一种评估三尖瓣瓣环速率的快速简单方法。右室瓣环收缩速率与右室收缩功能相关(图 8.14,8.15)[34,35]。要记住的是,用脉冲波组织多普勒测量的瓣环速率与用彩色组织多普勒测得的值不相同,因为前者测量心肌速度峰值,而后者测量的是心肌速度平均值, 大约低20%[36]。

应变和应变率

用组织多普勒或斑点追踪可以测量纵向右室心肌变形。心肌应变是心肌在收缩期缩短的百分率,是一种心肌收缩功能的测量指标。应变可以评估右室全部或局部功能(图 8.17)。在肺动脉高压患者中,应变和应变率都降低,在这些患者中,其可用来检测早期右室功能不全[37,38]。应变和应变率也是检测致心律失常性右室心肌病的可靠指标[39]。可靠的应变和应变率测量依赖于良好的图像质量。其他局限性包括低的时间分辨率、角度依赖和测量易变性。

右室衰竭和肺动脉高压

导致右室衰竭的原因有很多(表 8.1)[9]。原发右室心肌病很少见。致心律失常性右室心肌病是可以遗传的,在年轻人中是导致猝死的重要原因(图 8.6)。在第 6 章中有具体讨论。到现在为止,右室功能不全更可能是其他疾病引起的后续事件或结果。在冠心病患者中,尤其是下壁心梗

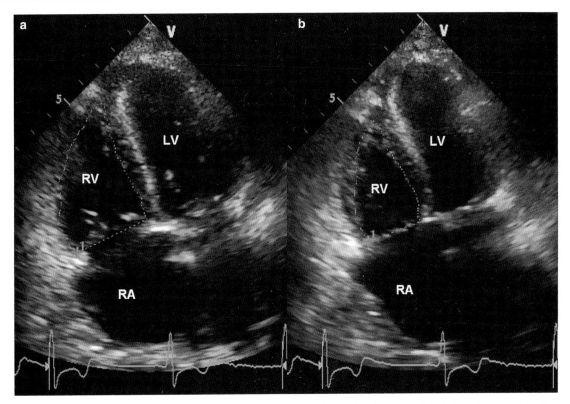

图 8.10 一例右心功能不全患者,在心尖切面于舒张期(a)和收缩期(b)测量右室面积分数变化。面积分数变化是 33%,属于异常值。LV:左室,RV:右室,RA:右房。

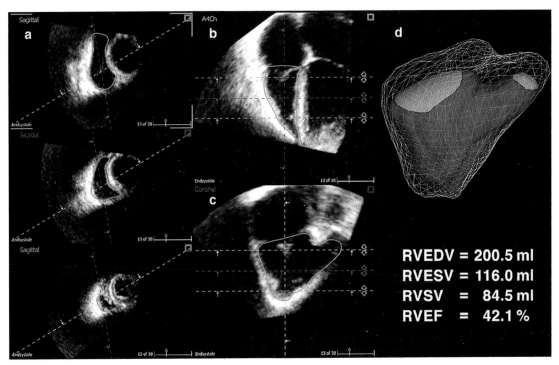

图 8.11 脱机分析软件包用于测量右室容量和射血分数。右室被切成 5 个层面(a,b,c),自动计算这些层面的面积产生一个动态三维模型,并测量容量。(经过同意引自 Leibundgut[19])。

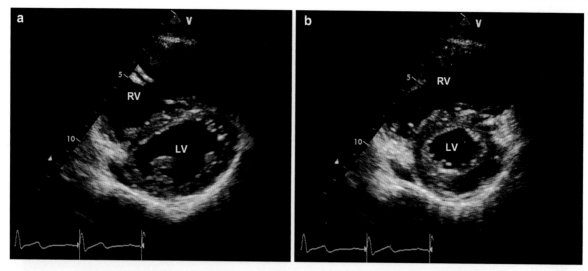

图 8.12 （a）一例房间隔缺损患者，左室舒张期胸骨旁短轴切面显示室间隔平坦。(b)右室容量超负荷时，左室收缩期胸骨旁短轴切面显示正常的室间隔曲度。LV：左室，RV：右室。

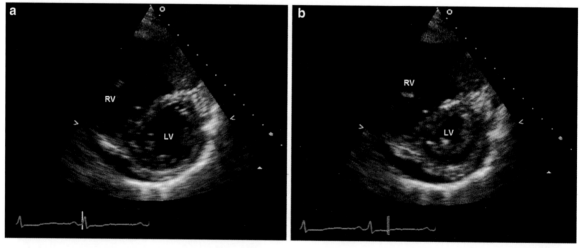

图 8.13 （a）一例肺动脉高压患者，左室舒张期胸骨旁短轴切面显示室间隔平坦，存在少量心包积液。(b)严重的肺动脉高压时，左室收缩期胸骨旁短轴切面显示室间隔仍然平坦。LV：左室，RV：右室。

者，右室功能不全可能是右室壁梗死的结果，也可能是左室功能不全造成继发肺动脉高压的结果。很重要的一点是，右室功能不全的发展会使左心疾病患者的预后恶化，因此，在缺血性心脏病或二尖瓣疾病中应该考虑尽早进行侵入性介入治疗来提高左室功能[29, 40]。

右室功能不全是肺动脉高压的一个常见结局，其导致心室游离壁的增厚和肥厚，这被称为"肺源性心脏病"。此时，右室壁可能会比相应的

左室壁厚，因此单独的室壁肥厚不是区分心室的有效指标(图 8.4)。右室室腔扭曲变形、球形化和室间隔凸向左室，将降低左室舒张末期容量和左室顺应性。肌小梁凸起显著。最后，如果发生右室衰竭，那么室腔会扩张，三尖瓣和肺动脉瓣出现反流(图 8.18)[28, 41]。

除了慢性肺心病，还有急性和亚急性肺心病。急性肺心病时，急速且严重的右室压力超负荷导致右室衰竭及相应的右室每搏量降低。在这

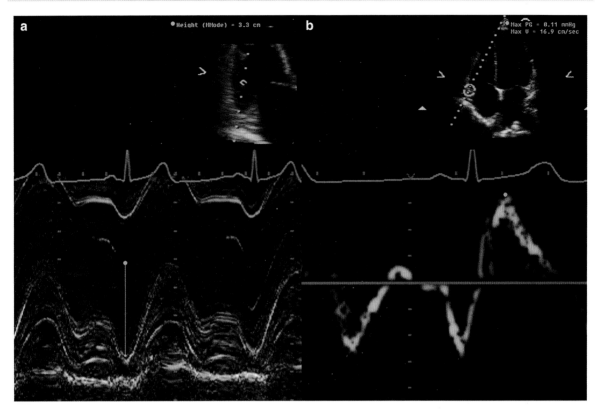

图 8.14　右室大小和功能正常患者,三尖瓣平面收缩移位(a)是 33mm,组织多普勒(b)显示收缩期瓣环速率为16.9cm/s。

种情况下,右室收缩压可能不会很高[42]。急性肺心病最常见的原因是来自下肢深静脉或盆静脉的栓子造成的肺栓塞(图 8.19,8.21)。在心肌梗死合并前壁相关的室间隔穿孔或乳头肌断裂时,可能会出现右室压力超负荷伴随容量超负荷。

亚急性肺心病时,右室衰竭在数周内逐渐发展,伴随呼吸困难和外周水肿。血吸虫病之类传染病可以引起亚急性肺心病,并且在全球范围内是肺动脉高压的一个重要原因。另一个原因是肿瘤栓塞了肺动脉和肺淋巴管[43]。乳腺癌和胃癌都有致命性的淋巴转移倾向(图 8.22,8.23)。右室表现压力超负荷并且扩张。

在慢性肺心病时,右室可以维持较长时间的正常容量和功能。然而,右室扩张及右室功能不全一直持续进展。不考虑肺动脉高压的原因,右室最终结局是扩张和整体运动减弱。在伴随右室

扩张及右室功能不全的肺动脉高压的情况下,右室心尖部功能的保留提示肺动脉血栓栓塞性疾病可能是潜在的病因[44]。

对怀疑有肺动脉高压的患者,肺动脉压的测定是超声多普勒分析的一个重要的部分,有几种测量方法。最直接、最有效、应用最多的方法是用连续波多普勒测量三尖瓣反流速度(V)[45]。肺动脉收缩压(收缩 PAP):

$$PAP\ systolic = 4V^2 + RAP$$

RAP 是右房压。

在 90%的患者中,可以得到足够用来计算肺动脉收缩压的三尖瓣反流速度信号[45]。强调这一点很重要,三尖瓣反流程度不一定与肺动脉高压程度一致(图 8.24)。这个推断是因为没有严重的三尖瓣反流时也不能排除有严重的肺动脉高

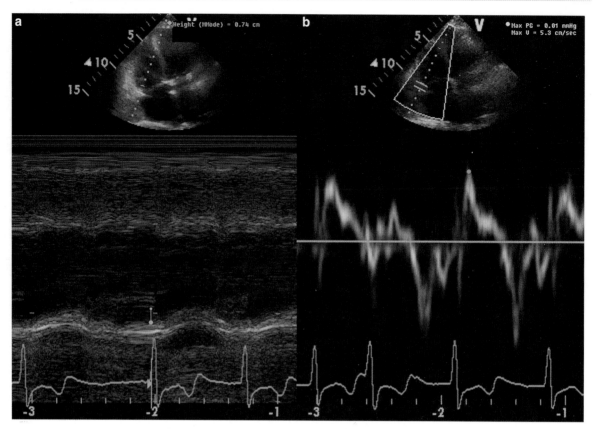

图 8.15　一例右室功能不全患者,三尖瓣环平面收缩移位(a)是 7.4mm,组织多普勒成像(b)显示收缩期瓣环速率为 5.3cm/s。

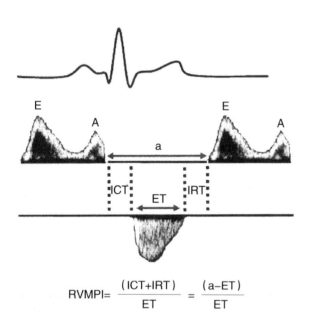

$$RVMPI= \frac{(ICT+IRT)}{ET} = \frac{(a-ET)}{ET}$$

图 8.16　示意图显示计算右室心肌工作指数所需的测量值。ET 射血时间,ICT 等容收缩期,IRT 等容舒张期(经过同意引自 Hortonet 等人 [15])。

压(图 8.25)。

在慢性肺动脉高压时,室间隔弯曲度是估计肺动脉压力的有用标志 [27]。舒张期室间隔变平是右室压力或容量超负荷的指征。在单纯容量超负荷、肺动脉压力正常时,室间隔形状在收缩期完全正常(图 8.12)。如果室间隔在收缩期维持一定程度的平坦,那么肺动脉高压始终是存在的。如果平坦的室间隔在收缩期没有改善,可能存在严重的肺动脉高压;如果收缩期平坦更加严重,就应该怀疑有超过体循环压力的肺动脉高压(图 8.13)。

肺动脉通常是扩张的,应该认真检测,尤其是在使用经食管超声心动图,去寻找肺动脉栓塞的管腔内栓子或由于肺动脉扩张产生的原位栓子时(图 8.26,8.27) [46]。当肺动脉严重扩张时,其可突入临近的心脏结构中,尤其是左房,类似于

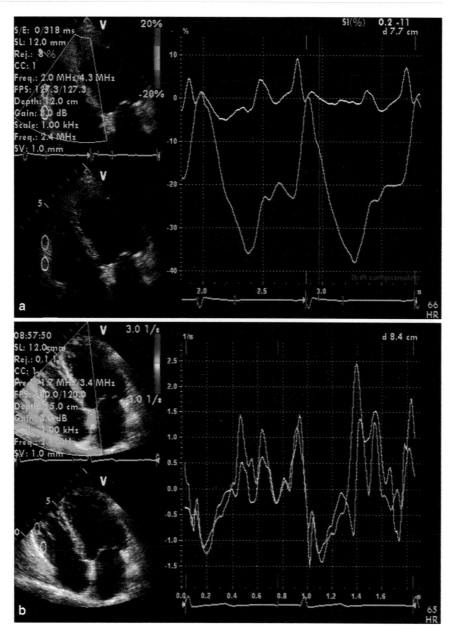

图 8.17 (a)右室功能正常患者，在心底部和中间部用彩色组织多普勒显像显示右室纵轴心肌应变，在中段应变更高。(b)一例正常右室功能患者，在心底部和中间部用彩色组织多普勒显像显示右室纵轴心肌应变，两者的值是相同的。

一个左房肿物(图 8.28)。因此，在肺动脉扩张时，要认真分析主肺动脉和左、右肺动脉近端。

外伤

由于右室位于胸骨下正前方,这使其很容易在闭合性胸外伤和手术致医源性损伤时受到伤害。钝性闭合性胸外伤可以是以下事件的后果：身体减速(交通事故),胸部变形损伤(心肺复苏、车祸、运动损伤、动物蹄子踩伤),突然加速(爆炸或疾风)和气压伤(挤压伤)[47, 49]。在钝性心脏外伤时,例如车祸,心脏可以向前移动并碰撞胸骨导致心肌挫伤,如果损伤很严重,心室可能破裂。钝性外伤时三尖瓣乳头肌也可能会断裂。胸骨切开术后,心脏可以牢固地黏附在胸骨下表面,再次手术时,右室可能会被无意间打开和损伤。对于有过心脏手术的患者,用术前影像来设想右室和旁路血管的位置是常见的临床方法,这样可以

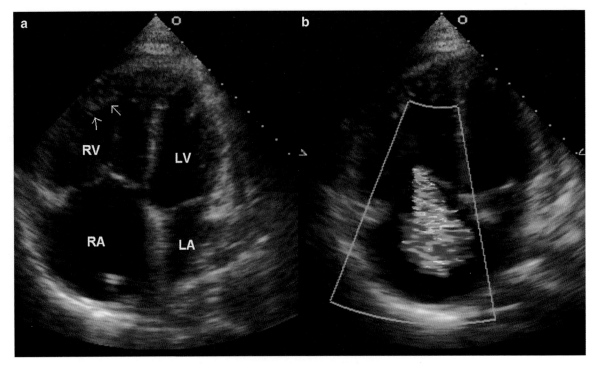

图 8.18 一例重度肺动脉高压患者,心尖四腔切面(a)显示右室扩大、肥厚,有显著的肉柱(箭头示)。彩色血流显像(b)显示重度三尖瓣反流。LA:左房,LV:左室,RA:右房,RV:右室。

在开胸时将其避开。

导线、导管和医源性疾病

插入导管、起搏器和鞘管是心肺复苏、营养供给、血流动力监测及治疗的常规操作。局部软组织和血管的并发症与这些器械直接相关。导线或导管能使心脏内结构挫伤、撕裂、穿透、穿孔、成团或形成血栓。治疗瓣膜狭窄的治疗性瓣膜成形术也可能刮伤瓣叶或瓣尖,造成局部病变或瓣膜反流。

导线和导管相关的医源性损伤的最常见部位是右侧,右房和右室的心内膜损伤,肺动脉和三尖瓣损伤[50]。这些损伤并非不常见,但很少有临床意义,并且很多可能都无法用影像方法探测到,例如局部瓣膜出血(图 8.29)。当这些损伤有临床意义时,通常是血栓、伴有或不伴有感染的栓子造成的。

已报道用于监测移植排斥的右室心内膜活检可能并发三尖瓣反流。连枷瓣叶通常为隔瓣,这基本上是由间隔部心肌活检操作造成的[51]。心内膜活检时可能会发生右室穿孔。当长期植入的导线或起搏器缠在瓣膜组织上后,如果取出,可能也会将三尖瓣和右室心内膜撕裂。

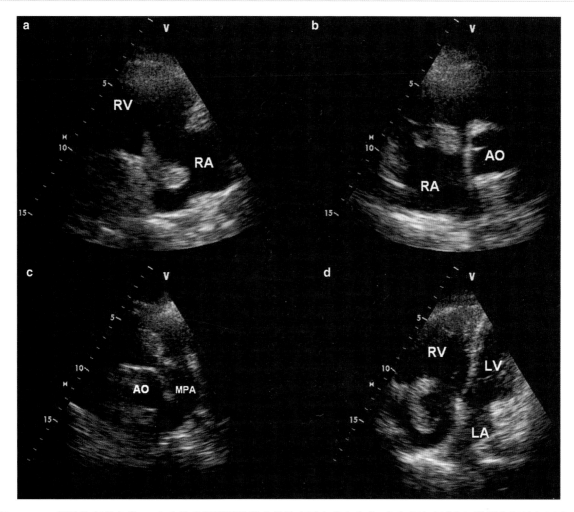

图 8.19　一例肺栓塞的患者,一个大的香肠形深静脉血栓栓塞了右房和右室,在右室流入道(a)、胸骨旁短轴(b,c)和心尖四腔切面(d)可以看到这个大的可移动的血栓。在切面(c),血栓脱入主肺动脉中。AO:主动脉,LA:左房,LV:左室,RA:右房,RV:右室,MPA:主肺动脉。

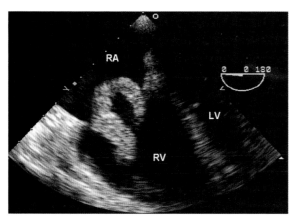

图 8.20　与图 8.21 为同一患者,经食道横切面显示巨大的可移动的香肠形血栓位于扩大的右房和右室中。LA:左房,RA:右房,RV:右室。

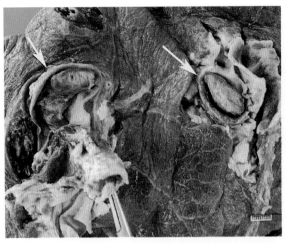

图 8.21　箭头所指肺动脉内有很大的栓子栓塞肺动脉，由于急性梗阻，右室扩大。

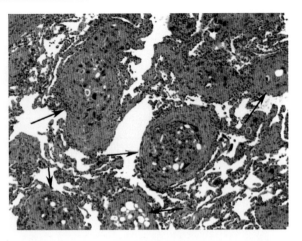

图 8.23　一例膀胱癌致肺动脉栓塞的患者，出现亚急性肺心病，在肺组织切片中发现栓子（箭头）。此患者不明原因心衰，这可能是肿瘤的首发表现。患者心脏大小和重量正常，但是右室扩大。

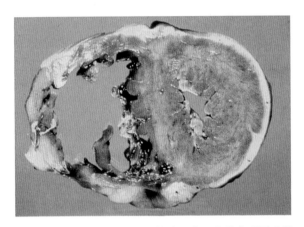

图 8.22　乳腺癌所致的亚急性肺心病。患者出现严重的亚急性肺动脉高压。在活检时发现了乳腺癌，右室严重扩大。

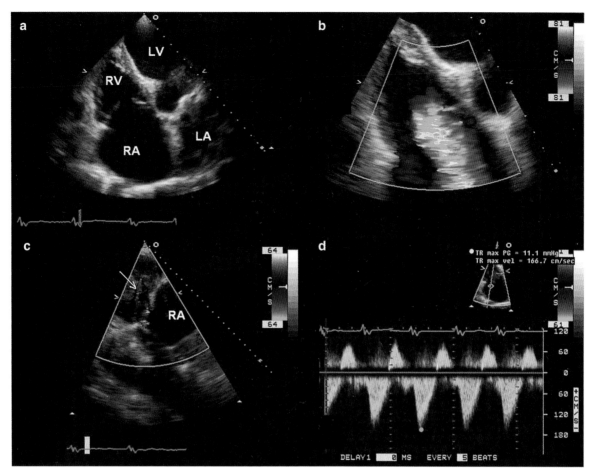

图 8.24　患有缺血性心脏病和持续性房颤的 84 岁老年女性患者,由于瓣环扩大,心尖四腔切面(a)示三尖瓣瓣叶无法对合。彩色血流成像(b)显示重度三尖瓣反流,收缩期血流反流至肝静脉(c)(箭头)。连续波多普勒(d)显示重度三尖瓣反流,右室收缩压没有显著上升。

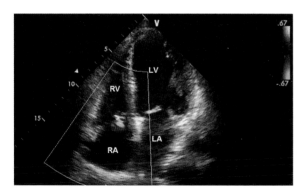

图 8.25　冠心病且严重肺动脉高压（肺动脉收缩压 71mmHg）患者,心尖四腔切面显示正常右室大小,轻度三尖瓣反流。LA:左房,LV:左室,RA:右房,RV:右室。

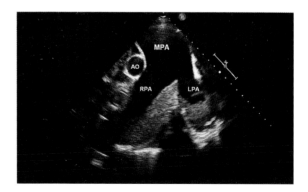

图 8.26　源发性肺动脉高压患者,胸骨旁短轴切面显示主肺动脉、右肺动脉和左肺动脉严重扩张。左、右肺动脉内均可见大量腔内血栓。AO:主动脉,LPA:左肺动脉,MPA:主肺动脉,RPA:右肺动脉。

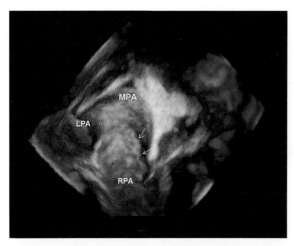

图 8.27　该患者经胸三维切面显示肺动脉扩张，右肺动脉内有大量薄层血栓（箭头）。

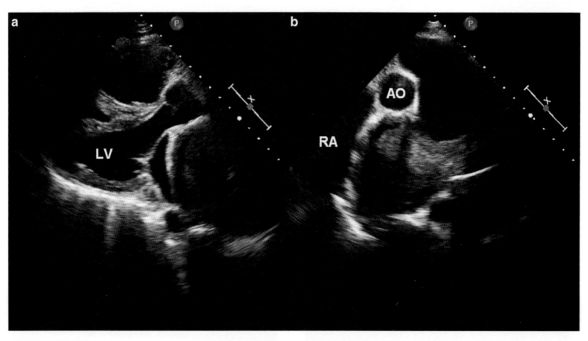

图 8.28　与图 8.26、图 8.27 为同一例患者,胸骨旁长轴(a)和短轴(b)切面显示左房内有一个显著的巨大肿物,其为严重扩张的右肺动脉从外压迫左房形成的。AO:主动脉,LV:左室,RA:右房。

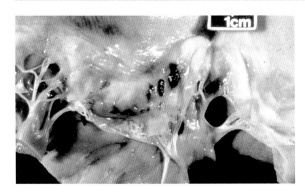

图 8.29 打开的三尖瓣,瓣膜出血,这在有中心静脉导线和导管的患者中并非罕见。这种情况容易出现,且通常很难从影像上检测到。

小结

　　右室衰竭有多种原因。由于右室功能对后负荷很敏感,任何引起肺动脉高压的疾病都能导致右室衰竭。右室具有截然不同的流入和流出腔,有复杂的几何学形状,因此要用多个超声切面来评价右室。很多不同的参数被用于评估右室大小和功能,但实用性有限。这些参数中很多都是以一些难以获得的测量值为基础的,原因是右室解剖的复杂性,右室内缺乏确定合适切面的标志,以及勾画严重小梁化的右室内膜表面时的不确定性。用实时三维测量右室容量和射血分数是有前景的发展方向,但是在右室疾病患者中使用这项技术还需要图像质量的改进和进一步的验证。

参考文献

1. Ho SY, Nihoyannopoulos P. Anatomy, echocardiography, and normal right ventricular dimensions. *Heart*. 2006;92:I2-I13.
2. Webb G, Gatzoulis MA. Atrial septal defects in the adult - Recent progress and overview. *Circulation*. 2006;114(15):1645-1653.
3. Dell'Italia LJ, Walsh RA. Application of a time varying elastance model to right ventricular performance in man. *Cardiovasc Res*. 1988 Dec;22(12):864-874.
4. Goldhaber SZ, Visani L, De RM. Acute pulmonary embolism: clinical outcomes in the International Cooperative Pulmonary Embolism Registry (ICOPER). *Lancet*. 1999 Apr 24;353(9162):1386-1389.
5. Goldstein JA. Pathophysiology and management of right heart ischemia. *J Am Coll Cardiol*. 2002;40(5):841-853.
6. Kjaergaard J, Iversen KK, Vejlstrup NG, et al. Impacts of acute severe pulmonary regurgitation on right ventricular geometry and contractility assessed by tissue-Doppler echocardiography. *Eur J Echocardiogr*. 2010 Jan;11(1):19-26.
7. Bristow MR, Zisman LS, Lowes BD, et al. The pressure-overloaded right ventricle in pulmonary hypertension. *Chest*. 1998 Jul;114(1 Suppl):101S-106S.
8. Macnee W. Pathophysiology of cor pulmonale in chronic obstructive pulmonary disease. Part One. *Am J Respir Crit Care Med*. 1994 Sep;150(3):833-852.
9. Walker LA, Buttrick PM. The right ventricle: biologic insights and response to disease. *Curr Cardiol Rev*. 2009 Jan;5(1):22-28.
10. La Vecchia L, Zanolla L, Varotto L, et al. Reduced right ventricular ejection fraction as a marker for idiopathic dilated cardiomyopathy compared with ischemic left ventricular dysfunction. *Am Heart J*. 2001 Jul;142(1):181-189.
11. Ghio S, Gavazzi A, Campana C, et al. Independent and additive prognostic value of right ventricular systolic function and pulmonary artery pressure in patients with chronic heart failure. *J Am Coll Cardiol*. 2001 Jan;37(1):183-188.
12. Louie EK, Lin SS, Reynertson SI, et al. Pressure and volume loading of the right ventricle have opposite effects on left ventricle ejection fraction. *Circulation*. 1995;92:819-824.
13. Maron MS, Hauser TH, Dubrow E, et al. Right ventricular involvement in hypertrophic cardiomyopathy. *Am J Cardiol*. 2007 Oct 15;100(8):1293-1298.
14. Marcus FI, McKenna WJ, Sherrill D, et al. Diagnosis of arrhythmogenic right ventricular cardiomyopathy/dysplasia: proposed modification of the Task Force Criteria. *Eur Heart J*. 2010 Apr;31(7):806-814.
15. Horton KD, Meece RW, Hill JC. Assessment of the right ventricle by echocardiography: a primer for cardiac sonographers. *J Am Soc Echocardiogr*. 2009 Jul;22(7):776-792.
16. Jurcut R, Giusca S, La GA, Vasile S, Ginghina C, Voigt JU. The echocardiographic assessment of the right ventricle: what to do in 2010? *Eur J Echocardiogr*. 2010 Mar;11(2):81-96.
17. Badano LP, Ginghina C, Easaw J, et al. Right ventricle in pulmonary arterial hypertension: haemodynamics, structural changes, imaging, and proposal of a study protocol aimed to assess remodelling and treatment effects. *Eur J Echocardiogr*. 2010 Jan;11(1):27-37.
18. Tamborini G, Marsan NA, Gripari P, et al. Reference values for right ventricular volumes and ejection fraction with real-time three-dimensional echocardiography: evaluation in a large series of normal subjects. *J Am Soc Echocardiogr*. 2010 Feb;23(2):109-115.
19. Leibundgut G, Rohner A, Grize L, et al. Dynamic assessment of right ventricular volumes and function by real-time three-dimensional echocardiography: a comparison study with magnetic resonance imaging in 100 adult patients. *J Am Soc Echocardiogr*. 2010 Feb;23(2):116-126.
20. Grewal J, Majdalany D, Syed I, Pellikka P, Warnes CA. Three-dimensional echocardiographic assessment of right ventricular volume and function in adult patients with congenital heart disease: comparison with magnetic resonance imaging. *J Am Soc Echocardiogr*. 2010 Feb;23(2):127-133.
21. van der Zwaan HB, Helbing WA, McGhie JS, et al. Clinical value of real-time three-dimensional echocardiography for right ventricular quantification in congenital heart disease: validation with cardiac magnetic resonance imaging. *J Am Soc Echocardiogr*. 2010 Feb;23(2):134-140.
22. Jardin F, Dubourg O, Bourdarias JP. Echocardiographic pattern of acute cor pulmonale. *Chest*. 1997 Jan;111(1):209-217.

23. Jiang L, Levine RA, Weyman AE. Echocardiographic Assessment of Right Ventricular Volume and Function. *Echocardiography*. 1997 Mar;14(2):189-206.

24. Lang RM, Bierig M, Devereux RB, et al. Recommendations for chamber quantification: a report from the American Society of Echocardiography's Guidelines and Standards Committee and the Chamber Quantification Writing Group, developed in conjunction with the European Association of Echocardiography, a branch of the European Society of Cardiology. *J Am Soc Echocardiogr*. 2005 Dec; 18(12):1440-1463.

25. Louie EK, Rich S, Levitsky S, Brundage BH. Doppler echocardiographic demonstration of the differential effects of right ventricular pressure and volume overload on left ventricular geometry and filling. *J Am Coll Cardiol*. 1992 Jan;19(1):84-90.

26. Raymond RJ, Hinderliter AL, Willis PW, et al. Echocardiographic predictors of adverse outcomes in primary pulmonary hypertension. *J Am Coll Cardiol*. 2002 Apr 3;39(7):1214-1219.

27. King ME, Braun H, Goldblatt A, Liberthson R, Weyman AE. Interventricular septal configuration as a predictor of right ventricular systolic hypertension in children: a cross-sectional echocardiographic study. *Circulation*. 1983 Jul;68(1):68-75.

28. Forfia PR, Fisher MR, Mathai SC, et al. Tricuspid annular displacement predicts survival in pulmonary hypertension. *Am J Respir Crit Care Med*. 2006 Nov 1;174(9):1034-1041.

29. Karatasakis GT, Karagounis LA, Kalyvas PA, et al. Prognostic significance of echocardiographically estimated right ventricular shortening in advanced heart failure. *Am J Cardiol*. 1998 Aug 1;82(3):329-334.

30. Lopez-Candales A, Rajagopalan N, Saxena N, Gulyasy B, Edelman K, Bazaz R. Right ventricular systolic function is not the sole determinant of tricuspid annular motion. *Am J Cardiol*. 2006 Oct 1;98(7):973-977.

31. Tei C, Dujardin KS, Hodge DO, et al. Doppler echocardiographic index for assessment of global right ventricular function. *J Am Soc Echocardiogr*. 1996 Nov;9(6):838-847.

32. Yeo TC, Dujardin KS, Tei C, Mahoney DW, McGoon MD, Seward JB. Value of a Doppler-derived index combining systolic and diastolic time intervals in predicting outcome in primary pulmonary hypertension. *Am J Cardiol*. 1998 May 1;81(9):1157-1161.

33. Lindqvist P, Calcutteea A, Henein M. Echocardiography in the assessment of right heart function. *Eur J Echocardiogr*. 2008 Mar;9(2):225-234.

34. De Castro S, Cavarretta E, Milan A, et al. Usefulness of tricuspid annular velocity in identifying global RV dysfunction in patients with primary pulmonary hypertension: a comparison with 3D echo-derived right ventricular ejection fraction. *Echocardiography*. 2008 Mar;25(3):289-293.

35. Meluzin J, Spinarova L, Bakala J, et al. Pulsed Doppler tissue imaging of the velocity of tricuspid annular systolic motion; a new, rapid, and non-invasive method of evaluating right ventricular systolic function. *Eur Heart J*. 2001 Feb;22(4):340-348.

36. Kukulski T, Hubbert L, Arnold M, Wranne B, Hatle L, Sutherland GR. Normal regional right ventricular function and its change with age: a Doppler myocardial imaging study. *J Am Soc Echocardiogr*. 2000 Mar;13(3):194-204.

37. Borges AC, Knebel F, Eddicks S, et al. Right ventricular function assessed by two-dimensional strain and tissue Doppler echocardiography in patients with pulmonary arterial hypertension and effect of vasodilator therapy. *Am J Cardiol*. 2006 Aug 15;98(4):530-534.

38. Pirat B, McCulloch ML, Zoghbi WA. Evaluation of global and regional right ventricular systolic function in patients with pulmonary hypertension using a novel speckle tracking method. *Am J Cardiol*. 2006 Sep 1;98(5):699-704.

39. Teske AJ, Cox MG, De Boeck BW, Doevendans PA, Hauer RN, Cramer MJ. Echocardiographic tissue deformation imaging quantifies abnormal regional right ventricular function in arrhythmogenic right ventricular dysplasia/cardiomyopathy. *J Am Soc Echocardiogr*. 2009 Aug;22(8): 920-927.

40. Hung J, Koelling T, Semigran MJ, Dec GW, Levine RA, Di Salvo TG. Usefulness of echocardiographic determined tricuspid regurgitation in predicting event-free survival in severe heart failure secondary to idiopathic-dilated cardiomyopathy or to ischemic cardiomyopathy. *Am J Cardiol*. 1998 Nov 15;82(10):1301-1310.

41. Chin KM, Kim NH, Rubin LJ. The right ventricle in pulmonary hypertension. *Coron Artery Dis*. 2005 Feb;16(1): 13-18.

42. Schulman DS, Matthay RA. The right ventricle in pulmonary disease. *Cardiol Clin*. 1992 Feb;10(1):111-135.

43. Veinot JP, Ford SE, Price RG. Subacute cor pulmonale due to tumor embolization. *Arch Pathol Lab Med*. 1992;116: 131-134.

44. McConnell MV, Solomon SD, Rayan ME, Come PC, Goldhaber SZ, Lee RT. Regional right ventricular dysfunction detected by echocardiography in acute pulmonary embolism. *Am J Cardiol*. 1996 Aug 15;78(4):469-473.

45. Currie PJ, Seward JB, Chan KL, et al. Continuous wave Doppler determination of right ventricular pressure: a simultaneous Doppler-catheterization study in 127 patients. *J Am Coll Cardiol*. 1985 Oct;6(4):750-756.

46. Moser KM, Fedullo PF, Finkbeiner WE, Golden J. Do patients with primary pulmonary hypertension develop extensive central thrombi? *Circulation*. 1995;91:741-745.

47. Bayezid O, Mete A, Turkay C, Yanat F, Deger N, Isin E. Traumatic tricuspid insufficiency following blunt chest trauma. *J Cardiovasc Surg*. 1993;34:69-71.

48. dos Santos J, de Marchi CH, Bestetti RB, Corbucci HAR, Pavarino PR. Ruptured chordae tendineae of the posterior leaflet of the tricuspid valve as a cause of tricuspid regurgitation following blunt chest trauma. *Cardiovasc Pathol*. 2001;10(2):97-98.

49. van Son JA, Danielson GK, Schaff HV, Miller FA Jr. Traumatic tricuspid valve insufficiency. Experience in thirteen patients. *Journal of Thoracic & Cardiovascular Surgery*. 1994;108:893-898.

50. Ford SE, Manley PN. Indwelling cardiac catheters: an autopsy study of associated endocardial lesions. *Arch Pathol Lab Med*. 1982;106:314-317.

51. Mielniczuk L, Haddad H, Davies RA, Veinot JP. Tricuspid valve chordal tissue in endomyocardial biopsy specimens of patients with significant tricuspid regurgitation. *J Heart Lung Transplant*. 2005 Oct;24(10):1586-1590.

第 **9** 章
主动脉疾病

主动脉是一种弹性动脉,发自左室。胚胎学上, 主动脉和肺动脉干均来自胎儿的动脉干,但主动脉不同部位的平滑肌细胞起源不同。升主动脉平滑肌细胞来自于神经嵴,而胸主动脉和腹主动脉细胞则来自于体节衍生细胞和内脏中胚层。主动脉由内皮形成的内膜、弹力薄膜和平滑肌细胞组成的中层,以及包含胶原、神经和血管的外膜组成。

主动脉近端几个厘米的部分位于心包腔内。升主动脉发出心脏后向右发出三个弓形分支——头臂(无名)动脉、左颈总动脉和左锁骨下动脉(图 9.1)。动脉导管是胚胎期主动脉和左肺动脉的交通通道,它的动脉起源一般靠近左锁骨下动脉。大多数胎儿出生后不久它就会关闭,但也可保持不关闭或必要时通过医学干预使之开放。若动脉导管关闭,则在主动脉和肺动脉上出现明显的内膜浅窝和一个纤维连接,即动脉连接韧带。

升主动脉是主动脉中最容易用超声心动图看出的部分(图 9.2)。升主动脉是一个复杂的解剖结构。它并不只是附有主动脉瓣的简单管道,而是拥有弯曲、凸出或外翻的多样结构域。主动脉瓣附着于主动脉上的晕样或冠状结构,而在各连接缘留下了内部连接的纤维三角区 (图 9.3)。相比邻近的升主动脉,主动脉瓣在主动脉上的附着区是外翻的。窦管连接处的隆起将这些区域分开(图 9.4)。从窦管连接到弓形血管出口,真正的

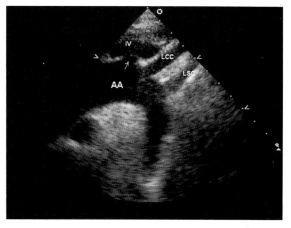

图 9.1 从胸骨上窝成像的主动脉弓显示 3 个弓上血管。很容易看到无名动脉的起源(箭头),而它的其余部分(未显示)可通过向右倾斜探头成像。可见无名静脉,它在主动脉弓上方。AA:主动脉弓,IV:无名静脉,LCC:左颈总动脉,LSC:左锁骨下动脉。

升主动脉更像一个简单的管状结构。结构上的区别很重要,因为在先天性主动脉疾病及瓣膜置换或修补后,不同区域有着不同的性能。胸主动脉逐渐变细,而腹主动脉的正常直径最小。

主动脉是所有重要器官血液供应的主要输送通道。它位于胸腔中部。胸腔内主动脉的重要组成包括主动脉瓣环、主动脉窦、窦管连接、管形升主动脉、主动脉弓和胸降主动脉。窦管连接通常是升主动脉最狭窄的部位。主动脉朝更远的方向逐渐变细,因此胸降主动脉远端常常比升主动脉更小。随着年龄的增加,胸主动脉变得更宽和扭曲。升主动脉近端走行更偏向前方和右侧,而

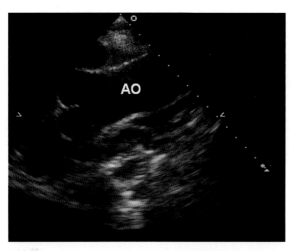

图 9.2 这是一个升主动脉的高位左胸骨旁切面,显示主动脉窦、窦管连接及升主动脉。AO 主动脉。

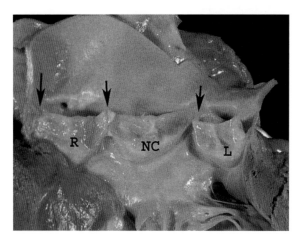

图 9.3 打开的主动脉瓣,有右冠瓣(R)、无冠瓣(NC)和左冠瓣(L)。箭头所指为瓣膜连接处。

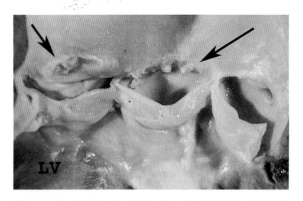

图 9.4 主动脉瓣和主动脉窦上方的窦管连接(箭头)钙化。LV 左室。

胸降主动脉走行则更靠后方和左侧。

多种成像模式已用于主动脉的显像(表 9.1)[1-5]。经胸超声心动图可用于评估主动脉根部和升主动脉近端,而对其余部位的作用有限,其显示主动脉弓和降主动脉的图像欠佳[1]。另一方面,经食管超声心动图(TEE)能够较为出色地评价整个胸主动脉,然而仍不能最佳显示主动脉弓的血管[4]。

其他的成像方法如 CT 和磁共振扫描术能提供胸主动脉及胸腔内畸形的精密图像。然而,这两种成像方法与 TEE 相比都只有有限的时间分辨率,而且它们不能迅速地用于重症监护室或急诊室内危重患者的评估,这是因为搬运患者可能会拖延时间并增加风险。TEE 的便携性使其可在患者床旁操作,因此是评估患有急性主动脉综合征时经常选择的成像模式。

在选择主动脉疾病患者的成像方法和处理时,基于急性情况将主动脉疾病分为非常有用的两种类型(表 9.2)。急性主动脉综合征可危及生命,需要迅速诊断,因为患者通常需要进行外科手术来改善预后。针对这些患者,TEE 通常是优先的选择,因为它相对无创和易携带。TEE 评估主动脉疾病的优点和局限性总结在表 9.3 中。对于慢性主动脉疾病,可选择更严谨的方法评估主动脉,CT 和磁共振扫描术通常是首选的。

急性主动脉综合征

主动脉夹层

在急性主动脉夹层,准确和及时的诊断是必要的,因为如果延迟做出诊断会增加死亡率,在最初 24 小时内每延迟 1 小时就会增加 1% 的死亡率。当患者出现可疑的主动脉夹层的临床症状时,应考虑迅速做出检查以拟定或排除此诊断[6]。

表 9.1　用于评估主动脉的不同成像方法的比较

诊断性能	血管造影术	CT	MRI	TEE
敏感性	++	++	+++	+++
特异性	+++	+++	+++	+++
内膜撕裂位置	+/—	+/—	++	+++
血栓存在	+/—	++	++	++
心包积液	—	++	++	+++
累及分支血管	++	++	+++	+
累及冠状动脉	++	+/—	—	++
无辐射暴露	—	—	+++	+++
便携性	—	—	—	+++

CT:计算机断层成像,MRI:磁共振成像,TEE:经食管超声心动图,+++:优,++:良,+:一般,—:差或不能检测出。

来源:修正自 Cigarroa 等[5]。

表 9.2　急性和慢性主动脉疾病

急性主动脉综合征
　　夹层
　　壁内血肿
　　破裂
　　内膜撕裂无血肿
　　穿透性溃疡
　　主动脉创伤
慢性主动脉疾病
　　慢性夹层
　　修补术后残留夹层
　　大的活动性血栓
　　动脉瘤
　　假性动脉瘤
　　主动脉炎
　　动脉粥样硬化斑块
　　主动脉肿瘤

表 9.3　经食管超声心动图评估主动脉的优点和局限性

优点
　　可携带
　　快速诊断
　　不干扰心肺复苏
　　无辐射暴露
　　创伤性最低
　　少见并发症
局限性
　　半有创性
　　操作者依赖性
　　升主动脉远端盲点
　　弓形血管视野受限
　　腹主动脉不能成像
　　不适宜怀疑有食管或颈部创伤的患者

　　主动脉夹层是指主动脉中层的撕裂,且在裂开的中层之间有出血(图 9.5,9.6)。它连同穿透性主动脉溃疡和壁内血肿,共同组成了"急性主动脉综合征"。主动脉夹层始于内膜的破裂,进而使血液进入并裂开中层。壁内血肿是指血液在中层聚集而没有明显的内膜破裂。引起血管中层出血的原因尚不清楚。病理学上,许多壁内血肿有

别于典型的主动脉夹层,且在影像上看不到内膜破裂。穿透性主动脉溃疡是贯穿血管壁的深度动脉粥样硬化。这些溃疡可能发生表面破裂或导致主动脉夹层,他们通常位于胸主动脉近端。

　　主动脉夹层可能与许多危险因素有关,包括年龄增长、全身动脉高血压、结缔组织病(包括马凡综合征、成骨不全、埃—当综合征)、先天

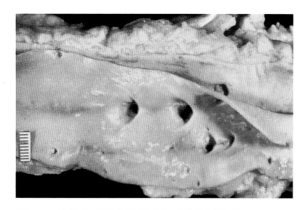

图9.5　急性主动脉夹层导致主动脉中层撕裂。

性二叶式主动脉瓣、主动脉缩窄、主动脉创伤（闭合、开放或医源性）和激素相关的夹层（雌激素、妊娠）[6, 7]。主动脉夹层的发病条件总结在表9.4中。

全身动脉高血压是主动脉夹层最常见的发病条件，不过人们也越来越认识到家族性主动脉病是一个重要的病因。马方综合征因其容易引起夹层而被广泛关注，但非马方家族性主动脉病更加普遍，也是对于主动脉夹层患者需要考虑的重要因素。大约1/3先天性二叶式主动脉瓣患者会出现主动脉扩张[8]。即使主动脉大小正常，这些患者依然有发生主动脉夹层的危险，并已报道其具有家族聚集性。对主动脉病患者一级亲属做超声心动描图是明智的，特别是主动脉夹层的年轻患者。

主动脉夹层的并发症通常包括主动脉破裂、出血、血管开口分支受累、升主动脉扩张合并急性主动脉瓣关闭不全和动脉瘤形成（图9.7）。主动脉夹层分为A型和B型，A型累及升主动脉，B型始于右无名动脉发出后。这种分类法的临床实用性或意义取决于相关不同病理类型的并发症[9, 10]。

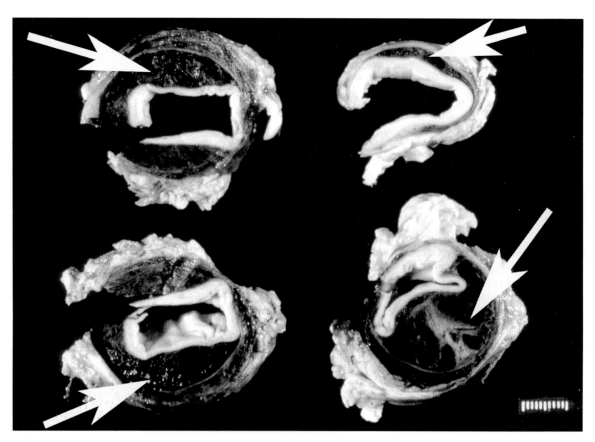

图9.6　急性主动脉夹层。主动脉横切面显示假腔内的血块（箭头）。主动脉真腔仍然畅通。

表 9.4　主动脉夹层形成的条件

全身性动脉高血压

家族性主动脉病

　　马方综合征

　　非马方疾病

　　其他

结缔组织病

先天性二叶式主动脉瓣

主动脉缩窄

妊娠

主动脉炎

主动脉创伤

　　插管,外科手术

　　胸部钝器伤

A 型主动脉夹层可导致严重的并发症,包括心包腔内升主动脉破裂合并心包积血和心脏压塞、主动脉瓣扭曲和撕裂以及冠状动脉夹层合并心肌梗死。夹层可能向远端扩散并累及主动脉全长。相反,B 型主动脉夹层的并发症通常在胸腔水平或以下。尽管其累及脊髓血流,导致内脏缺血和肢体受累,但并没有伴随威胁生命的紧急情况如心脏压塞[11]。A 型主动脉夹层需要手术治疗,而许多 B 型夹层可用内科治疗以降低主动脉收

缩强度和夹层压力。

A 型主动脉夹层中,内膜撕裂通常发生在升主动脉(图 9.8),但也罕见于降主动脉,同时夹层逆向扩展累及升主动脉。对于在主动脉右侧出现内膜入口撕裂的记述较为普遍。B 型夹层的内膜撕裂发生在降主动脉,不累及升主动脉。

通常可以检测到潜在的主动脉中层退行性改变。这种病理变化曾被称为"囊性中层坏死",但并不准确,主动脉中层退行性改变是首选的术语[12]。这种中层退行性改变包含弹性碎片、氨基葡聚糖的聚集、中层坏死和中层纤维化。基质聚集和弹性碎片被认为是引起主动脉薄弱和夹层的倾向。某种程度的中层退化是一个正常的年龄相关现象,可不均衡地发生且遍及主动脉[13]。全身性高血压加速了这种退行性改变。主动脉中层退行性改变在结缔组织病中也非常普遍,如马方综合征、埃－当综合征和成骨不全。通过对转化生长因子 β(TGF-β)的活化,胶原和原纤维蛋白发生了突变[14]。

根据我们的经验,TEE 是首选的显像方式,因为它有良好的诊断准确性并能在床旁迅速完成。由于胸主动脉和食管之间联系紧密,应用经食管的方法通常可以很好地显示胸主动脉。从实

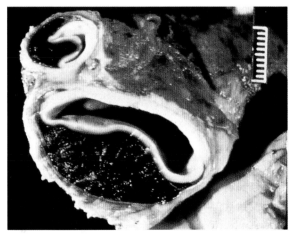

图 9.7　急性主动脉夹层撕裂弓形血管的中膜,可见血块压迫正常管腔。

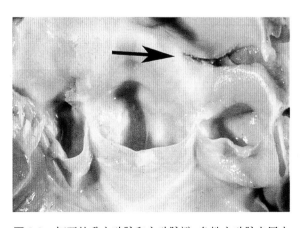

图 9.8　打开的升主动脉和主动脉瓣。急性主动脉夹层内膜撕裂(箭头)位于瓣膜之后。升主动脉是 A 型主动脉夹层内膜撕裂最常见的位置。

际角度来看,怀疑有主动脉夹层的患者需要在应用 TEE 之前接受最适合的内科治疗。这些治疗包括减弱血流动力学反应的药物。同时,必要时可应用适当的镇静剂。

主动脉夹层的超声心动图所见为内膜片状物、内膜撕裂、主动脉扩张、主动脉壁增厚和主动脉瓣反流[1, 15](图 9.9,9.10)。如果患者有充分的图像,这些所见也可能通过经胸超声心动图被检测到。除了做出诊断,内膜撕裂的位置、片状物剥离的程度、弓形动脉的情况、冠状动脉口是否受累、主动脉瓣反流的存在和严重程度以及左室功能的确定也是重要的。同时还需要评估主动脉夹层的其他严重并发症,包括主动脉破裂合并心脏压塞、严重的主动脉瓣功能破坏导致的重度急性主动脉瓣反流以及重要器官如脑和肾脏的血流中断。

阐明主动脉瓣反流机制,可允许在选取的患者中实行瓣膜保留术及主动脉瓣再悬浮(图 9.11,9.12)[16]。剥离的片状物容易沿着主动脉大弯影响主动脉管腔,这样假性管腔更像是位于主动脉根的前面和右侧以及胸降主动脉的后方和左侧。其他辨别真性和假性管腔的超声心动图表现总结在表 9.5 中(图 9.13)。

应用 CT 已经发现主动脉夹层的假阳性病例[17]。在没有主动脉夹层的患者中,可在主动脉瓣上方的升主动脉内偶尔看到剥离片状物的典

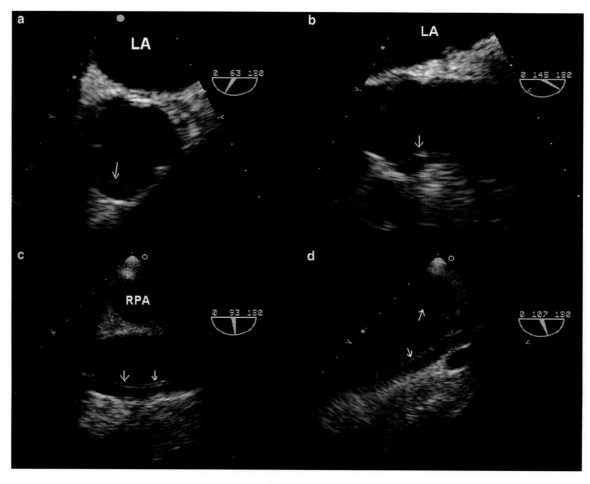

图 9.9　A 型主动脉夹层患者的经食管切面。多个切面成像剥离的片状物(箭头)。它起自右主动脉窦(a)并扩展累及升主动脉至主动脉弓(b,c,d)。内膜片状物累及其中一个弓上动脉(d)。LA 左房,RPA 右肺动脉。

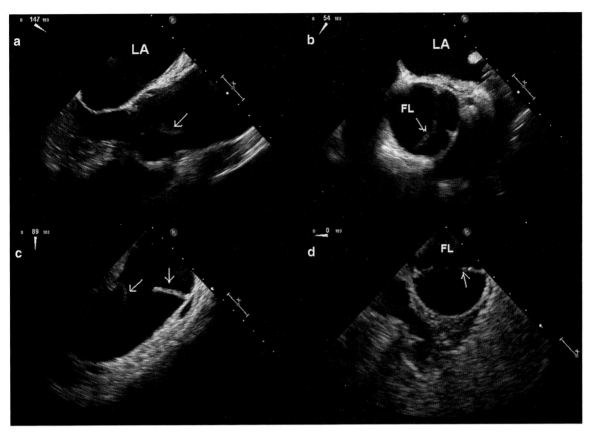

图 9.10　在这例主动脉夹层患者中,经食管超声心动图切面显示夹层累及了整个升主动脉(a,b)。主动脉弓(c)和降胸主动脉(d)。内膜片状物(箭头)成像在主动脉的所有不同节段。在主动脉弓上检测到一个大的内膜撕裂(c)。

型线状密度。这种"内膜片状物"是局部的,而主动脉其余部位显示正常。这种伪像似乎与心脏运动有关,并且通常在实行心电图门控扫描时不会出现(图 9.14,9.15)。自从 CT 频繁地用于评估可疑主动脉夹层患者,这便是一个需要识别的重要伪像。

壁内血肿

主动脉壁内血肿的表现类似急性主动脉夹层[18]。实际上,许多壁内血肿的实例都进展为主动脉夹层(图 9.16)[19, 20]。

这种情况可以占到急性主动脉综合征患者的 15%,它的诊断与典型的主动脉夹层相比更困难。典型的超声心动图表现列在表 9.6 中。在这种疾病的早期,壁内血肿可能被限制住,因此主动脉壁新月形增厚可能是最轻的(图 9.17)。这些患者的处理与典型的主动脉夹层的处理相似。如果主动脉壁内血肿累及升主动脉,则需考虑手术,因为多达半数的患者将进展为典型的主动脉夹层。15%~20%的患者可能进展为主动脉破裂并且最高可达 30%的患者可能出现主动脉瓣反流(图 9.18,9.19)。对这些患者进行随访,可提供重要的预后信息并指导治疗。主动脉壁厚度的逐渐消减支持继续内科治疗[20]。另一方面,壁内血肿或空腔扩展所形成的假腔是可能需要手术的良好指征。

主动脉破裂和主动脉撕裂

主动脉破裂可以是主动脉夹层或壁内血肿的一个并发症。在少数情况下,它可能是一个原

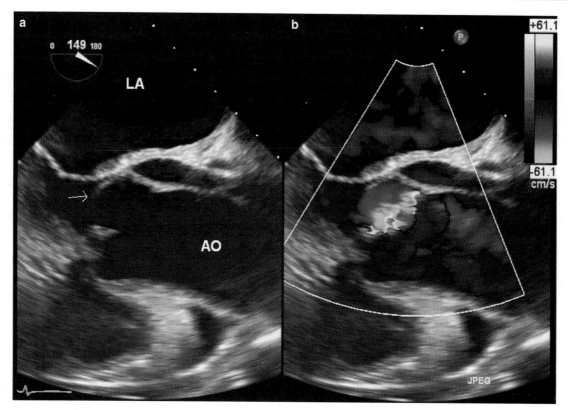

图 9.11 在这例 A 型主动脉夹层患者中(a,b),剥离的片状物向下延伸至主动脉环而破坏无冠瓣,显示明显的瓣膜脱垂并导致主动脉反流。AO:主动脉,LA:左房。

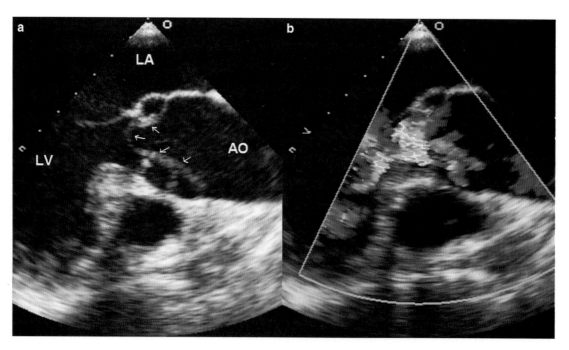

图 9.12 在这例 A 型主动脉夹层患者中(a,b),剥离的片状物是环形的,并在舒张期凸入主动脉瓣口,从而导致主动脉反流。AO:主动脉,LA:左房,LV:左室。

表 9.5 　主动脉夹层的假性管腔区别于真性管腔的特征

位置	主动脉根部右方和前方
	降主动脉左方和后方
内膜片状物	收缩期凹向真腔
内膜撕裂	血流在收缩期进入假腔，
	在舒张期进入真腔
自发性显影	在假腔中更加明显

发事件。当累及降主动脉时,主动脉破裂通常与穿透性动脉粥样硬化性溃疡有关[21]。当累及升主动脉时,最好的征象似乎是检测到伴有主动脉扩张的心包腔内血肿,因为破裂的位点很难确定(图9.20,9.21)。另一个相关的条件是主动脉撕裂伴有局限性血肿,但没有明显的假腔[22]。

　　主动脉撕裂通常位于主动脉根部。因为没有相关的假腔,内膜撕裂很难鉴定。尽管应用多种成像方法，包括血管造影术 CT 和磁共振成像,这种情况仍很难诊断(图 9.22~9.24)。如果怀疑这种情况，则必须仔细评估血管内膜的完整性。

医源性主动脉夹层或壁内血肿

　　医源性主动脉夹层或壁内血肿可由侵入性心脏操作引起,包括血管造影术和冠状动脉介入治疗。Sakamoto 等在回顾 15 500 例血管造影术的基础上发现了 6 个上述病例[23]。主动脉夹层可以是局部的或广泛的。与冠状动脉介入术相关的医源性主动脉损伤的患者,主动脉夹层或壁内血肿通常局限于和靠近冠状动脉口(图9.25)。它具有高自发消退的可能性,因为潜在的主动脉组织通常相对正常(图9.26)。这些并发症也可以发生在心脏手术后主动脉插管、旁路移植口或横跨钳闭的位置。TEE 是随访这种情况进展或消退的最好方式,CT 也经常用于这些患者[23]。

穿透性主动脉溃疡

　　穿透性主动脉溃疡通常累及降主动脉[18, 21],经常伴发中度或重度动脉粥样硬化斑块。穿透

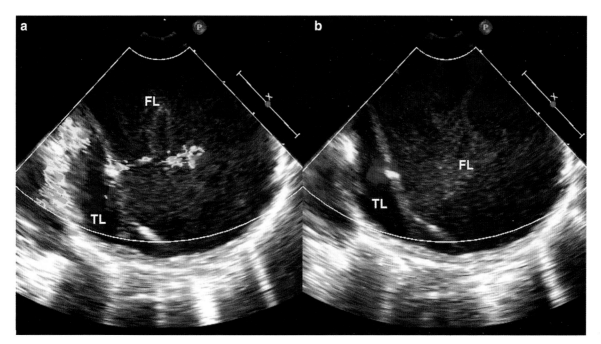

图 9.13 　降主动脉的经食管图像显示一个内膜片状物、一个小的真腔和一个大的假腔。收缩期血流从真腔流入假腔见(a),舒张期低速血流从假腔流入真腔见(b)。FL:假腔,TL:真腔。

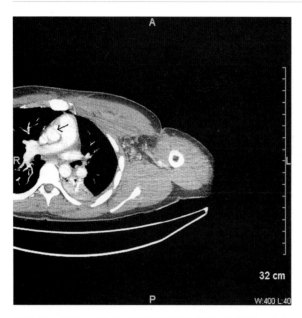

图9.14 这是一例22岁胸痛男性患者的CT扫描。升主动脉内可见一个线性密度(箭头)。基于此发现,患者被带入手术室行主动脉手术。术中经食管超声心动图显示没有主动脉夹层的迹象。

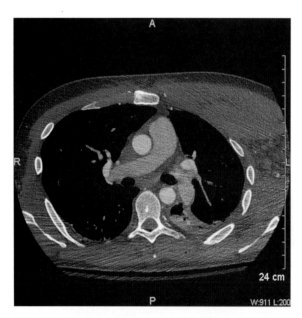

图9.15 与图9.14为同一患者,重做ECG门控CT扫描。主动脉正常,没有内膜片状物的迹象。

性主动脉溃疡患者拥有较多动脉粥样硬化危险因素,包括全身性动脉高压。不寻常的是,少于5%的患者伴有急性主动脉综合征。在胸主动脉

近端,动脉粥样硬化斑块可能产生一个局限的溃疡深入贯穿主动脉壁,并最终形成假性动脉瘤(9.27,9.28)。穿透性主动脉溃疡可能表现为急性主动脉综合征,并与主动脉破裂或主动脉夹层等并发症相关。宏观形态上,这种"溃疡"表现为伴发粥样斑块的深入局限性外翻(图9.29)。这种穿透性溃疡的外形可能像烧瓶,与其他假性动脉瘤相似。邻近主动脉的悬垂边缘可能形成一个烧瓶口,以覆盖下面剥离主动脉的大突起。

创伤性主动脉损伤

创伤性主动脉损伤可伴发从局限性壁内血肿或夹层到主动脉横断的大范围主动脉表现[24]。创伤引起的壁内血肿或夹层与非创伤性壁内血肿或夹层的检查发现相似,除非这些发现更加局部化并倾向局限于靠近左锁骨下动脉起始部的降主动脉近端(图9.30)。至于主动脉减速伤,则显示为降主动脉近端起始部模糊的主动脉壁和外部血肿引起的管壁增厚。像急性主动脉综合征的其他情况一样,主动脉减速伤也需要高度怀疑并需要紧急外科治疗。

在可疑急性主动脉综合征患者中,无论是TEE还CT,阴性成像不一定都能排除此诊断,因为有一些特殊情况可能是任一成像方法都很难检测到的,如没有假腔的主动脉撕裂或壁内血肿。如果临床高度怀疑此病,则提示患者入院应行后续影像学检查,因为漏诊的后果可能非常严重。在排除急性主动脉综合征后,需要考虑急性冠脉综合征,因为根据我们的经验,这些患者中有许多是后一种情况[15]。需要注意的是,这两种疾病可能同时存在,因为主动脉病变可能累及冠状动脉开口,或是导致急性重度主动脉瓣关闭不全而引起冠状动脉供血不足。

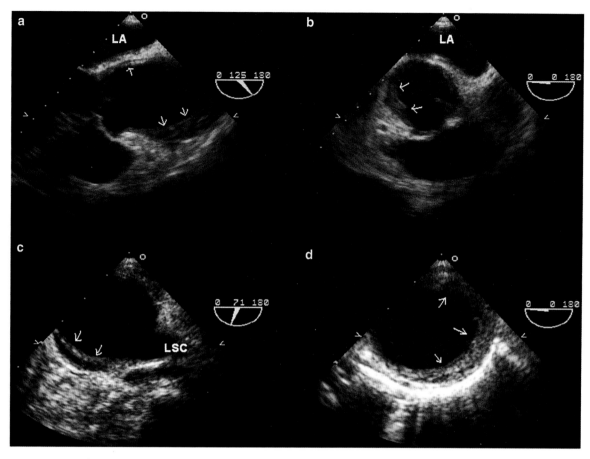

图 9.16 这是一例广泛主动脉壁内血肿累及升主动脉的患者(a,b)。主动脉弓(c)和降胸主动脉(d)。壁内血肿(箭头)成新月形而且有时会出现无回声区。不存在假腔。LA 左房,LSC 左锁骨下动脉。

表 9.6 主动脉壁内血肿的超声心动图特征

主动脉壁呈环形或新月形增厚(厚度 > 5 mm)
增厚区域内可能有无回声区
无内膜撕裂可见
与主动脉管腔间没有交通
内膜钙化向管腔移位

慢性主动脉疾病

尽管这个范畴的疾病如主动脉炎可能在临床上急性发作，但并不把它们认作急性主动脉综合征，而大多数急性主动脉综合征病例除了急性发作以外，唯一的条件是较高的即刻死亡率和需要紧急手术干预。由于 TEE 可对胸主动脉进行全面性评估，因此它也用于慢性主动脉疾病患者。

主动脉夹层修补术后

接受过主动脉夹层手术的患者是一个需密切随访的重要患者群体[25-27]。这些患者死亡和主动脉并发症再发的危险仍在增加，如主动脉夹层的延伸、动脉瘤进一步扩大、假性动脉瘤的形成、主动脉破裂和主动脉瓣关闭不全的进展。如果主动脉受累扩展至腹主动脉，则需要应用经胸和经食管联合途径的超声心动图。许多患者也得益于其他成像技术，特别是 CT 和磁共振成像。

对于累及主动脉弓和降胸主动脉的整个胸

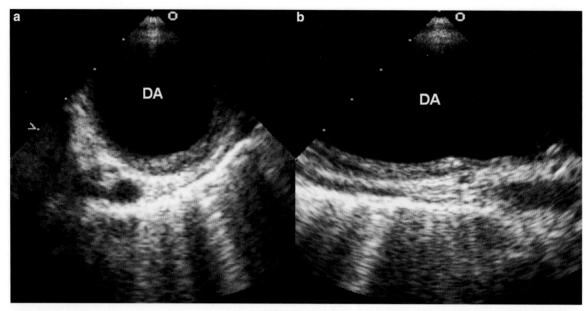

图 9.17 一例主动脉壁内血肿患者的经食管横向(a)和纵向(b)切面显示累及降胸主动脉的典型特点。DA:降主动脉。

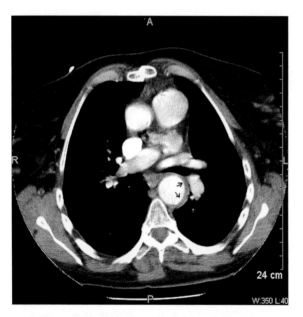

图 9.18 一例有严重低位后背痛的 46 岁马方综合征女性患者的 CT 显示降胸主动脉的新月形增厚(箭头)。

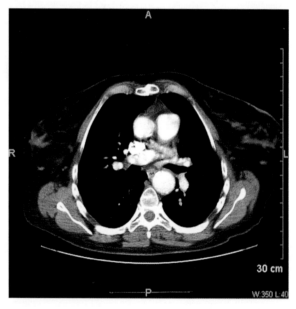

图 9.19 与图 9.18 为同一患者,5 个月后复查的 CT 显示壁内血肿完全吸收。

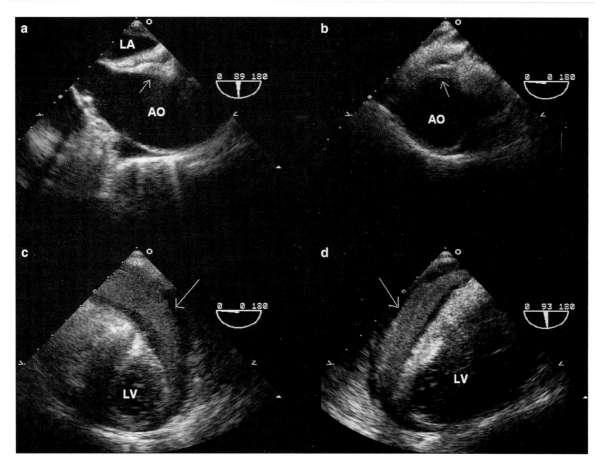

图 9.20　一例合并休克和严重胸痛的 79 岁女性患者的紧急经食管超声心动图,显示没有假腔或内膜片状物。在主动脉长轴(a)和短轴(b)切面,可见累及主动脉后壁的一个局部增厚区域(箭头)。经胃的短轴(c)和长轴(d)切面显示一个密集回声的心包积液,符合血肿(箭头)。左室较小但收缩功能正常。手术中证实原发主动脉破裂合并心包积血。AO:主动脉,LA:左房,LV:右室。

主动脉广泛夹层的患者,单纯置换升主动脉应被看做是一个姑息性治疗过程,因为大多数患者在主动脉管状移植物远端结合处以外将持续存在夹层,而且仍处于主动脉夹层相关并发症的危险中(图 9.31,9.32)。双重管腔的主动脉容易夹层扩展,需考虑应用侵入性治疗,如外科手术或血管内支架,因为主动脉破裂的危险随着主动脉的大小相应增加[28]。内膜片状物和内膜撕裂对于患者的处理至关重要。当近端有大的撕裂而远端没有时,真性管腔内可能发生血流阻塞。实行内膜片状物的开窗术可以缓解梗阻。在假性管腔中血栓形成进行性增加,可能提示假腔将来完全的

血栓形成,而这是一个好的预后征象[28]。表 9.7 总结了 TEE 在这些患者中的重要发现。

慢性主动脉瘤

　　动脉瘤是一种血管的局部异常扩张,它与血管扩张相反,后者是指血管过长或更弥漫地扩张。血管瘤中有先天性脑囊性动脉瘤,而其余大部分是后天性的。遗传倾向日益成为主动脉瘤的常见原因,腹主动脉瘤是最常见的受累部位(图 9.33,9.34)[29]。

　　动脉瘤的其他原因有毒物药物相关的、传染性的、代谢性的、免疫炎症性的、新生物的、创伤

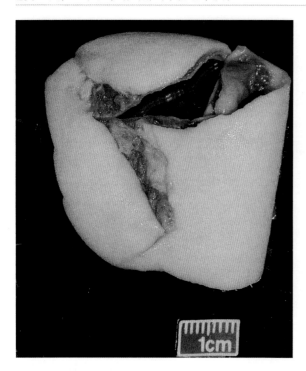

图 9.21　与图 9.20 同一患者的离体升主动脉。主动脉没有内膜片状物，但内膜有广泛的破裂及下面有血液。有趣的是，主动脉仅有轻度中层退行性改变。然而，却可见一个退行性改变的先天性二叶式主动脉瓣，并在同一手术中被替换。

性的和机械相关的。动脉粥样硬化是升主动脉瘤的常见原因。升主动脉形成主动脉瘤可能引起主动脉瓣反流，因为主动脉瓣叶不再对合（图 9.35）。在伴有主动脉扩张的主动脉瓣反流的患

表 9.7　主动脉夹层术后患者的重要超声心动图所见

不同主动脉节段的内径
内膜片状物的存在和程度
内膜撕裂的数量和部位
由先天性主动脉扩大或纽结引起的假性夹层或缩窄
弓形血管的情况
假腔内血栓的存在和程度
主动脉管状移植物近端及远端吻合处的完整性
冠脉口的情况
自体或人工主动脉瓣功能
左室功能

者中，需要对主动脉瓣仔细地评估，因为其中许多患者的瓣膜保留术是可行的。主动脉瘤的其他并发症包括血液淤滞、血栓形成、血管阻塞、栓塞、团块效应和主动脉破裂。动脉瘤也可以是真性或假性的，并且呈囊状或梭形。

虽然马方综合征患者经常有升主动脉瘤，但大多数主动脉瘤是由其他原因造成的，包括动脉粥样硬化、感染、免疫相关或变性过程（图 9.36）。影像上，动脉瘤在主动脉内可以是明显的，并且如果发生钙化则可能会导致主动脉"瓷器样"的严重钙化。升主动脉是栓子物质——粥样斑块成分或血栓的来源，并且经常在短暂性脑缺血发作或脑事件来源的研究中进行评估。

主动脉假性动脉瘤

主动脉假性动脉瘤可能被偶然发现，因为如果它位于或靠近降胸主动脉近端，它可以是创伤性主动脉损伤的长期并发症，如机动车事故中闭合性胸部创伤（图 9.37），或者是先前主动脉外科手术的并发症，如主动脉缩窄的外科矫治术（图 9.38，9.39）[30, 31]。在外科修复或移植的接合部位的渗漏可导致假性动脉瘤的发展。假性动脉瘤也可进行性地增大（图 9.40）。虽然没有明确规定假性动脉瘤的自然病史，但侵入性干预措施通常可将急性破裂的危险降到最低。假性动脉瘤的超声心动图表现总结在表 9.8 中。

主动脉炎

升主动脉瘤也可以是感染性的或免疫相关的，这种情况称为主动脉炎[32]。典型的超声心动图表现是主动脉壁弥漫增厚。经过治疗，主动脉壁增厚可被快速解除。而动脉瘤的形成和局限性缩小可能是长期的后遗症。主动脉炎引起血管中层破坏并相继出现主动脉扩张[33, 34]。全球范围内，梅毒依然是升主动脉瘤常见的感染性病因。主动脉瘤是 3 期梅毒的表现。内膜表面显现明显的白

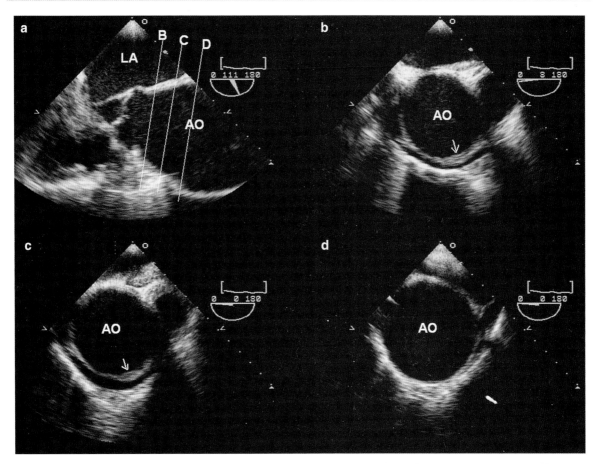

图 9.22　一例严重胸痛的 78 岁女性患者的经食管超声心动图,显示升主动脉瘤样扩张(a)。升主动脉多重短轴切面(b,c,d)显示恰好在窦管连接处(b,c)上方的主动脉前壁局域增厚(箭头所指)。可见少量心包积液。AO:主动脉,LA:左房。

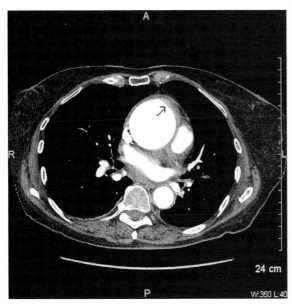

图 9.23　与图 9.22 为同一患者,CT 显示主动脉前壁(箭头)轻度增厚,无内膜片状物或假腔。

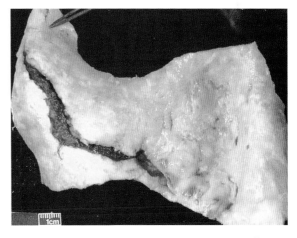

图 9.24　与图 9.22、图 9.23 为同一患者,此为离体升主动脉。主动脉有一个大的水平撕裂合并内膜破裂,但没有内膜片状物。主动脉中层有中到重度的退行性改变,但没有主动脉炎。

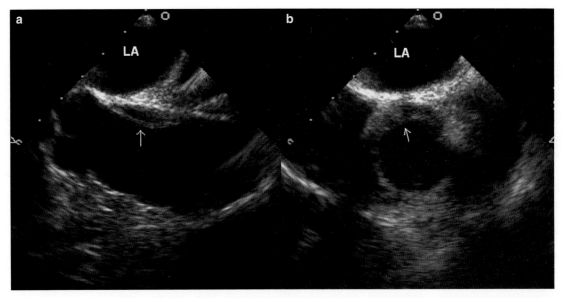

图 9.25   这是一位在心导管插入术中发生局部主动脉夹层累及升主动脉的患者。局部夹层见主动脉长轴（a）和短轴（b）切面。LA：左房。

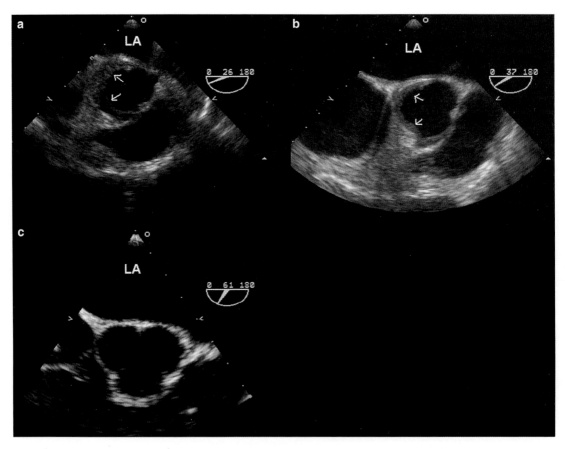

图 9.26   由冠脉介入术引起的主动脉夹层患者，其主动脉根部经食管超声短轴切面显示进行性改变。图像（a）在手术当日获得，（b）是术后一周，而（c）是术后 3 周。壁内血肿逐渐消退，并在 3 周后完全吸收。

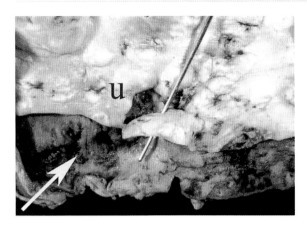

图 9.27　有探针在内的穿透性溃疡(U)。胸主动脉的溃疡和一个较大的慢性主动脉夹层(箭头)有关。穿透性溃疡可能破裂、穿透或裂解，易于发生并发症。

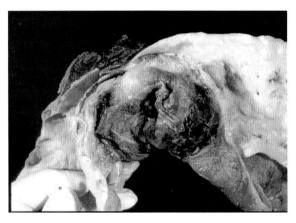

图 9.28　与慢性主动脉夹层相关的穿透性主动脉溃疡，与图 9.27 为同一患者。夹层的外面渗透到肺。患者出现致命性咯血。

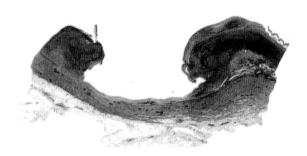

图 9.29　穿透性主动脉溃疡的微观表现。溃疡像烧瓶样向外穿透并使管壁外部变薄而容易破裂。

色纤维性增厚，称为"树皮样"改变。中层一般是正常厚度，但如果有明显的动脉瘤扩张也可能变薄。通过显微镜发现，梅毒感染可导致巨细胞性主动脉炎并伴有中层的破坏。主动脉中层趋于纤维化，因此主动脉扩张不是并发症。巨大的梅毒性动脉瘤可侵袭至邻近的纵隔结构或取代它们，表现为声音嘶哑(喉返神经移位)、吞咽困难或呼吸困难。而其破裂导致的心包积血或血胸将是致命的。

　　细菌感染包括结核和沙门菌可导致主动脉炎(图 9.41)。结核病仍然是全球常见的感染病，

它可能导致主动脉瘤。由于直接感染和中层破坏，胸主动脉受累合并胸主动脉瘤最为常见。当邻近受累的淋巴结牵拉主动脉外膜并导致局部扩张时，主动脉也可能发展为"牵引"动脉瘤。

　　免疫相关的主动脉炎有多方面原因[34]。原发性巨细胞性主动脉炎是一种原因不明的疾病，可导致主动脉瘤和扩张。它发生于 50 岁以上的个体，可能与自身免疫相关。一些案例与更为广义的血管炎相关，包括合并风湿性多肌病的颞动脉炎。巨细胞性主动脉炎导致主动脉中层破坏和薄弱(图 9.42)。它引起组织坏死和少量或无纤维化，由此倾向于主动脉扩张和夹层。颞动脉炎的患者需要评估主动脉炎，反之亦然[35]。

　　其他自身免疫疾病也可能与主动脉炎有关(图 9.43)。例如，强直性脊柱炎可能引起巨细胞性主动脉炎和主动脉瘤，而且主动脉瓣瓣叶可能出现瘢痕挛缩从而使主动脉瓣关闭不全进一步恶化。系统性红斑狼疮可能与巨细胞性主动脉炎有关。类风湿性关节炎可能有动脉炎并形成类风湿性结节。

　　高安病可能累及主动脉或肺动脉干[36]。而且升主动脉经常受累(图 9.44)。此病发生在 50 岁以下的个体并可能形成动脉瘤以及主动脉分支闭塞(图 9.45)。病理上，主动脉壁有巨细胞性主动脉炎[37]。主动脉壁通常有内膜增厚、中层破坏、外膜明显增厚和炎症反应。外膜增厚是此病

重要的诊断特征。高安病的病因尚不清楚,但它与某一组织相容性抗体有关[38]。高安病相关的内膜纤维化可能使主动脉出口分支闭塞。手臂动脉、冠状动脉及颈部动脉血管逐渐闭塞。无脉症可表现在手臂上,而且可能发生冠状动脉出口阻塞。

主动脉斑块

动脉粥样硬化斑块常见于老年人,尤其是伴动脉粥样硬化的危险因素者[39-41]。主动脉粥样硬化斑块的形成并不是一致的。斑块主要易在腹主动脉内形成并发展,升主动脉及升主动脉弓也经常受累,但不如腹主动脉常见。斑块位置的偏好尚不清楚,但可能与不同的主动脉直径、中层平滑肌胚胎学细胞起源、血管剪切力及分支的血流复杂性有关。

斑块首先发展为内膜指纹,逐渐纤维化形成纤维性和纤维脂肪性斑块并突出内膜。但并不是所有的指纹都形成斑块。纤维脂肪性斑块有纤维斑块帽及下面的脂肪与细胞碎片形成的软核。如果这些斑块失去内皮覆盖并变得复杂化,它们可能形成血栓并构成栓塞。实际上,内皮功能障碍甚至是血栓形成所必需的。如果纤维帽破裂,伴或不伴潜在的斑块出血,那些暴露的斑块可能导致显著的血栓形成及栓塞[42,43]。探测明显的粥样斑块时,横切术要比介入术更重要,尤其是如果计划予以升主动脉处理、套管插入术或外科手术。可见升主动脉斑块时,如果斑块比较明显可以选择非体外循环手术,或至少帮助外科医生在处理主动脉时更精确以避免触碰斑块。

当病理学家对动脉粥样硬化的严重程度分级时,他们往往通过评估表面面积来估计和分级。另外,可以通过 Stary 分类法对粥样硬化分类,这种分类法反映了粥样硬化的发展和斑块并发症的实际程度[43]。如果表面面积广泛受累和

(或)斑块比较复杂,主动脉则可能有严重的粥样硬化。相比简单的表面面积测定,斑块厚度可能是更好的危险指标,因为前者没有考虑到斑块的复杂性。

主动脉斑块的严重程度可按照超声心动图中斑块突出管腔部分的厚度来半定量测定(表9.9)[40]。斑块厚度带有预后意义。伴有主动脉弓斑块者,严重斑块发生卒中的概率比为 13.8,而中等斑块则是 3.9(图 9.46~9.48)。其复杂的形态学结构,例如活动的部分,与血栓栓子事件的概率增加有关,抑制素或抗凝药物可减低这种风险,但这种情况的处理方法尚未得到很好的制定[41]。

在发生血栓事件的一小部分患者中,大的活动团块成为引人注目的表现[44-46]。团块常常通过手术去除,并在随后确定它是源于正常主动脉壁或小斑块的机化血栓(图 9.49,9.50)。

其余主动脉通常只含有小的附加斑块或没有。而这些患者大血栓的发展及其远期结局的机制尚不清楚。

主动脉肿瘤

原发性主动脉肿瘤罕见,而且通常与动脉瘤无关。这些肿瘤通常是血管内膜肉瘤或黏液样肉瘤[47]。它们导致管腔狭窄及肿瘤碎片或相关血栓引起的全身性栓子。

肿瘤相关的主动脉瘤可能由纵隔内邻近的原发性或继发性肿瘤引起。这些肿瘤通常是原发的肺癌或食管癌或与主动脉旁淋巴结的转移性疾病有关。主动脉本身对肿瘤侵袭及破裂有显著的抵抗力,尽管其偶尔发生。另外,肿瘤相关的动脉瘤通常是牵引性动脉瘤。肿瘤侵袭主动脉内膜并引起一个拉拽或向外的牵引,伴有此区域的外翻。

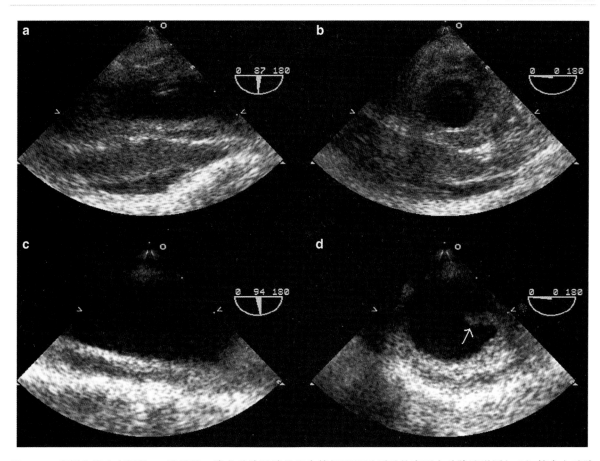

图 9.30　病例为发生车祸的 22 岁男性。降主动脉近端的经食管切面显示严重的广泛主动脉壁增厚(a,b),符合主动脉减速伤。距这个区域稍远处(c,d),主动脉壁仍增厚,且有一个活动的腔内内膜片状物(箭头)。这些发现都符合主动脉减速伤。

表 9.8　主动脉假性动脉瘤的超声心动图特点

囊状,而非梭形
入口窄
通常合并血栓
位于之前的手术或创伤位置

表 9.9　主动脉斑块严重程度的分级

分级	斑块厚度
轻度	<1.0 mm
中度	1.0~3.9 mm
重度 *	≥4 mm

* 带有活动部分的斑块被分级为重度,尽管斑块厚度<4mm。

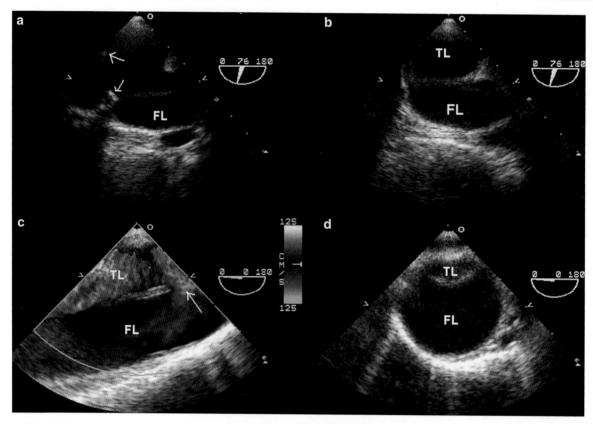

图 9.31 病例为 A 型主动脉夹层手术后患者。手术采用 Bentall 操作,用 Dacron 管移植物替换升主动脉。图为升主动脉远端(a,b)、降主动脉近端(c)和降胸主动脉远端(d)的经食管切面。在升主动脉远端(a),可检测到管状移植物(箭头)的远端末端。吻合处远侧有残留的夹层,而且在主动脉弓和降胸主动脉仍有假腔存在。在降胸主动脉近端可见一大的内膜撕裂,将假腔与真腔相通(箭头)。在远端的降主动脉(d),假腔远大于真腔。FL:假腔,TL:真腔。

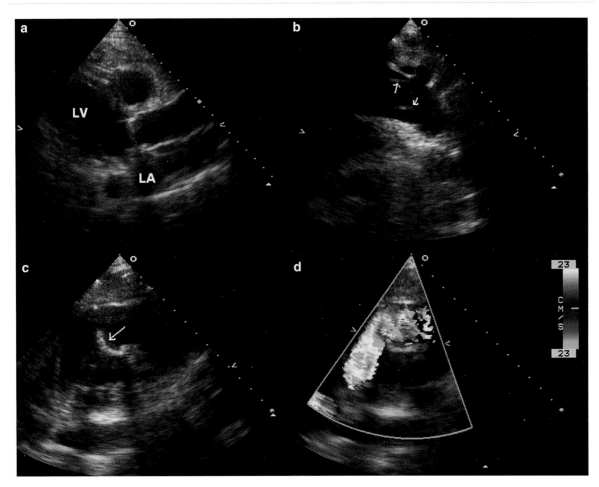

图 9.32　与图 9.31 为同一患者,其术后经胸的胸骨旁长轴(a)、胸骨上窝(b)和高位胸骨旁(c、d)切面显示远端吻合处有残留夹层,且主动脉弓(b)可见内膜片状物(箭头)。探头位于胸骨左侧第 2 肋间隙的胸骨旁切面,显示在管状移植物的远端吻合处有一纽结。相应的彩色血流成像显示此纽结处血流加快。LA:左房,LV:左室。

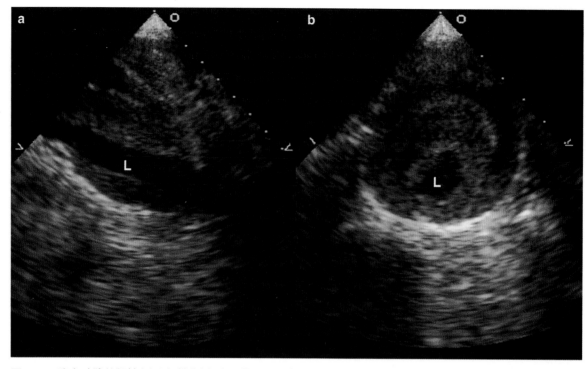

图 9.33　腹主动脉的长轴(a)和短轴(b)超声图像显示一直径约 6cm 的腹主动脉瘤,并可见大量的叠层血栓。L:管腔。

表 9.10　主动脉疾病超声心动图诊断的缺陷

假阳性研究
剥离片状物假象
多重反射伪影
扩张或扭曲的主动脉内的纽结
壁内血肿假象
主动脉周围脂肪
粥样硬化斑块
扩张主动脉内的腔内血栓
假腔假象
横窦
无名静脉
假阴性研究
图像质量差
升主动脉和主动脉弓的盲点
罕见的变异
壁内血肿
原发的破裂
无血肿的夹层

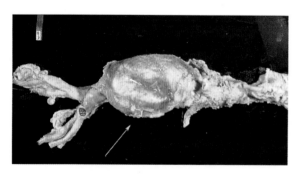

图 9.34　动脉粥样硬化性腹主动脉瘤(箭头)。外部后面观。

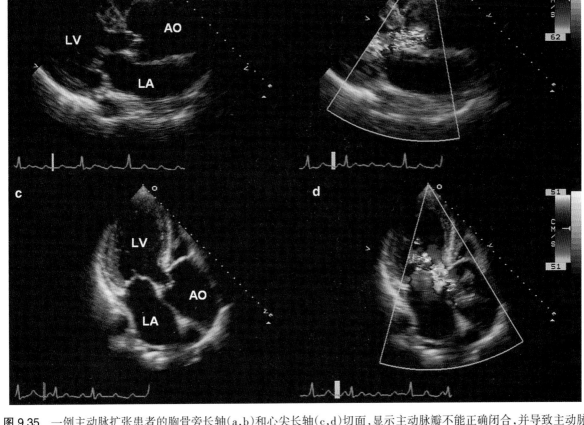

图 9.35　一例主动脉扩张患者的胸骨旁长轴(a,b)和心尖长轴(c,d)切面,显示主动脉瓣不能正确闭合,并导致主动脉反流。AO:主动脉,LA:左房,LV:左室。

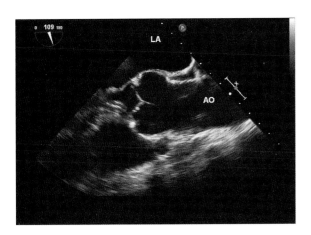

图 9.36　马方综合征患者,经食管主动脉长轴切面显示在主动脉窦水平主动脉根部的典型扩张。升主动脉的其余部位也有轻度扩张。AO:主动脉,LA:左房。

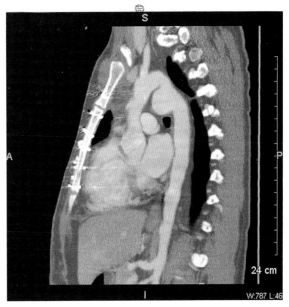

图 9.37　这是一例有过机动车事故患者的 CT,显示与主动脉假性动脉瘤一致的局部动脉瘤性扩张,累及近端降胸主动脉的底面。

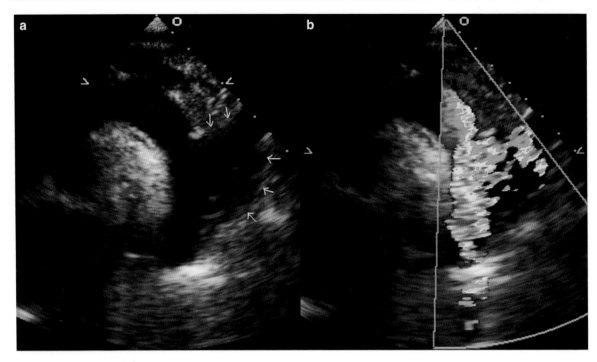

图 9.38　这是一例有主动脉缩窄手术史的 19 岁男性患者。胸骨上窝切面(a)显示在降胸主动脉近端有局部膨出(箭头)。彩色血流成像(b)证实此外翻部分和主动脉相通。

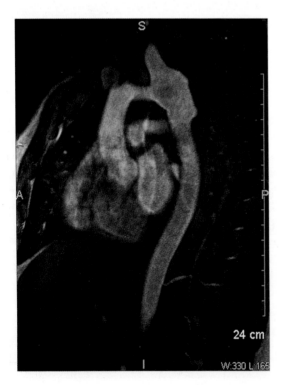

图 9.39　与图 9.38 为同一患者,此为磁共振成像,证实降胸主动脉近端的局部瘤性扩张,符合假性动脉瘤的形成。这个发现在后来的手术中得以证实。

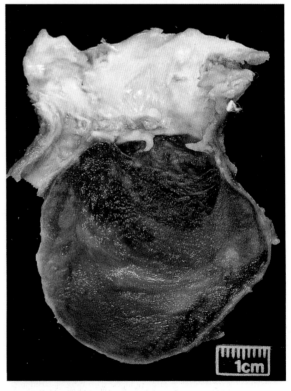

图 9.40　主动脉弓的假性动脉瘤。这个动脉瘤呈囊状,壁薄,且含有血栓和血块。它起源于一个小的主动脉夹层。

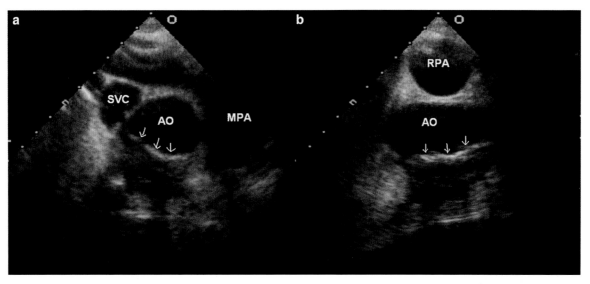

图 9.41　这是一例沙门菌主动脉炎患者。经食管超声横向(a)和纵向(b)切面显示升主动脉(箭头所指)的前表面有弥漫性增厚。AO:主动脉,MPA:肺动脉主干,RPA:右肺动脉,SVC:上腔静脉。

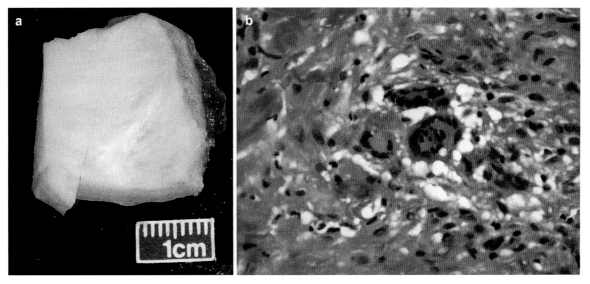

图 9.42　(a)这是一例升主动脉瘤老年患者的一段离体升主动脉。管壁是增厚的,且内膜是白色和褪色的。(b)显微镜检查显示为巨细胞性主动脉炎,伴有中层破坏和大量的巨细胞存在。梅毒和自身免疫病的血清学检查阴性。

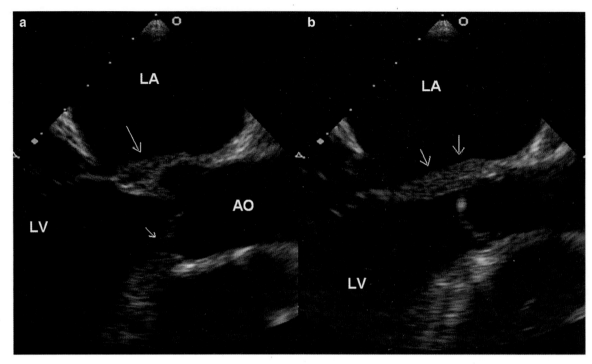

图 9.43　这是一例 54 岁主动脉炎女性患者。经食管超声长轴和短轴(a,b)切面显示主动脉根部的后部弥漫增厚并延伸至二尖瓣前叶基部(箭头)。(a)中也显示主动脉前瓣叶基部受累(短箭头)。已确定此患者主动脉炎没有特殊病因。

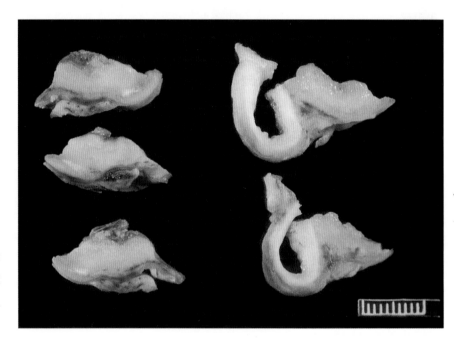

图 9.44　这是一例高安主动脉炎年轻女性患者的离体主动脉节段。主动脉壁增厚且发炎。

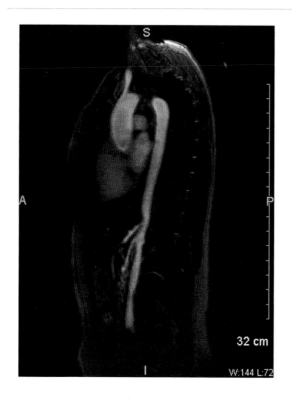

图 9.45　这是一例高安主动脉炎 34 岁女性患者的 MRI，显示腹主动脉近端局部管壁增厚和管腔狭窄。腹腔动脉的起始处也变窄。

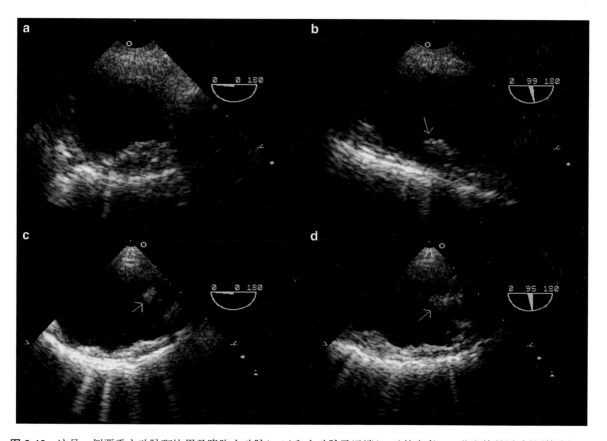

图 9.46　这是一例严重主动脉斑块累及降胸主动脉(a,b)和主动脉弓远端(c,d)的患者。一些斑块是活动的(箭头)。

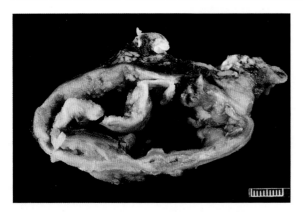

图 9.47　胸主动脉横断面。可见复杂的、厚的粥样硬化斑块呈环状分布,且主动脉内膜表面有血栓(箭头)。

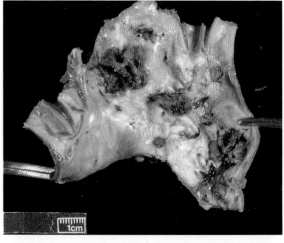

图 9.48　打开的主动脉弓显示很多形成溃疡的复杂的粥样硬化斑块。

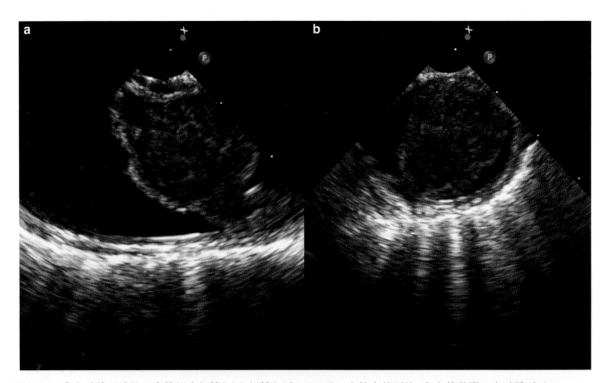

图 9.49　降主动脉近端的经食管超声长轴(a)和短轴(b)切面显示一个较大的团块,有小蒂黏附于主动脉后壁。

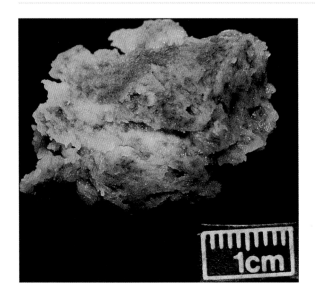

图 9.50　与图 9.49 为同一患者,此为手术取出的胸主动脉团块。患者被怀疑有主动脉肿瘤。手术中发现一个有较大血栓黏附的主动脉斑块,如标本中所见。

小结

TEE 是评估主动脉疾病一个非常有用的工具,特别是对急性主动脉综合征的患者,因为快速且准确地诊断对它们的处理很关键。然而,也需要注意 TEE 的缺点(表 9.10)[48],而且为了明确诊断,需要降低实行辅助设备检查的指征。

参考文献

1. Erbel R, Engberding R, Daniel W, Roelandt J, Visser C, Rennollet H. Echocardiography in diagnosis of aortic dissection. *Lancet*. 1989 Mar 4;1(8636):457-461.
2. Nienaber CA, Spielmann RP, von Kodolitsch Y, et al. Diagnosis of thoracic aortic dissection. Magnetic resonance imaging versus transesophageal echocardiography. *Circulation*. 1992 Feb;85(2):434-447.
3. Nienaber CA, von Kodolitsch Y, Nicolas V, et al. The diagnosis of thoracic aortic dissection by noninvasive imaging procedures. *N Engl J Med*. 1993 Jan 7;328(1):1-9.
4. Shiga T, Wajima Z, Apfel CC, Inoue T, Ohe Y. Diagnostic accuracy of transesophageal echocardiography, helical computed tomography, and magnetic resonance imaging for suspected thoracic aortic dissection: systematic review and meta-analysis. *Arch Intern Med*. 2006 Jul 10;166(13):1350-1356.
5. Cigarroa JE, Isselbacher EM, DeSanctis RW, Eagle KA. Diagnostic imaging in the evaluation of suspected aortic dissection. Old standards and new directions. *N Engl J Med*. 1993 Jan 7;328(1):35-43.
6. DeSanctis RW, Doroghazi RM, Austen WG, Buckley MJ. Aortic dissection. *N Engl J Med*. 1987 Oct 22;317(17):1060-1067.
7. Larson EW, Edwards WD. Risk factors for aortic dissection: a necropsy study of 161 cases. *Am J Cardiol*. 1984;53:849-855.
8. de Sa M, Moshkovitz Y, Butany J, David TE. Histologic abnormalities of the ascending aorta and pulmonary trunk in patients with bicuspid aortic valve disease: clinical relevance to the ross procedure. *J Thorac Cardiovas Sur*. 1999 Oct; 118(4):588-594.
9. Nienaber CA, Eagle KA. Aortic dissection: new frontiers in diagnosis and management - Part I: from etiology to diagnostic strategies. *Circulation*. 2003;108(5):628-635.
10. Nienaber CA, Eagle KA. Aortic dissection: new frontiers in diagnosis and management - Part II: therapeutic management and follow-up. *Circulation*. 2003;108(6):772-778.
11. Miller DC. Acute dissection of the descending thoracic aorta. *Chest Surg Clin North Am*. 1992;2:347-378.
12. Parai JL, Masters RG, Walley VM, Stinson WA, Veinot JP. Aortic medial changes associated with bicuspid aortic valve: myth or reality? *Can J Cardiol*. 1999 Nov;15(11): 1233-1238.
13. Schlatmann TJ, Becker AE. Histologic changes in the normal aging aorta: implications for dissecting aortic aneurysm. *Am J Cardiol*. 1977;39:13-20.
14. Attias D, Stheneur C, Roy C, et al. Comparison of clinical presentations and outcomes between patients With TGFBR2 and FBN1 mutations in Marfan syndrome and related disorders. *Circulation*. 2009 Dec 22;120(25):2541-2549.
15. Chan KL. Usefulness of transesophageal echocardiography in the diagnosis of conditions mimicking aortic dissection. *Am Heart J*. 1991 Aug;122(2):495-504.
16. Movsowitz HD, Levine RA, Hilgenberg AD, Isselbacher EM. Transesophageal echocardiographic description of the mechanisms of aortic regurgitation in acute type A aortic dissection: implications for aortic valve repair. *J Am Coll Cardiol*. 2000 Sep;36(3):884-890.
17. Abe K, Mohri M, Ideno N, et al. Images in cardiovascular medicine. Chest pain and intimal flap detected by chest computed tomography scans. *Circulation*. 2006 Jul 25; 114(4):e64.
18. Sundt TM. Intramural hematoma and penetrating atherosclerotic ulcer of the aorta. *Annal Thorac Sur*. 2007 Feb; 83(2):S835-841.
19. Evangelista A, Mukherjee D, Mehta RH, et al. Acute intramural hematoma of the aorta: a mystery in evolution. *Circulation*. 2005 Mar 1;111(8):1063-1070.
20. Song JK, Yim JH, Ahn JM, et al. Outcomes of patients with acute type A aortic intramural hematoma. *Circulation*. 2009 Nov 24;120(21):2046-2052.
21. Stanson AW, Kazmier FJ, Hollier LH, et al. Penetrating atherosclerotic ulcers of the thoracic aorta: natural history and clinicopathologic correlations. *Ann Vasc Surg*. 1986;1: 15-23.
22. Svensson LG, Labib SB, Eisenhauer AC, Butterly JR. Intimal tear without hematoma: an important variant of aortic dissection that can elude current imaging techniques. *Circulation*. 1999 Mar 16;99(10):1331-1336.
23. Sakamoto I, Hayashi K, Matsunaga N, et al. Aortic dissection caused by angiographic procedures. *Radiology*. 1994 May;191(2):467-471.
24. Smith MD, Cassidy JM, Souther S, et al. Transesophageal echocardiography in the diagnosis of traumatic rupture of the aorta. *New Engl J Med*. 1995;332:356-362.
25. Mohr-Kahaly S, Erbel R, Rennollet H, et al. Ambulatory follow-up of aortic dissection by transesophageal two-

dimensional and color-coded Doppler echocardiography. *Circulation.* 1989 Jul;80(1):24-33.

26. Erbel R, Oelert H, Meyer J, et al. Effect of medical and surgical therapy on aortic dissection evaluated by transesophageal echocardiography. Implications for prognosis and therapy. The European Cooperative Study Group on Echocardiography. *Circulation.* 1993 May;87(5): 1604-1615.

27. San Roman JA, Vilacosta I, Castilla JA. Role of transesophageal echocardiography in the assessment of composite aortic grafts for therapy in acute aortic dissection. *Am J Cardiol.* 1994;73:519-521.

28. Sueyoshi E, Sakamoto I, Hayashi K, Yamaguchi T, Imada T. Growth rate of aortic diameter in patients with type B aortic dissection during the chronic phase. *Circulation.* 2004 Sep 14;110(11 Suppl 1):II256-II261.

29. Kuivaniemi H, Shibamura H, Arthur C, et al. Familial abdominal aortic aneurysms: collection of 233 multiplex families. *J Vascul Sur.* 2003;37(2):340-345.

30. Knyshov GV, Sitar LL, Glagola MD, Atamanyuk MY. Aortic aneurysms at the site of the repair of coarctation of the aorta: a review of 48 patients. *Ann Thorac Surg.* 1996;61(3): 935-939.

31. Atik FA, Navia JL, Svensson LG, et al. Surgical treatment of pseudoaneurysm of the thoracic aorta. *J Thorac Cardiovas Surg.* 2006 Aug;132(2):379-385.

32. Evans JM, Bowles CA, Bjornsson J, Mullany CJ, Hunder GG. Thoracic aortic aneurysm and rupture in giant cell arteritis. A descriptive study of 41 cases. *Arthritis Rheum.* 1994 Oct;37(10):1539-1547.

33. Parums DV. The spectrum of chronic periaortitis. *Histopathology.* 1990;16:423-431.

34. Virmani R, Burke AP. Pathologic features of aortitis. *Cardiovas Pathol.* 1994;3(3):205-216.

35. Lie JT. Aortic and extracranial large vessel giant cell arteritis: a review of 72 cases with histopathologic documentation. *Seminars Arthritis Rheumat.* 1995;24(6):422-431.

36. Lie JT. Pathology of isolated nonclassical and catastrophic manifestations of Takayasu arteritis. *Int J Cardiol.* 1998 Oct 1;66(Suppl 1):S11-S21.

37. Lie JT. Occidental (temporal) and oriental (takayasu) giant cell arteritis. *Cardiovas Pathol.* 1994;3(3):227-240.

38. Numano F, Kishi Y, Tanaka A, Ohkawara M, Kakuta T, Kobayashi Y. Inflammation and atherosclerosis. Atherosclerotic lesions in Takayasu arteritis. *Annals NY Acad Sci.* 2000 May; 902:65-76.

39. Amarenco P, Cohen A, Baudrimont M, Bousser MG. Transesophageal echocardiographic detection of aortic arch disease in patients with cerebral infarction. *Stroke.* 1992 Jul;23(7):1005-1009.

40. Cohen A, Tzourio C, Bertrand B, Chauvel C, Bousser MG, Amarenco P. Aortic plaque morphology and vascular events: a follow-up study in patients with ischemic stroke. FAPS Investigators. French Study of Aortic Plaques in Stroke. *Circulation.* 1997 Dec 2;96(11):3838-3841.

41. Tunick PA, Nayar AC, Goodkin GM, et al. Effect of treatment on the incidence of stroke and other emboli in 519 patients with severe thoracic aortic plaque. *Am J Cardiol.* 2002 Dec 15;90(12):1320-1325.

42. Stary HC, Chandler AB, Glagov S, et al. A definition of initial, fatty streak, and intermediate lesions of atherosclerosis. A report from the Committee on Vascular Lesions of the Council on Arteriosclerosis, American Heart Association. *Circulation.* 1994;89:2462-2478.

43. Stary HC, Chandler AB, Dinsmore RE, et al. A definition of advanced types of atherosclerotic lesions and a histological classification of atherosclerosis. A report from the Committee on Vascular Lesions of the Council on Arteriosclerosis, American Heart Association. *Circulation.* 1995;92(5):1355-1374.

44. Choukroun EM, Labrousse LM, Madonna FP, Deville C. Mobile thrombus of the thoracic aorta: diagnosis and treatment in 9 cases. *Ann Vasc Surg.* 2002 Nov;16(6):714-722.

45. Blackshear JL, Jahangir A, Oldenburg WA, Safford RE. Digital embolization from plaque-related thrombus in the thoracic aorta: identification with transesophageal echocardiography and resolution with warfarin therapy. *Mayo Clin Proc.* 1993 Mar;68(3):268-272.

46. Wolfsohn AL, So DY, Chan K, et al. Thrombus of the ascending aorta: a rare cause of myocardial infarction. *Cardiovas Pathol.* 2005 Jul;14(4):214-218.

47. Burke AP, Virmani R. Sarcomas of the great vessels. *Cancer.* 1993;71:1761-1773.

48. Bansal RC, Chandrasekaran K, Ayala K, Smith DC. Frequency and explanation of false negative diagnosis of aortic dissection by aortography and transesophageal echocardiography. *J Am Coll Cardiol.* 1995 May;25(6): 1393-1401.

在胚胎发育期间,心包腔逐渐发育包裹心脏形成心包,最终心包将包绕心脏周围。心包可分为两层——脏层心包和壁层心包,前者是心外膜的一部分,后者是一个坚固的纤维囊(图 10.1)[1, 2]。在这两层心包上都分布有具备分泌功能的间皮细胞,以确保心包腔内一直存在少量液体,从而使心脏运动在整个心动周期中不受阻碍。壁层心包将心脏固定在胸廓内,黏附于横膈膜和胸骨,并将心包腔与胸膜腔分开。在两层心包之间存在少量(15~50 mL)浆液。心包缺失不会导致显著的不良作用,因此,心包在正常人中的功能尚不明确。另外,一些累及心包的疾病可能造成休克等严重的血流动力学后果。

心包包裹着整个心脏、大血管起始处几个厘米、腔静脉和肺静脉[1, 3, 4]。重要的是要记住,升主动脉近端位于心包腔内,当主动脉在此部位发生破裂时,将会造成心包积血和心脏压塞。心包返折产生了两个正常的窦。横窦是位于主动脉和肺动脉干后方的心包腔(图 10.2),外科医生可利用这一空间置入桥血管。斜窦位于心脏的后方或基底部,由 4 根肺静脉间的心包的返折(图 10.3)形成。在隐匿性心脏压塞时,这一空间可能显得很重要,因为该空间内的出血可能会引起局限性左房受压和心脏压塞,而此时并不容易发现心包积液。

组织学上,壁层心包由纤维胶原组成,是一层不易扩张且能耐受急性牵张的坚固结构[2]。当液体在心包腔内缓慢聚积时,心包将逐渐拉伸,使心包腔液体容量很容易地达到 1L,而不伴显著的血流动力学效应。相反,心包不能耐受液体

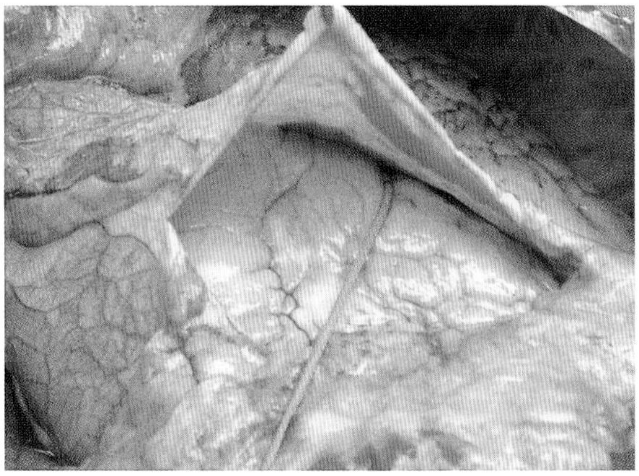

图 10.1　尸检打开的心包腔。钳子钳住了壁层心包(上部),而导管放置的空间位于纤维性壁层心包和心脏表面的脏层心包之间,总是可见少量透明浆液。

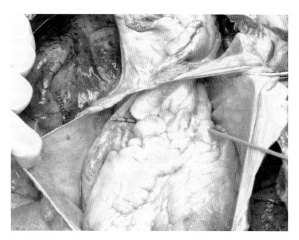

图 10.2　导管放置在心包横窦内,该处是主动脉和肺动脉干后方的正常空间。

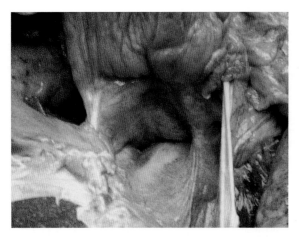

图 10.3　抬起心脏后所见到的心包斜窦，该正常空间位于正常左肺静脉和右肺静脉之间，且就在它们汇入左房之处。

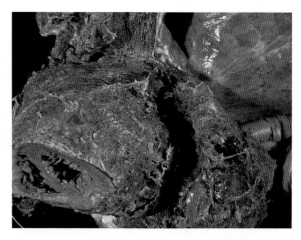

图 10.4　纤维性心包炎。整个心脏的壁层和脏层心包覆盖有粗糙的红色纤维组织。该病例也有心包积血，导致患者死亡。

的快速聚积。在快速聚积的情况下，如心包腔内的感染或出血（心包积血），少至 100 mL 的积液便足以使薄弱的右侧心腔受压，导致血流动力学紊乱和心脏压塞。典型的临床表现是 Beck 三联征——低血压、心音低钝和颈静脉压升高。急性心包积血的常见原因包括主动脉或心脏的创伤（医源性、穿透性和非穿透性闭合性胸外伤）、主动脉夹层（自发性或医源性）和心肌梗死后左室游离壁破裂[3]。

　　心包对疾病的病理反应有限。累及心包的活动性炎症造成液体量增长，液体中通常含有纤维素，可引起心包积液和心包厚度增加，正常的心包厚度是 1～2 mm（图 10.4，10.5）。这些变化是非特异性的，能够见于多种情况，如结缔组织病、病毒感染和心肌梗死。心包病变的血流动力学后果取决于多种因素的相互作用（表 10.1）。如果心包本身异常并缺乏顺应性，那么少量心包积液甚至没有心包积液的情况也能使心室充盈受限和心排出量降低。如果心包相对不受影响，且心包积液逐渐形成，那么大量的心包积液也能不伴严重的血流动力学后果。同时我们应该考虑心包积液的性质，比如出现在心脏外科手术之后的血性

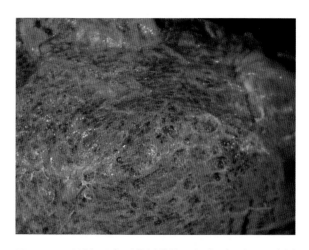

图 10.5　近距离观察下的纤维性心包炎，与图 10.4 为同一患者。脏层心包粗糙、发红、不规则并且增厚。病理检查能够对其进行诊断并对恶性肿瘤是否存在进行评价，但它不能提供良性纤维性心包炎的病因，通常需要临床病史。

表 10.1　心包积液影响血流动力学的因素

积液的量
心包的性质
液体聚积的速度
积液的类型（游离液体与血块）
血管内的容量状态

心包积液,能够形成血肿并引起局限性压迫。最后,心腔内的压力状态也可以减轻或加重心包积液对血流动力学的影响。

心包炎和心包积液

心包炎是常见的临床疾病。最常见的原因包括自发性原因、感染(病毒、细菌、立克次体、真菌、蠕虫和原虫)、自身免疫性疾病、原发性和转移性肿瘤、药物和毒物、创伤(穿透伤和钝挫伤,医源性和非医源性)、放射以及急性心肌梗死/Dressler 现象[1,3]。心包炎可以是纤维素性、化脓性和肉芽肿性(图 10.4,10.5)。肉芽肿性心包炎可以为干酪样坏死,其心包腔内的渗出物如软奶酪状(图 10.6)。

心包炎可以使心包增厚,引发渗出并使渗液聚积于心包腔。通常这一过程发生缓慢,而且渗出时可以没有临床症状。如果是出血性渗出,那么可能引发心脏压塞。当渗出物机化时,心包可以变厚和纤维变性,或是炎症消退而不留后遗症,这些取决于积液的初始病因。纤维性心包炎可以产生一种摩擦音,临床上可以通过听诊来检测。

某些病因可能会引起"积液—缩窄性"心包炎。在这种临床情况下,不会出现压塞的体征,而在除去心包积液后临床症状也不能完全缓解。过去一直认为是心包本身引起了缩窄和心腔压迫。但令人困惑的是,此时心包可能并不增厚,而伴发持久性心功能不全的原因仍不清楚。治疗上可能需要行心包切除术。

在评价心包积液时,应确定其体积、范围和血流动力学后果。

一种常用的心包积液半定量方法是在胸骨旁切面于左室中部水平测量舒张期后心包分开距离。如果该距离小于 1 cm,则心包积液为少量(小于 100 mL)。如果距离大于 2 cm,那么心包积

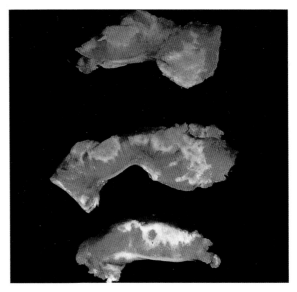

图 10.6 结核性心包炎。该年轻男性的右房壁和心包已经增厚。他有溶骨性病变。病理检查证实为干酪样心包炎和坏死,而且细菌培养最终长出分枝杆菌。此图显示为外科切除的心包和心房标本。

液为大量,一般大于 500 mL。当距离在 1~2 cm 之间时,心包积液为中等量,一般为 100~500 mL。若心包分离主要见于收缩期,则心包积液的量可能为生理性,通常少于 50 mL。如果心包分离持续见于收缩期和舒张期,且在舒张期距离小于 0.5 cm,则提示微量心包积液。

心包积液可通过超声心动图检查首诊,且在大多数情况下容易诊断[5]。如果仅出现前心包分离,还应该考虑其他诊断(表 10.2)。在这种情况下,诊断心包积液应当慎重,因为心包积液通常在后心包更为明显,除非为局限性积液(图10.7)。如果"局限性心包积液"仅位于前面和左侧,应考虑有可能为乳房植入物(图 10.8)。心包脂肪有一些透明,但却呈斑点状或颗粒状表现(图 10.9)。心包脂肪这种表现在中老年人和肥胖患者中更常见,通常位于右室表面和房室沟内。左侧胸腔积液可能会类似于心包积液(图10.10),它通常位于降主动脉后方而不会蔓延至右室或右房的表面。从左脊柱旁窗进行心脏成像

表 10.2　与心包积液相混淆的情况

| 心包脂肪 |
| 左侧胸腔积液 |
| 腹水 |
| 纵隔脓肿或血肿 |
| 乳房内植入物 |

可以区分左侧胸腔积液和心包积液。有时腹水也能与心包积液相混淆。在这种情况下,心包积液经剑突下成像最为显著,表现为前面局限性积液(图 10.11)。看见镰状韧带能够较好地提示积液是腹水而不是心包积液。在慢性心包积液中,心包腔内可见条索或条带样结构(图 10.12)。非寻常回声密度的心包积液应考虑心包内血肿、肿瘤或强烈的炎症如细菌性心包炎的可能性。

正常的心包厚度大约为 1~2 mm[3]。后心包和超声束垂直,一般较容易被看到,表现为真正的回声密度。心包厚度即便在仔细调整远场增益的条件下也无法准确地测量。正常的心包甚至也可为广泛的亮回声和增厚,但只有心包局限性增亮才提示存在心包钙化(图 10.13)。

当伴发左侧胸腔积液时,就能够可靠地测量心包厚度,因为心包恰好位于两液体腔之间(图 10.14)。虽然经食道超声心动图已经用来评估心包厚度,但我们的经验表明其具有很大的局限性[6]。在评估心包厚度、心包钙化的有无及范围方面,CT 明显优于超声心动图(图 10.15,10.16)。然而,CT 提示为正常厚度的心包也并不能除外缩窄性心包炎的诊断[7]。超声心动图在诊断心包炎方面作用有限。虽然心包积液的存在可使可疑心包炎的患者得到确诊,但没有心包积液并不能排除心包炎的诊断。

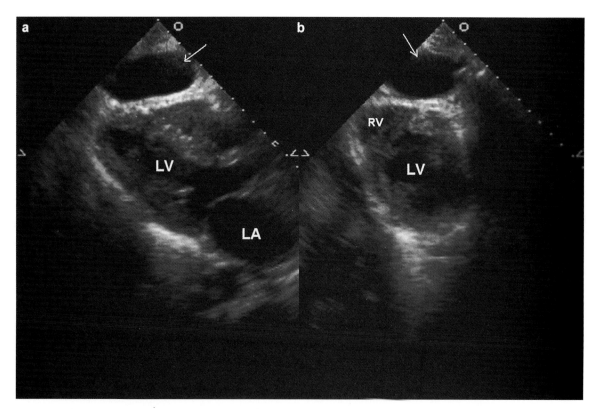

图 10.7　在车祸中胸骨柄骨折的 45 岁男性。胸骨旁长轴(a)和短轴(b)切面显示,在心脏的前面有一个巨大的半透明回声团块(箭头所示),其中很可能包含血肿,随后的 CT 扫描确认了血肿的存在。LA:左房,LV:左室。

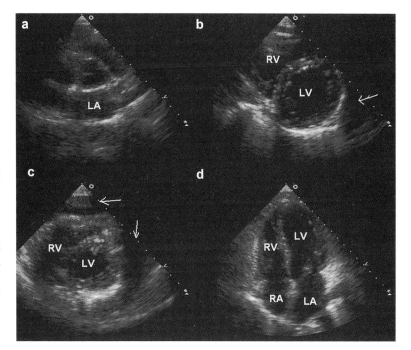

图 10.8　乳房内植入填充物的 38 岁女性。在左室(b、c)的胸骨旁短轴切面上存在一个无回声区(箭头)。该无回声区位于左室的左前方，没有延伸到后面。该半透明回声区位置局限且在胸骨旁主动脉短轴切面(a)和心尖四腔切面(d)上检测不到。该半透明回声区是由乳房内植入物产生的。LA：左房，LV：左室，RA：右房，RV：右室。

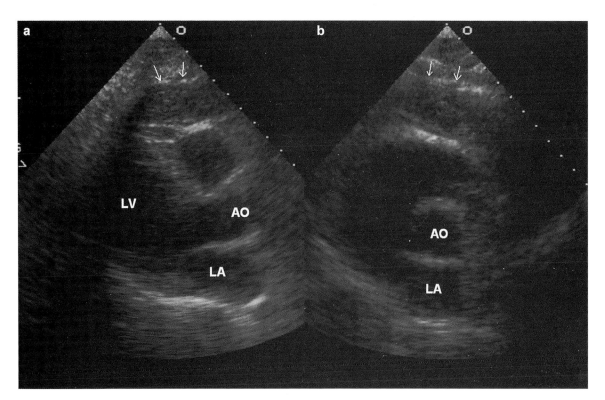

图 10.9　一例 70 岁女性的胸骨旁长轴(a)和短轴(b)切面显示，一巨大的半透明回声团块(箭头)位于右室的前面，没有向后延伸。该团块的回声密度与心外膜脂肪一致。AO：主动脉，LA：左房，LV：左室。

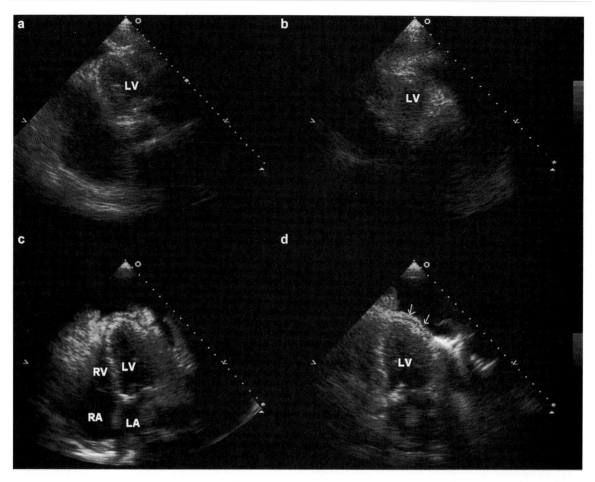

图 10.10　在多个切面上证实,存在大量的左侧胸腔积液,包括胸骨旁长轴切面(a)、短轴切面(b)、心尖四腔切面(c)和心尖两腔切面(d)。该大量胸腔积液可能与心包积液相混淆。在胸骨旁长轴切面上(a),该积液延伸至主动脉的后方,这与胸腔积液的特点一致。心包清晰可见(箭头所示),特别是在心尖两腔切面上(d),并已证实不存在心包积液。LA:左房,LV:左室,RA:右房,RV:右室。

心脏压塞

　　心脏压塞是指心包积液的聚积使心室充盈受限,最终使心输出量减低的现象[8]。引起血流动力学危害的心包积液量取决于上述因素的数目。仅有大量心包积液存在并不足以提示存在压塞。在心脏压塞时,心包内压力增加,因此在舒张期限制心腔充盈。因为心内压力在心动周期中呈起伏波动,在心动周期的特定时间,升高的心包

压力可能会超过心腔内压力。当发生这种情况时,正性的跨壁压力梯度将使心腔游离壁受压。因此,腔内压力最低的心腔在疾病的早期更容易受压。

　　压塞的早期征象是在心房舒张期发生右房塌陷,此时相当于心室舒张晚期或收缩早期(图10.17)[9]。当右房塌陷持续时间超过1/3的心动周期时,被检出特异性将会增加[10]。在心尖四腔切面最容易观察到右房塌陷。

　　舒张早期和中期右室塌陷是压塞的另一种

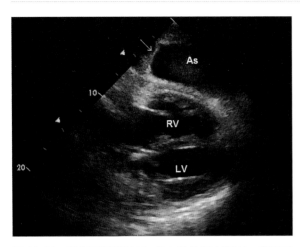

图 10.11　剑突下切面显示,在心脏的前方存在一半透明回声区。可见肝镰状韧带(箭头)的线性回声密度。该半透明回声区是由腹水引起的。

表现(图 10.17)[11],常用胸骨旁长轴和短轴切面以及右室流入道切面评估这种表现。与右房塌陷相比,右室舒张期塌陷是一个更特异的压塞标志。心脏的负荷情况可能会影响这些表现的可靠性。例如,在压塞伴有右室肥厚的情况下,可能不会出现右室塌陷[12]。

心包积液可使心脏整体容量(右、左心腔)受限,从而产生两个重要的血流动力学后果。心包内压的升高可使心腔不受呼吸时胸腔内压力波动的影响(图 10.18)[8]。全心容量受限扩大了心室间相互依赖的效应,反映为呼吸周期中心室容量的阶段改变。吸气时右室容量增加仅仅伴发室

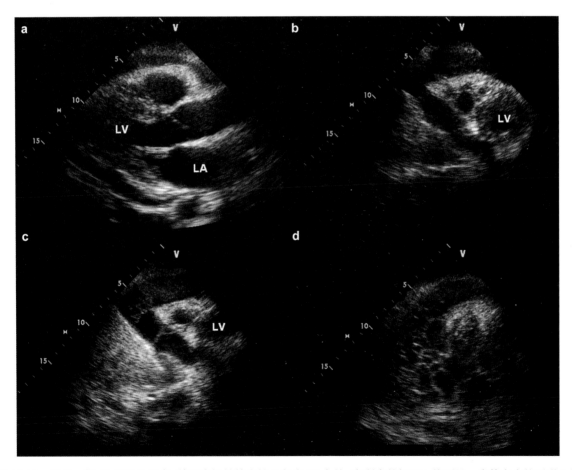

图 10.12　这是一例 31 岁男性患者,其患有慢性特发性心包炎 18 个月。在所有的切面上均可见一中等大小的环形心包积液,包括胸骨旁长轴切面(a)和胸骨旁短轴切面(b~d)。在心包积液中可见多条线状密度影,特别是(c)和(d)。这些很可能代表纤维性丝条或条带。LA:左房,LV:左室。

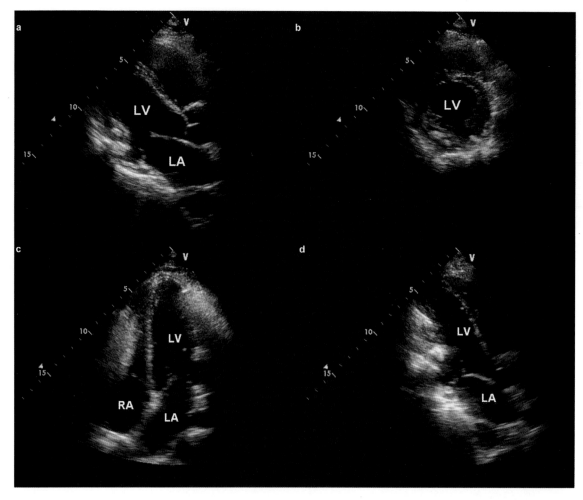

图 10.13 这是一例 51 岁男性患者,长期反复发作心包炎。在左室后方(a,b,d)和右室表面(c)可见显著的心包钙化。LA:左房,LV:左室。

间隔左移和左室容量减小,导致左室每搏输出量降低,这是产生奇脉的生理学基础[13, 14]。

　　吸气时,心外肺静脉的压力降低,但由于心包压升高,心内肺静脉的压力几乎不受影响,因此驱动压减少(图 10.18)。肺静脉舒张期前向血流和反映经二尖瓣血流量的 E 峰速度均减小。左心充盈减少导致右心充盈增多伴室间隔左移,反映为经三尖瓣血流量的 E 峰速度增加(图 10.19)。这种二尖瓣和三尖瓣血流速度明显的阶段变化是该情况下舒张期室间隔反弹的基础。腔静脉血流也表现为这种呼吸阶段性变化,取样容积在肝静脉的脉冲多普勒证实了这一点。呼气时通常伴随有舒张期逆向血流。下腔静脉扩张,但大小不随呼吸变化,原因在于右房压力增高[15]。

　　压塞是一种临床诊断,并不是一种"全或无"现象,可产生一连串严重后果。症状轻微的患者可能会有一些超声心动图特征。某些特征在血容量不足的情况下可能并不明显。当怀疑血容量不足时,补充容量后重复超声多普勒检查很重要[16]。

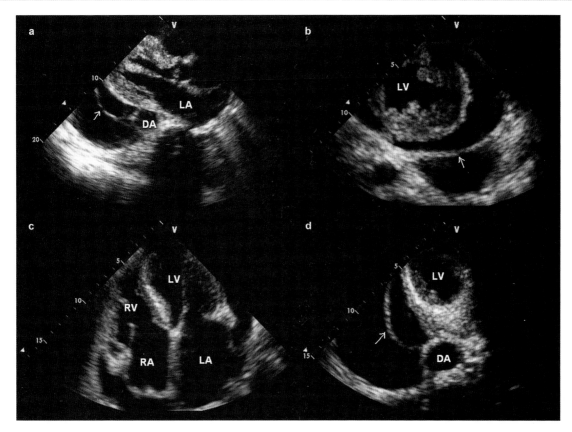

图 10.14 该患者同时存在心包积液和左侧胸腔积液,在多个胸骨旁和心尖切面上(a~d),均可清晰见到位于两个液性暗区之间的心包(箭头)。该心包的表面和厚度均正常。DA:降主动脉,LA:左房,LV:左室,RA:右房,RV:右室。

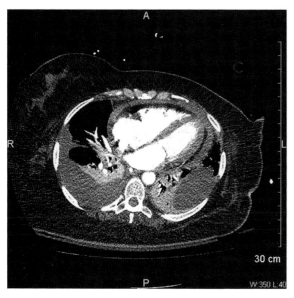

图 10.15 在计算机断层扫描中,心包显示为严重弥漫增厚,无钙化。存在双侧胸腔积液。

在有心包内血肿的患者中,如那些心脏直视手术后的患者,充盈受限可能与局部血块挤压一或两个心腔有关,通常是右房或(和)右室。在这种情况下,心包内的压力并不是均匀分布的,而可能并不存在典型的超声压塞征象。确诊常需要靠心室充盈受限的证据和心包内血肿压迫的证据,经食管超声心动图检查可直观地提供这些证据[17](图 10.20)。

缩窄性心包炎

当急性心包炎消退后,心包可能会增厚并发生钙化。当壁层心包黏附于脏层心包时,心包腔

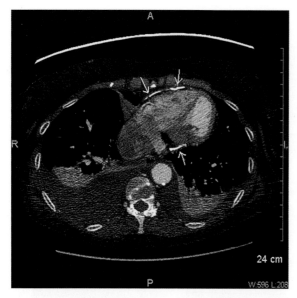

图 10.16 计算机断层扫描显示,广泛的钙化(箭头)累及心包的前面和后面。同时存在双侧胸腔积液。

经常会闭塞(图 10.21,10.22)。这将导致心脏扩张受限,并压迫较薄的右侧心腔而引起缩窄。临床上可表现为慢性充血性心力衰竭,以右心为主,可出现诸如外周性水肿、腹水和体重增加等症状和体征。某种病因的心包炎似乎比其他病因更容易导致缩窄。结核是最常见的病因而且仍然是世界范围内的常见病因[18]。化脓性心包炎和肿瘤性心包炎通常也在诊断后的 6 个月内与缩窄的发生相关[19]。目前在发达国家,诸如胸骨切开术后或放射后等医源性原因也日渐成为缩窄性心包炎的常见病因。另一方面,大约 20%的特发性心包炎患者可能会形成暂时性缩窄,但他们不大可能发生长期缩窄[20, 21]。缩窄可能会伴有积液,即所谓积液—缩窄性心包炎,在这种情

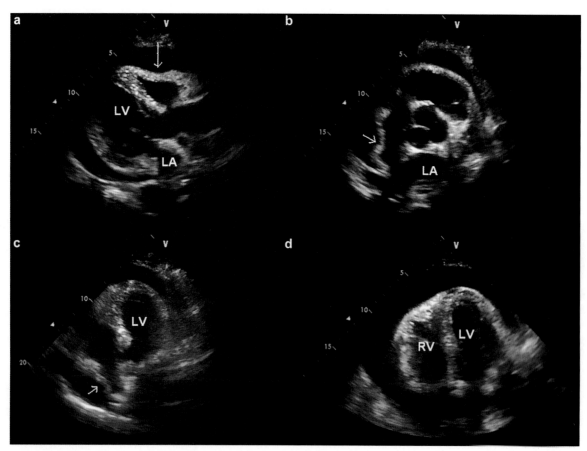

图 10.17 一例心脏压塞患者的多个胸骨旁和心尖超声心动图切面(a~d)显示,典型的表现包括右房萎陷(短箭头)和右室舒张期塌陷(长箭头)。

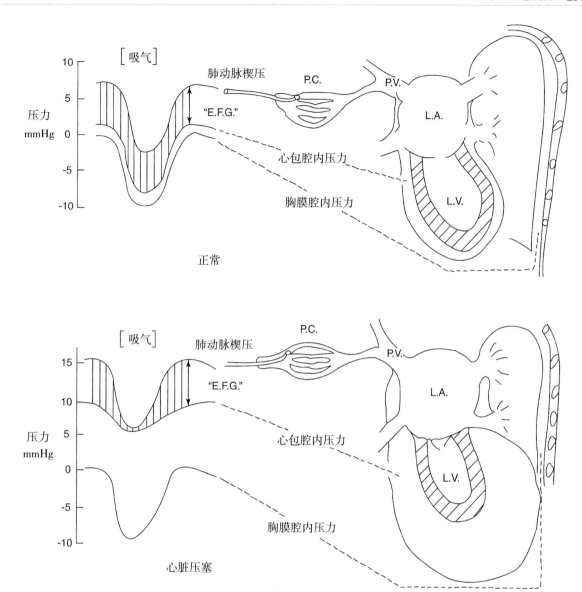

图 10.18　在正常情况下(图的上半部分),胸膜腔内压、心包内压和肺动脉楔压随呼吸运动的改变是一致的,使左室(LV)有效充盈压差(EFG)能够在呼吸时保持相对稳定,且二尖瓣 E 峰速度几乎不变。在心包压塞的情况下(图的下半部分),心包内压升高,使得胸膜腔内压的变化不足以传递至扩张的心包腔,因此在吸气时有效充盈压差减低,同时二尖瓣 E 峰速度显著减小。(由 Sharp 等[8]制作,已获得同意)

况下,心包穿刺术的临床效果有限。

　　心脏容量受限的原因是由于非顺应性的、增厚的或钙化的心包罩住了心脏。虽然潜在机制不同于压塞,但血流动力学后果相似[22](图 10.23)。在非顺应性心包的外罩内, 心脏的容量小而固定。舒张早期的充盈是正常的,但当达到心包的

顺应性时,血流便快速终止,导致心房和心室之间的压力快速平衡。较高的心包内压将导致胸膜腔内压与心内压相互分离。心脏容量固定也可导致心室相互依赖性作用增强,这是由非顺应性心包的限制效应引起的。吸气时右室充盈增加,通常同室间隔左移和左室充盈下降相关。

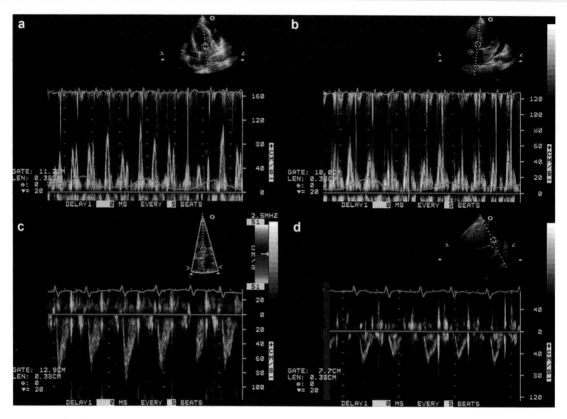

图 10.19 心脏压塞的 60 岁女性患者,存在二尖瓣(a)和三尖瓣(b)速度上明显的阶段变化,也存在左室(c)和右室(d)每搏输出量随呼吸的阶段变化,这些均与患者的奇脉相一致。

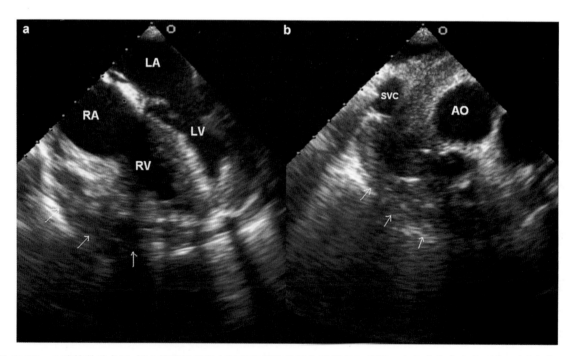

图 10.20 心脏外科手术后,低心排量的患者在复苏室获得的经食道超声心动图。在右房和右室表面之上(a)存在和血肿相一致的广泛团块(箭头),它同时也围绕着主动脉和上腔静脉(b)。AO:主动脉,LA:左房,LV:左室,RA:右房,RV:右室,SVC 上腔静脉。

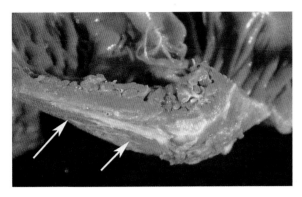

图 10.21　冠状动脉旁路移植术后出现缩窄性心包炎的患者。心包腔是闭塞的，壁层心包（箭头）增厚并黏附于心脏。

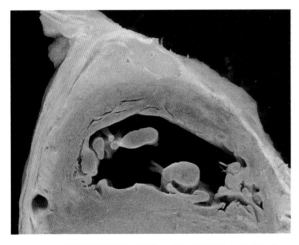

图 10.22　胸部接受放射线后出现的缩窄性心包炎。心包增厚并黏附于心脏，因此某些部位的正常心包腔发生了闭塞。

缩窄的典型改变是：①吸气时二尖瓣 E 峰速度下降大于 25%；②吸气时三尖瓣 E 峰速度增加大于 40%；③吸气时主动脉血流速度下降；④吸气时等容舒张时间缩短；⑤吸气时三尖瓣反流速度增加[22,23]。肺静脉血流速度与二尖瓣速度有着相似的阶段改变（图 10.24）。肺静脉舒张早期的速度在吸气时降低而在呼气时增加。在这种情况下，二尖瓣环的速度仍相对正常[24]（图 10.25）。现已公认，在某些证实有缩窄的患者中，可能不会出现这些表现。

我们的观点是，缩窄与压塞的病理生理学相似。两者间的区别主要在于定量而非定性。压塞时，心脏容量比缩窄时更小，导致血流动力学紊乱的程度更重。

慢性阻塞性肺病的患者可以出现二尖瓣和三尖瓣流入速度显著的阶段改变，原因是呼吸时胸膜腔内压的变化增加了。研究显示，上腔静脉血流速度可用于鉴别慢性阻塞性肺病和缩窄性心包炎。对于前者，上腔静脉血流速度随呼吸变化，伴有吸气时收缩期前向血流速度显著增加，而对于后者，从呼气到吸气上腔静脉血流速度几乎不变[25]。

缩窄性心包炎与限制型心肌病的比较

缩窄性心包炎与限制型心肌病患者间的鉴别较为困难，因为它们的临床表现相似（表 10.3）。而鉴别又很重要，因为心包切除术能够缓解缩窄性心包炎患者的症状[26,27]。在这两种情况中，二尖瓣的血流速度也是相似的，即较高的二尖瓣 E 峰速度和较短的减速时间。然而，在限制型心肌病的患者中，心内压与胸膜腔内压的关系正常，以致见不到二尖瓣和三尖瓣速度显著的阶段改变。此外，瓣环舒张早期速度在缩窄性心包炎时可以保持正常，而在限制型心肌病的患者中通常显著降低，原因是存在着固有的心肌疾病。

心内膜心肌活检对鉴别心包缩窄与限制性心肌疾病可能很重要，如限制型心肌病或淀粉样变性[27]。在缩窄性心包炎中，心脏活检呈正常心肌或萎缩的纤维。而限制性疾病则存在心肌的病理表现，故并不适合行心包切除术。对于缩窄性心包炎，治疗应选心包切除术。鉴于纤维性粘连的程度，完全切除心包通常是不可能的。当外科手术切除心包后，心脏通常能够恢复其功能。不幸的是，一些病例发现得太晚并且心肌已经萎缩

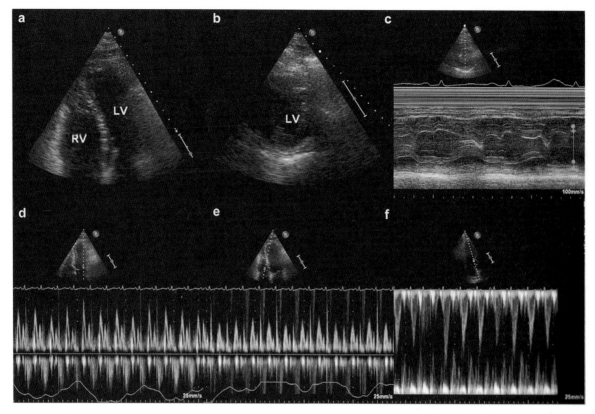

图 10.23 缩窄性心包炎的 49 岁男性患者,心尖四腔切面(a)和胸骨旁短轴切面(b)均显示异常的室间隔反弹,而这在 M 型超声中会显示得更为清楚(c)。此外,存在二尖瓣(d)、三尖瓣(e)和左室流出道(f)速度随呼吸的显著阶段变化。LV:左室,RV:右室。

了,以致心室不能够恢复。心室衰竭和出血是心包切除术后严重的并发症。

心包肿瘤

累及心包的肿瘤可以是原发的也可以是自然转移的,后者更为常见[28]。原发性肿瘤通常是间皮瘤或血管肉瘤[29, 30]。血管肉瘤是累及心脏最为常见的原发性恶性肿瘤[31]。典型情况下,肿瘤侵及心包和右房。常常伴有血性心包积液,而且可能出现压塞。大体肉眼上可见和血性心包积液相关的大出血性肿物或结节。显微镜检查显示存在异常的血管通路,有梭状细胞、类上皮或有低分化的细胞。

所有类型血管肉瘤的患者均预后不良。该肿瘤在诊断方面常常很先进,但治疗上仅可能是姑息疗法。最后,肿瘤将转移至其他内脏器官。

心包间皮瘤是一种罕见的肿瘤[32]。它可以引起脏层心包增厚而壁层心包的表面和心包腔有可能消失。结果通常是形成缩窄性心包炎。切除心包或打开一个心包窗可能解除相关的积液,但效果是暂时的而且只是姑息性的。间皮瘤的所有组织学类型均有可能发生——类上皮性、肉瘤性或双相性。所有间皮瘤均预后不良。除了原发性间皮瘤,邻近胸膜间皮瘤的蔓延也可以侵及心包。

继发性或转移性肿瘤也可以通过局部蔓延或侵袭的方式累及心脏。肿瘤可能经腔静脉内的心内膜途径进入心脏局部(肾细胞癌、妇科肿瘤)。可能存在邻近原发肿瘤的直接侵袭或淋巴

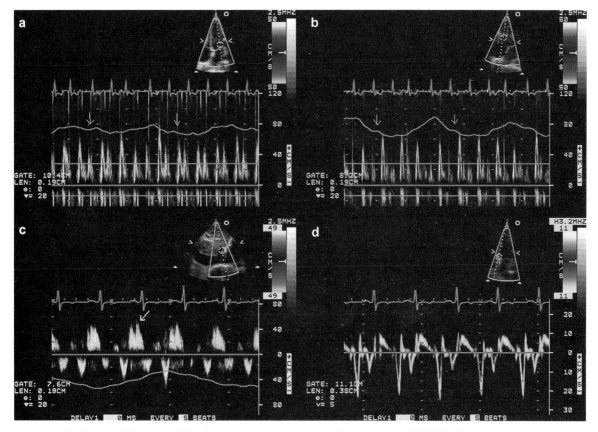

图 10.24　缩窄性心包炎的 51 岁男性患者,存在二尖瓣(a)和三尖瓣(b)速度上显著的阶段改变。吸气时,二尖瓣速度会降低,相反,三尖瓣速度会增加(箭头)。肝静脉血流显示,呼气时舒张期血流反而增加(箭头)。此例典型地保留着瓣环速度(d),而该速度在限制型心肌病的患者中通常明显降低。

结的肿瘤细胞沉积——常见于肺癌、食管癌和淋巴瘤(图 10.26)。这种沉积也可能是肿瘤经血或淋巴管(癌和黑色素瘤)扩散的结果。

　　转移性沉积可能影响心脏的任何一个层面,而心包是最常受累的层面[28]。心包转移灶可累及心包的脏层或壁层。心包可能增厚,但有时转移灶中充满了肿瘤细胞,而心包的厚度却是正常的。心包积液非常普遍,而缩窄也有可能发生。当心包切除术或心包穿刺术显示为血性积液时,可能提示肿瘤,此时应行积液的细胞学检查或标本组织的组织学检查来进一步确诊。姑息性治疗可采取积液引流术,也可以行心包开窗术来防止压塞。

心包缺如

　　先天性心包缺如是一种罕见的情况,估计其发病率为每 100 000 人中有 5~10 人。左侧心包的完全缺如更为常见[33],右侧心包缺如罕见。男性比女性更常见,男女发病比例为 3:1。在大约 1/3 的病例中,存在其他相关的心脏畸形。在心包完全缺如的情况下,虽然有报道指出可出现诸如胸痛、呼吸困难或头晕等症状,但多数患者没有症状,检查出缺如只是一种偶然发现。在心包部分缺如的情况下可以引起一种罕见的并发症,即由残余心包引起诸如左房等心脏结构的

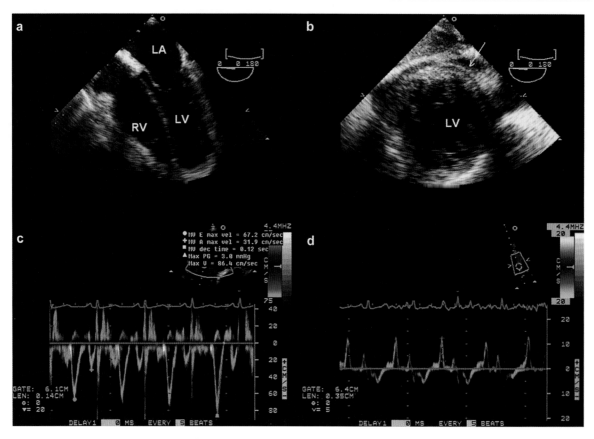

图 10.25　与图 10.24 是同一患者。经食道的四腔切面(a)和经胃的短轴切面(b)显示心包弥漫增厚(箭头)。除了随呼吸的阶段性变化,二尖瓣血流显示,E/A 比值 >2 且减速时间缩短。肺静脉速度呈现出类似的随呼吸的阶段性变化(d)。

表 10.3　缩窄性心包炎与限制型心肌病的鉴别特征

	缩窄性心包炎	限制型心肌病
心包	正常或增厚	正常
左室功能	正常	正常或轻度下降
心房大小	正常	心房扩大
三尖瓣和二尖瓣反流	不存在或仅为轻度	> 轻度 TR 且 MR 正常
二尖瓣血流速度 E>>A	存在	存在
缩短的二尖瓣减速时间	存在	存在
随呼吸变化的异常室间隔运动	存在	不存在
二尖瓣和三尖瓣血流呼吸阶段性变化的增加	存在	不存在
二尖瓣环速度	正常或增加	较低

A:二尖瓣 A 峰,E:二尖瓣 E 峰,MR:二尖瓣反流,TR:三尖瓣反流。

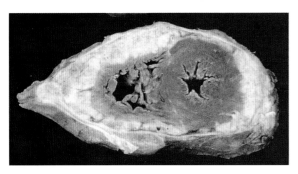

图 10.26　转移至心包的肺鳞状细胞癌。心包呈白色、增厚，并黏附于心脏，充填了心包腔。

表 10.4　心包完全缺如的超声心动图特征

非寻常的侧位心尖窗
心脏运动过强
异常有力的运动
异常的室间隔运动
泪滴样改变

缩窄，X 线胸片显示心脏呈左旋位、纵隔狭窄以及左室边缘延长。表 10.4 列出了心包完全缺如的超声表现[34, 35]。当心脏极度横位伴随心尖窗靠近腋窝，尤其是患者取仰卧位时，需要考虑这种情况。心尖 4 腔切面显示出类似于泪珠状的古怪形态，其心房呈流线状而心室呈球状（图 10.27）。由于心脏的顺钟向转位，其更像是右室容量负荷过重的表现。这种情况可以很容易地通过 CT 来证实（图 10.28）。这部分患者的预后通常较好，很少需要外科手术治疗，除非患者有局部缺陷和心脏性症状。

心包囊肿

心包囊肿的发病率大约为 1/100 000，通常是偶然发现的并不伴有症状。它最常见于 40 岁的人群，且男女比例相等。心包囊肿通常位于右侧或左侧肋膈角，是一种圆形或卵圆形结构，边缘平滑，伴有半透明的回声中心（图 10.29~10.31）。一般不

推荐外科切除，因为它一般不会对周围结构产生明显压迫。然而，也有报告诸如压塞等危及生命的并发症[36, 37]。

超声引导的心包穿刺术

超声对于行心包穿刺术具有重要作用，因为它可以减少操作相关的并发症[38]。超声引导下心包穿刺术的原理是进行定位，以便能从胸壁和心包腔之间距离最短处穿刺到最大的心包腔隙。为了使心包穿刺术能够在胸壁上得到最佳定位，还应注意探头的精确角度。为了避免不经意间损伤到胸廓内动脉，应选择一个远离胸骨至少 3cm 的部位。在整个过程中，胸壁定位的选择是最关键的一步。

与已发表的数据相似，我们自己的经验是心包穿刺术最常用的部位是心尖周围，而不是剑突下。当插入心包穿刺针时，操作者应该使用相似于确定最佳胸壁定位时超声探头所用的角度。通

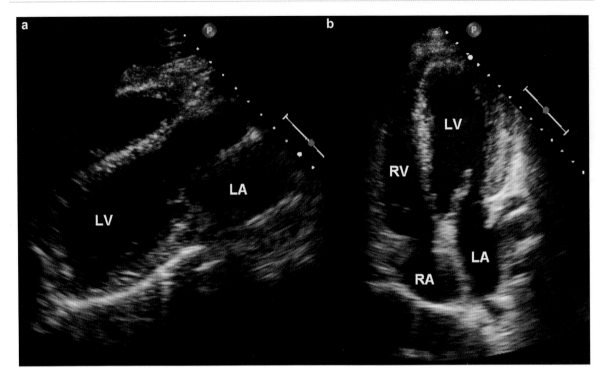

图 10.27   一例 43 岁男性患者的胸骨旁长轴(a)和心尖四腔(b)切面显示其心包完全缺如的典型表现。心腔呈异常方向。心尖四腔切面是在患者取仰卧位且探头置于左侧腋窝下取得的,这是因为心脏向左、向后偏转。四腔切面呈现出典型的泪滴样改变。LA:左房,LV:左室,RA:右房,RV:右室。

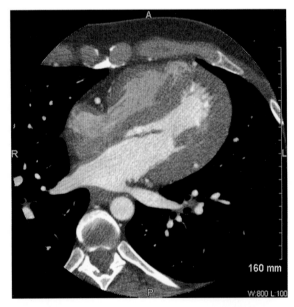

图 10.28   与图 10.27 为同一患者,此为计算机断层扫描,证实了心包的完全缺如。

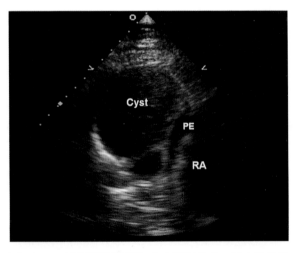

图 10.29   剑突下切面显示,在右肋膈角有一巨大的半透明回声团块,与心包囊肿相符。存在少量心包积液。PE:心包积液,RA:右房。

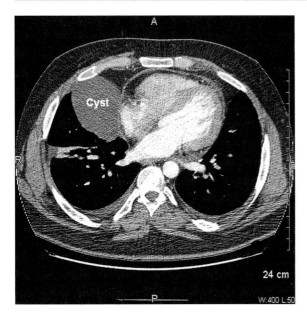

图 10.30 与图 10.29 为同一患者,此为计算机断层扫描显示,在心脏的右侧有一巨大的心包囊肿。

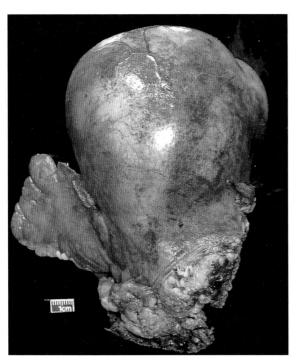

图 10.31 手术切下的巨大心包囊肿,里面充满了纤维蛋白渗出物和液体。它与邻近围绕心脏心包的纤维性心包炎有关。

常没有必要监测穿刺针行径,而且实际上也很困难,因为超声束通常与穿刺针径相倾斜。为了确定穿刺针确实在心包腔内,向心包腔内注入超声造影剂可用于确定穿刺针的恰当位置。超声引导下心包穿刺术是我们医院的标准操作。而剑突下入路的盲法心包穿刺只适用于不能行超声心动图检查的紧急情况。

小结

超声心动图是检测心包积液的主要工具。在心脏压塞和缩窄性心包炎中,综合的多普勒评价,特别是对二尖瓣和三关瓣血流速度的评价,可以对病理、生理方面深入理解,并且在缩窄性心包炎中,它可以在诊断方面起到关键性作用。尽管诸如 CT 和核磁共振显像等影像模式已经用于临床,但在评价可疑心包疾病的患者方面,超声心动图仍然是而且将一直是可供选择的显像模式。

参考文献

1. Little WC, Freeman GL. Pericardial disease. *Circulation*. 2006 Mar 28;113(12):1622-1632.
2. Spodick DH. Macrophysiology, microphysiology, and anatomy of the pericardium: a synopsis. *Am Heart J*. 1992 Oct;124(4):1046-1051.
3. Ivens EL, Munt BI, Moss RR. Pericardial disease: the general cardiologist needs to know. *Heart*. 2007;93(8):993-1000.
4. Vaughan CM, D'Cruz IA. Applied anatomy of the pericardium:echocardiographic interpretation.*Primary Cardiol*. 1993;19(3):56-67.
5. Feigenbaum H, Waldhausen JA, LP HYDE. Ultrasound diagnosis of pericardial effusion. *JAMA*. 1965 Mar 1;191:711-714.
6. Ling LH, Oh JK, Tei C, et al. Pericardial thickness measured with transesophageal echocardiography: feasibility and potential clinical usefulness. *J Am Coll Cardiol*. 1997 May; 29(6):1317-1323.
7. Talreja DR, Edwards WD, Danielson GK, et al. Constrictive pericarditis in 26 patients with histologically normal pericardial thickness. *Circulation*. 2003 Oct 14;108(15):1852-1857.
8. Sharp JT, Bunnell IL, Holland JF, Griffith GT, Greene DG. Hemodynamics during induced cardiac tamponade in man. *Am J Med*. 1960;29:640-646.
9. Kronzon I, Cohen ML, Winer HE. Diastolic atrial compres-

sion: a sensitive echocardiographic sign of cardiac tamponade. *J Am Coll Cardiol.* 1983 Oct;2(4):770-775.

10. Gillam LD, Guyer DE, Gibson TC, King ME, Marshall JE, Weyman AE. Hydrodynamic compression of the right atrium: a new echocardiographic sign of cardiac tamponade. *Circulation.* 1983 Aug;68(2):294-301.

11. Armstrong WF, Schilt BF, Helper DJ, Dillon JC, Feigenbaum H. Diastolic collapse of the right ventricle with cardiac tamponade: an echocardiographic study. *Circulation.* 1982 Jun; 65(7):1491-1496.

12. Leimgruber PP, Klopfenstein HS, Wann LS, Brooks HL. The hemodynamic derangement associated with right ventricular diastolic collapse in cardiac tamponade: an experimental echocardiographic study. *Circulation.* 1983 Sep; 68(3):612-620.

13. Appleton CP, Hatle LK, Popp RL. Cardiac tamponade and pericardial effusion: respiratory variation in transvalvular flow velocities studied by Doppler echocardiography. *J Am Coll Cardiol.* 1988 May;11(5):1020-1030.

14. Picard MH, Sanfilippo AJ, Newell JB, Rodriguez L, Guerrero JL, Weyman AE. Quantitative relation between increased intrapericardial pressure and Doppler flow velocities during experimental cardiac tamponade. *J Am Coll Cardiol.* 1991 Jul;18(1):234-242.

15. Himelman RB, Kircher B, Rockey DC, Schiller NB. Inferior vena cava plethora with blunted respiratory response: a sensitive echocardiographic sign of cardiac tamponade. *J Am Coll Cardiol.* 1988 Dec;12(6):1470-1477.

16. Hayes SN, Freeman WK, Gersh BJ. Low pressure cardiac tamponade: diagnosis facilitated by Doppler echocardiography. *Br Heart J.* 1990 Feb;63(2):136-140.

17. Chan KL. Transesophageal echocardiography for assessing cause of hypotension after cardiac surgery. *Am J Cardiol.* 1988 Nov 15;62(16):1142-1143.

18. Al-Shehri F, Chan KL, Dennie C, Veinot JP. Tuberculous pericarditis. *Curr Cardiol Rev.* 2005;1:165-169.

19. Permanyer-Miralda G, Sagrista-Sauleda J, Soler-Soler J. Primary acute pericardial disease: a prospective series of 231 consecutive patients. *Am J Cardiol.* 1985 Oct 1; 56(10):623-630.

20. Sagrista-Sauleda J, Angel J, Permanyer-Miralda G, Soler-Soler J. Long-term follow-up of idiopathic chronic pericardial effusion. *N Engl J Med.* 1999 Dec 30;341(27): 2054-2059.

21. Oh JK, Hatle LK, Mulvagh SL, Tajik AJ. Transient constrictive pericarditis: diagnosis by two-dimensional Doppler echocardiography. *Mayo Clin Proc.* 1993 Dec;68(12): 1158-1164.

22. Oh JK, Hatle LK, Seward JB, et al. Diagnostic role of Doppler echocardiography in constrictive pericarditis. *J Am Coll Cardiol.* 1994 Jan;23(1):154-162.

23. Klodas E, Nishimura RA, Appleton CP, Redfield MM, Oh JK. Doppler evaluation of patients with constrictive pericarditis: use of tricuspid regurgitation velocity curves to determine enhanced ventricular interaction. *J Am Coll Cardiol.* 1996 Sep;28(3):652-657.

24. Ha JW, Oh JK, Ommen SR, Ling LH, Tajik AJ. Diagnostic value of mitral annular velocity for constrictive pericarditis in the absence of respiratory variation in mitral inflow velocity. *J Am Soc Echocardiogr.* 2002 Dec;15(12):1468-1471.

25. Boonyaratavej S, Oh JK, Tajik AJ, Appleton CP, Seward JB. Comparison of mitral inflow and superior vena cava Doppler velocities in chronic obstructive pulmonary disease and constrictive pericarditis. *J Am Coll Cardiol.* 1998 Dec; 32(7):2043-2048.

26. Hatle LK, Appleton CP, Popp RL. Differentiation of constrictive pericarditis and restrictive cardiomyopathy by Doppler echocardiography. *Circulation.* 1989 Feb;79(2):357-370.

27. Rajagopalan N, Garcia MJ, Rodriguez L, et al. Comparison of new Doppler echocardiographic methods to differentiate constrictive pericardial heart disease and restrictive cardiomyopathy. *Am J Cardiol.* 2001 Jan 1;87(1):86-94.

28. Adenle AD, Edwards JE. Clinical and pathologic features of metastatic neoplasms of the pericardium. *Chest.* 1982; 81:166-169.

29. Fine G. Primary tumors of the pericardium and heart. *Cardiovasc Clin.* 1973;5(1):207-238.

30. McAllister HAJ, Hall RJ, Cooley DA. Tumors of the heart and pericardium. *Curr Probl Cardiol.* 1999 Feb;24(2): 57-116.

31. Butany J, Yu W. Cardiac angiosarcoma: two cases and a review of the literature. [Review] [43 refs]. *Can J Cardiol.* 2000 Feb;16(2):197-205.

32. Kaul TK, Fields BL, Kahn DR. Primary malignant pericardial mesothelioma: a case report and review. *J Cardiovasc Surg.* 1994;35:261-267.

33. Abbas AE, Appleton CP, Liu PT, Sweeney JP. Congenital absence of the pericardium: case presentation and review of literature. *Int J Cardiol.* 2005 Jan;98(1):21-25.

34. Connolly HM, Click RL, Schattenberg TT, Seward JB, Tajik AJ. Congenital absence of the pericardium: echocardiography as a diagnostic tool. *J Am Soc Echocardiogr.* 1995 Jan;8(1):87-92.

35. Alizad A, Seward JB. Echocardiographic features of genetic diseases: part 8. Organ system. *J Am Soc Echocardiogr.* 2000 Aug;13(8):796-800.

36. Patel J, Park C, Michaels J, Rosen S, Kort S. Pericardial cyst: case reports and a literature review. *Echocardiography.* 2004 Apr;21(3):269-272.

37. McMillan A, Souza CA, Veinot JP, Turek M, Hendry P, Alvarez GG. A large pericardial cyst complicated by a pericarditis in a young man with a mediastinal mass. *Ann Thorac Surg.* 2009 Aug;88(2):e11-e13.

38. Tsang TS, El-Najdawi EK, Seward JB, Hagler DJ, Freeman WK, O'Leary PW. Percutaneous echocardiographically guided pericardiocentesis in pediatric patients: evaluation of safety and efficacy. *J Am Soc Echocardiogr.* 1998 Nov;11(11):1072-1077.

在瓣膜性心脏病患者的治疗方面,主要进展是人工心脏瓣膜的发展。瓣膜的设计一直在不断地改进,因此当前可用心脏瓣膜的性能和耐久性远远超过了早一代的人工瓣膜。尽管人工心脏瓣膜有了很大改进,且对瓣膜性心脏病患者的预后有积极的影响,但是由于植入的早期和晚期并发症(表11.1),人工心脏瓣膜并不是一个完美的解决方案。人工心脏瓣膜置换术不是一个治愈性手术,最好看做是用一种疾病(人工瓣膜病)替代了另一种疾病(自身瓣膜性心脏病)。因此,为了给瓣膜性心脏病患者选择瓣膜置换的最佳时机,需要仔细考虑患者的症状、疾病的自然病史、任何伴随的心脏畸形(包括另外的瓣膜性异常)和瓣膜置换术后患者的生活方式[1]。需要定期随访人工心脏瓣膜患者,监测心血管事件,特别是人工瓣膜相关的并发症。

针对人工心脏瓣膜患者,临床检查可能困难。这些患者的共同体检发现是存在心脏杂音,轻度的瓣膜功能不全可能和明显的临床发现并不相关。联合综合多普勒分析的超声心动图则非常适合评估人工心脏瓣膜患者[2-4]。该方法除了提供对人工瓣膜的综合血流动力学分析,还可以分析对心室功能的影响和肺动脉压力。如果在人工瓣膜植入后的早期有一个基线检查作为对照,则综合超声多普勒检查甚至可能发现轻度的人工心脏瓣膜功能不全。

人工心脏瓣膜的种类

可用的人工心脏瓣膜可以分为两大类:机械瓣和生物瓣[2,3](图11.1)。目前可用的机械瓣包括笼球瓣、侧倾碟单叶瓣和侧倾碟双叶瓣。侧倾碟双叶瓣的使用最为广泛。Starr-Edwards瓣是唯一仍在销售的笼球瓣,Medtronic-Hall瓣是一种广泛使用的侧倾碟单叶瓣。侧倾碟双叶瓣有许多种类,St. Jude双叶瓣是一种受欢迎的型号(图11.2)。

生物人工瓣包括有支架和无支架瓣(图11.3)。有支架瓣有两个主要类型,其共同特点是人工瓣叶受缝环和其支架的支撑,生物瓣膜固定在支架上。猪人工瓣是将猪的主动脉瓣固定在缝环和支架上,例如较为常见的Hancock瓣。心包人工瓣是用牛的心包做成瓣叶,固定在缝环和支撑性支架上,例如较为常见的Carpentier-Edwards心包瓣。两种已经成功经皮植入的用于治疗主动脉瓣狭窄的生物人工瓣(Edwards Sapien和Core瓣)[5,6],都是有支架瓣。

无支架瓣有3种类型——异种瓣、同种瓣和自体瓣。异种无支架瓣通常是用带有原位主动脉瓣的猪主动脉根部制作,可提供较大的主动脉瓣口和较低的跨瓣压差,比如Medtronic Freestyle和St. Jude Medical Toronto瓣。它们的植

表 11.1　人工心脏瓣膜早期和晚期的并发症

早期并发症(置入后 1 个月内发生的)

所有人工瓣	机械瓣	生物瓣
瓣周漏	人工瓣功能不良是由于缝线悬挂过高	医源性人工瓣叶损伤
溶血	缝合瓣口	
感染性心内膜炎		
瓣膜血栓形成		
人工瓣膜功能不良		
左室流出道(LVOT)梗阻		
冠状动脉口阻塞(AVR)		
主动脉壁夹层形成		
血栓栓塞		
心律失常		
心脏传导阻滞		

慢性并发症

血栓栓塞瓣膜血栓形成	托架折断	瓣叶退变
翳形成	阀体变异	瓣叶撕裂
瓣周漏	覆盖层磨损和撕裂	瓣叶穿孔
溶血		支架移位
人工瓣膜—患者不匹配		
感染性心内膜炎		
LVOT 梗阻		
左室游离壁破裂(MVR)		
心脏传导阻滞		
心律失常		

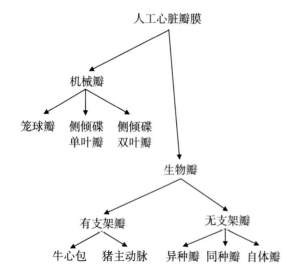

图 11.1　人工心脏瓣膜的类型。

入在技术上要求很高。可将它们塑型,允许在冠状动脉下方植入,或是植入带有冠状动脉再植的微小根部。

这种技术复杂性也适用于用人的冷冻主动脉或肺动脉做成的同种瓣。它们的大小和可用性更加有限。自体瓣主要用于年轻患者。这需要使用患者自身的肺动脉瓣替换功能失调的主动脉瓣,并在肺动脉位置植入一个同种瓣。这个手术通常称为 Ross 术,复杂且技术要求高[7],即使手术操作合理,也有在治疗一个功能失调性瓣膜(主动脉瓣)的同时产生两个功能失调性瓣膜(主动脉和肺动脉瓣)的可能(图 11.4)。

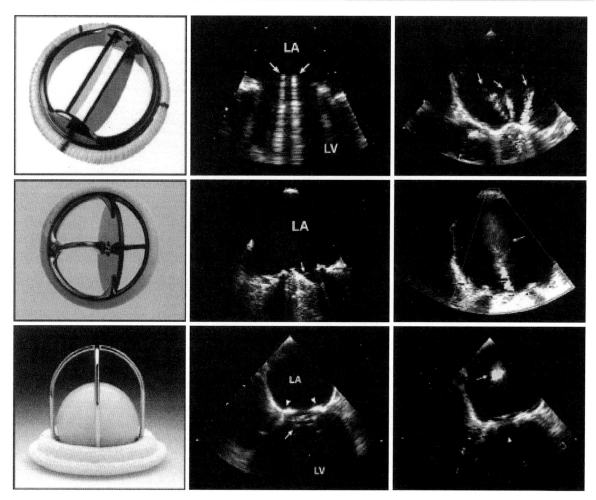

图 11.2　常见类型的机械瓣及其相应的在瓣膜开放过程中的经食管超声心动图图像，和在闭合过程中的典型彩色血流图像。首行显示的是 St. Jude 瓣，中间行显示的 Medtronic Hall 瓣，下方行显示的是 Starr-Edwards 瓣。LA:左房,LV:左室（经过同意引自 Zoghbi 等 [2]）。

为了正确解释多普勒超声心动图获得的血流动力学发现，常常需要知道人工瓣的确切种类、大小和型号，这非常有用。对于侧倾碟人工瓣膜（单叶或双叶碟），轻度反流是一种正常表现。Medtronic Hall 瓣是中央枢轴侧倾碟单叶瓣，总可见一个小的中心性瓣膜反流（图 11.2）。由于不满意的图像或者人工瓣膜的反射假象，经胸超声心动图也许很难发现这种正常的反流束，特别是在二尖瓣或三尖瓣。在双叶瓣人工瓣患者，从连接处发出的较小的瓣膜性反流束也是一种正常现象，因此，在双叶瓣机械瓣，不应该使用这种偏心

性反流束作为瓣周漏的征象。从两个瓣叶中心的对合处发出的其他较小的反流束也并不少见。

相比之下，生物瓣一般没有明显的瓣膜反流。在术后早期可探测到微小的瓣周反流束，通常随访时消失。在生物瓣中，除了微小的瓣膜性反流，其他的反流将增加病理性改变的可能，如人工瓣叶的退变。

如没有发现支架，表明这种生物瓣是一种无支架瓣。在这种情况下，需要检查升主动脉，以评估远端吻合，说不定使用了微型根部技术，因为这两个冠状动脉可能再植到异种瓣或同种瓣上，

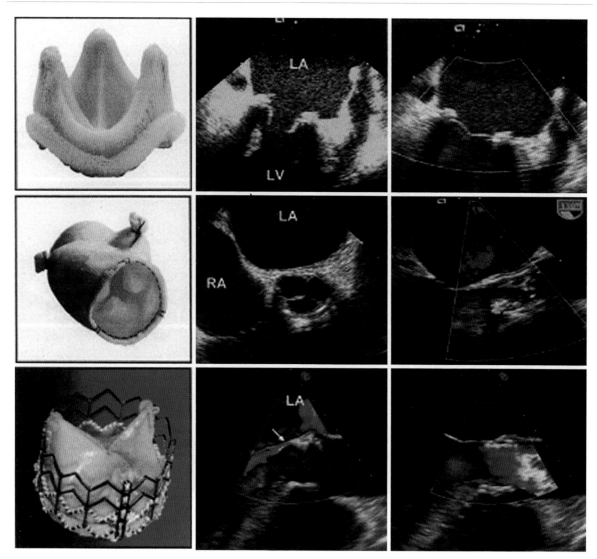

图 11.3　图示为常见的生物瓣及其经食管超声心动图图像和彩色血流发现。首行显示有支架生物瓣,中间行显示无支架生物瓣,下方行显示可以经皮植入的 Edwards Sapien 瓣。LA:左房,LV:左室,RA:右房(经过同意引自 Zoghbi 等[2])。

因此应仔细检查冠状动脉开口,以检测是否有撕裂等并发症。冠状动脉开口出现扩张并不罕见,因为在再植入时使用主动脉壁的一部分作为一个扣。同种主动脉瓣患者的远端吻合成像将通常显示为同种瓣移植物和自身较大的升主动脉远端之间的大小差异。

自身瓣膜的瓣膜形态和功能之间关系亲密。人工瓣膜的瓣膜形态评价起来具有挑战性,尤其是机械瓣,很难作出评估。瓣环、支架和瓣膜手术引起的毗邻心脏结构的纤维化都将挑战人工瓣

膜不同组成部分的成像。在这种情况下,由于经食管超声心动图(TEE)能提供高质量的图像,因此经常使用 TEE 对于人工瓣膜的评估非常重要。综合使用脉冲波、连续波和彩色血流成像的超声多普勒检查,是评价人工瓣膜功能的理想无创性方法。检查应包括瓣膜性狭窄、瓣膜性反流和右室收缩压的测量,以及异常心内分流的分析,如主动脉根部和右室流出道之间的瘘管交通。既然人工瓣在本质上存在一定程度的狭窄,单纯存在的高跨瓣压差并不一定提示人工瓣功

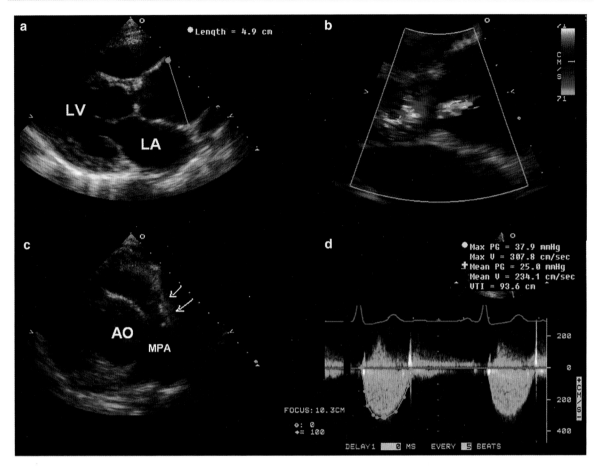

图 11.4　这例 32 岁的女性患者,曾在 14 岁时因先天性主动脉瓣狭窄行 Ross 术。胸骨旁长轴切面(a)显示主动脉瓣结节性增厚,升主动脉扩张(直径 4.9cm)。彩色血流成像(b)显示中度主动脉瓣反流。肺的同种瓣(箭头)弥漫性变窄(c)。连续波多普勒(d)证实了肺同种瓣狭窄。AO:主动脉,LA:左房,LV:左室,MPA:主肺动脉。

能不全。应和特定种类、大小的人工瓣的预期压力阶差进行比较[2,8,9]。其他不寻常的解释包括存在瓣下梗阻、瓣周漏和高血流状态。

人工瓣膜的形态学评估

人工机械瓣的阀体应是在开放过程中充分且没有限制的活动,在关闭过程中与瓣环正确对合。双叶瓣的阀体可有一个 90° 的开启角度,如此说来,这两个半圆形阀体在最大开启时应保证相互平行(图 11.5)。双叶瓣机械瓣的连接处凸出于瓣环之上,不应和异常的肿物如血栓和赘生物相混淆。Medtronic Hall 瓣有一个单叶碟,装在中心性支撑上,最大开启角度约 70° (图 11.6)。中心性支撑在缝环之上可以十分显著地成像。Starr Edwards 瓣的球笼有高的轮廓, 显著地突入接收的心腔。因为球阀被球笼遮挡,所以它的运动可能难以成像(图 11.7)。熟知人工瓣膜的特征非常重要,可避免不适当的超声发现。

无论是在单叶还是在双叶瓣机械人工瓣,阀体的运动通常能在经胸超声心动图上成像。评价这种运动最好的超声心动图切面是胸骨旁长轴和心尖切面(图 11.6,11.8)。心尖切面能够调整,以显示阀体的充分运动。在球笼机械瓣患者中,

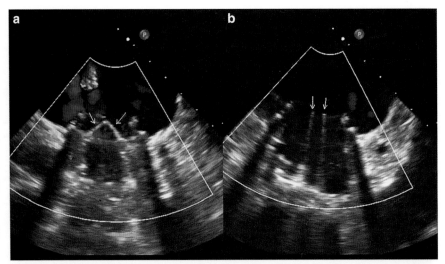

图 11.5　二尖瓣位置的双叶机械瓣的经食管超声心动图，显示(a)在收缩期正常瓣叶闭合(箭头)和(b)在舒张期两个瓣叶呈正常的 90° 开放（箭头）。

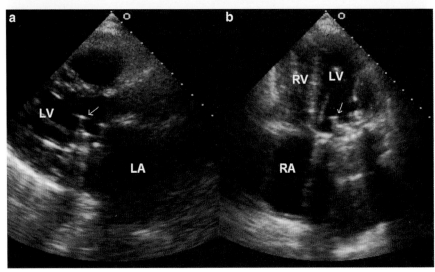

图 11.6　一个正常功能的单瓣机械二尖瓣(Medtronic Hall)的胸骨旁长轴(a)和心尖四腔(b)切面显示正常开放的瓣碟(箭头)，约 70°。心尖四腔切面显示在左房内存在反射伪像。LA:左房，LV:左室，RA:右房，RV:右室。

由于在球笼和阀体之间存在强反射(图 11.9)，很难分析阀体的运动。经食管超声心动图能很好地显示瓣环上的缝线，特别是利用三维 TEE 来评价人工二尖瓣。短的活动性缝线末端并不少见。

当能够很好地看到阀体时，如果阀体运动幅度降低，则需要仔细评估其原因。最常见的两种原因是瓣膜血栓形成和翳形成[10-12]。经食管超声心动图可用来鉴别这两种情况。翳是瓣环处的回声密集组织，侵犯缝环的内部开放，这正好和血栓相反。血栓是一个无回声的无蒂肿物，在缝环处并延伸到邻近的心房壁（图 11.10，11.11）[12]。

可能很难准确地鉴别这两种情况。当检测到瓣膜肿物时，应经常考虑到赘生物，尽管它们更加可能有过度活动的蒂[13,14]。临床情况可能非常有用。对于抗凝治疗不充分和没有心内膜炎临床证据的患者，机械瓣缝环上的一个无回声的无蒂肿物可能是一个血栓。另一方面，对于充分抗凝的患者，在相似部位的一个回声密集的肿物可能是翳。

如上所述，目前一代的单叶瓣和双叶瓣机械瓣在构造上可产生小的瓣膜性反流束，以此来减小阻滞，并清除枢转部位的潜在血栓(图 11.2)。

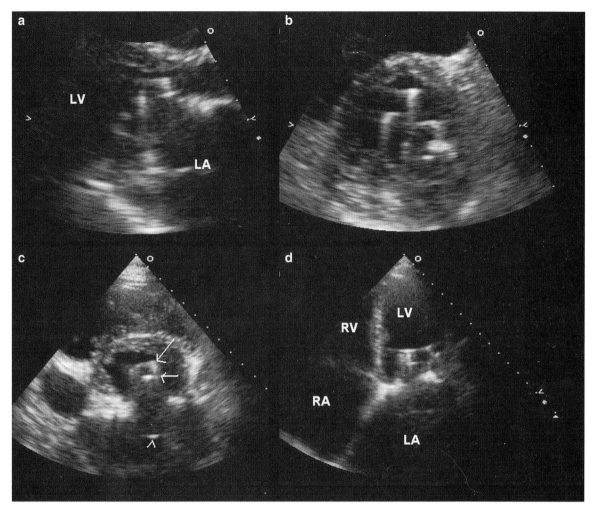

图 11.7 Starr-Edwards 瓣患者的胸骨旁长轴(a)、胸骨旁短轴(b,c)和心尖四腔(d)切面显示高轮廓球笼突入左室。球笼(箭头)清晰可见，但球不能清晰显示。左房内可见显著的反射伪像(箭头)。LA:左房,LV:左室,RA:右房,RV:右室。

图 11.8　胸骨旁长轴 (a)和短轴切面(b)显示正常功能的双叶机械二尖瓣,在短轴切面(b) 可清楚地看到两个瓣叶。在胸骨旁长轴切面(a)可见来自前瓣环显著的影子伪像。LA:左房,LV:左室。

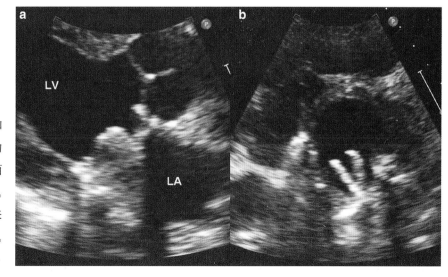

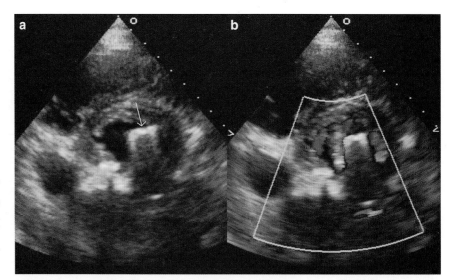

图 11.9   胸骨旁短轴切面显示（a）二尖瓣 Starr–Edwards 瓣的笼球凸出，球不能显示。彩色血流显像(b)可见正常血流从球笼瓣周围进入左室。

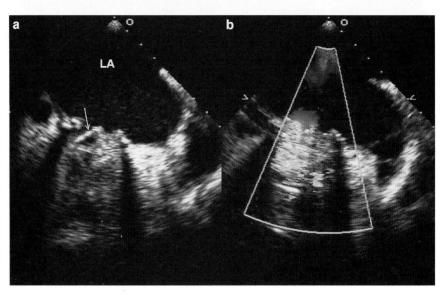

图 11.10   (a)双叶机械二尖瓣的经食管超声心动图显示侧叶固定，隔叶活动减低（箭头）。彩色血流显像(b)显示血流仅通过隔侧瓣口。手术时发现，广泛翳的形成阻碍了两个瓣叶的运动。LA:左房。

经胸超声心动图不能很好地识别这些小的内在反流束，因为他们经常和小的瓣周漏混淆。TEE 可很好地评价这些反流束，能和通过它们在轴转部位典型的位置和病理性瓣周漏相鉴别，如双叶瓣的 2 个发出的连接部位，为小的反流束和内部起源的反流束，而不是在缝环外。由于 TEE 具有良好的图像质量，如果怀疑有人工瓣膜功能不全的任何迹象，应采用 TEE 检查。

有支架生物瓣的 3 个支架可以非常显著并遮盖瓣叶（图 11.12，11.13）。一定要将它们和异常的肿物（如钙化)区分。二尖瓣人工瓣的放置使它们一般向前方倾斜,血流正好朝向间隔。左室流出道(LVOT)梗阻可能发生于老一代高轮廓瓣膜，这种并发症在目前的人工瓣膜中非常罕见。目前无支架瓣是主动脉瓣置换术的唯一选择,植入后仅有的异常发现可能是主动脉根部的轻度增厚。可以很好地看见瓣叶，而没有瓣环和支架的干扰(图 11.14)。

和机械瓣相比，生物瓣总体上容易成像。观察生物瓣的瓣叶最好采用胸骨旁切面。成像平面

图 11.11　(a)双叶机械二尖瓣的经食管超声心动图显示其中一个瓣叶固定不动,在心房壁上可见和这个不活动瓣叶相连续的强回声,符合血栓。其他瓣叶显示正常运动。彩色血流显像(b)显示血流通过打开一半的二尖瓣口。

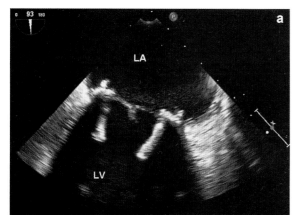

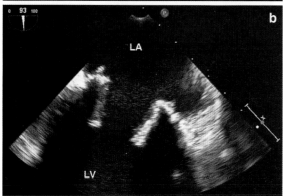

图 11.12　(a)正常功能的有支架生物二尖瓣收缩期经食管超声心动图切面显示瓣叶对合正常,瓣叶薄,没有局部结节或者强回声。(b)有支架生物二尖瓣舒张期经食管超声心动图切面显示瓣叶薄,开放完全,没有穹隆样表现。LA:左房,LV:左室。

可能需要仔细调整,以便在瓣膜支架之间切入,从而使瓣叶得以最佳显示。正常生物瓣的瓣叶薄,充分开放和对合良好,不存在反流(图11.15)。瓣叶呈圆顶状,表明活动受限,不能充分开放,常伴有退行性改变,纤维素和脂质内渗导致瓣叶纤维化、增厚和钙化[15, 16]。TEE 能最好地评估这些改变(图 11.16)[17]。当退行性改变严重时,瓣叶活动进一步降低,导致瓣膜性狭窄,其评估可采用类似分析自身瓣膜狭窄的方法。

应仔细检查生物人工瓣瓣叶的对合。出现瓣叶脱垂提示可能存在瓣叶的一处或多处撕裂(图11.17~11.19)。在瓣膜对合过程中,当瓣叶顶部外翻指向下游腔室,诊断为连枷样瓣叶,提示瓣叶撕裂较大(图 11.20,11.21)。瓣叶可发生穿孔,这是由于瓣叶基底部易遭受很高的机械应力,出现退行性改变。探查这些形态特征很重要,因为它们是生物人工瓣明显退变的迹象,显著的瓣膜性反流始终存在。同种瓣可出现非常严重的钙化,使对瓣叶活动性的评估变得困难(图11.22~11.24)。我们观察到钙化的同种瓣患者一旦出现中度主动脉瓣反流,在之后的 6~12 个月

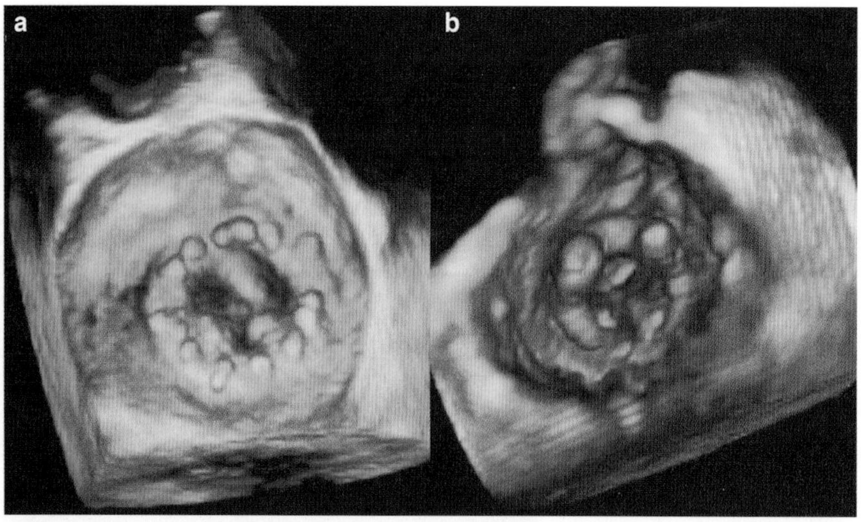

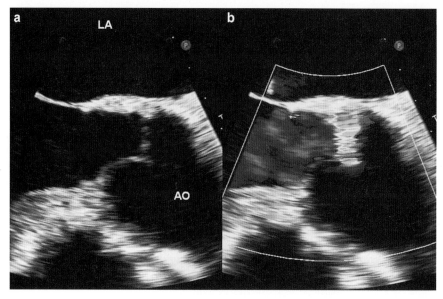

图 11.13 正常有支架的生物二尖瓣的经食管三维切面，从左房（a）和左室观（b）。从左房观，瓣环的缝线清晰可见。从左室观，其中 2 个支架清晰可见，另一个支架看不清楚。可见 3 个瓣叶正常对合。

图 11.14 （a）无支架生物主动脉瓣的经食管纵切面显示主动脉根部轻度增厚，但没有支架的证据。彩色血流成像（b）显示中度主动脉瓣关闭不全，朝向后方。AO：主动脉，LA：左房。

内很有可能由于瓣叶撕裂延展而进一步突然加重主动脉瓣反流，需要密切随访这些患者。在彩色血流检查中，人工瓣可能会掩盖反流束。应在瓣膜上游仔细寻找血流汇集，这样有助于尽量降低漏诊显著反流的风险[18]。

　　正常的人工瓣膜位置良好，并且它的运动和周围的心脏结构一致。过度运动如缝环的摆动，提示存在撕裂。在这些患者中，很可能存在瓣周漏，如果经胸超声无法识别瓣周漏，应行 TEE 检查（图 11.25）。

人工瓣膜的血流动力学评估

　　人工心脏瓣膜的综合评估包括对瓣膜的不同组成部分的详细检查、活动性阀体或生物瓣叶的运动以及包括跨瓣压差、计算的瓣膜面积和有无反流等血流动力学分析。需要记录患者的血压和心率并仔细评估左室功能，以便提供一个对跨瓣血流动力学的正确理解，而跨瓣血流动力学受前负荷和后负荷的影响[3]。每搏输出量增加可能

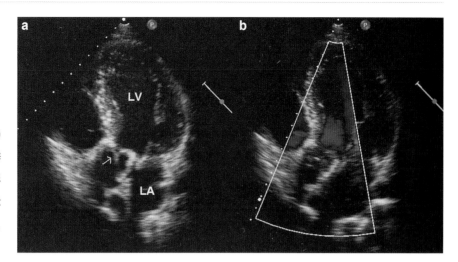

图 11.15　心尖长轴切面(a)显示有支架的生物主动脉瓣的瓣叶正常对合(箭头)。彩色血流多普勒显像(b)显示无主动脉瓣反流。LA:左房,LV:左室。

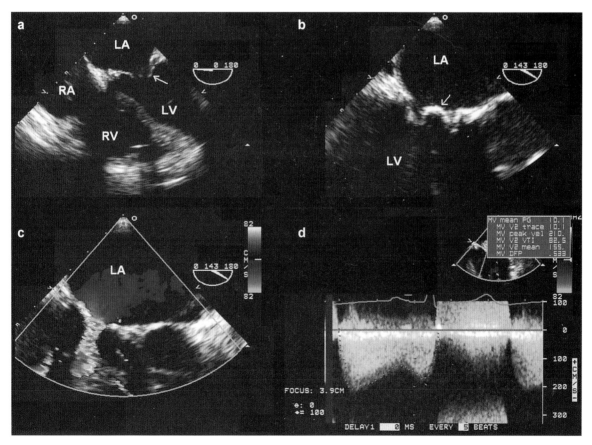

图 11.16　(a)退变的生物二尖瓣的经食管切面显示瓣叶开放受限,证据是穹隆状(箭头)。(b)瓣叶上有密集的钙化(箭头)。彩色血流显像(c)显示一个狭窄的喷射流束,通过连续波多普勒(d)证实,平均跨瓣压差为 10mmHg。LA:左房,LV:左室,RA:右房,RV:右室。

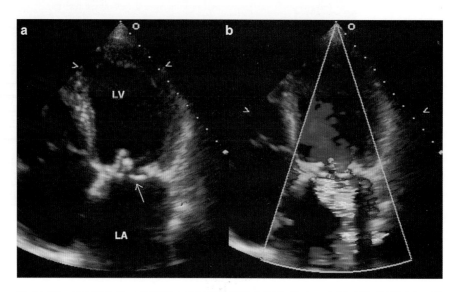

图 11.17　有支架生物二尖瓣的心尖四腔切面(a)显示,其中一个瓣叶脱垂(箭头)。彩色血流显像(b)证实存在严重的二尖瓣反流。LA:左房,LV:左室。

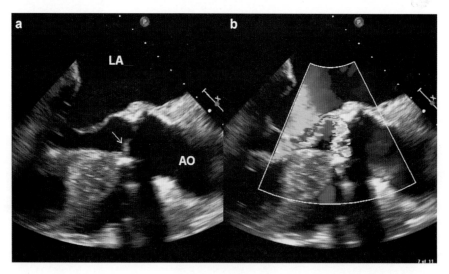

图 11.18　有支架生物主动脉瓣的经食管切面(a)显示,前部的生物瓣叶脱垂(箭头)。彩色血流显像(b)证实严重的主动脉瓣反流,朝向后方。AO:主动脉,LA:左房。

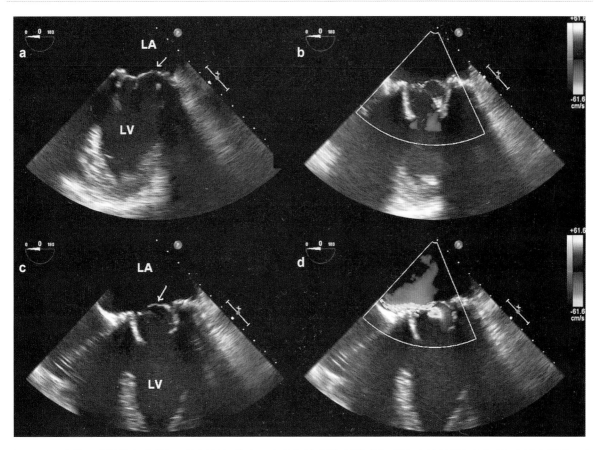

图 11.19　生物二尖瓣的经食管切面(a)显示,其中一个生物瓣叶脱垂(箭头)。彩色血流显像(b)显示仅有极少量的二尖瓣反流。2 年后复查(c)显示,生物瓣膜呈连枷样运动(箭头)。彩色血流显像(d)显示至少中度的偏心性二尖瓣反流。LA:左房,LV:左室。

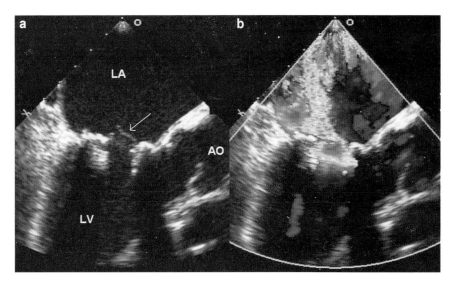

图 11.20　(a)生物二尖瓣的经食管切面显示其中一个生物瓣叶呈连枷样运动(箭头)。彩色血流显像(b)显示重度二尖瓣反流。AO:主动脉,LA:左房,LV:左室。

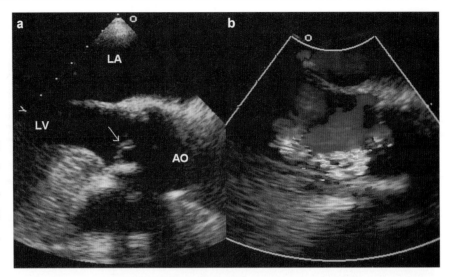

图 11.21 （a）有支架生物主动脉瓣的经食管切面显示，后叶呈连枷样运动（箭头）。彩色血流成像（b）可见朝向前方的主动脉瓣反流。AO：主动脉，LA：左房，LV：左室。

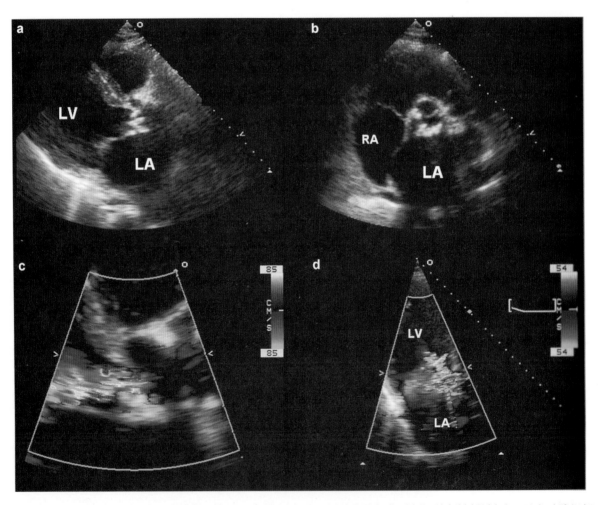

图 11.22 主动脉同种瓣患者的胸骨旁长轴（a）和短轴（b）切面显示致密的钙化，累及了同种瓣的瓣叶以及主动脉根部的基底部。胸骨旁长轴（c）和心尖长轴（d）切面的彩色血流显像证实了重度主动脉瓣反流。随访发现，该患者在 1 个月内出现心力衰竭，并需要紧急重做主动脉瓣置换术。

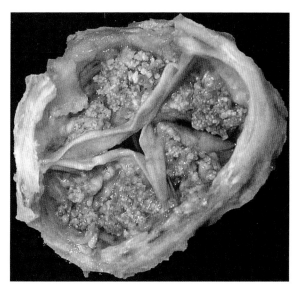

图 11.23 离体的主动脉同种瓣显示瓣叶严重钙化。

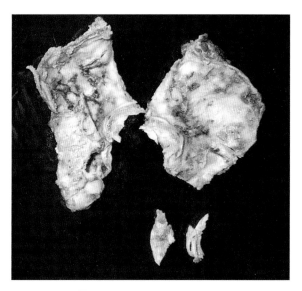

图 11.24 离体的主动脉同种瓣。由于严重的钙化和纤维化,切下来的移植物和瓣叶为片状。在白色内膜组织中可以见到钙化的黄色斑块。在下面的图像中可见到两个扭曲的瓣叶。

会加重跨瓣压差,同样,和左室功能不全有关的每搏输出量下降会降低跨瓣压差。因此,每搏输出量的评估应成为人工瓣膜患者超声检查的必要部分。

人工瓣膜—患者不匹配

尽管瓣膜的设计在改进,但是大多数人工瓣膜有固有狭窄,尤其是较小尺寸的人工瓣膜。值得一提的是,制造商提供的瓣膜大小是瓣环的外径,内径可能还要小几个毫米。这种差异可能在不同类型的瓣膜之间会有所不同[19, 20]。对人工瓣膜血液动力学性能的合理解释必须考虑到类型、型号和人工瓣的大小。常见人工瓣的跨瓣压差和瓣口面积的正常范围已经公布[8, 9](附录 11.1,11.2)。应考虑这些正常值,并将它们和从患者中获得的数值进行比较。在较小尺寸的瓣膜中,可存在明显的瓣膜梗阻,这是跨瓣压差和瓣口面积测量的结果,而事实上人工瓣膜功能正常。这是由于和正常的自体瓣膜比较,人工瓣膜的有效瓣口面积(EOA)较小。这种现象被称为"人工瓣膜—患者不匹配",而一定程度上的不匹配非常常见[21]。已经表明,当体表面积标化的人工主动脉瓣(EOA)≤0.85 cm^2/m^2 和人工二尖瓣≤1.2 cm^2/m^2 时,由跨瓣压差评估的血流动力学结果会骤然增高(图 11.26)[22, 23]。正如所料,较小尺寸的瓣膜通常用于较小的瓣环患者,而人工瓣膜—患者不匹配通常发生在小尺寸的瓣膜植入到了大体重的患者。在这种情况下,人工瓣膜功能正常,但对于患者血流动力学需要来说就太小了。已证明人工瓣膜—患者不匹配与短期和长期的心血管事件有关[24-26]。通过精心选择合适大小和类型的人工瓣膜和修正外科技术,可避免人工瓣膜—患者不匹配。

高跨瓣压差和人工瓣功能障碍

在人工瓣膜患者中,一个经常遇到的情况是检测出高的跨瓣压差,通常人工主动脉瓣的峰值速度 > 3 m/s 和平均压差 > 20 mmHg,人工二尖瓣

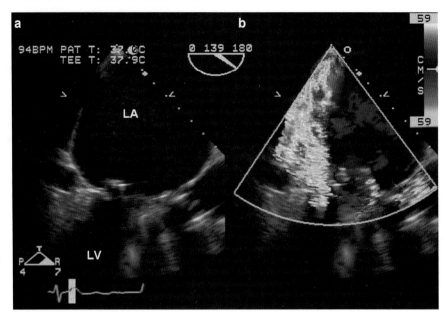

图 11.25 机械双叶二尖瓣的经食管切面(a)显示后缝环的过度活动。彩色血流成像(b)证实重度瓣周反流。LA:左房,LV:左室。

的峰值血流速度 > 1.9m/s 和平均压差 > 5mmHg[2]。人工瓣膜阻塞是一个需要考虑的因素。图 11.27 中的法则是一种评估这些患者的实用方法[3]。如上所述,有关类型、型号和人工瓣膜大小的信息至关重要,获得这一信息是第一步。之后,应使用连续性方程计算 EOA。左室流出道(LVOT)的每搏输出量通常是参考标准。因此,人工主动脉瓣 EOA 和人工二尖瓣 EOA 的计算公式是:

$$EOA_{AVR} = \frac{\pi \gamma^2_{LVOT} \times VTI_{LVOT}}{VTI_{AVR}}$$

和

$$EOA_{MVR} = \frac{\pi \gamma^2_{LVOT} \times VTI_{LVOT}}{VTI_{MVR}}$$

其中 r_{LVOT} 是 LVOT 半径,VTI_{LVOT} 表示 LVOT 速度时间积分,VTI_{AVR} 表示人工主动脉瓣速度时间积

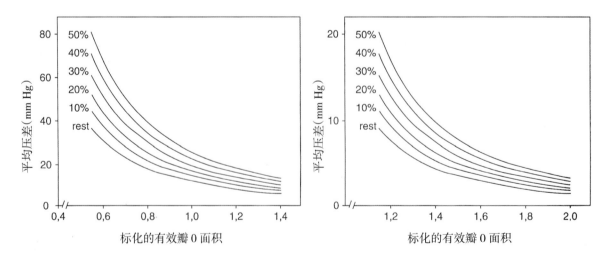

图 11.26 在生物主动脉瓣(a)和生物二尖瓣(b),每搏输出量增加 10% ~ 50% 对标化的有效瓣口面积和跨瓣压差之间关系的影响,这是在一个生理性脉冲复制系统中研究的(经过同意引自 Dumesnil 等[22])

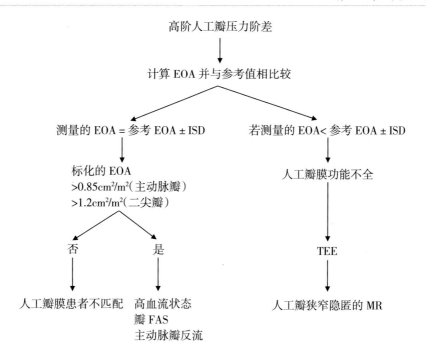

图 11.27　评估高跨瓣压差的一个切实可行的方法。AS：主动脉瓣狭窄，EOA：有效瓣口面积，MR：二尖瓣反流，TEE：经食管超声心动图（修正自 Pibarot 和 Dumesnil[27]）。

分，VTI_{MVR} 表示人工二尖瓣速度时间积分。如果存在严重的主动脉瓣反流或二尖瓣反流则 EOA_{MVR} 方程不适用。

特定人工瓣的压差和 EOA 可以参照已公布的该瓣膜特定大小的参数（附录 11.1，11.2）。如果测得的 EOA 小于参照 EOA，人工瓣膜功能不全的可能性非常大，推荐进行 TEE 检查，以确定病因和治疗计划。TEE 的发现可以有助于鉴别翳和血栓，确定阀体和瓣叶的运动，以及评估瓣膜及瓣周反流的位置和严重程度。如果所测的 EOA 与参照 EOA 相似，需要对 EOA 进行体表面积标准化。人工主动脉瓣标准化 $EOA < 0.85\ cm^2/m^2$ 或人工二尖瓣标准化 $EOA < 1.2\ cm^2/m^2$ 表明人工瓣膜—患者不匹配是高跨瓣压差的原因（图 11.28，11.29）[22, 23]。另一方面，如果标准化 EOA 明显高于这些阈值，应该考虑引起 LVOT 内高速血流的原因，如主动脉瓣下狭窄、主动脉瓣反流或高血流状态[2, 3]。

注意事项

1. 考虑左室收缩功能

跨瓣压差的解释应结合左室收缩功能。如果有严重左室功能不全，瓣膜功能障碍可能会表现为甚至正常的压差。当存在左室收缩功能不全时，除了跨瓣压差外，应常规计算 EOA 并与参考值进行比较。

2. 常规计算每搏输出量

左室每搏输出量的计算为左室流出道收缩期血流的速度时间积分与左室流出道面积的乘积。应注意避免放置多普勒取样容积离人工主动脉瓣过近。最佳的左室流出道脉冲多普勒信号应为薄的窄频谱，通常是在距离主动脉瓣环 1cm 处获得。准确的每搏输出量的测量可以用来计算左室射血分数[27]。这也是计算人工瓣 EOA 的重要

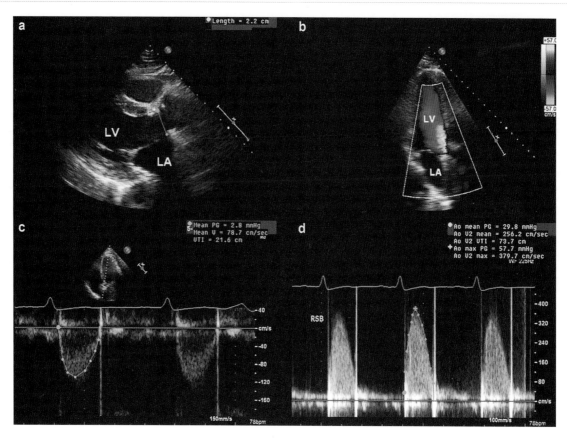

图 11.28 (a,b)这例 26 岁男性患者有主动脉环扩大,在 12 岁时植入了机械双叶主动脉瓣(25mm St. Jude 瓣)。 (c,d)峰值跨瓣压差和平均跨瓣压差分别为 58 和 30mmHg。多普勒速度指数为 0.29。计算有效瓣口面积为 1.11cm²,小于参考值(1.93 ± 0.45)cm²,说明存在人工瓣膜功能障碍。

组成部分。

3. 优化跨瓣速度

与自体主动脉瓣狭窄相似,人工主动脉瓣的最大流速需要从多个声窗切面去评估,以确保获得最高的速度。应优化多普勒信号的轮廓,以避免因为对不清楚频谱轮廓的过度勾画而高估血流速度。

4. 人工瓣的大小和型号不明确

当人工瓣的大小和型号不明确时,压差和 EOA 就没有合适的参考值作为对照。无量纲多普勒速度指数(DVI)在此可能有用[28]。DVI 是左室流出道峰值血流速度与人工主动脉瓣的峰值血流速度的比值。这个比值适用于高血流状态,如主动脉瓣反流所致的左室流出道和人工主动脉瓣的流速增快。DVI > 0.35 提示高跨瓣压差与高血流状态有关,而不是人工瓣膜功能不全。对于人工二尖瓣,建议将 DVI > 0.45 作为截点值[3]。常规计算每搏输出量有可能发现高血流状态。已证明,低 DVI(DVI < 0.25)高度提示人工主动脉瓣狭窄,但不能识别人工瓣膜—患者不匹配和其他原因所致的人工瓣膜功能不全(图 11.28,11.29)[29,30]。

5. 人工瓣叶或阀体的活动性

当怀疑人工瓣膜功能障碍时,应该进行病因学检查。根据经验,经食管超声心动图是首选

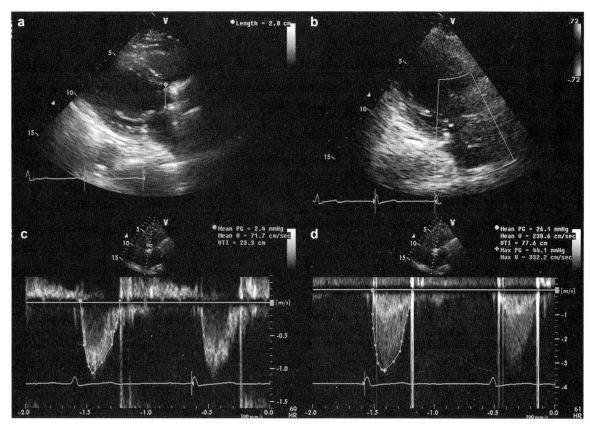

图 11.29 这例 62 岁女性患者在 44 岁时因为主动脉瓣狭窄而行主动脉瓣置换术,植入了直径为 19mm 的 St. Jude 瓣。(a,b,c,d)峰值跨瓣压差和平均跨瓣压差分别为 44mmHg 和 26mmHg。多普勒速度指数为 0.30。计算有效瓣口面积为 0.94cm²,与参考值(1.01 ± 0.24)cm² 相近,这表明它功能正常。标化的瓣口面积为 0.55cm²/m² 提示严重的人工瓣膜—患者不匹配。

的检查方法，因为它可以准确识别异常的瓣叶或阀体活动，也可以判断是否有瓣膜或瓣周反流及其严重程度。我们的经验表明实时三维经食管超声心动图是评估人工瓣的一个非常有用

的工具(图 11.30,11.31)。在机械人工瓣中,荧光透视对评估阀体的活动性有用,但不能评估异常活动的原因如血栓或翳[3],也不能用这种方法探测隐匿的人工瓣反流。

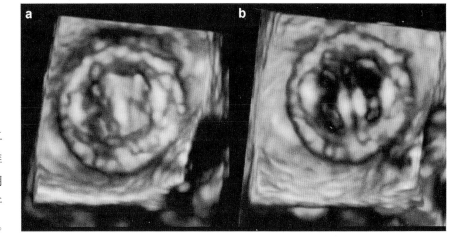

图 11.30 双叶人工机械二尖瓣从左房观的经食管三维切面在收缩期(a)和舒张期(b)显示正常瓣叶关闭和开放。也可以看到瓣环的缝线。

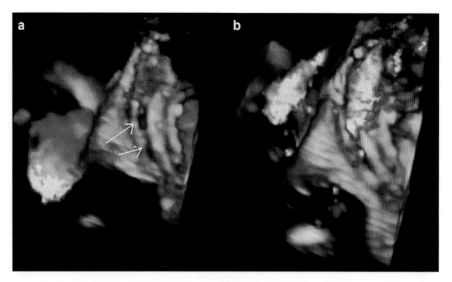

图 11.31 双叶人工机械二尖瓣的经食管三维切面显示瓣环有两处撕裂（箭头）(a)。可见瓣周反流起自撕裂的部位(b)。

6. 压力恢复

压力恢复的提出用于解释双叶机械瓣多普勒所测的跨瓣压差和导管所测压差之间的差异[31-33]。差异性通常较小，但对一个小尺寸瓣膜和小的主动脉根部（直径＜3cm）而言，差异就比较显著。校正的压力恢复的计算值已经公布[33, 34]。

7. 双叶人工瓣的局部高压力阶差

双叶机械瓣有三个孔，两个较大的侧孔和一个较小的中央孔，这样就使得穿过中央孔血流的速度略高。在中央口的选择性速度取样可能得出高压差，这可能会与机械瓣梗阻混淆[3]。根据经验，这种现象很罕见。当怀疑这种现象时，应行TEE 检查，以确保瓣叶活动确实正常。

8. 压力减半时间

在人工二尖瓣的随访中，压力减半时间延长提示出现瓣叶梗阻，压力减半时间缩短提示出现二尖瓣反流。当压力减半时间有大幅度的变化时，应仔细检查人工瓣功能障碍的其他发现。然而，用基于自体二尖瓣狭窄的经验性公式，通过压力减半时间计算 EOA 是不可靠的[22]。

9. 与以前检查进行比较

人工瓣的基线检查对于通过比较检测人工瓣障碍的细微发现非常有用，应在手术后 6 个月内完成比较。突然增加的缝环运动提示可能会发生撕裂，阀体开启角度减小提示瓣膜血栓形成[35]。不同的检查得到的跨瓣压差可能不同，解释时应结合其他的参数如 EOA、心搏量和DVI。

10. 测量误差

人工瓣的超声多普勒研究可提供多种形态学和功能性参数，它们应该在诊断人工瓣功能障碍时保持一致。当发生不一致时，重要的是要重新检查基础的参数。例如，小的人工瓣 EOA 可能是由于不正确的 LVOT 直径测量所致，因为经常会低估 LVOT 直径。高估 EOA 可能是由于多普勒取样容积太接近人工主动脉瓣，从而测量一个假性增高的 LVOT 血流速度所致。

11. 随访研究

多普勒超声心动图在人工瓣患者的评估中有用，应该成为这些患者随访的必要部分。它除

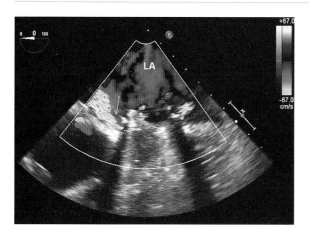

图 11.32　双叶人工机械二尖瓣的经食管切面在收缩期显示中间的瓣环存在瓣周反流(箭头)。

了可提供人工瓣功能的详细信息外,还可综合评估心室功能。最佳的基线检查必不可少,应是在瓣膜置换术后出院前或在出院后的第一次随访。应该定期进行复查[1]。对于人工生物瓣,每年检查一次是合理的,而对于人工机械瓣,只要基线检查没有异常,每 2 年检查一次就足够了。另一方面,如果基线检查显示异常,应更频繁地进行超声心动图检查。

人工瓣膜反流

　　评估人工瓣反流的方法与评估自体瓣膜反流的方法一样,尽管人工瓣膜组成部分的高回声反射产生的伪影使其在技术上更加费力。反射伪影可以掩盖部分或全部的反流束。采用经胸超声心动图成像观察二尖瓣反流较为困难,但可以很容易地通过经食管超声心动图解决 (图 11.32)。人工主动脉瓣不会掩盖主动脉瓣反流的程度。重要的是要明确反流是瓣膜性还是瓣周性 (图 11.33)。在生物瓣,起自缝环处的偏心性流束表明反流来自瓣周,但之前已提到,这个逻辑并不适用于评估机械双叶瓣。反流的定量原则与用以评估自体瓣膜反流的原则相似,这在第 3 ~ 5 章讨论过。重要的是要寻找上游心腔内的血流汇聚,在出现瓣周反流时,可能会出现多处血汇聚。流束宽度和面积也是广泛用于分级反流严重程度的参数。

负荷超声心动图

　　负荷超声心动图越来越多地被用于评估瓣膜性心脏病患者,对怀疑人工瓣功能障碍的患者也非常有用[36, 37]。运动是首选的负荷方式,因为它能提供运动时生理性反应的评估。如果患者不能运动,可用药物负荷试验,如多巴酚丁胺。采用仰卧脚踏车的运动负荷超声心动图最适合评估

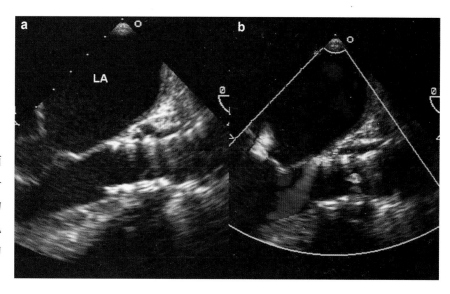

图 11.33　经食管超声切面(a)显示 CoreValve,这是一个嵌入在镍钛合金框架的生物瓣,在主动脉瓣的位置。彩色血流显像(b)显示朝向后方的较小的瓣周反流。LA:左房。

人工心脏瓣膜患者,因为它能够评估不同运动阶段的心内血流动力学。负荷超声心动图有两个相关的适应证:①评估轻度至中度的人工瓣功能不全的功能性意义;②评估活动后症状的原因。对于人工瓣狭窄患者,尤其是人工瓣—患者不匹配者,因为这种情况本质上为非渐进性,再次换瓣获益小并且再次手术相关的风险增加,因此,决定是否需要再次换瓣或者何时换瓣具有很大的临床挑战性。另一方面,由于人工瓣退变所致的反流总是在进展,将需要再次进行瓣膜置换术。因此,负荷超声心动图较常用于评估人工瓣梗阻患者。在运动中,需要在运动的每一个阶段测量跨瓣压差和右室收缩压(图11.34)。其他心内血流动力学的评价包括是否存在主动脉瓣下梗阻、二尖瓣反流、三尖瓣反流及其严重程度(图11.35)。

对于许多心内血流动力学发现,目前还不清楚是什么原因导致其明显变化与运动有关。当跨瓣压差和(或)右室收缩压显著增加时,尤其是当它们与运动中出现的症状相关时,认为人工瓣膜功能不全有功能性意义是合理的。

与人工瓣膜相关的并发症

人工心脏瓣膜和多种并发症有关,不管是在植入后早期还是远期(表11.1)[38-42]。有些并发症

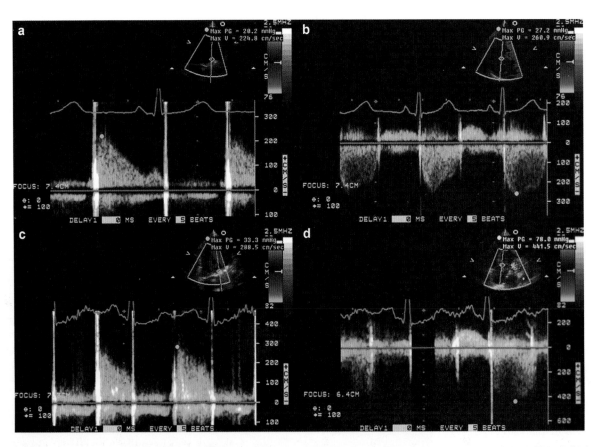

图 11.34　一例 20 岁年轻女性患者的负荷超声心动图,在二尖瓣部位有一个直径 23mm Medtronic Hall 瓣。静息峰值跨瓣压差和平均跨瓣压差分别为 20 和 7mmHg(a),右室收缩压为 37mmHg(b),假设右房压力为 10mmHg,心率为 83 次/分。在最大运动量后,峰值跨瓣压差和平均跨瓣压差分别为 38 和 19mmHg(c),右室收缩压为 88mmHg(d),心率此时为 118 次/分,有严重的呼吸困难。这些发现证实了临床判断,人工二尖瓣存在显著梗阻,是患者运动不耐受的原因。

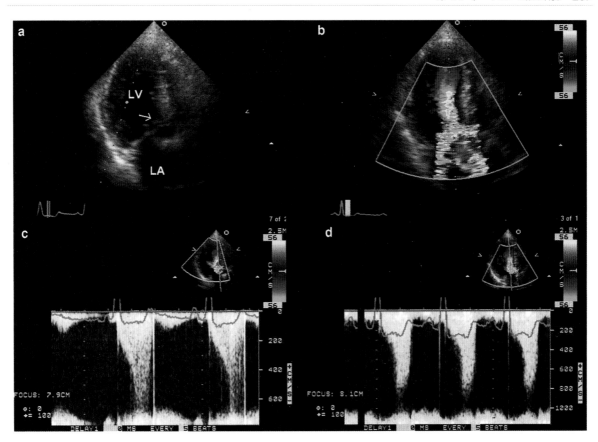

图 11.35　这例患者有一个高压力阶差的机械双叶主动脉瓣（19mm St. Jude 瓣）。在运动过程中，可见二尖瓣瓣叶收缩期前向运动（箭头）（a）。彩色血流显像（b）显示左室流出道血流加速和朝向后方的重度二尖瓣反流。连续波多普勒检查（c，d）证实存在重度主动脉瓣下梗阻。负荷超声心动图的发现说明患者劳累性症状是由于发生了严重主动脉瓣下狭窄和重度二尖瓣反流。该患者接下来接受了主动脉根部扩大、再次主动脉瓣置换术（一个较大的瓣膜）以及室间隔基底部心肌切除术。LV：左室。

和所有类型的瓣膜（机械瓣和生物瓣）有关，有些则存在瓣膜设计特异性（如 Bjork Shiley 碟脱漏），而其他并发症则与外科手术或药物治疗如抗凝有关。人工瓣膜功能不全和潜在的致命性后遗症，仍是所有人工瓣膜的主要问题。目前使用的机械瓣和生物瓣在随访 11 年中可能有 62% ～ 79% 会出现相关的并发症[43]。应认识到许多患者仍然有现已不再使用的人工瓣膜。这些人工瓣膜不再常见，但超声心动图医师和病理医师识别这些类型瓣膜特定的并发症，仍然很重要。

如果瓣膜尺寸不适当，在术中或术后早期，人工瓣膜—患者不匹配可能会变得明显。这可以通过检查对特定大小和型号的人工瓣的参考

EOA 及其与患者体表面积的关系来确定[3, 23]。瓣环号码可能在不同类型的瓣膜中有不同的周长，如一种类型的 29 号瓣膜可能与另一种类型的 29 号瓣膜大小不同[19, 20]。如果缝线过长，悬在瓣口，干扰瓣碟活动（图 11.36），或者无意将缝线缝住使瓣膜关闭，可能会立即阻塞瓣膜[44]。如果一个高轮廓的人工二尖瓣支架定位不好，可能会阻塞左室流出道。以前观察的心室游离壁和乳头肌切除造成的心室游离壁破裂已见不到了，这是因为通常将腱索左侧固定以防止负性左室重构。房室沟中断仍可能发生。

位置不好的人工主动脉瓣环可能阻塞冠状动脉开口，从而导致缺血或心肌梗死。在外科换

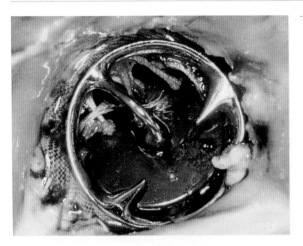

图 11.36　Medtronic Hall 机械瓣,瓣碟活动差,这是由于有过多的缝线物质。

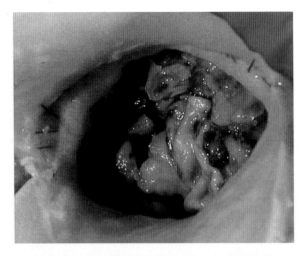

图 11.38　细菌性感染性心内膜炎的人工生物瓣,累及了人工瓣叶。

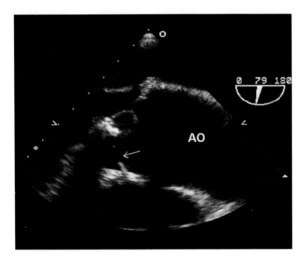

图 11.37　经食管超声切面显示一个有支架主动脉生物瓣,前面缝环的方向异常,偏离到左室流出道(LVOT)。在前主动脉根部可见一个较小的内膜片(箭头),符合局部夹层。AO:主动脉。

瓣术中或术后可能会从许多地方出现主动脉夹层——如局部主动脉瓣、主动脉切口、插管部位或交叉钳夹区域(图 11.37)。所有这些可能导致 A 型主动脉夹层。

所有人工瓣膜在植入术后的最初 6 个月内,感染性心内膜炎的发生率为 3.4%,此后每年的发生率约为 0.68%[45]。感染可能涉及生物瓣的瓣

叶以及机械瓣与生物瓣二者的瓣环(图 11.38)。早期感染是指术后 1 个月内或者术后 6 个月以内发生的感染。这些感染可能是医源性的(经缝线或伤口感染),或者是其他部位感染所致(肺炎或泌尿路感染),或者是感染性心内膜炎患者残存的感染所致。除了凝固酶阴性葡萄球菌外,晚期感染还与社区获得性感染性心内膜炎具有相同的致病微生物谱。感染可能会破坏生物瓣的瓣叶,血栓在机械瓣和生物瓣都可能发生。血栓可能会阻碍人工瓣膜的功能或者导致栓塞。瓣环感染可能导致瓣周漏、瘘或瓣环脓肿。这些并发症在第 12 章中将详细阐述。

所有人工瓣膜可能会出现撕裂和(或)瓣周漏,这与植入技术困难、愈合过程中的组织回缩或感染性心内膜炎有关(图 11.39)。瓣周漏可能导致瓣膜反流和心力衰竭、血栓形成、栓塞或溶血。

人工瓣膜患者,特别是机械瓣患者,血栓形成风险很大 , 估计每人每年的发生率约为 0.1% ~ 5.7%[46]。抗凝不达标是血栓形成的主要原因。机械瓣血栓形成仍是机械瓣膜梗阻最常见的原因(图 11.40~11.42)。血栓可能会干扰人工瓣的功能或是存在于瓣环之上,临床上表现为栓

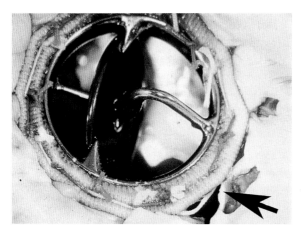

图 11.39　Medtronic Hall 机械瓣在外科术后存在瓣周反流。在瓣环部位可见缺损(箭头)。

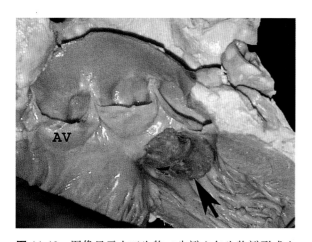

图 11.40　图像显示人工生物二尖瓣心包生物瓣形成血栓(箭头)。打开心脏,可见左室流出道和主动脉瓣。大量血栓覆盖人工瓣叶。

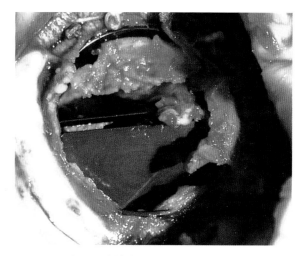

图 11.41　在主动脉瓣位置的双叶机械人工瓣形成血栓。血栓造成人工瓣狭窄和瓣叶活动受限。在瓣叶周围和连接区可见血栓。

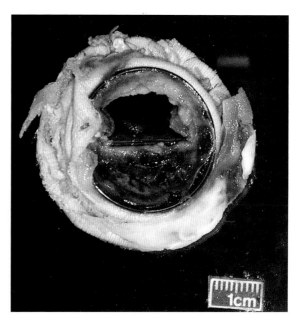

图 11.42　在主动脉部位可见双瓣叶人工机械主动脉瓣,因为该人工瓣膜狭窄,所以已经切除。在固定盘上可以见到血栓。

塞事件。小血栓在临床和功能上开始可能不被发现,但随着增长可能会阻塞瓣口,阻碍人工瓣膜的开启或关闭,或导致栓塞。

　　机械瓣在瓣膜构件上可能存在缺陷[39]。Starr Edwards 瓣的塑料或硅橡胶球可吸收脂肪从而导致脆性增加。球可能破裂导致栓塞或者球移位。塑料碟瓣可能在瓣轴上磨损,导致栓塞(图11.43)。金属轴可能折断,伴有碟瓣脱漏,在轴和碟瓣上形成血栓(如发生在 Bjork Shiley 瓣)。覆盖层可以从轴或瓣环磨掉,形成栓塞 (图11.44)。在瓣环内部,覆盖层侵蚀后暴露尖锐的

地方,可导致溶血(图 11.45)。瓣环上通常涂一些材料,如银,企图减少术后感染。不幸的是,这与瓣周漏的高发生率有关。在瓣环上可形成翳,导致瓣口血流受阻(图 11.46~11.48)。有的瓣膜轴可能逐渐向内弯曲,导致膜部分阻塞(支架或轴"蠕变")[47]。

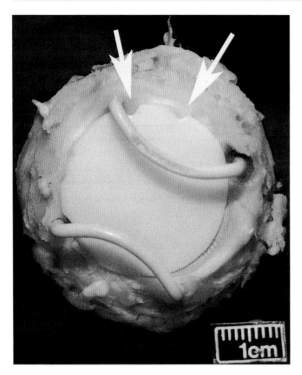

图 11.43　离体的机械人工瓣,带有塑料瓣碟和托盘。反复活动使塑料瓣碟在接触托盘的部位磨损成小片(箭头)。

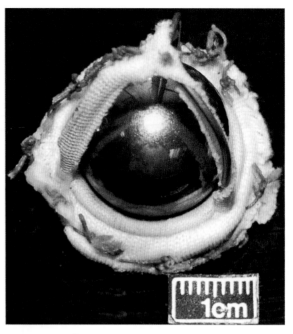

图 11.44　离体的 Starr Edwards 机械瓣球笼和球瓣。球笼上覆盖的布已经磨损,变得松散和磨破。

生物瓣形成血栓的风险较低,因此,患者并不需要长期抗凝治疗。然而,结构性衰竭限制了生物瓣的使用寿命,在 10 ~ 15 年内同种瓣的衰竭率达到 10% ~ 20%[46],异种瓣衰竭率为 30%。退变是一个时间依赖性过程。组织退变可见于所有年龄组患者,特别在年轻的生物瓣患者中更加显著。瓣叶退变、纤维化、钙化和撕裂均可能导致功能障碍,表现为狭窄、反流或两者同时发生(图11.49,11.50)[43, 46]。Ionescu Shiley 人工瓣容易在接近瓣膜支架处的固定缝合处发生瓣叶撕裂[48-50]。撕裂可以扩展导致瓣叶脱垂或连枷(图 11.51)。可发生赘阻塞人工瓣口,赘也可以使瓣叶固定或僵硬,导致人工瓣梗阻(图 11.52)。瓣叶是否触发机体的免疫反应,这点还有争议。它们用戊二醛固定,有些用抗钙化药物制备。瓣膜植入前再冲洗十净,但来自残留固定剂的一些局部组织毒性仍有可能。有些人工瓣瓣叶并没有固定,所以有可能残留免疫原性。在术后早期,瓣叶有轻度中

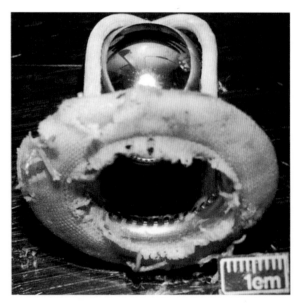

图 11.45　离体的 Starr Edwards 机械瓣,在球和瓣环接触处有布覆盖。布已经磨破,并且暴露出不规则的齿状结构。这类患者通常出现溶血。

性粒细胞浸润和纤维蛋白附着,但随着退变的发生,炎性细胞通常会消失,伴有脂质和纤维蛋白的沉积和钙化。

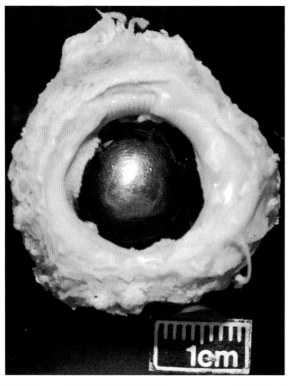

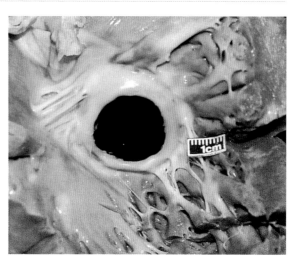

图 11.48　双叶机械人工瓣的下方（心室侧），可见在瓣下面有严重的翳形成，使瓣膜变窄。异常插入的腱索仍起自患者原本房室隔瓣缺损处。

图 11.46　白色纤维性翳物质使 Starr Edwards 机械人工瓣的瓣口变窄。

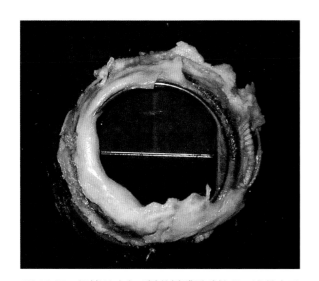

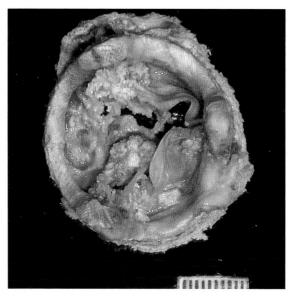

图 11.47　机械双叶人工瓣的瓣碟活动性差，这是由于有白色纤维性翳物质。

图 11.49　退变的猪生物瓣，伴有瓣叶纤维化和钙化。

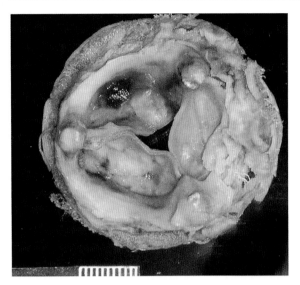

图 11.50 退化的心包生物瓣,瓣叶纤维化、钙化和纤维素聚集。可见白色赘物质覆盖在支架上。

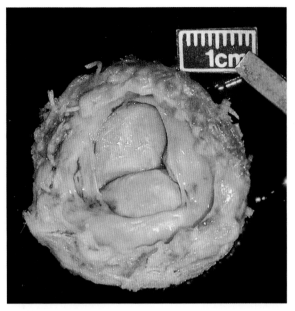

图 11.52 白色赘物质使生物人工瓣狭窄。人工瓣的瓣口减小,瓣叶运动受限。

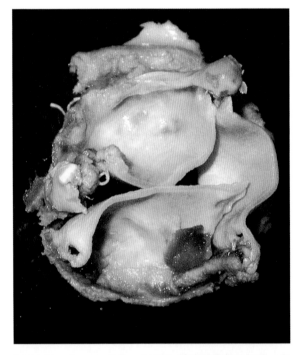

图 11.51 Ionescu Shiley 人工瓣,瓣叶纤维化和钙化。支架撕裂,伴有瓣叶脱垂和瓣膜反流,这是生物瓣典型的退变方式。许多撕裂从支架附近的固定缝线处开始。

小结

　　人工心脏瓣膜的发展使瓣膜性心脏病患者受益匪浅。在植入人工心脏瓣膜后,需要对患者进行定期随访,这是因为人工瓣与急性和慢性并发症有关。完整的超声多普勒检查应是随访中不可缺少的一部分,可提供详细的形态和功能评估。在这些患者中,应降低行 TEE 检查的标准,因为 TEE 可提供高品质的图像,并更能够克服经胸超声心动图遇到的和人工瓣有关的伪像。高跨瓣压差是人工瓣的一个常见发现,一种逻辑性方法对于明确病因、计划深入调查和管理是有用的。

附件 11.1　人工主动脉瓣的正常多普勒超声心动图参数

瓣膜	大小	例数	峰值压差（mm Hg）	平均压差（mm Hg）	峰值速度（m/s）	有效瓣口面积（cm²）
ATS Open Pivot AP	16	6	47.7 ± 12	27 ± 7.3	3.44 ± 0.47	0.61 ± 0.09
ATS open pivot	19	9	47 ± 12.6	26.2 ± 7.9	3.41 ± 0.43	0.96 ± 0.18
bileaflet	21	15	25.5 ± 6.1	14.4 ± 3.5	2.4 ± 0.39	1.58 ± 0.37
	23	8	19 ± 7	12 ± 4		1.8 ± 0.2
	25	12	17 ± 8	11 ± 4		2.2 ± 0.4
	27	10	14 ± 4	9 ± 2		2.5 ± 0.3
	29	5	11 ± 3	8 ± 2		3.1 ± 0.3
Biocor stentless	21	45	35.97 ± 4.06	18 ± 4		
bioprosthesis	23	115	29.15 ± 8.28	18.64 ± 7.14	3 ± 0.6	1.4 ± 0.5
	25	100	28.65 ± 6.6	17.72 ± 6.99	2.8 ± 0.5	1.6 ± 0.38
	27	55	25.87 ± 2.81	18 ± 2.8	2.7 ± 0.2	1.9 ± 0.46
	≥29	16	24 ± 2			
Biocor extended	19–21	12	17.5 ± 5.8	9.7 ± 3.5		1.3 ± 0.4
stentless	23	18	14.8 ± 5.9	8.1 ± 3.1		1.6 ± 0.3
bioprosthesis	25	20	14.2 ± 3.5	7.7 ± 1.9		1.8 ± 0.3
Bioflo pericardial	19	16	37.25 ± 8.65	24.15 ± 5.1		0.77 ± 0.11
stented bioprosthesis	21	9	28.7 ± 6.2	18.7 ± 5.5		1.1 ± 0.1
	23	4	20.7 ± 4	12.5 ± 3		1.3 ± 0.09
Björk Shiley	19	37	46.0	26.67 ± 7.87	3.3 ± 0.6	0.94 ± 0.19
monostrut	21	161	32.41 ± 9.73	18.64 ± 6.09	2.9 ± 0.4	
tilting disc	23	153	26.52 ± 9.67	14.5 ± 6.2	2.7 ± 0.5	
	25	89	22.33 ± 7	13.3 ± 4.96	2.5 ± 0.4	
	27	61	18.31 ± 8	10.41 ± 4.38	2.1 ± 0.4	
	29	9	12 ± 8	7.67 ± 4.36	1.9 ± 0.2	
Björk–Shiley	17	1			4.1	
spherical	19	2	27.0		3.8	1.1
or not specified	21	18	38.94 ± 11.93	21.8 ± 3.4	2.92 ± 0.88	1.1 ± 0.25
tilting disc	23	41	33.86 ± 11	17.34 ± 6.86	2.42 ± 0.4	1.22 ± 0.23
	25	39	20.39 ± 7.07	11.5 ± 4.55	2.06 ± 0.28	1.8 ± 0.32
	27	23	19.44 ± 7.99	10.67 ± 4.31	1.77 ± 0.12	2.6
	29	5	21.1 ± 7.1		1.87 ± 0.18	2.52 ± 0.69
	31	2			2.1 ± 0.14	
Carbomedics	17	7	33.4 ± 13.2	20.1 ± 7.1		1.02 ± 0.2
bileaflet	19	63	33.3 ± 11.19	11.61 ± 5.08	3.09 ± 0.38	1.25 ± 036
	21	111	26.31 ± 10.25	12.68 ± 4.29	2.61 ± 0.51	1.42 ± 0.36
	23	120	24.61 ± 6.93	11.33 ± 3.8	2.42 ± 0.37	1.69 ± 029
	25	103	20.25 ± 8.69	9.34 ± 4.65	2.25 ± 0.34	2.04 ± 0.37
	27	57	19.05 ± 7.0-1	8.41 ± 2.83	2.18 ± 0.36	2.55 ± 0.34
	29	6	12.53 ± 4.69	5.8 ± 3.2	1.93 ± 0.25	2.63 ± 0.38
Carbomedics reduced bileaflet	19	10	43.4 ± 1.8	24.4 ± 1.1		1.22 ± 0.08
Carbomedies	19	4	29.04 ± 10.1	19.5 ± 2.12	1.8	1 ± 0.18

（待续）

（续）

瓣膜	大小	例数	峰值压差 （mm Hg）	平均压差 （mm Hg）	峰值速度 （m/s）	有效瓣口面积 （cm²）
supraannular top hat	21	30	29.61 ± 8 95	16.59 ± 5.79	2.62 ± 0.35	1.18 ± 0.33
bileaflet	23	30	24.38 ± 7.53	13.29 ± 3.73	2.36 ± 0.55	1.37 ± 0.37
	25	1	22.0 ± 11.0		2.4	
Carpentier-Edwards	19	56	43.48 ± 12.72	25.6 ± 8.02		0.85 ± 0.17
stented bioprosthesis	21	73	27.7 ± 7.6	17.25 ± 6.24	2.37 ± 0.54	1.48 ± 0.3
	23	100	28.93 ± 7.49	15.92 ± 6.43	2.76 ± 0.4	1.69 ± 0.45
	25	85	23.95 ± 7.05	12.76 ± 4.43	2.38 ± 0.47	1.94 ± 0.45
	27	50	22.14 ± 8.24	12.33 ± 5.59	2.31 ± 0.39	2.25 ± 0.55
	29	24	22.09 ± 2.9	2.44 ± 0.43	2.84 ± 0.51	
	31	4			2–41 ± 0.13	
Carpentier-Edwards	19	14	32.13 ± 3.35	24.19 ± 8.6	2.83 ± 0.14	1.21 ± 0.31
pericardial	21	34	25.69 ± 9.9	20.3 ± 9.08	2.59 ± 0.42	1.47 ± 0.36
stented bioprosthesis	23	20	21.72 ± 8.57	13.01 ± 5.27	2.29 ± 0.45	1.75 ± 0.28
	25	5	16.46 ± 5.41	9.04 ± 2.27	2.02 ± 0.31	
	27	11	19.2 ± 0	5.6	1.6	
	29		17.6 ± 0	11.6	2.1	
Carpentier-Edwards	19	15	34.1 ± 2.7			1.1 ± 0.09
supraannular AV	21	8	25 ± 8	14 ± 5		1.06 ± 0.16
（CE-SAV）						
stented bioprosthesis						
CryoLife-O'Brien	19	47		12 ± 4.8		1.25 ± 0.1
stentless	21	163		10.33 ± 2		1.57 ± 0.6
bioprosthesis	23	40		8.5		2.2
	25	40		7.9		2.3
	27	39		7.4		2.7
Duromedics（Tekna）	19	1			3.6	
bileaflet	21	3	19.08 ± 16	8.98 ± 5		1.3
	25	12	19.87 ± 7	7 ± 2	2.64 ± 0.27	
	25	18	21 ± 9	5 ± 2	2.34 ± 0.38	
	27	15	22.5 ± 12	6 ± 3	1.88 ± 0.6	
	29	1	13.0	3.4	2.1	
Edwards Prima	19	7	30.9 ± 11.7	15.4 ± 7.4		1 ± 0.3
stentless	21	30	31.22 ± 17.35	16.36 ± 11.36		1.25 ± 0.29
bioprosthesis	23	62	23.39 ± 10.17	11.52 ± 5.26	2.8 ± 0.4	1.49 ± 0.46
	25	97	19.74 ± 10.36	10.77 ± 9.32	2.7 ± 0.3	1.7 ± 0.55
	27	46	15.9 ± 7.3	7.1 ± 3.7		2 ± 0.6
	29	11	11.21 ± 8.6	5.03 ± 4.53		2.49 ± 0.52
Hancock I	21	1			3.5	
stented bioprosthesis	23	14	19.09 ± 4.35	12.36 ± 3.82	2.94 ± 0.24	
	25	26	17.61 ± 3.13	11 ± 2.85	2.36 ± 0.37	
	27	20	18.11 ± 6.92	10 ± 3.46	2.4 ± 0.36	
	29	2			2.23 ± 0.04	

（待续）

（续）

瓣膜	大小	例数	峰值压差 （mm Hg）	平均压差 （mmHg）	峰值速度 （m/s）	有效瓣口面积 （cm²）
	31	1			2.0	
Hancock II	21	39	20 ± 4	14.8 ± 4.1		1.23 ± 0.27
stented bioprosthesis	23	119	24.72 ± 5.73	16.64 ± 6.91		1.39 ± 0.23
	2527	114	20 ± 2	10.7 ± 3		1.47 ± 0.19
		133	14 ± 3			1.55 ± 0.18
	29	35	15 ± 3			1.6 ± 0.15
Ionescu-Shiley	17	11	42.0	21.1 ± 3.21		0.86 ± 0.1
stented bioprosthesis	19	63	23.17 ± 6.58	20.44 ± 8.47	2.63 ± 0.32	1.15 ± 0.18
	21	11	27.63 ± 8.34	15.1 ± 1.56	2.75 ± 0.25	
	23	5	18.09 ± 6.49	9.9 ± 2.85	2.1 ± 0.38	
	25	1	18.0	8.97 ± 0.57	1.92 ± 0.14	
	27	3	14.75 ± 2.17			
	29	1	16.0	7.3 ± 0	2.0	
Jyros bileaflet	22	4	17.3	10.8		1.5
bileaflet	24	7	18.6	11.4		1.5
	26	8	14.4	8.4		1.7
	28	3	10.0	5.7		1.9
	30	1	8.0	6.0		1.6
Lillehei-Kaster	14	1			2.7	
tilting disc	16	2			3.43 ± 0.39	
	18	2			2.85 ± 0.21	
	20	1			1.7	
Medtronic Freestyle	19	11		13.0		
stentless bioprosthesis	21	85		7.99 ± 2.6		1.6 ± 0.32
	23	141		7.24 ± 2.5		1.9 ± 0.5
	25	164		5.35 ± 1.5		2.03 ± 0.41
	27	105		4.27 ± 1.6		2.5 ± 0.47
Medtronic-Hall	20	24	34.37 ± 13.06	17.08 ± 5.28	2.9 ± 04	1.21 ± 0.45
tilting disc	21	30	26.86 ± 10.54	14.1 ± 5.93	2.42 ± 0.36	1.08 ± 0.17
	23	27	26.85 ± 8.85	13.5 ± 4.79	2.43 ± 0.59	1.36 ± 0.39
	25	178	17.13 ± 7.04	9.53 ± 4.26	2.29 ± 0.5	1.9 ± 0.47
	27		18.66 ± 9.71	8.66 ± 5.56	2.07 ± 0.53	1.9 ± 0.16
	29	1			1.6	
Medtronic intact	19	16	39.43 ± 15.4	23.71 ± 9.3	2.5	
stented bioprosthesis	21	55	33.9 ± 12.69	18.74 ± 8.03	2.73 ± 0.44	1.55 ± 0.39
	23	110	31.27 ± 9.62	18.88 ± 6.17	2.74 ± 0.37	1.64 ± 0.37
	25	41	27.34 ± 10.59	16.4 ± 6.05	2.6 ± 0.44	1.85 ± 0.25
	27	16	25.27 ± 7.5831.0	15 ± 3.94	2.51 ± 0.38	2.2 ± 0.17
	29	5		15.6 ± 2.1	2.8	2.38 ± 0.54
Medtronic mosaic	21	51		12.43 ± 7.3		1.6 ± 0.7
porcine	23	121		12.47 ± 7.4		2.1 ± 0.8
stented bioprosthesis	25	71		10.08 ± 5.1		2.1 ± 1.6

（待续）

（续）

瓣膜	大小	例数	峰值压差（mm Hg）	平均压差（mmHg）	峰值速度（m/s）	有效瓣口面积（cm²）
	27	30		9.0		
	29	6		9.0		
Mitroflow	19	4	18.7 ± 5.1	10.3 ± 3	2.3	1.13 ± 0.17
stented bıoprosthesis	21	7	20.2	15.4	1.85 ± 0.34	
	23	5	14.04 ± 4.91	7.56 ± 3.38	2 ± 0.71	
	25	2	17 ± 11.31	10.8 ± 6.51	1.8 ± 0.2	
	27	3	13 ± 3	6.57 ± 1.7		
O'Brien-Angell	23			14.5 ± 7.77		1.15 ± 0.07
stentless	25	50		19 ± 12.72		1.12 ± 0.25
(annular position)	27			18 ± 12.72		1.55 ± 0.21
stentless bioprosthesis	29			12 ± 7.07		2.05 ± 1.2
O'Brien-Angell	23			9 ± 1.4		1.58 ± 0.58
stentless	25	50		7.5 ± 0.7		2.37 ± 0.18
(supraannular position)	27			8.5 ± 0.7		2.85 ± 0.87
bioprosthesis	29			7 ± 1.4		2.7 ± 0.42
Omnicarbon	21	71	36.79 ± 12.59	19.41 ± 5.46	2.93 ± 0.47	1.25 ± 0.43
tilting disc	23	83	29.33 ± 9.67	17.98 ± 6.06	2.66 ± 0.44	1.49 ± 0.34
	25	81	24.29 ± 7.71	13.51 ± 3.85	2.32 ± 0.38	1.94 ± 0.52
	27	40	19.63 ± 4.34	12.06 ± 2.98	2.08 ± 0.35	2.11 ± 0.46
	29	5	17.12 ± 1.53	10 ± 1.53	1.9 ± 0.06	2.27 ± 0.23
Omniscience	19	2	47.5 ± 3.5	28 ± 1.4		0.81 ± 0.01
tilting disc	21	5	50.8 ± 2.8	28.2 ± 2.17		0.87 ± 0.13
	23	8	39.8 ± 8.7	20.1 ± 5.1		0.98 ± 0.07
On-X	19	6	21.3 ± 10.8	11.8 ± 3.4		1.5 ± 0.2
bileaflet	21	11	16.4 ± 5.9	9.9 ± 3.6		1.7 ± 0.4
	23	23	15.9 ± 6.4	8.5 ± 3.3		2. ± 0.6
	25	12	16.5 ± 10.2	9 ± 5.3		2.4 ± 0.8
	27-29	8	11.4 ± 4.6	5.6 ± 2.7		3.2 ± 0.6
Sorin Allcarbon	19	7	44 ± 7	29 ± 8	3.3 ± 0.3	0.9 ± 0.1
tilting disc	21	25	36.52 ± 9.61	21.07 ± 6.72	2.93 ± 0.2	1.08 ± 0.19
	23	37	34.97 ± 10.97	18.72 ± 6.49	2.9 ± 0.41	1.31 ± 0.2
	25	23	22 ± 4.68	13.85 ± 3.97	2.37 ± 0.23	1.96 ± 0.71
	27	13	16.3 ± 3.3	10.15 ± 3.76	2 ± 0.25	2.51 ± 0.57
	29	4	13 ± 5	8 ± 2	1.8 ± 0.3	4.1 ± 0.7
Sorin Bicarbon	19	19	29-53 ± 4.46	16.35 ± 1.99	2.5 ± 0.1	1.36 ± 0.13
bileaflet	21	70	24.52 ± 7.1	12.54 ± 3.3	2.46 ± 031	1.46 ± 0.2
	23	71	17.79 ± 6.1	9.61 ± 3.3	2,11 ± 0.24	1.98 ± 0.23
	25	40	18.46 ± 3.1	10 05 ± 1.6	2.25 ± 0.19	2.39 ± 0.29
	27	8	12 ± 3.25	7 ± 1.5	1.73 ± 0.21	3.06 ± 0.47
	29	4	9 ± 1.25	5 ± 0.5	1.51 ± 0.1	3.45 ± 0.02
Sorin Pericarbon	23	15	39 ± 13	25 ± 8		2.0
stentless bioprosthesis						

（续）

瓣膜	大小	例数	峰值压差（mm Hg）	平均压差（mmHg）	峰值速度（m/s）	有效瓣口面积（cm²）
St Jude Medical bileaflet	19	100	35.17 ± 11.16	1896 ± 6.27	2.86 ± 0.48	1.01 ± 0.24
	21	207	28.34 ± 9.94	1582 ± 5.67	2.63 ± 0.48	1.33 ± 0.32
	23	236	25.28 ± 7.89	13.77 ± 5.33	2.57 ± 0.44	1.6 ± 0.43
	25	169	22.57 ± 7.68	12.65 ± 5.14	2.4 ± 0.45	1.93 ± 0.45
	27	82	19.85 ± 7.55	11.18 ± 4.82	2.24 ± 0.42	2.35 ± 0.59
	29	18	17.72 ± 6.42	9.86 ± 2.9	2 ± 0.1	2.81 ± 0,57
	31	4	16.0	10 ± 6	2.1 ± 0.6	3.08 ± 1,09
St Jude Medical hemodynamic plus bileaflet	19	19	25.81 ± 7.52	16.44 ± 3.57		1.65 ± 0.2
	21	30	18.9 ± 731	9.62 ± 3.37		2.15 ± 0.29
Stair-Edwards ball-and-cage	21	5	29.0			1.0
	22	2	32.6 ± 12.79	21.98 ± 8.8	4 ± 0	1.1
	23	2243	34.13 ± 10.33	22.09 ± 7.54	3.5 ± 0.5	
	24	29	31.83 ± 9.01	19.69 ± 6.05	3.35 ± 0.48	
	26			1	3.18 ± 0.35	
	27	14	30.82 ± 6.3	8.5 ± 3.7		1.8
	29	8	29 ± 9.3	16.3 ± 5.5		
Stentless porcine xenografts stentless bioprosthesis	21	3	14 ± 5	8.7 ± 3.5		1.33 ± 0.38
	22	3	16 ± 5.6	9.7 ± 3.7		1.32 ± 0.48
	23	4	13 ± 4.8	7.7 ± 2.3		1.59 ± 0.6
	24	3	13 ± 3,8	7.7 ± 2.2		1.4 ± 0.01
	25	6	11.5 ± 7.1	7.4 ± 4.5		2.13 ± 0.7
	26	3	10.7	7 ± 2.1		2.15 ± 0.2
	27	1	9.2	5.5		3.2
	28	1	7.5	4.1		2.3
Toronto stentless porcine stentless bioprosthesis	20	1	10.9	4.6		1.3
	21	9	18.64 ± 11.8	7.56 ± 4.4		1.21 ± 0.7
	22	1	23.0	7.08 ± 4.33		1.2
	23	84	13.55 ± 7.28			1.59 ± 0.84
	25	190	12.17 ± 5.75	6.2 ± 3.05		1.62 ± 0.4
	27	240	9.96 ± 4.56	4.8 ± 2.33		1.95 ± 0.42
	29	200	7.91 ± 4.17	3.94 ± 2.15		2.37 ± 0.67

制造商信息: ATS ATS Medical, Minneapolis, Minn; Biocor St Jude Medical, and Toronto, St Jude Medical, St Paul,Minn; Bioflow, Biomedical, Glasgow, UK; Bjork–Shiley and Ionescu–Shiley, Shiley, Inc., Irvine, Calif; Carbomedics, Carbomedics,Austin, Tex; Carpentier–Edwards, Edwards Prima, and Starr–Edwards, Edwards Lifesciences, Irvine, Calif; CryoLjfe–O'Brien–Angelland O'Brien–Angell, CryoLife, Inc. Kennesaw, Ga; Duromedics, Baxter Healthcare Corp, Santa Ana, Calif; Hancock I, Hancock II, Medtronic Freestyle, Medtronic–Hall, Medtronic Intact, and Medtronic Mosaic, Medtronic, Minneapolis, Minn; Jyros, Jyros, London,UK; Lillehei–Kaster and Omniscience, Medical, Inc., St Paul, Minn; Mitroflow, Mitroflow, Richmond, Canada; Omnicarbon, MedicalCV, Inner Grove Heights, Minn; On–X, Medical Carbon Research Institute, Austin, Tex; Sorin Allcarbon, Sorin Bicarbon, and Sorin Pericarbon, Sorin Biomedica Cardio, Saluggia, Italy; Stentless Porcine, Biomedical Ltd., Cambridge, UKSource: 经过同意引自 Rosenhek 等[9]。

附件 11.2　人工二尖瓣的正常多普勒超声心动图参数

瓣膜	大小	例数	峰值压差（mm Hg）	平均压差（mmHg）	峰值速度（m/s）	压力减半时间（cm²）	有效瓣口面积（cm²）
Biocor	27	3	13 ± 1				
stentless bioprosthesis	29	3	14 ± 2.5				
	32	8	11.5 ± 0.5				
	33	9	12 ± 0.5				
Bioflo pericardial	25	3	10 ± 2	6.3 ± 1.5			2 ± 0.1
stented bioprosthesis	27	7	9.5 ± 2.6	5.4 ± 1.2			2 ± 0.3
	29	8	5 ± 2.8	3.6 ± 1			2.4 ± 0.2
	31	1	4.0	2.0			2.3
Bjök–Shiley	23	1			1.7	115	
tilting disc	25	14	12 ± 4	6 ± 2	1.75 ± 0.38	99 ± 27	1.72 ± 0.6
	27	34	10 ± 4	5 ± 2	1.6 ± 0.49	89 ± 28	1.81 ± 0.54
	29	21	7.83 ± 2.93	2.83 ± 1.27	1.37 ± 0.25	79 ± 17	2.1 ± 0.43
	31	21	6 ± 3	2 ± 1.9	1.41 ± 0.26	70 ± 143	2.2 ± 0.3
Bjök–Shiley monostrut	23	1		5.0	1.9		
tilting disc	25	102	13 ± 2.5	5.57 ± 2.3	1.8 ± 0.3		
	27	83	12 ± 2.5	4.53 ± 2.2	1.7 ± 0.4		
	29	26	13 ± 3	4.26 ± 1.6	1.6 ± 0.3		
	31	25	14 ± 4.5	4.9 ± 1.6	1.7 ± 0.3		
Carbomedics	23	2			1.9 ± 0.1	126 ± 7	
bileaflet	25	12	10.3 ± 2.3	3.6 ± 0.6	1.3 ± 0.1	93 ± 8	2.9 ± 0.8
	27	78	8.79 ± 3.46	3.46 ± 1.03	1.61 ± 0.3	89 ± 20	2.9 ± 0.75
	29	46	8.78 ± 2.9	3.39 ± 0.97	1.52 ± 0.3	88 ± 17	2.3 ± 0.4
	31	57	8.87 ± 2.34	3.32 ± 0.87	1.61 ± 0.29	92 ± 24	2.8 ± 1.14
	33	33	8.8 ± 2.2	4.8 ± 2.5	1.5 ± 0.2	93 ± 12	
Carpentier-Edwards	27	16		6 ± 2	1.7 ± 0.3	98 ± 28	
stented bioprosthesis	29	22		4.7 ± 2	1.76 ± 0.27	92 ± 14	
	31	22		4.4 ± 2	1.54 ± 0.15	92 ± 19	
	33	6		6 ± 3		93 ± 12	
Carpentier-Edwards	27	1		3.6	1.6	100	
pericardial	29	6		5.25 ± 2.36	1.67 ± 0.3	110 ± 15	
stented bioprosthesis	31	4		4.05 ± 0.83	1.53 ± 0.1	90 ± 1180	
	33	1		1.0	0.8		
Duromedics	27	8	13 ± 6	5 ± 3	161 ± 40	75 ± 12	
bileaflet	29	14	10 ± 4	3 ± 1	140 ± 25	85 ± 22	
	31	21	10.5 ± 4.33	3.3 ± 1.36	1.38 ± 27	81 ± 12	
	33	1	11.2	2.5		85	
Hancock I or not	27	3	10 ± 4	5 ± 2			1.3 ± 0.8
specified	29	13	7 ± 3	2.46 ± 0.79		115 ± 20	1.5 ± 0.2
stented bioprosthesis	31	22	4 ± 0.86	4.86 ± 1.69		95 ± 17	1.6 ± 0.2
	33	8	3 ± 2	3.87 ± 2		90 ± 12	1.9 ± 0.2
Hancock II	27	16					2.21 ± 0.14
stented bioprosthesis	29	64					2.77 ± 0.11

（待续）

（续）

瓣膜	大小	例数	峰值压差（mm Hg）	平均压差（mmHg）	峰值速度（m/s）	压力减半时间（cm²）	有效瓣口面积（cm²）
	31	90					2.84 ± 0.1
	33	25					3.15 ± 0.22
Hancock pericardial	29	14		2.61 ± 1.39	1.42 ± 0.14	105 ± 36	
stented bioprosthesis	31	8		3.57 ± 1.02	1.51 ± 0.27	81 ± 23	
Ionescu-Shiley	25	3		4.87 ± 1.08	1.43 ± 0.15	93 ± 11	
stented bioprosthesis	25	3		4.87 ± 1.08	1.45 ± 0.15	93 ± 11	
	27	4		3.21 ± 0.82	1.31 ± 0.24	100 ± 28	
	29	6		3.22 ± 0.57	1.38 ± 0.2	85 ± 8	
	31	4		3.63 ± 0.9	1.45 ± 0.06	100 ± 36	
Ionescu-Shiley low profile	29	13		3.31 ± 0.96	1.36 ± 0.25	80 ± 30	
stented bioprosthesis	31	10		2.74 ± 0.37	1.33 ± 0.14	79 ± 15	
Labcor-Santiago	25	1	8.7	4.5		97	2.2
pericardial	27	16	5.6 ± 2.3	2.8 ± 1.5		85 ± 18	2.12 ± 0.48
stented bioprosthesis	29	20	6.2 ± 2.1	3 ± 1.3		80 ± 34	2.11 ± 0.73
Lillehei-Kaster	18	1			1.7	140	
tilting disc	20	1			1.7	67	
	22	4			1.56 ± 0.09	94 ± 22	
	25	5			1.38 ± 0.27	124 ± 46	
Medtronic-Hall	27	1			1.4	78	
tilting disc	29	5			1.57 ± 0.1	69 ± 15	
	31	7			1.45 ± 0.12	77 ± 17	
Medtronic Intact	29	3		3.5 ± 0.51	1.6 ± 0.22		
porcine	31	14		4.2 ± 1.44	1.6 ± 0.26		
stented bioprosthesis	33	13		4 ± 1.3	1.4 ± 0.24		
Mitroflow	25	1		6.9	2.0	90	
stented bioprosthesis	27	3		3.07 ± 0.91	1.5	90 ± 20	
	29	15		3.5 ± 1.65	1.43 ± 0.29	102 ± 21	
	31	5		3.85 ± 0.81	1.32 ± 0.26	91 ± 22	
Omnicarbon	23	1		8.0			
tilting disc	25	16		6.05 ± 1.81	1.77 ± 0.24	102 ± 16	
	27	29		4.89 ± 2.05	1.63 ± 0.36	105 ± 33	
	29	34		4.93 ± 2.16	1.56 ± 0.27	120 ± 40	
	31	58		4.18 ± 1.4	1.3 ± 0.23	134 ± 31	
	33	2		4 ± 2			
On-X	25	3	11.5 ± 3.2	5.3 ± 2.1			1.9 ± 1.1
bileaflet	27–29	16	10.3 ± 4.5	4.5 ± 1.6			2.2 ± 0.5
	31–33	14	9.8 ± 3.8	4.8 ± 2.4			2.5 ± 1.1
Soring Allcarbon	25	8	15 ± 3	5 ± 1	2 ± 0.2	105 ± 29	2.2 ± 0.6

（待续）

（续）

瓣膜	大小	例数	峰值压差 （mmHg）	平均压差 （mmHg）	峰值速度 （m/s）	压力减半时间 （cm²）	有效瓣口面积 （cm²）
tilting disc	27	20	13 ± 2	4 ± 1	1.8 ± 0.1	89 ± 14	2.5 ± 0.5
	29	34	10 ± 2	4 ± 1	1.6 ± 0.2	85 ± 23	2.8 ± 0.7
	31	11	9 ± 1	4 ± 1	1.6 ± 0.1	88 ± 27	2.8 + 0.9
Sorin Bicarbon	25	3	15 ± 0.25	4 ± 0.5	1.95 ± 0.02	70 ± 1	
bileaflet	27	25	11 ± 2.75	4 ± 0.5	1.65 ± 0.21	82 ± 20	
	29	30	12 ± 3	4 ± 1.25	1.73 ± 0.22	80 ± 14	
	31	9	10 ± 1.5	4 ± 1	1.66 ± 0.11	83 ± 14	
St Jude Medical	23	1		4.0	1.5	160	1.0
bileaflet	25	4	11 ± 4	2.5 ± 1	1.34 ± 1.12	75 ± 4	1.35 ± 0.17
	27	16	10 ± 3	5 ± 1.82	1.61 ± 0.29	75 ± 10	1.67 ± 0.17
	29	40	12 ± 6	4.15 ± 1.8	1.57 ± 0.29	85 ± 10	1.75 ± 0.24
	31	41		4.46 ± 2.22	1.59 ± 0.33	74 ± 13	2.03 ± 0.32
Starr-Edwards	26	1		10.0			1.4
ball-and-cage	28	27		7 ± 2.75			1.9 ± 0.57
	30	25	12.2 ± 4.6	6.99 ± 2.5	1.7 ± 0.3	125 ± 25	1.65 ± 0.4
	32	17	11.5 ± 4.2	5.08 ± 2.5	1.7 ± 0.3	110 ± 25	1.98 ± 0.4
	34	1		5.0			2.6
Stentless quadrileaflet	26	2		2.2 ± 1.7	1.6	103 ± 31	1.7
bovine pericardial	28	14			1.58 ± 0.25		1.7 ± 0.6
stentless bioprosthesis	30	6			1.42 ± 0.32		2.3 ± 0.4
Wessex	29	9		3.69 ± 0.61	1.66 ± 0.17	83 ± 19	
stented bioprosthesis	31	22		3.31 ± 0.83	1.41 ± 0.25	80 ± 21	

参考文献

1. Bonow RO, Carabello BA, Chatterjee K, et al. ACC/AHA 2006 guidelines for the management of patients with valvular heart disease. *Circulation*. 2006;114(5):E84-E231.

2. Zoghbi WA, Chambers JB, Dumesnil JG, et al. Recommendations for evaluation of prosthetic valves with echocardiography and doppler ultrasound: a report From the American Society of Echocardiography's Guidelines and Standards Committee and the Task Force on Prosthetic Valves, developed in conjunction with the American College of Cardiology Cardiovascular Imaging Committee, Cardiac Imaging Committee of the American Heart Association, the European Association of Echocardiography, a registered branch of the European Society of Cardiology, the Japanese Society of Echocardiography and the Canadian Society of Echocardiography, endorsed by the American College of Cardiology Foundation, American Heart Association, European Association of Echocardiography, a registered branch of the European Society of Cardiology, the Japanese Society of Echocardiography, and Canadian Society of Echocardiography. *J Am Soc Echocardiogr*. 2009 Sept; 22(9):975-1014.

3. Pibarot P, Dumesnil JG. Prosthetic heart valves selection of the optimal prosthesis and long-term management. *Circulation*. 2009;119(7):1034-1048.

4. Zabalgoitia M. Echocardiographic assessment of prosthetic heart valves. *Curr Probl Cardiol*. 1992;17:265-325.

5. Grube E, Schuler G, Buellesfeld L, et al. Percutaneous aortic valve replacement for severe aortic stenosis in high-risk patients using the second- and current third-generation self-expanding CoreValve prosthesis – Device success and 30-day clinical outcome. *J Am Coll Cardiol*. 2007;50(1):69-76.

6. Webb JG, Chandavimol M, Thompson CR, et al. Percutaneous aortic valve implantation retrograde from the femoral artery. *Circulation*. 2006;113(6):842-850.

7. Sievers HH, Hanke T, Stierle U, et al. A critical reappraisal of the Ross operation – renaissance of the subcoronary implantation technique? *Circulation*. 2006;114:I504-I511.

8. Rajani R, Mukherjee D, Chambers JB. Doppler echocardiography in normally functioning replacement aortic valves: a review of 129 studies. *J Heart Valve Dis*. 2007 Sept;16(5): 519-535.

9. Rosenhek R, Binder T, Maurer G, Baumgartner H. Normal values for Doppler echocardiographic assessment of heart valve prostheses. *J Am Soc Echocardiogr*. 2003 Nov; 16(11):1116-1127.

10. Gueret P, Vignon P, Fournier P, et al. Transesophageal echocardiography for the diagnosis and management of non-obstructive thrombosis of mechanical mitral valve prosthesis. *Circulation.* 1995 Jan 1;91(1):103-110.

11. Dzavik V, Cohen G, Chan KL. Role of transesophageal echocardiography in the diagnosis and management of prosthetic valve thrombosis. *J Am Coll Cardiol.* 1991 Dec; 18(7):1829-1833.

12. Barbetseas J, Nagueh SF, Pitsavos C, Toutouzas PK, Quinones MA, Zoghbi WA. Differentiating thrombus from pannus formation in obstructed mechanical prosthetic valves: an evaluation of clinical, transthoracic and transesophageal echocardiographic parameters. *J Am Coll Cardiol.* 1998 Nov; 32(5):1410-1417.

13. Daniel WG, Mugge A, Grote J, et al. Comparison of transthoracic and transesophageal echocardiography for detection of abnormalities of prosthetic and bioprosthetic valves in the mitral and aortic positions. *Am J Cardiol.* 1993 Jan 15; 71(2):210-215.

14. Shively BK, Gurule FT, Roldan CA, Leggett JH, Schiller NB. Diagnostic value of transesophageal compared with transthoracic echocardiography in infective endocarditis. *J Am Coll Cardiol.* 1991 Aug;18(2):391-397.

15. Schoen FJ, Levy RJ. Calcification of tissue heart valve substitutes: progress toward understanding and prevention. *Ann Thorac Surg.* 2005 Mar;79(3):1072-1080.

16. Srivatsa SS, Harrity PJ, Maercklein PB, et al. Increased cellular expression of matrix proteins that regulate mineralization is associated with calcification of native human and porcine xenograft bioprosthetic heart valves. *J Clin Invest.* 1997 Mar 1;99(5):996-1009.

17. Bach DS. Transesophageal echocardiographic (TEE) evaluation of prosthetic valves. *Cardiol Clin.* 2000 Nov;18(4): 751-771.

18. Cohen GI, Davison MB, Klein AL, Salcedo EE, Stewart WJ. A comparison of flow convergence with other transthoracic echocardiographic indexes of prosthetic mitral regurgitation. *J Am Soc Echocardiogr.* 1992 Nov;5(6):620-627.

19. Christakis GT, Buth KJ, Goldman BS, et al. Inaccurate and misleading valve sizing: a proposed standard for valve size nomenclature. *Ann Thorac Surg.* 1998 Oct;66(4):1198-1203.

20. Chambers JB, Oo L, Narracott A, Lawford PM, Blauth CI. Nominal size in six bileaflet mechanical aortic valves: a comparison of orifice size and biologic equivalence. *J Thorac Cardiovasc Surg.* 2003 June;125(6):1388-1393.

21. Pibarot P, Dumesnil JG. Prosthesis-patient mismatch: definition, clinical impact, and prevention. *Heart.* 2006; 92(8):1022-1029.

22. Dumesnil JG, Yoganathan AP. Valve prosthesis hemodynamics and the problem of high transprosthetic pressure gradients. *Eur J Cardiothorac Surg.* 1992;6(Suppl 1):S34-S37.

23. Pibarot P, Dumesnil JG. Hemodynamic and clinical impact of prosthesis-patient mismatch in the aortic valve position and its prevention. *J Am Coll Cardiol.* 2000 Oct;36(4):1131-1141.

24. Magne J, Mathieu P, Dumesnil JG, et al. Impact of prosthesis-patient mismatch on survival after mitral valve replacement. *Circulation.* 2007;115(11):1417-1425.

25. Lam BK, Chan V, Hendry P, et al. The impact of patient-prosthesis mismatch on late outcomes after mitral valve replacement. *J Thorac Cardiovasc Surg.* 2007 June; 133(6):1464-1473.

26. Ruel M, Rubens FD, Masters RG, et al. Late incidence and predictors of persistent or recurrent heart failure in patients with aortic prosthetic valves. *J Thorac Cardiovasc Surg.* 2004 Jan;127(1):149-159.

27. Dumesnil JG, Dion D, Yvorchuk K, Davies RA, Chan K. A new, simple and accurate method for determining ejection fraction by Doppler echocardiography. *Can J Cardiol.* 1995 Dec;11(11):1007-1014.

28. Fernandes V, Olmos L, Nagueh SF, Quinones MA, Zoghbi WA. Peak early diastolic velocity rather than pressure half-time is the best index of mechanical prosthetic mitral valve function. *Am J Cardiol.* 2002 Mar 15; 89(6):704-710.

29. Saad RM, Barbetseas J, Olmos L, Rubio N, Zoghbi WA. Application of the continuity equation and valve resistance to the evaluation of St. Jude Medical prosthetic aortic valve dysfunction. *Am J Cardiol.* 1997 Nov 1;80(9):1239-1242.

30. Chafizadeh ER, Zoghbi WA. Doppler echocardiographic assessment of the St. Jude Medical prosthetic valve in the aortic position using the continuity equation. *Circulation.* 1991 Jan;83(1):213-223.

31. Baumgartner H, Khan S, DeRobertis M, Czer L, Maurer G. Discrepancies between Doppler and catheter gradients in aortic prosthetic valves in vitro. A manifestation of localized gradients and pressure recovery. *Circulation.* 1990 Oct; 82(4):1467-1475.

32. Baumgartner H, Khan S, DeRobertis M, Czer L, Maurer G. Effect of prosthetic aortic valve design on the Doppler-catheter gradient correlation: an in vitro study of normal St. Jude, Medtronic-Hall, Starr-Edwards and Hancock valves. *J Am Coll Cardiol.* 1992 Feb;19(2):324-332.

33. Baumgartner H, Stefenelli T, Niederberger J, Schima H, Maurer G. "Overestimation" of catheter gradients by Doppler ultrasound in patients with aortic stenosis: a predictable manifestation of pressure recovery. *J Am Coll Cardiol.* 1999 May;33(6):1655-1661.

34. Garcia D, Pibarot P, Dumesnil JG, Sakr F, Durand LG. Assessment of aortic valve stenosis severity: a new index based on the energy loss concept. *Circulation.* 2000 Feb 22;101(7):765-771.

35. Muratori M, Montorsi P, Teruzzi G, et al. Feasibility and diagnostic accuracy of quantitative assessment of mechanical prostheses leaflet motion by transthoracic and transesophageal echocardiography in suspected prosthetic valve dysfunction. *Am J Cardiol.* 2006 Jan 1;97(1): 94-100.

36. Pibarot P, Dumesnil JG, Jobin J, Cartier P, Honos G, Durand LG. Hemodynamic and physical performance during maximal exercise in patients with an aortic bioprosthetic valve: comparison of stentless versus stented bioprostheses. *J Am Coll Cardiol.* 1999 Nov 1;34(5):1609-1617.

37. Picano E, Pibarot P, Lancellotti P, Monin JL, Bonow RO. The emerging role of exercise testing and stress echocardiography in valvular heart disease. *J Am Coll Cardiol.* 2009 Dec 8;54(24):2251-2260.

38. Ferrans VJ, Tomita Y, Hilbert SL, Jones M, Roberts WC. Pathology of bioprosthetic cardiac valves. *Hum Pathol.* 1987;18:586-595.

39. Silver MD, Butany J. Mechanical heart valves: methods of examination, complications, and modes of failure. *Hum Pathol.* 1987;18:577-585.

40. Silver MD. Late complications of prosthetic heart valves. *Arch Pathol Lab Med.* 1978;102:281-284.

41. Silver MD. Pathology of prosthetic cardiac valves. *Am J Cardiovasc Pathol.* 1988;1:335-338.

42. Walley VM, Masters RG. Complications of cardiac valve surgery and their autopsy investigation. *Cardiovasc Pathol.* 1995;4(4):269-286.

43. Hammermeister KE, Sethi GK, Henderson WG, Oprian C, Kim T, Rahimtoola S. A comparison of outcomes in men 11 years after heart-valve replacement with a mechanical valve or bioprosthesis. Veterans Affairs Cooperative Study on Valvular Heart Disease. *N Engl J Med.* 1993 May 6;328(18): 1289-1296.

44. Starek PJK. Immobilization of disc heart valves by unraveled sutures. *Ann Thorac Surg.* 1981;31:66-69.

45. Puvimanasinghe JP, Steyerberg EW, Takkenberg JJ, et al. Prognosis after aortic valve replacement with a bioprosthe-sis: predictions based on meta-analysis and microsimulation. *Circulation.* 2001 Mar 20;103(11):1535-1541.

46. Vongpatanasin W, Hillis LD, Lange RA. Prosthetic heart valves. *N Engl J Med.* 1996 Aug 8;335(6):407-416.

47. Akiyama K, Sawatani O, Imamura E, Endo M, Hashimoto A, Koyanagi H. Stent creep of porcine bioprosthesis in the mitral position. *Ann Thorac Surg.* 1988;46:73-78.

48. Walley VM, Bedard P, Brais M, Keon WJ. Valve failure caused by cusp tears in low-profile Ionescu-Shiley bovine pericardial bioprosthetic valves. *J Thorac Cardiovasc Surg.* 1987;93:583-586.

49. Walley VM, Keon CA, Khalili M, Moher D, Campagna M, Keon WJ. Ionescu-Shiley valve failure I: experience with 125 standard-profile explants. *Ann Thorac Surg.* 1992;54:111-116.

50. Walley VM, Keon CA, Khalili M, Moher D, Campagna M, Keon WJ. Ionescu-Shiley valve failure II: experience with 25 low-profile explants. *Ann Thorac Surg.* 1992;54:117-122.

心内膜炎，作为一个病理类型，在传统上将其分为感染性心内膜炎(IE)、疣状心内膜炎和非细菌性血栓性心内膜炎(NBTE)。感染性心内膜炎可进一步分为培养阴性或培养阳性心内膜炎。NBTE 与结缔组织疾病、慢性炎症、烧伤和恶性肿瘤相关[1,2]。风湿性疣状心内膜炎见于急性风湿热，但很少在临床上通过影像来识别或诊断。

感染性心内膜炎(IE)为活动性心内感染，累及一个或多个心脏瓣膜表面，其他心脏结构可原发或继发受累，包括心肌、腱索、心内膜和心包等。常见病原体为细菌、真菌或立克次体。急性和亚急性 IE 之间临床差别的当前意义不大，所以更倾向于将其分为活动的和痊愈的心内膜炎。实际上，感染的解剖位置和感染源的识别是决定预后最重要的因素。

易感因素

因为人口老龄化、院内感染、使用心血管人工结构、免疫抑制和静脉毒品注射(IVDU)等情况的增加，感染性心内膜炎的发病也在增加。其病理过程取决于个体免疫反应和有机物的毒力因子。风湿性瓣膜病是传统上潜在 IE 最常见的瓣膜损伤。目前，以下 3 组人群容易受到影响：①风湿性瓣膜病、先天性心脏病和 IVDU 的年轻人；②退行性心脏病变的老年人，包括二尖瓣脱垂、年龄相关的主动脉瓣狭窄和二尖瓣环钙化(MAC)；③人工心脏瓣膜患者。

心内膜炎可发生在正常瓣膜人群，但更容易发生在心脏解剖结构异常的患者。最常见的先前瓣膜病变为左侧的瓣膜病变，包括主动脉瓣狭窄(尤其是先天性二叶式主动脉瓣)、主动脉瓣关闭不全和二尖瓣关闭不全。多数患者有先天性心脏病，包括室间隔缺损、动脉导管未闭、缩窄、大动脉转位、三尖瓣和肺动脉闭锁或狭窄以及法洛四联症。肥厚型心肌病和人工移植物或瓣膜患者也易患感染性心内膜炎。

细菌性 IE 的发生须同时满足有瓣膜血栓、循环细菌和瓣膜上有细菌生长三个条件。心脏瓣膜血栓形成可由于异常的血流及异常的瓣膜或异常的心内解剖结构。侵入性手术(起搏器、留置的心脏导管、移植物和其他人工物)可致瓣膜性血栓，形成血栓是由于喷射束损伤或机械损伤的接触表面或其他的位置。静脉毒品注射(IVDU)可致细菌反复侵入机体。细菌有多种来源，包括牙齿、扁桃体、肠道、泌尿系统、骨、胆道、子宫、肺和皮肤。在 IVDU 中，皮肤和胃肠道的有机物占主导。

综合有发热、新发的心脏杂音、栓塞(Osler 结节、Janeway 损害和 Roth 斑)、淤斑和指甲下出血等情况,对 IE 的临床诊断可能富有挑战。IE 患者的肾衰竭可能是因为梗死、脓肿、肾盂肾炎、局灶性坏死或弥漫性增生性肾小球肾炎造成。充血性心力衰竭是由于较大冠脉栓子引起的梗死、微栓塞和心肌炎(更常见),也可能是明显的瓣膜破坏。

诊断方法

长期以来认为诊断 IE 的确切证据是外科手术或尸检中检测出赘生物。一种无创、可靠的方法检测赘生物对于 IE 的早期诊断非常重要。超声心动图被用于心内膜炎的诊断至少已有 30 年,且被列入广泛使用的用于 IE 诊断的 Duke 标准中(表 12.1)[3]。瓣膜赘生物的典型超声特征为

表 12.1　诊断感染性心内膜炎修正的 Duke 标准[a]

主要标准
阳性血培养
对没有初始来源的典型微生物的 2 次独立阳性血培养
持续性阳性血培养
单次培养或贝纳特立克次体阳性血清学
心内膜受累
新发的瓣膜反流
赘生物、脓肿或新发的人工瓣膜撕裂的典型超声心动图证据
次要标准
心脏易患因素或静脉毒品使用
发热(>38℃)
血管现象
免疫学现象
不符合主要标准的微生物学证据(阳性血培养或血清学)

a: 明确的心内膜炎要求 2 个主要标准或一个主要 +3 个次要标准或 5 个次要标准。
来源:引自 Li 等[3]。

一个区别于内在心脏结构的回声团块,附着于瓣膜、内皮表面或心内人工装置,常与摆动运动相关(图 12.1)[4],可见于整个心动周期和多个切面。脓肿是一个局限性异常透亮回声区,在瓣周组织内,不与血液循环相通,且可表现为非均质回声(图 12.2)[4,5]。在众多的技术发展中,经食道超声心动图(TEE)的发展是一项最重要的技术进展,它与经胸超声心动图(TTE)相比,可检测出更小的赘生物。TEE 的轴向分辨率为 1mm,能够可靠地检测出 2~5mm 大小的赘生物,然而 TTE 只能检测出 25% 的 <5mm 赘生物和约 50% 的 5~10mm 赘生物[6,7]。对于赘生物的检测,TEE 的敏感性为 87%~100%,特异性为 91%~100%。而 TTE 的敏感性和特异性分别为 30%~63% 和 83%~100%(图 12.3)[6-11]。TEE 同样对瓣周并发症的检测显示出优越性,诊断瓣周脓肿的敏感性为 78%~100%、特异性为 92%,而相同情况下 TTE 敏感性为 28%~86%、特异性为 85%~90%[12-19]。

对于可疑的 IE 患者,多数中心专门使用 TEE,因为一个漏诊或甚至延迟诊断能负面影响患者的预后。何时应用 TEE 而不是 TTE,我们流程的总结见图 12.4。TEE 相对于 TTE 的 IE 诊断价值在很大程度上取决于该疾病在特定患者中发病概率的大小。我们认为血培养阳性满足 Duke 主要诊断标准的患者为中至高度可能性为 IE,而只满足 Duke 次要标准(一个或多个)的患者患 IE 的风险较小。对于 IE 可能性较低患者,TTE 一般足够,而对于中至高度可能性患者,TTE 阴性也许不足以排除本病,因为经胸超声的敏感性较低。在临床低度怀疑为心内膜炎的患者,若 TTE 无支持 IE 的证据,需考虑其他诊断并进行相关检查。相反,若 TTE 阳性,应谨慎对 TTE 结果进行解释,并结合适当的临床表现,因为几种超声心动图的情况都酷似赘生物(表 12.2)。如果怀疑为酷似赘生物,可考虑应用 TEE 提供有助于鉴别诊断的额外解剖细节。

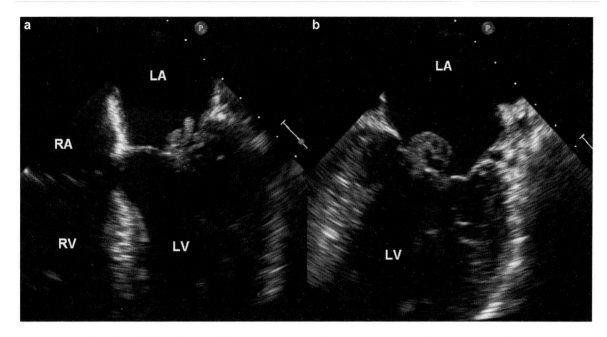

图 12.1 经食管超声心动图横(a)切面和纵(b)切面显示一个多分叶的团块,为二尖瓣上典型的赘生物。LA 左房,LV 左室,RA:右房,RV:右室。

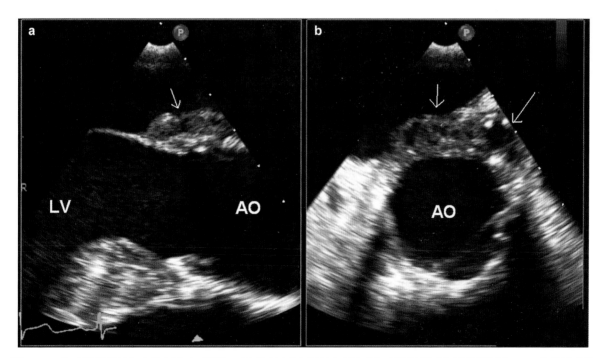

图 12.2 主动脉根部的经食管超声心动图切面在长轴(a)和短轴(b)显示主动脉根部后方局部增厚达 1cm,为非同质外观,有局部透明回声区(箭头),为瓣周脓肿。AO:主动脉,LV:左室。

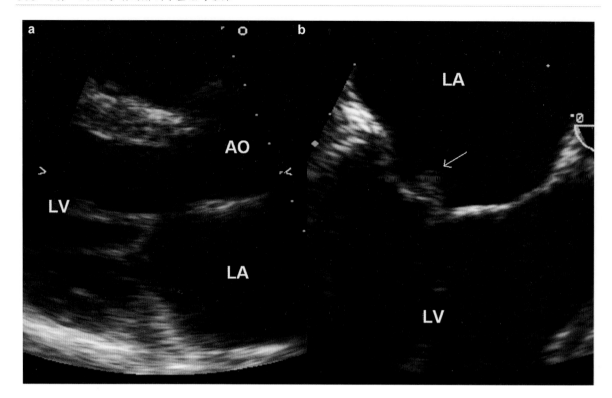

图 12.3 二尖瓣感染性心内膜炎患者,经胸超声心动图未见二尖瓣赘生物,见胸骨旁长轴切面(a)。经食管切面(b)显示赘生物(箭头)位于二尖瓣后叶心房面。经食管超声心动图与经胸超声心动图相比,检测赘生物的敏感性更高,故此种情况并不罕见。AO:主动脉,LA:左房,LV:左室。

对于临床中或高度怀疑 IE 的患者，如果能马上行 TEE 检查且没有延迟，超声心动图医师有经验而且能操作一个目标明确和非常低并发症率的 TEE，则直接行 TEE 可能更好，因为 TEE 对脓肿赘生物检测的敏感性较高[20]。如存在 TEE 禁忌证，或 TEE 检查明显延迟，应该行 TTE。当患者不配合或糊涂，也可行 TTE 检查，重要的是 TTE 的阴性结果并不能排除 IE 诊断。例如，在金黄色葡萄球菌所致菌血症的一系列患者中，对 TTE 结果阴性患者进行 TEE 检查，19%检测出赘生物[21]。如果临床持续怀疑 IE，尽管 TTE 结果阴性，也应该降低行 TEE 检查的门槛。

对于高 IE 风险患者，如人工心脏瓣膜和金黄色葡萄球菌菌血症患者，即使 TEE 结果阴性，也不能排除诊断，因为患者可能处于 IE 早期，赘生物大小不能被检出。应考虑在 7 ~ 10 天后重复

检查，以明确有无心内膜炎动态演变证据[22]。虽然 TEE 可提供高质量超声图像，仍可能存在假阳性和假阴性(表 12.2)。如果 TEE 图像欠佳或之前存在瓣膜异常，更易出现假阴性结果。

并发症

IE 并发症可分为局灶性、瓣周性和系统性，系统性并发症常见，对所有 IE 患者都应寻找有无系统性并发症(表 12.3)。

局灶性

感染性心内膜炎可引起多种瓣膜性病变，包括感染性血栓(赘生物)和瓣膜损伤后遗症。临床可疑的心内膜炎或遇到没有料到的瓣膜性损伤，

图 12.4　超声心动图用于评估可疑的感染性心内膜炎患者。*高危的特征包括人工心脏瓣膜、强毒性致病菌如金黄色葡萄球菌和可能的瓣周性累及。

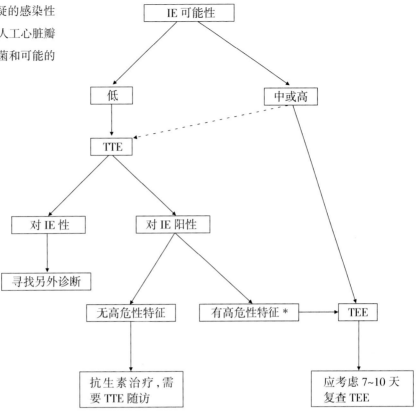

可行心脏病理检查。不论什么情况，都应在标本浸入固定剂前先肉眼检查瓣膜。若有可疑病灶，应用无菌器械进行进一步检查，并将血栓的一部分交送培养，一般不建议用拭子。从手术室取下的新鲜瓣膜，应由病理人员选取血栓或团块的一部分交送培养。对于培养结果，不应孤立地解释。虽然镜下确认瓣膜或血栓的感染微生物是十分重要的，但同时也应结合临床病史、生前或术前血培养结果。

　　沿瓣膜闭合缘或在喷射所致病变的低压端可检测到不同大小的感染性赘生物。常见部位包括二尖瓣关闭不全时二尖瓣的左房侧或左房心内膜，主动脉关闭不全时主动脉瓣的心室侧、室间隔或二尖瓣前叶，以及室间隔膜部缺损时右室心内膜。除介入器械、导管或 IVDU 相关的患者外，左心病变较右心病变更常见。而在 IVDU 患者中，左心和右心病变均可见 [23, 24]。赘生物常为灰色、粉色或棕色、易碎。可单发或多发，可累及多个瓣膜。感染也可累及缩窄远端的血管内膜或累及受感染的动脉导管未闭患者的肺动脉端。

　　赘生物可能位于瓣尖、瓣叶或心内膜表面的任何部位（图 12.5）。事实上，这是一个需要注意的重要特征，因为非细菌性血栓性心内膜炎（NBTE）的瓣膜血栓和风湿热相关性疣状血栓的部位没有多样性，通常仅沿瓣膜闭合缘分布。Libman Sacks- 狼疮抗凝病灶可位于瓣膜任何一侧，但仍以瓣膜闭合缘为中心分布。来自 NBTE、风湿热和 Libman Sacks 的血栓和瓣膜破坏无关。

　　感染性瓣膜常有破坏性溃疡、缺损、穿孔、瘤、糜烂和腱索破裂（图 12.6~12.9，表 12.4）。血栓数量和瓣膜破坏可掩盖潜在的诱发性瓣膜疾病。感染扩散至腱索或乳头肌，可造成这些结构

表 12.2　在超声心动图上与赘生物相混淆的情况

先前存在的瓣膜性异常

　　连枷样瓣叶

　　钙化结节

　　纤维条索状物

先前瓣膜手术的后遗症

　　缝线

　　瓣环成形环

　　瓣环周围血肿

人工瓣膜的组成部分

　　缝的环或支架

　　人工球瓣

正常结构

　　Lambl 氏赘生物

　　破裂的开窗

血栓

肿瘤 – 黏液瘤和乳头状弹力纤维瘤

外在的纵隔肿物

假象

表 12.3　感染性心内膜炎的全身性并发症

脓毒症

免疫复合物相关的

白细胞破坏性血管炎

肾小球肾炎

Osler 结节(指或趾尖端掌面的痛性结节)

Roth 点(视网膜有中心灰白的絮状出血区)

关节炎

右侧栓子 – 肺动脉栓子、脓肿和脓胸

通过卵圆孔未闭的矛盾栓子

左侧栓子 – 体循环器官梗死(包括脑和心肌梗死)、器

　官缺血、萎缩、感染性 / 真菌性瘤、感染性血管炎

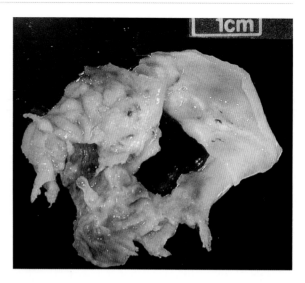

图 12.5　细菌感染性心内膜炎离体的主动脉瓣。瓣膜本有三个瓣叶,只有一个仍可识别。其他两个被黄褐色血栓赘生物破坏。瓣膜破坏是感染性心内膜炎的一个典型特点。

瓣膜功能失调。在 HACEK 病原菌(嗜血杆菌、放线杆菌、心杆菌、埃肯菌和金氏杆菌属)感染引起的较大赘生物和真菌性心内膜炎患者中,瓣膜功能失调尤为常见。

　　感染扩散至邻近局部结构的情况常见(主动脉瓣感染扩散至二尖瓣前叶,二尖瓣后叶扩散至左房心内膜,以及主动脉瓣扩散至升主动脉),包括相邻瓣膜接触处的"对吻"病灶。也可在主动脉瓣与右房、左房及右室间形成瘘管。当感染累及瓣环时,可扩散至心肌和传导系统。瓣膜关闭不全可形成喷射性损害,有可能导致心内膜病灶形成。

　　显微镜下,实质为"感染性血栓"的赘生物外形取决于致病菌的毒性和破坏性,以及赘生物被检测的时期。在疾病早期或毒性强的微生物感染时,可看到纤维素、急性炎症和微生物团。经过治疗,微生物发生钙化,自基底形成血栓。可能遗留有机化血栓、急、慢性炎症伴新生血管和纤维增生,但没有易于识别的有机物。镜下可见巨细胞,明显时应考虑柯克斯体、分枝杆菌或真菌。泡沫

的断裂。如果瘤袋尖破裂,瓣膜可因缺损造成严重反流(图 12.10, 12.11)。血栓也可阻塞瓣膜口造成狭窄,与关闭不全相比这类情况极少发生。赘生物因为影响瓣膜的有效对合和关闭,可引起

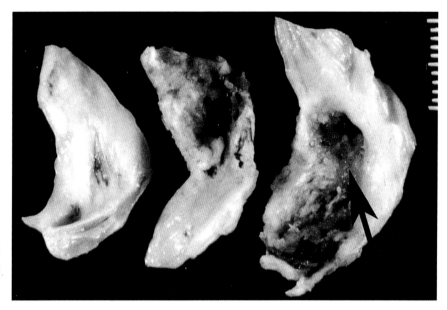

图 12.6 离体的主动脉瓣，有暗色感染性血栓附着。在其中一个瓣叶上形成瘤或外翻（箭头）。

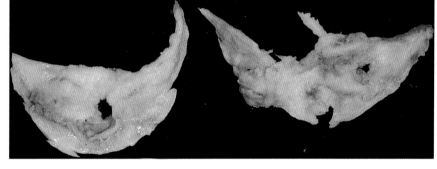

图 12.7 离体的先天性二叶式主动脉瓣。可见大量粗糙的感染血栓和感染引起的瓣膜穿孔。

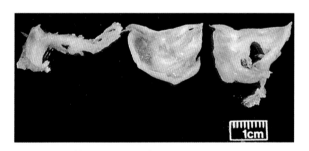

图 12.8 离体的主动脉瓣感染导致瓣叶破坏。

状巨噬细胞提示惠普尔病。电镜、免疫荧光、聚合酶链反应或分子技术检查均可为诊断提供有用的信息[25-28]。

特殊染色有助于检测微生物。抗生素治疗会改变这些染色的有效性。革兰染色可用于检测细菌，但几周的抗生素治疗可造成细菌染色困难。对真菌或革兰染色失效的细菌进行检查时，都应进行银染，因为银染仍可使这类细菌细胞壁染色。Giemsa 染色可用来检测立克次体。过碘酸 –希夫（PAS）染色有助于诊断惠普尔病。

结合生前或术前血培养和术中标本菌培养的结果十分重要。若染色结果阴性且于另一医疗机构培养结果中已知致病菌，与临床医师交流可减少失误。对于培养结果为阴性的病例，常见的致病菌包括埃肯菌、布鲁杆菌、奈瑟球菌、真菌、衣原体、抗酸杆菌或是致病菌经肺过滤的右心感染。HACEK（嗜血杆菌、放线杆菌、心杆菌、埃肯菌和金氏杆菌属）致病菌极其难以生长。临床病

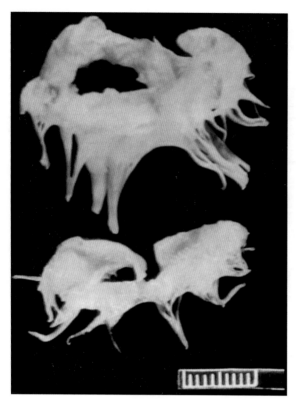

图 12.9　离体的有血栓附着的二尖瓣,感染导致瓣叶穿孔。

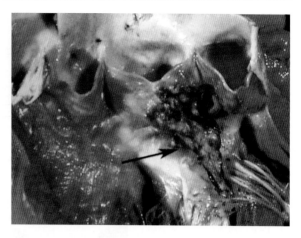

图 12.10　心脏取自一例败血症和心力衰竭患者的尸检。主动脉瓣有破裂的大憩室。尸检中发现,缺损上附着一个长的风袋样血栓(箭头)。

表 12.4　感染性心内膜炎瓣膜后遗症的病理学

急性
　赘生物—感染性血栓
　瓣膜溃疡或侵蚀
　动脉瘤
　腱索断裂
　瓣环脓肿
　心内膜射流束病变
　连枷样瓣叶
慢性
　穿孔
　钙化性小结节
　瓣膜组织缺损
　瓣膜纤维化

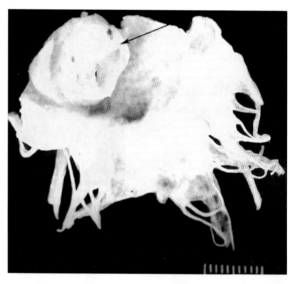

图 12.11　离体的二尖瓣。感染导致一个瘤,瘤破裂并留下一个缺损(箭头)。

史可以提供可能的病原菌感染线索, 如与职业、旅游、感染源暴露史或生活方式相关的感染。血清学检查可为巴尔通体、布鲁杆菌或 Q 热(柯克斯体)感染的诊断提供有用的信息。

瓣膜感染治愈后常有破坏性后遗症 (表 12.4),如感染性赘生物可形成钙化的瓣膜结节,瓣膜边缘可形成缺损,或有中心缺损伴不规则穿孔(图 12.12, 12.13)。在缺口或穿孔周围可有微生物结节,最终造成纤维钙化结节。微生物染色对于仅表现为钙化结节的病例诊断仍有帮助。

瓣膜组织的破坏可导致边缘缺损,引起瓣膜

关闭不全。IE 后穿孔难以与先天性旁孔鉴别。房室瓣膜先天性孔应有腱索环绕，而 IE 后穿孔则没有。半月瓣开窗样改变（一个年龄相关的发现）也易于和穿孔混淆。开窗样改变位于半月瓣叶外侧邻近交界处并总是位于瓣膜闭合缘上方。腱索断裂可引起连枷样瓣叶和瓣膜反流，断裂后腱索可形成结节和钙化伴机化的感染性血栓。瓣叶本身可增厚且腱索融合，以上均可明显导致慢性瓣膜反流。

　　IE 有多种原因导致心室乳头肌断裂。感染可由邻近腱索扩散，引起心肌坏死和断裂。冠状动脉血栓可致心肌梗死伴乳头肌断裂，与任何急性心肌梗死的表现相似。最后，一个栓子也可能致乳头肌心肌脓肿伴局部组织破坏和心肌断裂。

超声心动图的相关表现

　　活动性赘生物是一个形状不规则的亮回声团块，常位于上游侧且邻近瓣叶顶端，可有蒂或无蒂。有蒂赘生物表现高频活动，且独立于内在的心脏结构（图 12.1，12.14，12.15）。沿整个"受感染的"血流喷射区应寻找卫星赘生物，例如，主动脉瓣心内膜炎患者的主动脉瓣反流区。在这类患者中，若主动脉瓣反流束方向为正后方，卫星病灶可位于二尖瓣前叶心室面，支持性瓣膜结构，甚至左室心肌。另一方面，若主动脉瓣反流束方向为正前方，卫星赘生物可位于前室间隔心肌之上。当二尖瓣心内膜炎伴二尖瓣反流时，卫星病灶可沿二尖瓣反流束在左房壁上形成。

　　赘生物经药物治疗可发生改变。按一般规律，药物治疗后赘生物变小，回声增强[29]（图 12.16，12.17）。伴随心内膜炎，一般会出现瓣膜功能障碍。即使在药物治疗成功的 IE，也只有不足 10%受感染瓣膜能保持正常的瓣膜功能[30]。如无明显瓣膜功能障碍，仅有持续存在的赘生物，并不能预测预后差。

　　对于 IE，瓣膜反流的发生机制有多种。在急

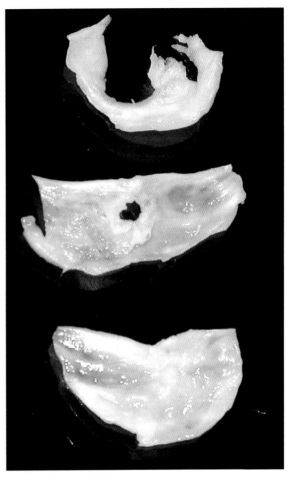

图 12.12　离体的主动脉瓣。之前的感染正在机化，留下缺损（瓣叶顶部）和一个瓣叶孔（瓣叶中部），导致瓣膜反流。

性期，赘生物的存在或赘生物形成的过程中，瓣叶侵蚀可影响瓣叶的充分对合。在慢性期，纤维化和挛缩是导致瓣膜关闭不全的最可能原因。赘生物还可能侵蚀瓣下腱索形成连枷样瓣叶。

　　远离瓣叶对合点处的赘生物形成过程还可导致穿孔。所以，若反流束远离瓣叶对合处，需考虑有无穿孔（图 12.18）。瓣叶瘤的发展或后天性憩室也许是穿孔的前期病变（图 12.6，12.10，12.11），实际上，IE 的局部炎症和瓣叶结构成分的破坏是引起后天瓣叶憩室或瘤的常见原因（图 12.19），故瘤与穿孔同时存在的情况常见[31]。不伴穿孔的瓣膜瘤可能是栓塞的来源。弄清瓣膜关

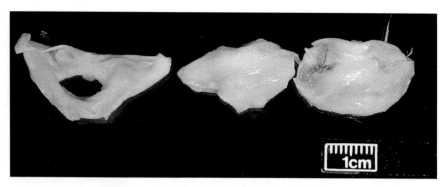

图 12.13   离体主动脉瓣。感染导致一个大的瓣叶孔。

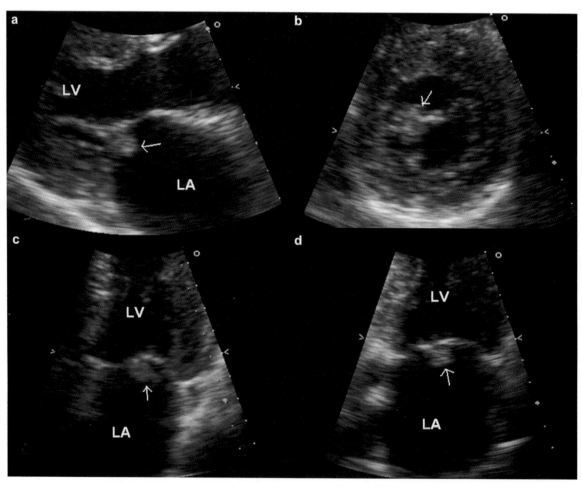

图 12.14   在胸骨旁长轴(a)、短轴(b)、心尖四腔(c)和心尖两腔(d)切面可检测位于二尖瓣前叶中部瓣叶的赘生物(箭头)。LA:左房,LV:左室。

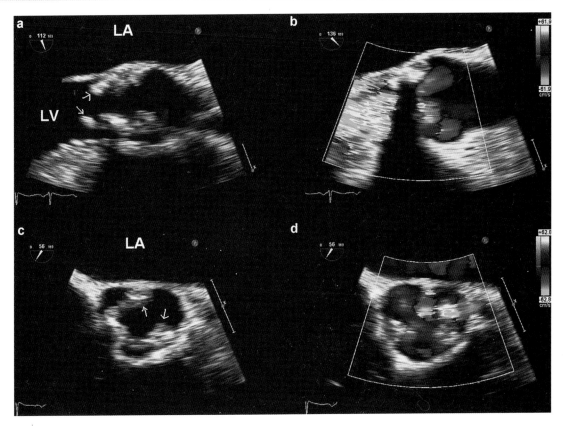

图 12.15 主动脉瓣的经食管切面在长轴(a,b)和短轴(c,d)显示主动脉瓣上多发较大的赘生物(箭头)。在心脏舒张期，赘生物脱入左室流出道，在彩色血流成像上可见与其相关的重度主动脉瓣反流。LA:左房,LV:左室。

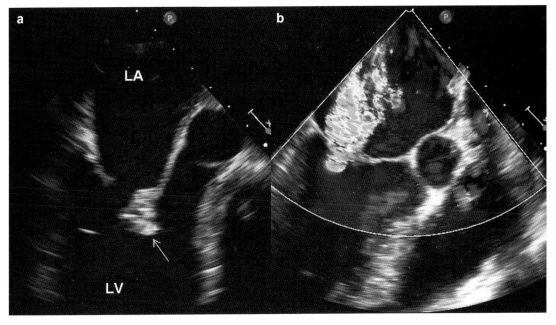

图 12.16 二尖瓣的经食管切面(a,b)显示二尖瓣前叶较大团块(箭头)，与重度二尖瓣反流有关。团块为强回声,符合痊愈的赘生物。LA:左房,LV:左室。

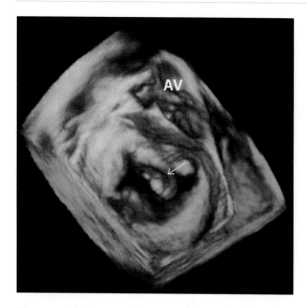

图 12.17 与图 12.16 同一患者左房观的二尖瓣经食管三维切面,可见二尖瓣前叶上大的痊愈的赘生物(箭头)。AV:主动脉瓣。

闭不全的机制有助于治疗,如经抗生素成功治疗的感染伴穿孔患者可行二尖瓣修补术。

赘生物的几种形态特征已用于预测栓塞事件发生风险。多项研究表明,赘生物大小是与栓塞事件发生风险最相符的一项重要指标[32](图 12.20)。然而,赘生物大小的临床价值有限,因为在发生和未发生栓塞的患者中,赘生物大小存在很大一部分重叠[33]。因此,不能单独仅凭超声心动图结果决定是否行手术治疗来预防栓塞。

瓣周并发症

瓣周病变包括漏、瘘管和脓肿(表 12.5)。组织破坏导致的瓣周漏和瓣周脓肿可见于自身的瓣膜 IE(主动脉瓣比二尖瓣多见),但更常见于感染的人工瓣膜周围[34](图 12.21~12.23)。这些漏可在临床上引起明显的充血性心力衰竭和溶血。瓣膜感染扩散至周围组织预示死亡率高、严重心衰和需要行心脏手术[25]。瓣周病灶可为急性或转为慢性,但不是静止的并发症,也许不进展。

活性瓣膜感染扩散至邻近心内组织很常见,包括邻近瓣膜接触端或邻近瓣膜的感染病灶,如主动脉瓣扩散至二尖瓣前叶,二尖瓣后叶扩散至左房心内膜,以及主动脉瓣扩散至升主动脉[35]。瓣膜关闭不全导致的喷射病灶可引起感染性心内膜病灶形成[23, 35]。

感染可由二尖瓣和主动脉瓣扩散至瓣环[36]。这种并发症在主动脉瓣较二尖瓣常见,可表现为主动脉根部脓肿,二尖瓣环或二尖瓣环钙化(MAC)可受到感染。

MAC 可溃烂引起血栓沉积,增加了栓塞和感染的可能。一旦感染,常发生瓣叶穿孔和心肌脓肿[37]。如果感染扩散至外侧房室沟,可造成冠状动脉回旋支因感染的局部作用发生扭曲,并可发生动脉炎导致血栓形成。瓣环脓肿也可侵蚀心包游离面形成纤维性或化脓性心包炎和心包积血。

主动脉根部脓肿可能形成栓子,并可挤压主动脉根部周围结构。如果冠状动脉近端扭曲,可造成心肌缺血性后遗症。根部或瓣环脓肿的形成并不是一个终点事件,而这些结构可进展,有可能形成穿孔或瘘管。

主动脉瓣由于位于中心位置,所以此瓣膜感染可形成与任一心腔相通的瘘管(图 12.21~12.23,表 12.6)[38]。左主动脉瓣或窦的感染可通过主动脉壁扩散引起心包炎或心包填塞,或形成瘘管与左房相通。后主动脉瓣(无冠)或窦的感染可形成与左房或右房相通的瘘管。右主动脉瓣或窦的感染可引起与右房、右室(右室流出道)相通的瘘管。由于室间隔有房室成分,故可能发生主动脉瓣右室瘘。当感染累及瓣环时,可发现扩散至内在的心肌和传导系统。

IE 可累及冠状动脉,这是由于主动脉根部脓肿所致的扭曲,通过冠状动脉口的局部蔓延所

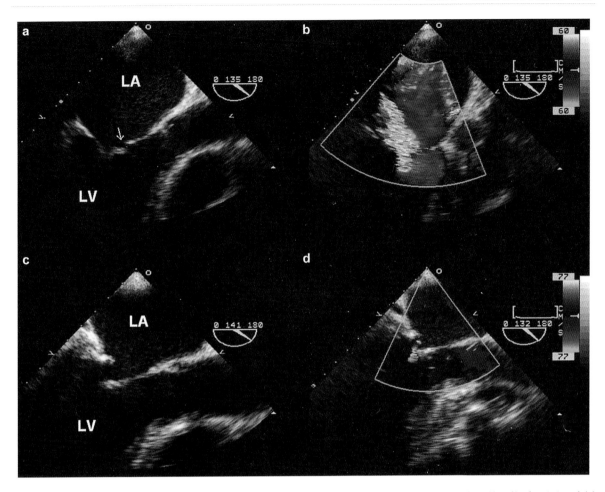

图 12.18　二尖瓣心内膜炎患者二尖瓣反流修复术后的二尖瓣经食管切面。术前图像(a,b)未见赘生物,但可见二尖瓣前叶穿孔(箭头)。彩色血流图像(b)显示自对合点和穿孔处的二尖瓣反流。术后图像(c,d)显示穿孔被成功补上,仅有微小的残余二尖瓣反流。

致的直接感染,或通过真菌性(感染性)瘤所致的感染。真菌性瘤可发生于正常冠状动脉,但也可能存在潜在的冠状动脉粥样斑块感染。真菌性瘤可进展到邻近心肌。在房室结区和希氏束区, 主动脉根部脓肿和心肌脓肿可挤压或破坏传导系统。临床表现为进行性恶化的心脏传导阻滞, 这也许是一个治疗无效和病程进展的重要临床指征。

感染扩散至心包腔可致心包积血、心包填塞或致心包炎。纤维性心包炎是 IE 的常见发现,但心包也可发生感染而导致化脓性心包炎。

超声心动图的相关表现

在超声心动图上,通过检测到瓣周组织的一个局限异常增厚而识别瓣周脓肿[5](图 12.24)。这种情况下,主动脉瓣心内膜炎比二尖瓣心内膜炎更常见。脓肿形成是一个动态过程,所以对可疑或已知的瓣周脓肿患者应进行超声心动图密切随访(图 12.24,12.25)。这类患者较无脓肿形成的患者预后更差。虽然对这类患者常行外科手术治疗,然而,一些患者可能对单独药物治疗有效[5]。

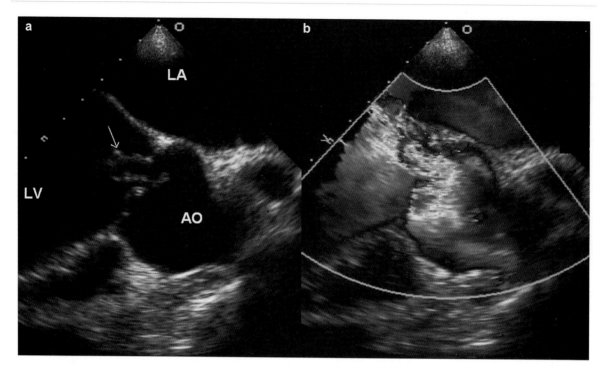

图 12.19　在这例葡萄球菌性心内膜炎患者,经食管超声切面(a)显示起自主动脉瓣后叶的大的管状憩室(箭头),憩室尖端穿孔。彩色血流成像(b)显示在心脏舒张期,主动脉瓣反流穿透憩室进入左室。后天形成的瓣膜憩室总是由心内膜炎所致,且常和穿孔相关。AO:主动脉,LA:左房,LV:左室。

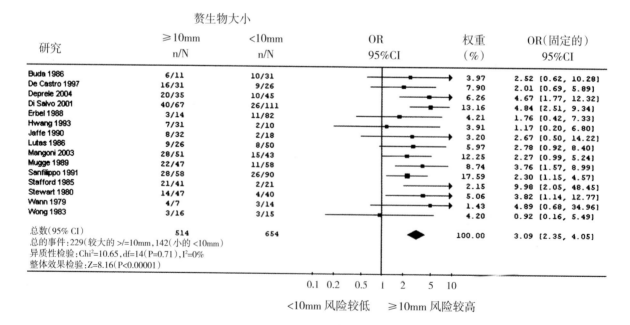

图 12.20　赘生物大小与体循环性栓塞风险相关性的集合分析。CI 置信区间,OR 比值(经同意引自 Salehian and Chan [32])。

表 12.5 感染性心内膜炎瓣周后遗症的病理学

瓣周漏

人工瓣撕裂

瓣环和根部脓肿

瘘管或窦形成

假性动脉瘤

传导系统破坏

心肌脓肿

心包炎

心包积血

冠状动脉压迫

冠状动脉侵蚀、血栓或破裂

扩散至腱索或乳头肌,合并断裂:记住主动脉瓣和二
　　尖瓣的纤维性连接很重要

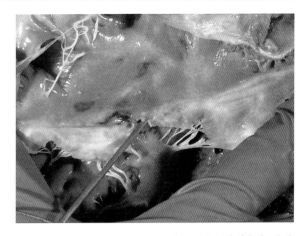

图 12.22 与图 12.21 为同一患者,此为主动脉根部脓肿
造成主动脉根部－右房瘘。探针正好在三尖瓣隔部前交
界区上方通过。

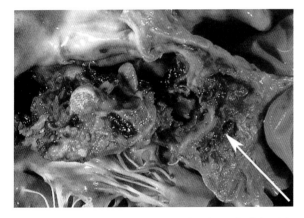

图 12.21 受感染人工瓣膜的主动脉根部脓肿。当打开主
动脉时,瓣膜与内在的组织分离。邻近脓肿内含有炎性血
栓(箭头)。

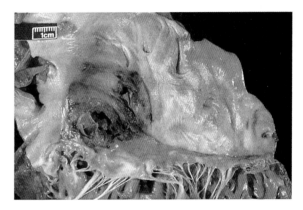

图 12.23 与图 12.21 为同一患者,此为主动脉根部脓肿
产生主动脉根部—左房瘘。打开的左房可见不规则缺损。

表 12.6 主动脉根部瘘

右瓣感染可能和右房、右室相通,也可和心包相通,
　　引起心包压塞

左瓣感染可能和左房相通,也可和心包相通,引起心
　　包压塞

无冠(后)瓣感染可能和左房、右房都相通

超声心动图检查为瓣周脓肿进展提供新信息,主要来自对高危瓣周脓肿患者超声心动图的随访研究,这些患者因无法进行外科手术,所以仅接受药物治疗[5]。脓肿的异常增厚部分常位于中央,在形成空腔和与相邻心腔相通后表现为更透明回声。对于主动脉瓣周脓肿,空腔常与主动脉根部或左室流出道相通。透明回声区面积随后增大,脓肿壁进一步形成,表现强回声(图12.25),最终形成主动脉根部局部膨隆,若与主动脉根部相通,则在随舒张期扩张;若与左室流出道相通,则在收缩期扩张(图12.26)。瓣周脓肿进展可引起两相邻心腔相通,造成瘘管形成(图12.27,12.28)。如前所述,主动脉瓣周脓肿的位置

提示瘘管形成途径。在这类患者中,由于脓肿与瓣膜破坏的同时存在十分常见,故在区分瓣膜反流所致的血流喷射束和瓣周反流及瘘管形成所致的血流喷射束时,应利用逐帧分析认真地评估彩色血流图像(图 12.28,12.29)。

右侧心内膜炎

右侧心内膜炎常发生在 IVDU 患者和留置导管或起搏器患者中。然而,IVDU 患者常发生左侧 IE,由于左侧 IE 相对右侧 IE 预后更差,故其识别更为重要（图 12.30）。右侧 IE 住院病死率

<5%,而左侧 IE 为 10% ~ 20% [33, 39]。Levine 等报道,57%的 IVDU 患者可累及左侧 [40],尽管多数此类患者也可累及三尖瓣。总体上,年轻的 IVDU 患者三尖瓣是最常受累的瓣膜,且潜在心脏疾病比率比左侧 IE 患者低。IVDU 患者 IE 发病率每年 1% ~ 5%,在多数中心,IVDU 患者占 IE 患者总数的 5% ~ 20% [39]。金黄色葡萄球菌是最常见的病原体,占这类病例的 2/3。真菌性心内膜炎也很常见。

由于存在 IE 风险,对 IVDU 患者的瓣膜置换有所顾虑。有报道称,IVDU 患者瓣膜置换术无危险事件存活率:36 个月为 0.65,60 个月为 0.52 [41]。

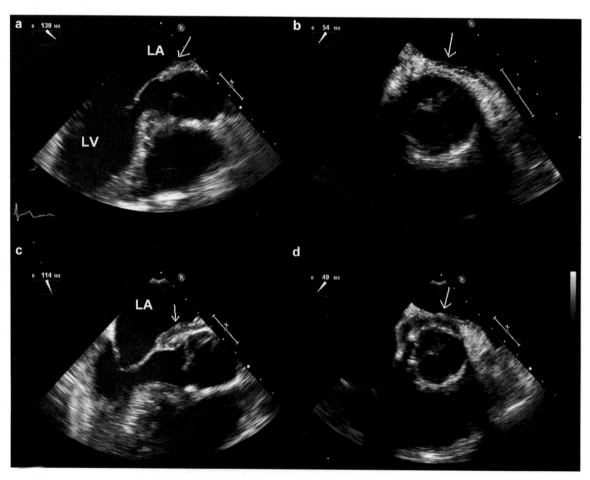

图 12.24　葡萄球菌性心内膜炎患者的经食管超声心动图。第一次检查(a,b)显示主动脉根部后方轻度增厚(箭头)。1 周后的第二次检查(c,d)显示主动脉根部后方增厚较前增加(箭头)。增厚组织内的透明回声区在短轴切面(d)可最佳显影。这些进展性改变证实,存在主动脉根部后方脓肿。LA:左房,LV:左室。

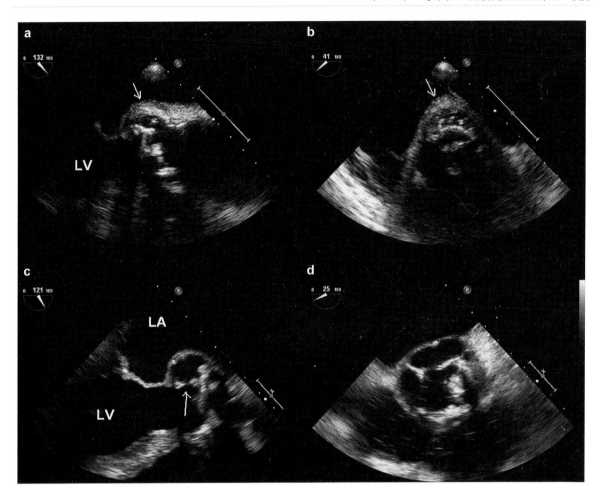

图 12.25　人工瓣膜心内膜炎患者,主动脉的经食管切面在长轴(a)和短轴(b)显示主动脉根部后方增厚,符合脓肿。患者由于并发症而使用过药物治疗。2 个月后复查经食道超声心动图(c,d)显示脓肿排出,主动脉根部后方形成与左室流出道相通的假性动脉瘤(箭头)。这些改变说明了瓣周脓肿和瓣周并发症的进展。

这些数据不支持行手术治疗,然而,若不进行手术患者的死亡率可能为 100%,故权衡利弊后,仍应进行手术治疗。IVDU 患者瓣膜置换术的主要指征与左侧 IE 患者瓣膜置换指征相似,包括难治性心力衰竭(在此情况下指右侧心衰)、抗生素治疗下仍持续败血症,以及反复发作的栓塞[41]。三尖瓣赘生物 >2cm 伴右心扩大患者也可通过瓣膜手术获益[42]。

由于三尖瓣赘生物较大(>1 cm),易于检测,故右侧 IE 可由 TTE 迅速诊断[43](图 12.31)。肺动脉瓣赘生物也易于由 TTE 检测,尽管相关病例报道较少[44](图 12.32)。一般说来,不要求行

TEE 检测赘生物进行诊断,但怀疑有心内并发症时,TEE 可提供重要信息[43]。

人工瓣膜心内膜炎

人工瓣膜可在手术后早期或出院后发生感染[45-48]。人工瓣膜 IE 可分为早期(少于 1 年)和晚期(超过 1 年),两者病因和致病菌不同。术后早期心内膜炎常为手术感染引起,残留感染复发(如果瓣膜置换手术指征为心内膜炎时)或由于导管和心内导线相关侵入性治疗引起的新感染。早期致病菌常为真菌或皮肤菌群,最常见的为葡

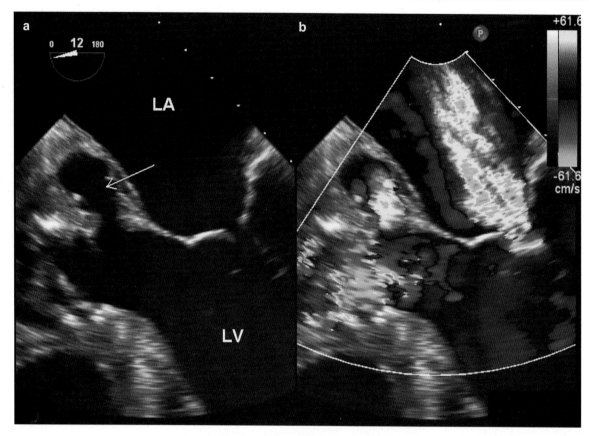

图 12.26　经食管超声心动图(a)显示主动脉根部后方与左室流出道相通的假性瘤(箭头)。彩色血流成像(b)显示自左室流出道至假性动脉瘤的低速血流。图中可见重度主动脉瓣反流。LA:左房,LV:左室。

萄球菌。术后晚期心内膜炎通常和社区获得性自身瓣膜心内膜炎的病理病原学和致病菌相近,常见致病菌均为链球菌。凝固酶阴性葡萄球菌与人工瓣膜材料的高亲和力使其既可是早期术后 IE 病原菌,也可是晚期术后 IE 的病原菌。

人工瓣膜心内膜炎常常引起人工瓣环感染,导致瓣膜裂开或瓣周漏。瓣环脓肿并不罕见,其并发症与自身瓣膜根部脓肿相似(图 12.21~12.23)。人工生物瓣膜的瓣叶组织可被破坏,导致瓣叶血栓形成、破坏、糜烂和穿孔,与自身瓣膜类似。机械瓣膜患者可有不同大小的血栓,人工瓣膜本身却保持完整,感染主要位于缝合线和周围组织。机械或生物人工瓣膜血栓可影响瓣膜正常功能,引起瓣盘或瓣叶活动性差或生物瓣瓣叶破坏造成反流,从而引起人工瓣膜功能障碍[23, 49]。

新的瓣周反流的发生常提示 IE,故瓣膜置换术后进行基线的超声心动检查十分重要。对于可疑人工瓣膜 IE 患者,由于之前就存在瓣膜疾病,手术影响导致的瓣周异常改变,以及不同于人工瓣膜的成分,和人工材料的多重反射伪影等因素干扰,故超声心动图检查评估较为困难。此时 TEE 检查优于 TTE 检查。即使高质量的 TTE 未见明显感染证据,也应行 TEE(图 12.33,12.34)。TTE 诊断人工瓣膜 IE 的敏感性为 25% ~ 36%,而 TEE 为 77% ~ 100%,高于 TTE(图 12.34)[33, 50, 51]。TEE 中人工主动脉瓣最佳成像较其他瓣膜更难实现,假阴性病例中的大部分均为此类病例(图 12.35)[51]。

细菌和真菌都是引起人工瓣膜 IE 的重要致病菌[52]。其外周性栓子并不少见[45]。虽然瓣膜漏

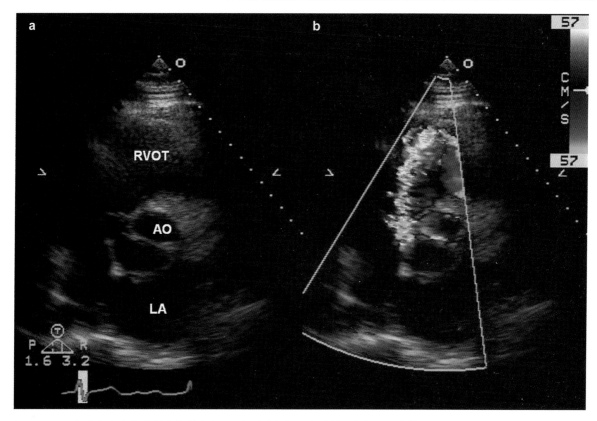

图 12.27 心内膜炎患者的胸骨旁短轴(a)显示主动脉根部后方瘘管。彩色血流成像(b)显示在心脏收缩期,血流流入右室,证实瘘管使左室流出道和右室相通。AO:主动脉,LA:左房,RVOT:右室流出道。

与组织破坏、缝线裂开、缝合组织穿孔和其他技术原因相关,但重要的是,仍需注意所有瓣周漏都应考虑有无 IE 可能性。人工瓣膜与自身瓣膜相比,瓣环脓肿和瘘管更常见,故一个易困扰而又需记住的经验就是对接近完全裂开的人工瓣膜进行超声心动图检查,外科医师对于完全破坏的、无需切除组织或缝合的受感染人工瓣膜应手术移除。缝线、小拭子和主动脉切开部位也可被感染。

人工瓣膜 IE 逐渐发展,可形成瓣周缺损和瓣周漏,且可形成临床显著反流、心力衰竭或溶血。邻近组织破坏可导致心内瘘管、传导系统破坏和心律失常,以及冠状动脉炎症和血栓[45]。无论是否经手术治疗,人工瓣膜 IE 都有很高的死亡率。未经手术治疗的人工瓣膜的真菌感染死亡率接近 100%,故真菌感染是手术指征[46, 53, 54]。

血培养阴性的心内膜炎

有临床和超声心动图证据的自身或人工瓣膜心内膜炎患者,若持续血培养结果阴性,应检查有无真菌性心内膜炎和其他不常见或机会致病菌感染的心内膜炎,包括 HACEK 组细菌、巴尔通体、布鲁杆菌、衣原体、柯克斯体、棒状杆菌、军团菌、利斯特菌、分枝杆菌、支原体、奈瑟球菌、诺卡尔菌及营养不同的链球菌。建议通过特殊介质(高渗、B₆ 和浓缩半胱氨酸),溶菌离心技术和树脂加工去除抗生素。对培养阴性的心内膜炎患者,建议至少行 3 周血培养。血清学和分子技术也有助于诊断[55]。人工和自身瓣膜心内膜炎患

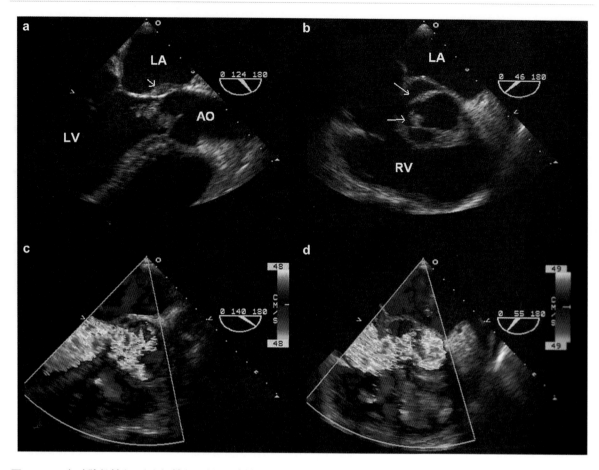

图 12.28　主动脉长轴(a,c)和短轴(b,d)的经食管超声心动图显示累及主动脉瓣的大赘生物。还可见累及主动脉根部的后方和中部的假性动脉瘤。彩色血流成像(c,d)显示重度主动脉反流和主动脉至右房瘘。AO:主动脉,LA:左房,LV:左室,RV:右室。

者在培养的同时进行栓子组织病理学检查,也有助于确定有无真菌感染,这也是所有取出的栓子都应行显微镜下病理检查的原因之一。在这种临床情况下,超声心动图发现对于诊断具有更加重要的意义。

真菌性心内膜炎

真菌性心内膜炎通常见于 IVDU、术后或免疫抑制患者[56]。感染性心内膜炎中,真菌占所有病原菌的 1% ~ 10%。5% ~ 15%的人工瓣膜 IE 和 12% ~ 20%的静脉毒品吸入患者的病原菌为真菌。白色念珠菌、非白色念珠菌和曲霉菌是最常见的致病菌。免疫受损宿主可能没有典型的瓣膜性心内膜炎,但是却可有非瓣膜和壁心内膜感染。真菌性赘生物常较大,易碎(图 12.36,12.37)。常有瓣膜狭窄和栓塞事件发生。自身和人工瓣膜真菌性心内膜炎可有严重并发症,包括播散感染、大块和易碎的、有栓塞倾向的瓣膜赘生物以及瓣环和心肌脓肿。

由于仅有 50%的患者表现真菌血症,故真菌性心内膜炎难于诊断。真菌易于形成菌丝团块,且有瓣膜侵蚀性,因此血中难于鉴别真菌感染。曲霉菌、组织胞浆菌和毛真菌在常规血培养中不易生长,故在已报道的真菌血症中极为少见。

培养中栓子物质的组织病理学检查有助于

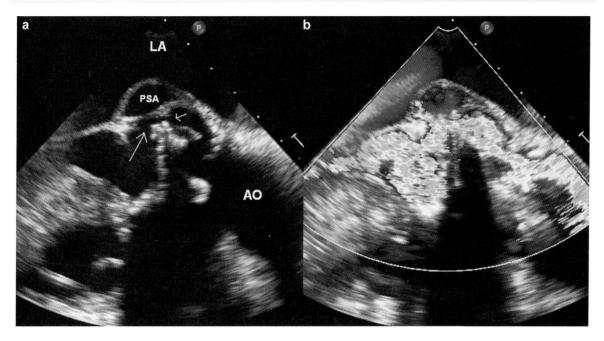

图 12.29　人工生物主动脉瓣置换术后伴主动脉根部脓肿患者,脓肿空腔化并发展为假性动脉瘤(a),后部缝合环裂开(箭头),伴重度主动脉瓣瓣周反流(b)。AO:主动脉,LA:左房,PSA:假性瘤。

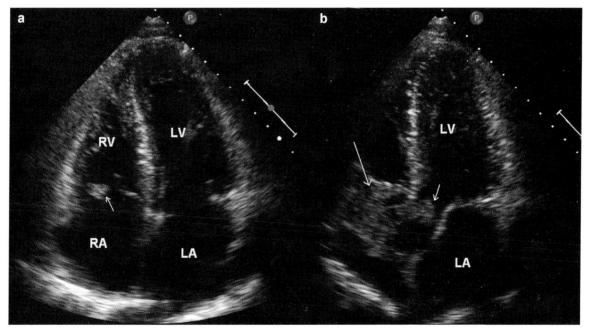

图 12.30　静脉毒品注射和葡萄球菌性心内膜炎患者,心尖四腔(a)和五腔(b)切面显示,除四腔切面(a)可见三尖瓣赘生物(箭头)外,在五腔切面(b)还可见累及主动脉瓣的大赘生物(短箭头)和大的主动脉根部脓肿(长箭头)。LA:左房,LV:左室,RA:右房,RV:右室。

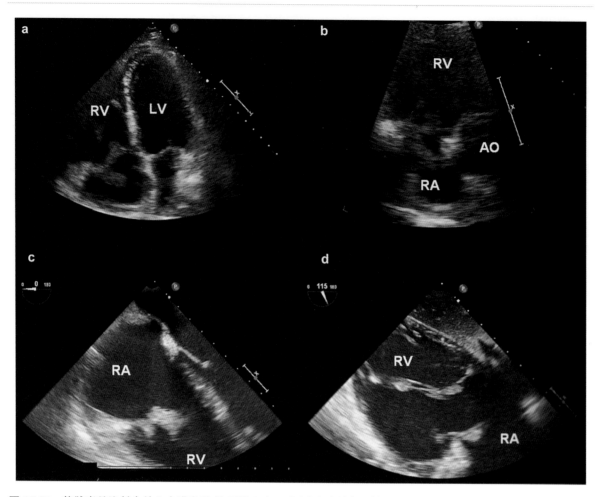

图 12.31　静脉毒品注射合并心内膜炎患者，经胸心尖四腔(a)和胸骨旁短轴(b)切面显示累及三尖瓣的赘生物。同一患者的经食管切面(c,d)显示相似的发现。对于三尖瓣心内膜炎患者，经胸超声检查敏感性与经食管超声检查相近，因为赘生物一般较大，易于识别。LA:左房，LV:左室，RA:右房，RV:右室。

确认真菌病原学。不幸的是，这种诊断过程取决于一种所有临床医师都想避免的真菌性心内膜炎并发症。在曲霉菌心内膜炎病例中，皮肤病灶的组织病理学检查和真菌培养均有效。患者还可能存在脉络膜炎。组织胞浆菌心内膜炎可依靠手术活检和骨髓、肝脏和口咽溃疡的真菌培养结果进行诊断[49]。血清学检查对于真菌性心内膜炎诊断具有局限性，但有助于确定隐球菌和组织胞浆菌感染。念珠菌的血清学检查不可靠，念珠菌沉淀素检查在无心内膜炎证据的心脏术后患者中常呈假阳性[54]。

虽然有极少数的真菌性心内膜炎患者仍可

仅靠抗真菌治疗成功治愈，但多数临床医师还是提倡行有创的清创术和抗真菌治疗，不论受累心脏瓣膜为自身瓣膜还是人工瓣膜。约10%治愈的真菌性心内膜患者会复发，故有建议说真菌性自身或人工瓣膜心内膜炎的最佳治疗应为终生、抑制和抗真菌治疗。

非细菌性栓塞性心内膜炎

非细菌性栓塞性心内膜炎(NBTE)也被称为栓塞性心内膜炎和消耗性心内膜炎。此种类型的瓣膜病灶特点为心脏瓣膜上纤维和血小板沉积，

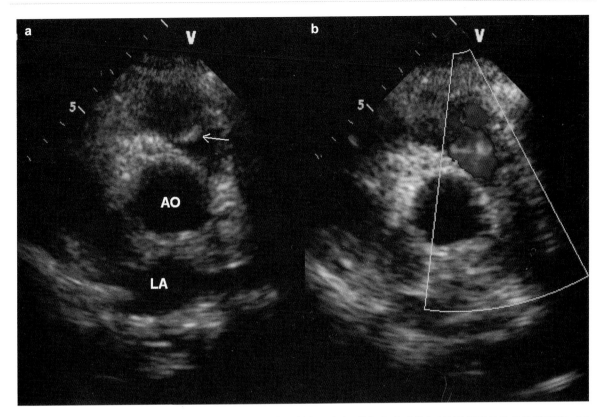

图 12.32 赘生物(箭头)累及肺动脉瓣的患者的胸骨旁短轴切面(a)。彩色血流成像(b)显示无明显肺动脉瓣反流。AO: 主动脉,LA:左房。

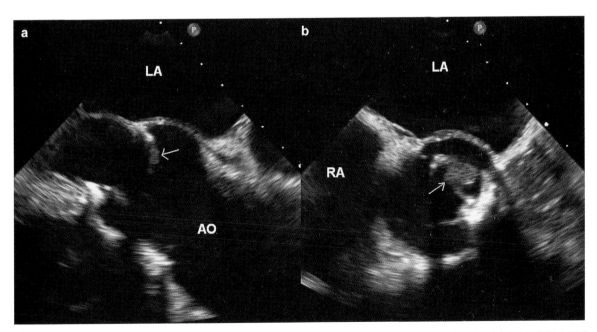

图 12.33 人工生物主动脉瓣的长轴(a)和短轴(b)的经食管切面,显示大的赘生物(箭头)累及人工瓣叶。经胸超声图像 未见赘生物。

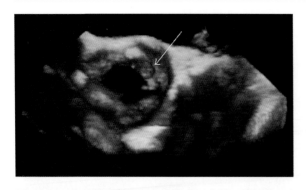

图 12.34 主动脉观的人工生物瓣膜经食管三维图像,显示附着于一个人工生物瓣膜后叶的大的赘生物(箭头)。与图 12.33 为同一患者。

其中无微生物存在[57]。早前就注意到此类心内膜炎与恶性肿瘤和乏力表现有关。Deppisch 等报道一个关于 Mount Sinai 医院自 1965 至 1974 年 4 096 例活检病例的回顾性分析[58]。在 102 例生前诊断 NBTE 的患者中,仅 65 例有病理学证据。而其中最常见的潜在的相关疾病为恶性肿瘤(51 例),而在所有恶性肿瘤患者中,腺癌或伴有继发恶性肿瘤最常见。另外的 14 名患者无恶性肿瘤,但有导致慢性乏力的疾病,包括系统性红斑狼疮(SLE)和肝硬化[58]。NBTE 的另一个病因学机制

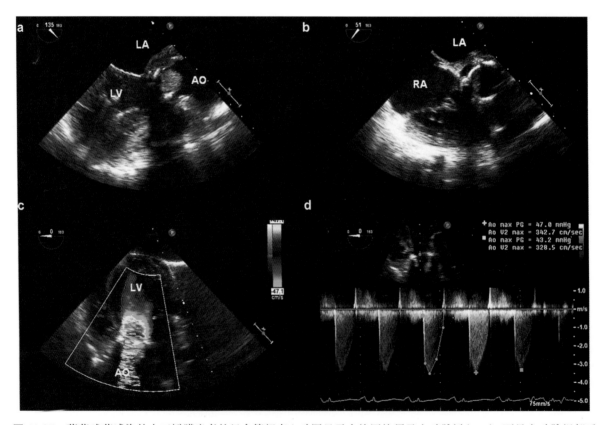

图 12.35 葡萄球菌感染的人工瓣膜患者的经食管超声心动图显示大块团块累及主动脉瓣(a,b)。可见主动脉根部后方增厚,符合脓肿。大块赘生物致主动脉瓣狭窄,伴主动脉瓣远端湍流(c),跨瓣峰值压差为 45mmHg(d)。

为高凝状态。Trousseau 最早注意到栓塞(高凝状态)、弥散性血管内凝血和恶性肿瘤与 NBTE 的关系[59,60]。NBTE 与高凝状态的关系也可见于其他潜在的系统疾病,包括慢性炎症、烧伤应激或脱水[60]。高凝状态的原因为促凝血素的产生、肿瘤黏蛋白释放、凝血因子增加、纤维蛋白降解物、血小板增多以及瓣膜局部损伤和纤维素沉积使血小板活化因子继发释放引起血小板活化[2]。

在超声心动图被广泛应用以前,NBTE 最常在尸检中发现[1]。Lopez 回顾 CedarsSinai 医疗中心自 1982 至 1984 年的尸检和超声心动图报告[61],发现 6 名患者尸检病理确诊为 NBTE,且有充分的死亡前 45 天内的 M-mode 和二维超声心动图

检查。5/6 的患者通过二维超声心动图检查诊断为瓣膜赘生物。超声心动图检查和尸检结果间有很好的相关性。

NBTE 的形态学表现最常见为赘生物样病损,附于正常瓣膜的局部活动性回声团块[1]。常沿瓣膜闭合缘分布,且与内在的瓣膜破坏无相关性(图 12.38),常位于房室瓣膜的心房侧和半月瓣的心室侧[1,62]。赘生物大小从 2~3mm 至 10mm 不等。

NBTE 几乎只累及左心瓣膜,主动脉瓣和二尖瓣受累概率相等。多数 NBTE 赘生物与瓣膜关闭不全相关(54%),但 2/3 患者仅有轻度关闭不全,仅 2%~3%需手术治疗[1]。NBTE 可有显著临

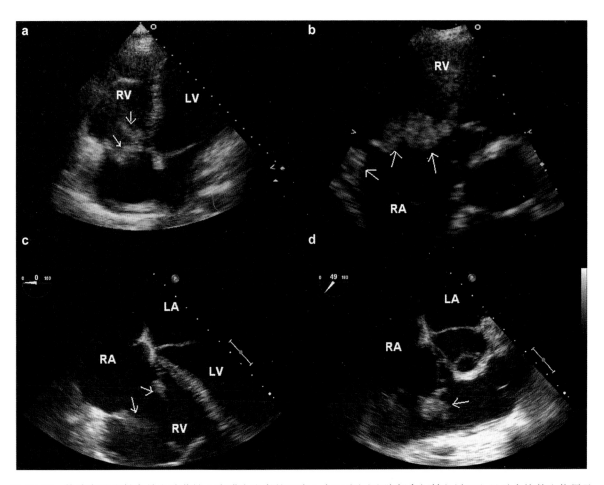

图 12.36　静脉毒品注射合并念珠菌性心内膜炎患者的经胸心尖四腔(a)和胸部旁短轴(b)切面,显示大块赘生物累及全部 3 个三尖瓣叶。同一患者的经食管切面(c,d)显示相似结果。LA:左房,LV:左室,RA:右房,RV:右室。

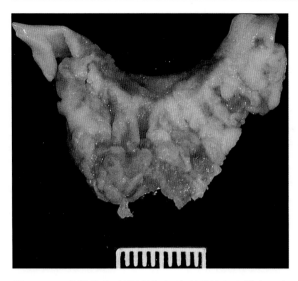

图 12.37 离体的主动脉瓣瓣叶,为真菌性心内膜炎。大块感染性血栓掩盖瓣叶。

床表现,赘生物可造成栓塞事件,包括卒中、心肌梗死和系统性器官缺血。

风湿热疣状心内膜炎

风湿热表现为全心炎,包括心内膜炎,累及瓣膜[63]。慢性风湿性瓣膜疾病是引起主动脉瓣和二尖瓣疾病的重要原因。风湿热急性瓣膜损伤无临床表现,且影像学无法检测,故较少被识别。

明显地,在风湿热急性期,瓣膜增厚,透明性减小。微小的 1~2 mm 的血栓(疣状物)位于闭合缘 – 房室瓣膜的心房面和半月瓣的心室面。栓塞也可位于腱索,左室乳头肌或左房心内膜面,可造成腱索断裂。二尖瓣是最常受累的瓣膜,其次是二尖瓣和主动脉瓣共同受累,最后是单独累及主动脉瓣。一般说来,患者可有二尖瓣关闭不全,然而,这通常是由心室扩张造成(风湿热相关的心力衰竭和心肌炎所致)的。这些瓣膜改变常过小,无法用影像学检测到,但可在手术或病理检查中观察到。

显微镜下,最早的改变在瓣环,为肿胀、水肿和酸性黏多糖类聚积。可有急性和慢性炎症,包括浆细胞、新生血管伴毛细血管增生、成纤维细胞和胶原的纤维蛋白样坏死,但极少见 Aschoff 小体样结构[64]。

Libman Sacks 心内膜炎、抗磷脂和抗心磷脂抗体综合征

在系统性红斑狼疮(SLE)伴或不伴抗磷脂抗体的患者中,可见局灶和弥漫的瓣膜病灶。抗磷脂综合征(APS)的定义是出现抗磷脂抗体、血小板减少症、反复流产和心房和(或)静脉血栓形成。半数此类病例为原发性,另一半为继发于 SLE。这些抗体的类型和本质不同,可存在于除 SLE 之外的疾病状态(其他自身免疫疾病、恶性肿瘤或药物诱导)中,或可为一个原发复合征的部分表现。抗体可引起心内膜功能损伤,造成瓣膜血栓形成,机制包括抗体沉积和免疫反应[65, 66]。

SLE 患者的瓣膜病理和 APS 是多样的[66]。关于这些过程的较早研究都建立于尸检基础之上,而在当前的研究中,常用影像学评估。这些不同的研究有不同的结果。在较早的文献中也有偏差,瓣膜血栓被视为 SLE 特殊尸检的主要标准之一。当前患者很少见到明显的瓣膜损伤,这可能反映了 SLE 药物治疗的改变。

典型瓣膜病变被称为 Libman Sacks 心内膜炎。小的无菌血栓可位于心内膜表面的任何部位,但左侧瓣膜受累可能性较大。血栓无蒂,常为 3~4mm,也有关于超过 1.4cm 血栓的报道。血栓可见于约 10%的狼疮患者,发生率与病程时长、疾病活动性和抗磷脂抗体有关[67]。与抗磷脂抗体综合征相关的瓣膜病灶可以非常大 (图 12.39)。病灶最常见于沿瓣膜闭合线分布和与瓣叶另一侧的相应位置相反的部位。在此类患者中,没有瓣膜破坏,这是区分这些血栓和感染性心内膜炎的一个重要因素(图 12.40)。显微镜下

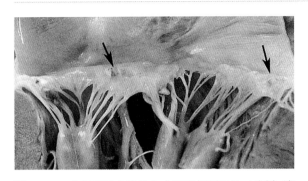

图 12.38　非细菌性血栓性心内膜炎打开后的二尖瓣。该患者患有恶性肿瘤。黄褐色小块血栓位于瓣膜闭合缘的心房侧（箭头）。

表现为柔和血栓，无慢性炎症。在使用甾体类药物之前的较早报道中，可见更多炎症、纤维蛋白样坏死和苏木紫小体。特殊染色对于判断有无感染性心内膜炎十分重要。

虽然患者无瓣膜功能损伤的临床表现，但是血栓可引起栓塞事件，包括卒中、心肌梗死和系统性器官缺血。一些 SLE 患者临床表现可无血管炎，但本质上有血栓。

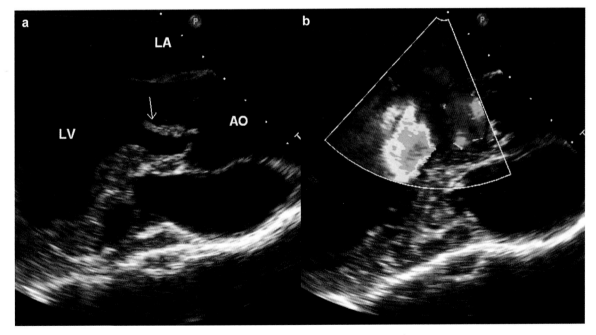

图 12.39　抗磷脂抗体水平显著升高的系统性红斑狼疮 64 岁女性患者。无心内膜炎临床证据，且血培养阴性。经食管切面（a）显示主动脉瓣上大块活动性团块在舒张期突入左室流出道。彩色血流成像（b）显示没有主动脉瓣反流，强烈提示这是一个非感染性赘生物。AO：主动脉，LA：左房，LV：左室。

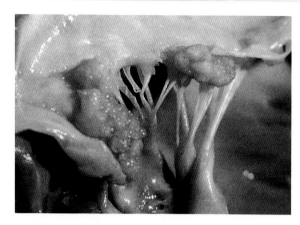

图 12.40 大块 Libman Sacks 赘生物,非常大且易碎,但没有破坏下面的瓣叶。

小结

感染性心内膜炎临床表现多样,可与多种疾病表现相似。迅速且准确地诊断对于这些患者的治疗具有重要意义。IE 的 Duke 诊断标准的广泛应用,使得超声对于 IE 诊断的作用越来越被重视,超声是检测瓣膜赘生物的唯一无创且可靠的方法,而赘生物是 IE 的标志。经胸超声检测赘生物的敏感性较低,且超过 20% 的患者由于胸廓变形、肥胖、肺疾病或之前存在包括人工瓣膜在内的瓣膜异常等情况,TTE 检查不能提供最佳信息。此种情况下,TEE 检查可提供连贯的高质量图像,且经证明其检测赘生物和脓肿的敏感性高,故更倾向于行 TEE 检查。对高危患者,即使TTE 未见 IE 证据,也应行 TEE 检查。同样,在TTE 检查中发现患者有局部并发症,如心腔内瘤或瘘管,也应行 TEE 检查。超声心动图还为瓣周脓肿的自然病史提供了有价值的信息。

参考文献

1. Reisner SA, Brenner B, Haim N, Edoute Y, Markiewicz W. Echocardiography in nonbacterial thrombotic endocarditis: from autopsy to clinical entity. *J Am Soc Echocardiogr*. 2000 Sept;13(9):876-881.
2. Lopez JA, Ross RS, Fishbein MC, Siegel RJ. Nonbacterial thrombotic endocarditis: a review. *Am Heart J*. 1987 Mar;113(3):773-784.
3. Li JS, Sexton DJ, Mick N, et al. Proposed modifications to the Duke criteria for the diagnosis of infective endocarditis. *Clin Infect Dis*. 2000 Apr;30(4):633-638.
4. Sachdev M, Peterson GE, Jollis JG. Imaging techniques for diagnosis of infective endocarditis. *Cardiol Clin*. 2003 May;21(2):185-195.
5. Chan KL. Early clinical course and long-term outcome of patients with infective endocarditis complicated by perivalvular abscess. *CMAJ*. 2002 July 9;167(1):19-24.
6. Erbel R, Rohmann S, Drexler M, et al. Improved diagnostic value of echocardiography in patients with infective endocarditis by transoesophageal approach. A prospective study. *Eur Heart J*. 1988 Jan;9(1):43-53.
7. Reynolds HR, Jagen MA, Tunick PA, Kronzon I. Sensitivity of transthoracic versus transesophageal echocardiography for the detection of native valve vegetations in the modern era. *J Am Soc Echocardiogr*. 2003 Jan;16(1):67-70.
8. Shively BK, Gurule FT, Roldan CA, Leggett JH, Schiller NB. Diagnostic value of transesophageal compared with transthoracic echocardiography in infective endocarditis. *J Am Coll Cardiol*. 1991 Aug;18(2):391-397.
9. Birmingham GD, Rahko PS, Ballantyne F III. Improved detection of infective endocarditis with transesophageal echocardiography. *Am Heart J*. 1992 Mar;123(3):774-781.
10. Shapiro SM, Young E, De GS, et al. Transesophageal echocardiography in diagnosis of infective endocarditis. *Chest*. 1994 Feb;105(2):377-382.
11. Lowry RW, Zoghbi WA, Baker WB, Wray RA, Quinones MA. Clinical impact of transesophageal echocardiography in the diagnosis and management of infective endocarditis. *Am J Cardiol*. 1994 June 1;73(15):1089-1091.
12. Ellis SG, Goldstein J, Popp RL. Detection of endocarditis-associated perivalvular abscesses by two-dimensional echocardiography. *J Am Coll Cardiol*. 1985 Mar;5(3):647-653.
13. Daniel WG, Mugge A, Martin RP, et al. Improvement in the diagnosis of abscesses associated with endocarditis by transesophageal echocardiography. *N Engl J Med*. 1991 Mar 21;324(12):795-800.
14. Aguado JM, Gonzalez-Vilchez F, Martin-Duran R, Arjona R, Vazquez de Prada JA. Perivalvular abscesses associated with endocarditis. Clinical features and diagnostic accuracy of two-dimensional echocardiography. *Chest*. 1993 July;104(1):88-93.
15. Tingleff J, Egeblad H, Gotzsche CO, et al. Perivalvular cavities in endocarditis: abscesses versus pseudoaneurysms? A transesophageal Doppler echocardiographic study in 118 patients with endocarditis. *Am Heart J*. 1995 July;130(1):93-100.
16. Blumberg EA, Karalis DA, Chandrasekaran K, et al. Endocarditis-associated paravalvular abscesses. Do clinical parameters predict the presence of abscess? *Chest*. 1995 Apr;107(4):898-903.
17. San Roman JA, Vilacosta I, Sarria C, et al. Clinical course, microbiologic profile, and diagnosis of periannular complications in prosthetic valve endocarditis. *Am J Cardiol*. 1999 Apr 1;83(7):1075-1079.
18. Choussat R, Thomas D, Isnard R, et al. Perivalvular abscesses associated with endocarditis; clinical features and prognostic factors of overall survival in a series of 233 cases Perivalvular Abscesses French Multicentre Study. *Eur Heart J*. 1999 Feb;20(3):232-241.
19. Graupner C, Vilacosta I, SanRoman J, et al. Periannular

extension of infective endocarditis. *J Am Coll Cardiol*. 2002 Apr 3;39(7):1204-1211.

20. Heidenreich PA, Masoudi FA, Maini B, et al. Echocardiography in patients with suspected endocarditis: a cost-effectiveness analysis. *Am J Med*. 1999 Sept;107(3):198-208.

21. Fowler VG Jr, Li J, Corey GR, et al. Role of echocardiography in evaluation of patients with Staphylococcus aureus bacteremia: experience in 103 patients. *J Am Coll Cardiol*. 1997 Oct;30(4):1072-1078.

22. Sochowski RA, Chan KL. Implication of negative results on a monoplane transesophageal echocardiographic study in patients with suspected infective endocarditis. *J Am Coll Cardiol*. 1993 Jan;21(1):216-221.

23. Atkinson JB, Virmani R. Infective endocarditis: changing trends and general approach for examination. *Hum Pathol*. 1987;18:603-608.

24. LeSaux N, Veinot JP, Masters RG, Stinson WA, Walley VM. The surgical pathology of infective endocarditis. *J Surg Path*. 1997;2:223-232.

25. Bayer AS, Bolger AF, Taubert KA, et al. Diagnosis and management of infective endocarditis and its complications. *Circulation*. 1998 Dec 22;98(25):2936-2948.

26. Baddour LM, Wilson WR, Bayer AS, et al. Infective endocarditis: diagnosis, antimicrobial therapy, and management of complications: a statement for healthcare professionals from the Committee on Rheumatic Fever, endocarditis, and Kawasaki disease, Council on Cardiovascular disease in the young, and the Councils on Clinical Cardiology, Stroke, and Cardiovascular surgery and Anesthesia, American Heart Association – executive summary: endorsed by the Infectious Diseases Society of Americ. *Circulation*. 2005 June 14;111(23):3167-3184.

27. Breitkopf C, Hammel D, Scheld HH, Peters G, Becker K. Impact of a molecular approach to improve the microbiological diagnosis of infective heart valve endocarditis. *Circulation*. 2005 Mar 22;111(11):1415-1421.

28. Greub G, Lepidi H, Rovery C, et al. Diagnosis of infectious endocarditis in patients undergoing valve surgery. *Am J Med*. 2005 Mar;118(3):230-238.

29. Chan KL, Dumesnil JG, Cujec B, et al. A randomized trial of aspirin on the risk of embolic events in patients with infective endocarditis. *J Am Coll Cardiol*. 2003 Sept 3; 42(5):775-780.

30. Rohmann S, Erbel R, Darius H, et al. Prediction of rapid versus prolonged healing of infective endocarditis by monitoring vegetation size. *J Am Soc Echocardiogr*. 1991 Sept; 4(5):465-474.

31. De CS, D'Amati G, Cartoni D, et al. Valvular perforation in left-sided infective endocarditis: a prospective echocardiographic evaluation and clinical outcome. *Am Heart J*. 1997 Oct;134(4):656-664.

32. Salehian O, Chan KL. Systemic embolism in endocarditis: incidence, risk factors, clinical significance, and treatment strategies. In: Chan KL, Embil J, eds. *Endocarditis: Diagnosis and Management*. London: Springer-Verlag; 2006:229-240.

33. Mugge A, Daniel WG, Frank G, Lichtlen PR. Echocardiography in infective endocarditis: reassessment of prognostic implications of vegetation size determined by the transthoracic and the transesophageal approach. *J Am Coll Cardiol*. 1989 Sept;14(3):631-638.

34. Shafran SD. Infective endocarditis and perivalvular abscess: a dangerous duo. *Can Med Assoc J*. 2002 July 9;167(1):38-39.

35. Piper C, Hetzer R, Korfer R, Bergemann R, Horstkotte D. The importance of secondary mitral valve involvement in primary aortic valve endocarditis. The mitral kissing vegetation. *Eur Heart J*. 2002 Jan 1;23(1):79-86.

36. Isotalo PA, Mai KT, Stinson WA, Veinot JP. Mitral annular calcification with Staphylococcus aureus periannular abscess. *Arch Pathol Lab Med*. 2000 June;124(6):924.

37. Burnside JW, DeSanctis RW. Bacterial endocarditis on calcification of the mitral annulus fibrosus. *Ann Intern Med*. 1972;76:615-618.

38. Allwork SP. The anatomical basis of infection of the aortic root. *Thorac Cardiovasc Surg*. 1986;34:143-148.

39. Miro JM, del RA, Mestres CA. Infective endocarditis and cardiac surgery in intravenous drug abusers and HIV-1 infected patients. *Cardiol Clin*. 2003 May;21(2):167-vi.

40. Levine DP, Crane LR, Zervos MJ. Bacteremia in narcotic addicts at the Detroit Medical Center. II. Infectious endocarditis: a prospective comparative study. *Rev Infect Dis*. 1986 May;8(3):374-396.

41. Mathew J, Abreo G, Namburi K, Narra L, Franklin C. Results of surgical treatment for infective endocarditis in intravenous drug users. *Chest*. 1995 July;108(1):73-77.

42. Olaison L, Pettersson G. Current best practices and guidelines indications for surgical intervention in infective endocarditis. *Infect Dis Clin North Am*. 2002 June;16(2):453-475. xi.

43. San Roman JA, Vilacosta I, Zamorano JL, Almeria C, Sanchez-Harguindey L. Transesophageal echocardiography in right-sided endocarditis. *J Am Coll Cardiol*. 1993 Apr; 21(5):1226-1230.

44. Ramadan FB, Beanlands DS, Burwash IG. Isolated pulmonic valve endocarditis in healthy hearts: a case report and review of the literature. *Can J Cardiol*. 2000 Oct;16(10): 1282-1288.

45. Anderson DJ, Bulkley BH, Hutchins GM. A clinicopathologic study of prosthetic valve endocarditis in 22 patients: morphologic basis for diagnosis and therapy. *Am Heart J*. 1977;94:325-333.

46. Wilson WR, Danielson GK, Giuliani ER, Geraedts JE. Prosthetic valve endocarditis. *Mayo Clin Proc*. 1982;57: 155-161.

47. Arnett EN, Roberts WC. Prosthetic valve endocarditis: clinicopathologic analysis of 22 necropsy patients with comparison observations in 74 necropsy patients with active infective endocarditis involving natural left-sided cardiac valves. *Am J Cardiol*. 1976 Sept;38(3):281-292.

48. Watanakunakorn C. Prosthetic valve infective endocarditis. *Prog Cardiovasc Dis*. 1979;22(3):181-192.

49. Isotalo PA, Chan KL, Rubens F, Beanlands DS, Auclair F, Veinot JP. Prosthetic valve fungal endocarditis due to histoplasmosis. *Can J Cardiol*. 2001 Mar;17(3):297-303.

50. Taams MA, Gussenhoven EJ, Bos E, et al. Enhanced morphological diagnosis in infective endocarditis by transoesophageal echocardiography. *Br Heart J*. 1990 Feb;63(2): 109-113.

51. Daniel WG, Mugge A, Grote J, et al. Comparison of transthoracic and transesophageal echocardiography for detection of abnormalities of prosthetic and bioprosthetic valves in the mitral and aortic positions. *Am J Cardiol*. 1993 Jan 15;71(2):210-215.

52. Atkinson JB, Connor DH, Robinowitz M, McAllister HA, Virmani R. Cardiac fungal infections: review of autopsy findings in 60 patients. *Hum Pathol*. 1984 Oct;15(10): 935-942.

53. Muehrcke DD. Fungal prosthetic valve endocarditis. *Semin Thorac Cardiovasc Surg*. 1995;7:20-24.

54. Ellis M. Fungal endocarditis. *J Infect*. 1997 Sept;35(2): 99-103.

55. Shin GY, Manuel RJ, Ghori S, Brecker S, Breathnach AS. Molecular technique identifies the pathogen responsible for culture negative infective endocarditis. *Heart.* 2005;91(6):e47.

56. Rubinstein E, Lang R. Fungal endocarditis. *Eur Heart J.* 1995 Apr;16(Suppl 9):84-89.

57. Harbitz F. Studen uber endocarditis. *Dtsch Med Wochenschr.* 1899;25:121.

58. Deppisch LM, Fayemi AO. Non-bacterial thrombotic endocarditis: clinicopathologic correlations. *Am Heart J.* 1976 Dec;92(6):723-729.

59. Trosseau A. Phlegmasia alba dolens. *Clin Med Hotel Dieu de Paris.* 1865;3:94.

60. Bessis D, Sotto A, Viard JP, Berard M, Ciurana AJ, Boffa MC. Trousseau's syndrome with nonbacterial thrombotic endocarditis: pathogenic role of antiphospholipid syndrome. *Am J Med.* 1995 May;98(5):511-513.

61. Lopez JA, Fishbein MC, Siegel RJ. Echocardiographic features of nonbacterial thrombotic endocarditis. *Am J Cardiol.* 1987 Feb 15;59(5):478-480.

62. Edoute Y, Haim N, Rinkevich D, Brenner B, Reisner SA. Cardiac valvular vegetations in cancer patients: a prospective echocardiographic study of 200 patients. *Am J Med.* 1997 Mar;102(3):252-258.

63. Guilherme L, Kalil J. Rheumatic fever: From sore throat to autoimmune heart lesions. *Int Arch Allergy Immunol.* 2004;134:56-64.

64. Roberts WC, Virmani R. Aschoff bodies at necropsy in valvular heart disease. Evidence from an analysis of 543 patients over 14 years of age that rheumatic heart disease, at least anatomically, is a disease of the mitral valve. *Circulation.* 1978 Apr;57(4):803-807.

65. Galve E, Ordi J, Barquinero J, Evangelista A, Vilardell M, Soler-Soler J. Valvular heart disease in the primary antiphospholipid syndrome. *Ann Intern Med.* 1992;116:293-298.

66. Garcia-Torres R, Amigo MC, de la Rosa A, Moron A, Reyes PA. Valvular heart disease in primary antiphospholipid syndrome (PAPS): clinical and morphological findings. *Lupus.* 1996;5(1):56-61.

67. Moyssakis I, Tektonidou MG, Vasilliou VA, Samarkos M, Votteas V, Moutsopoulos HM. Libman-Sacks endocarditis in systemic lupus erythematosus: prevalence, associations, and evolution. *Am J Med.* 2007 July;120(7):636-642.

病理学家和心脏病学家在日常工作中并不经常遇到心脏和大血管的肿瘤。在 20 世纪 60 年代之前，极少数心脏肿瘤可在患者死前被诊断，且仅能通过尸检确诊。随着心脏外科技术的发展，切除这些肿瘤已成为可能。

发病率取决于报道的时间以及该患者是基于尸检还是外科手术。在心肺分流术和现代影像技术出现之前，既往患者确诊是基于尸检的[1]。随着更尖端的影像和外科切除术的出现，在生前诊断心脏肿瘤已成为可能。原发性心脏肿瘤极少见，尸检中仅占 0.002%~0.33%[1-3]。Reyen 通过尸检在 731 309 例尸检患者中发现了 22 例原发性肿瘤患者，发生率为 0.021%[4]（原文如此）。在一项为期 20 年（1972 ~ 1991 年）12 485 例尸检病例的总结中，Lam 报告原发性心脏肿瘤发病率为 0.056%，继发性肿瘤累及心脏的发病率为 1.23%[3]。原发性心脏肿瘤几乎全部为良性肿瘤，成人主要为黏液瘤[5-7]，小儿人群有不同类型的肿瘤，最常见的为纤维瘤和横纹肌瘤。需要注意的是，某些研究机构报道的发病率也许反映一个高的转诊偏差，但也许并不能反映普通人群的实际发病率。

心脏的转移性继发肿瘤多于原发性肿瘤[3]。报道的发病率因报道的时间和报道的机构不同而异。Abraham 等人总结 3 314 例尸检，发现累及心脏的转移性肿瘤的发病率为 2.9%[8]。由于癌症治疗技术水平的提高，延长了患者生命，同时也增加了心脏转移性肿瘤发生的可能性，从而使心脏转移性肿瘤的发病率的报道有可能增加。

心脏肿瘤有各种各样的临床症状和体征[9-11]。临床表现不仅取决于肿瘤的大小，还取决于解剖位置。生长速度、脆性和侵袭能力也是决定肿瘤临床特征的重要因素。大的肿瘤可以无临床表现，而小的肿瘤若位于一个危险位置，可能会引起严重的临床后果。

右房右室肿瘤可能会引起房室或肺动脉流出道梗阻，从而导致右心衰竭。这些患者可能出现外周水肿、肝大、腹水、呼吸困难、晕厥，甚至猝死[12]。如果肿瘤影响瓣膜功能，还可因占位而出现瓣膜反流或狭窄。右心肿瘤可能会发生肺栓塞，表现为胸痛、肺梗死和咯血。慢性肺栓塞可能也会与伴有肺动脉高压的慢性血栓栓塞性疾病混淆。

心包肿瘤受累可引起心包炎典型的胸痛表现[9, 13]。肿瘤可为出血性，表现为心包积液和心包填塞。缩窄性心包炎也可能是由于肿瘤浸润所引起。

左房肿瘤，特别是活动性或有蒂的，可累及冠状动脉、脑血管和外周血管发生栓塞[12-14]，从而引起心肌梗死、中风、内脏或肢体缺血。左房肿瘤还可影响二尖瓣功能从而导致二尖瓣狭窄或反流。二尖瓣功能障碍表现为左心衰竭，如气短、端坐呼吸、阵发性夜间呼吸困难、肺水肿、疲劳、咳嗽和胸痛[2]。

左室壁内肿瘤可无症状或表现为占位效应。若肿瘤凸入心腔内,则会引起血流动力学改变[9]。肿瘤局部增生可致传导异常,或冠状动脉受损,如胸痛、心肌梗死、心律失常、心脏传导阻滞或猝死。

某些肿瘤,如黏液瘤可有全身表现,包括厌食、体重减轻、疲劳和全身不适等,可能会与某些多样的全身性疾病相混淆[2, 12, 14, 15]。有趣的是,还可能出现血液异常,包括贫血、红细胞增多症、白细胞增多症、血小板增多症和血沉加快[9]。有的肿瘤可产生介质,如白细胞介素,相关情况已有报道[15]。

超声心动图方法

由于心脏肿瘤极少可通过超声心动图检测出来,故许多心脏肿瘤典型的超声心动图特征常能令人欢欣鼓舞。心脏肿瘤因有不同的表现而难以诊断,包括全身症状和栓塞事件。在大量实例中,心脏肿瘤的诊断可能是一个偶然发现。例如在我们中心,1/3 的心脏黏液瘤患者都没有症状,它的诊断是超声心动图检查另外一个适应证时的意外发现[16]。

心脏肿瘤最常见的超声心动图特征是存在异常心内肿物。当然,不是所有的心内肿物都是肿瘤, 也不是所有的心脏肿瘤都表现为心内肿物。当超声心动图检测到一个心内肿物后,一个系统性方法对于正确诊断是非常重要的。诊断心脏肿瘤之前还需除外其他可能情况。由于超声心动图是最常用的检测心脏肿瘤的图像方法,所以对超声心动图发现的严格评价就尤为重要。Blondeau 等人研究了 546 例心脏肿瘤患者,80%的病例使用了超声心动图,只有 7% 的病例使用CT[17]。虽然其他影像检查方法如核磁共振成像(MRI)可能起更大的作用,但超声心动图仍将是诊断大多数心脏肿瘤的金标准,因为超声心动图具有无创性和较好的时间分辨率。

我们评价心内肿物的方法是从头脑里开始要有一个广泛的概念,即肿瘤只是心内肿物的许多潜在原因中的一种。超声心动图团块最常见的原因见表 13.1。在考虑心内肿物时应首先考虑有无伪影。机械二尖瓣产生的多重反射伪影被认为是左房内肿物,相反地,机械二尖瓣的多重反射伪影也可掩饰左房肿物(图 13.1)。其他伪影包括强回声反射物的声影、波束宽度伪影和旁瓣伪影。在图像欠佳的患者中伪影十分常见。这可能需用多个图像声窗包括经食管声窗来排除这些伪影。

心外肿物可能看上去像在心内。需要将探头轻微成角以获得连续性图像从而明确肿物的边界和它与心脏结构之间的关系, 以免心外肿物和心内肿物混淆(图 13.2)。右房和左房更易受心外肿物压迫, 当超声心动图检测出左房或右房肿物时应注意除外心外肿物。与心内肿物相似的外在心脏情况包括漏斗胸、脊柱、食道裂孔疝、血肿、心包囊肿、支气管源性囊肿和非心源性肿瘤,如淋巴瘤和后纵隔神经源性肿瘤(图 13.3~13.5)。需要强调的是,远场的实性肿瘤可表现为囊性。据我们的经验来讲,淋巴瘤对这种情况尤为显著。

正常心脏结构可能因为过于明显,从而与异常肿物混淆(表 13.2)。左上肺静脉和左心耳间的分隔非常接近球形,此时通过它典型位置和外观可以正确诊断(图 13.6)。同样,某些患者的界嵴

表 13.1 心脏肿物的鉴别诊断

伪影
心外肿物
正常结构或变异
血栓
赘生物
肿瘤
感染

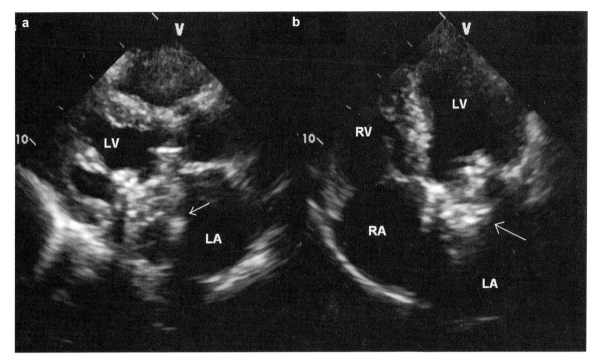

图 13.1　一例机械球瓣人工二尖瓣患者的胸骨旁长轴(a)和心脏四腔(b)切面显示左房内多重反射伪影(箭头),容易同左房肿物混淆。LA:左房,LV:左室,RA:右房,RV:右室。

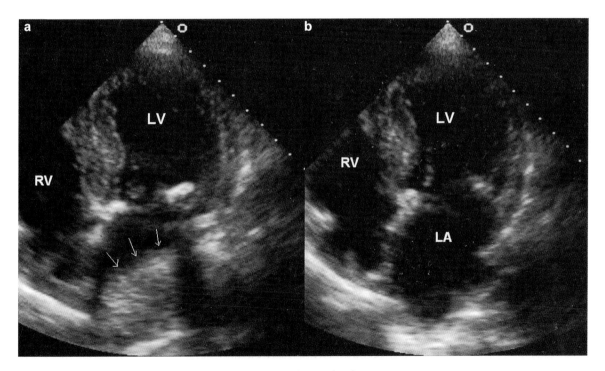

图 13.2　这是一例确诊为食管裂孔疝的患者。在两次独立场合获得的心尖四腔切面显示左房内较大的肿物(箭头)(a),在图像 b 中没有看到。滑动性食管裂孔疝可进入胸腔使左房缩进,这正是它在一个场合可见,而在另一个场合未见的原因。如果怀疑食管裂孔疝,可使患者摄入二氧化碳饮料,如见增强的回声则可证实诊断。LA:左房,LV:左室,RV:右室。

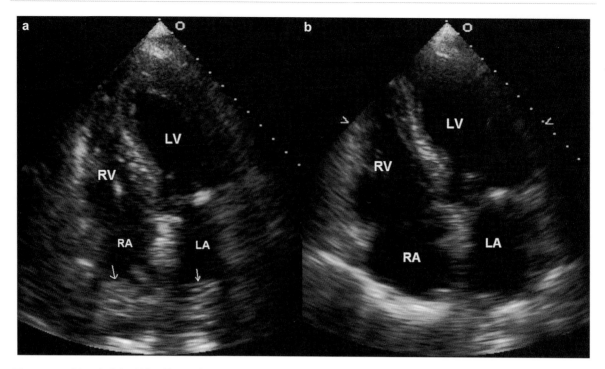

图 13.3 一例心脏手术后低心排量患者的心尖四腔心观(a)切面。较大的肿物看上去似乎位于右房和左房(箭头)。这些肿物的正确诊断是心外血肿,使心房缩进。在清除心包血肿后,心房肿物影消失(b)。LA:左房,LV:左室,RA:右房,RV:右室。

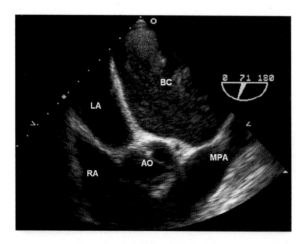

图 13.4 这是一例后纵隔支气管囊肿患者的经食管切面,缩进和移位邻近的心脏结构。AO:主动脉,BC:支气管囊肿,LA:左房,MPA:肺动脉主干,RA:右房。

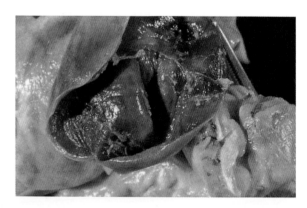

图 13.5 这是位于前心邻近左心耳的一个 5cm 的心包囊肿,这是在尸检中偶然发现的。打开囊肿显示内有红褐色纤维蛋白。心包囊肿可位于心脏的任何位置。病理学家、外科医生和心脏病学家的共识是存在多种肿瘤和非肿瘤性纵隔病变。曾报道异位甲状腺组织邻近心脏。

表13.2 类似心内肿物的正常心脏结构

界嵴

欧氏瓣

特贝西乌斯瓣

希阿里网

左心耳和左肺静脉之间的球状分隔

节制带

额外的乳头肌

假腱索

心室肌小梁

脂肪瘤性肥厚的房间隔

在闭合缘上和年纪相关的瓣膜结节

心房间间隔的显著摆动

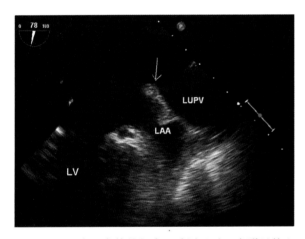

图13.6 这个经食管的超声心动图显示一个明显的心内肿物(箭头),其为左心耳和左上肺静脉之间的球状分隔。这是一个正常的解剖变异。LAA:左心耳,LV:左室,LUPV:左上肺静脉。

非常明显,但不应与异常右房肿物混淆(图13.7)。这就需要额外的图像来显示这个肌束的典型走行,它从上腔静脉起源处沿腔静脉右侧下行,向三尖瓣口弯曲,从而将有小梁的心耳和后壁光滑的右房腔区分开。一个活动和冗长的房间隔由于其弦切面可导致与心房黏液瘤相混淆(图13.8)。老年人中,二尖瓣环钙化灶可能较大并伴中心液化,且不应该与心脏肿瘤混淆(图

13.9,13.10)。放线菌或分枝杆菌的罕见感染可影响心肌并形成心内肿物(图13.11,13.12)。包虫囊肿则极其少见,常在心肌内累及室间隔或左室游离壁。在包虫感染流行的羊群畜牧地区,若患者被发现心内囊性肿块,需考虑包虫囊肿的可能。

在排除伪影、心外肿物和正常心脏结构后,可诊断异常心内肿物,然后需鉴别诊断血栓、赘生物或肿瘤。三者疾病的鉴别在很大程度上需依据所在的解剖位置和形态特征。相关的发现如血流淤滞的证据和临床联系如存在发热,对于诊断都有重要意义。同样,随时间或治疗病情的进展变化也有助于诊断。血栓和赘生物的典型特征见表13.3。血栓易发生在血流淤积处,常见于左心耳或前壁心肌梗死患者的左室心尖部。血栓常单发而且边界清楚。活动性血栓较少见。陈旧性血栓可表现为强回声。

瓣膜赘生物位于或接近心脏瓣膜上游侧的对合区。赘生物可单发或多发,通常活动性较强。陈旧性赘生物可表现强回声。瓣叶破坏或瓣周延伸是一个好的迹象,可表明这是一个破坏性进程如赘生物,而不是血栓。

肿瘤与赘生物或血栓不易鉴别,因此根据临床情况来解释超声发现就十分关键。若检测出心脏肿物,但无感染或心内血流淤滞的临床证据,则需考虑心脏肿瘤。位置和形态学特征有助于诊断。区分良性原发性心脏肿瘤和恶性或继发性心脏肿瘤的有用特征见表13.4。

良性原发性心脏肿瘤遵循解剖范围。例如,左房黏液瘤不会侵入肺静脉、下面的左房壁或左室。良性肿瘤通常边界清晰,不累及心包。另一方面,恶性或继发性肿瘤常突破解剖界限累及任一心腔。它们边界不清楚,可累及心包。最常见的侵袭心脏的转移性肿瘤是淋巴瘤、乳腺癌、肺癌和恶性黑色素瘤。血管肉瘤是最常见的原发性恶性心脏肿瘤。

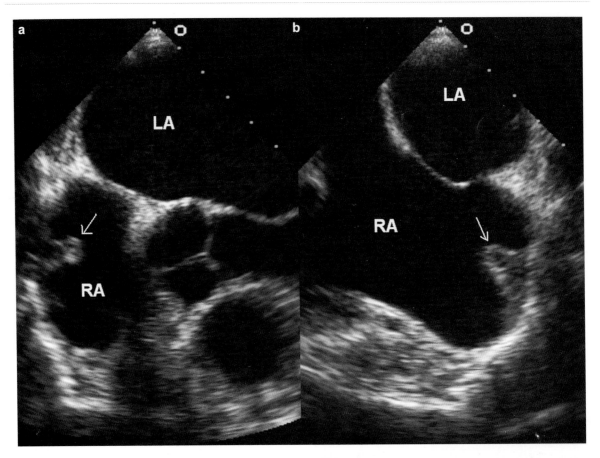

图 13.7　经食管超声心动图的横切面(a)显示一个右房内团块(箭头)。纵切面(b)显示此团块位于上腔静脉入口处。另外的图像(没有列出)显示这是从上腔静脉起点向下走行至三尖瓣口的界嵴。

心脏原发性良性肿瘤

心脏原发性良性肿瘤极少见,但因为独特的形态学特点而备受关注。位置和形态是鉴别心脏肿瘤类型的重要线索(表 13.5)。两种最常见的良性心脏肿瘤是黏液瘤和乳头状纤维弹性瘤(PFE)。两者的特征比较见表 13.6。

心脏黏液瘤

心脏黏液瘤是最常见的良性心脏肿瘤。女性黏液瘤的发病率常多于男性[18]。最近一项对多个基于外科手术的患者系列分析发现,在行外科切除黏液瘤的 1 195 个病例中,67% 为女性患者,33% 为男性患者。在同一研究内,在包括尸检结果的三个患者系列中,女性占 71%,男性占 29%[18]。武装部队病理学研究所(AFIP)报道了更多的男性患者,但这可能反映了一个转诊模式[7, 18]。

患者的年龄范围从 2.5 到 97 岁,90%患者的年龄在 30 到 60 岁之间[18]。儿童中黏液瘤的发生极少。报道的家族性黏液瘤综合征按首字母缩写为 NAME(色素痣、心房黏液瘤、黏液样神经纤维瘤、雀斑)、LAMB(痣、心房黏液瘤、皮肤黏膜黏液瘤、蓝痣)和卡尼综合征(心脏黏液瘤和心外表现,包括皮肤色素沉着、睾丸瘤、皮肤黏液瘤、黏液样乳房纤维腺瘤、皮质肾上腺素增生和垂体功能亢进)[19]。家族性黏液瘤比起散发性黏液瘤往往呈多发、易复发和右心多见的特点,患者年龄

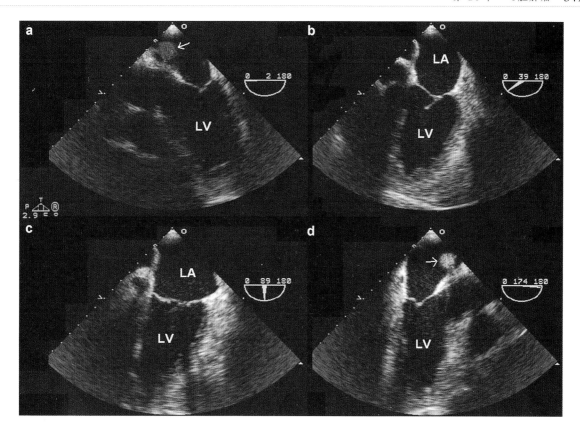

图 13.8　这是一例冗长、活动性房间隔的患者。房间隔弦向成像看起来像一个附着在房间隔的团块(箭头)(a,d)。另外的切面非常重要,可显示此明显团块为活动性房间隔(b,c)。LA:左房,LV:左室,RA:右房。

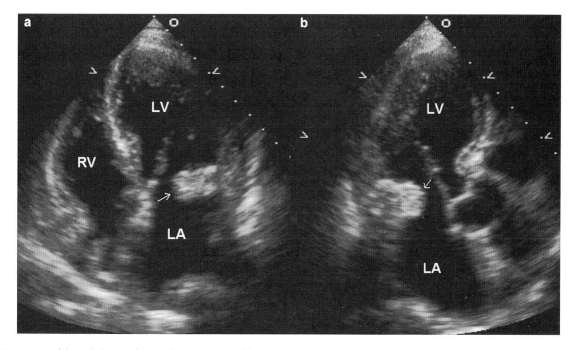

图 13.9　一例 82 岁女性患者的心尖四腔(a)和长轴(b)切面显示非常显著的二尖瓣环钙化(箭头),伴一定程度的中心性液化。这种典型的位置是鉴别二尖瓣环钙化和其他心内团块的一个关键特征。LA:左房,LV:左室,RV:右室。

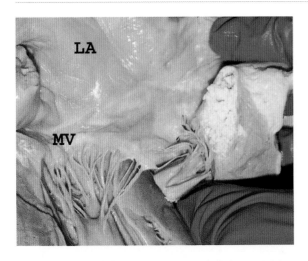

图13.10 肾衰竭的老年女性患者。左房室沟处二尖瓣环钙化，质软并呈干酪样。它产生了一个左房团块。遇到这种情况，易与脓肿混淆，因为此白色物质软，打开心脏或移除瓣膜时可向外凸出。显微镜检查证实钙化。相似的改变可发生在主动脉根部周围。LA：左房，MV：二尖瓣。

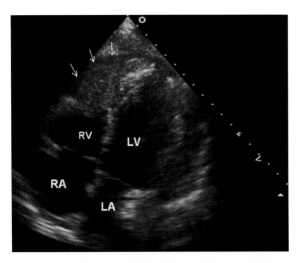

图13.11 这例51岁男性患者有过发热和心包积液，且已引流。心尖四腔切面显示累及右室心尖和游离壁的一个较大的团块（箭头）。心内膜活检证实为放射菌感染的脓肿。LA：左房，LV：左室，RA：右房，RV：右室。

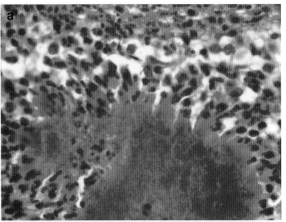

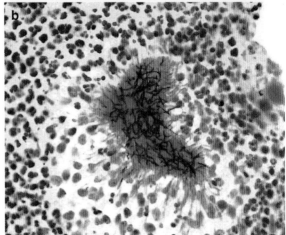

图13.12 图13.11患者的心内膜心肌活检，(a)图显示脓性蜂窝状物质和一个较大的紫色丝状结构，为典型的放射菌。如果在肉眼下，这些因为色黄被称为硫黄状颗粒。(b)图显示革兰染色证实的革兰阳性丝状微生物。本打算给此患者行肉瘤化疗，确诊后，患者接受抗生素治疗并痊愈。

也相对较小。

黏液瘤通常临床表现为栓塞事件伴一过性缺血发作或中风。可能发生外周性栓子。肿瘤可阻塞左房，类似于二尖瓣狭窄伴充血性心力衰竭。黏液瘤可无临床表现，某些可在尸检时被作为一个偶然发现或一个退化的心房结节而发觉。

黏液瘤局限于心内膜的病变，并不侵入下面的组织。它们通常位于房间隔的左房侧。它们可呈坚固和分叶状、黏液状和凝胶状，或易碎和不规则（图13.13~13.15）。它们不常发生在心房游离壁，不累及下面的心肌和邻近的肺静脉。其位置和非侵袭性是重要的良性特征。

黏液瘤细胞有大量嗜酸性胞质，细胞边界不清。它们产生黏液样背景。纤维化、钙化和出血常见，可发生骨髓外造血。钙视网膜蛋白免疫组化

表 13.3　血栓和赘生物的超声特征

	血栓	赘生物
位置	血流淤滞部位,如左室心尖和左房心耳	在瓣膜血流上游侧对合部位上或附近
形态学	通常单个	活动性分叶少见
	慢性时可见强回声	经常多个
	活动性分叶常见	慢性时可见强回声
相关的发现	血流淤滞的原因,如扩张的左室	其下的室壁运动异常
	瓣叶破坏和反流	累及瓣周

表 13.4　良性和恶性心脏肿瘤的超声特征

良性肿瘤
　遵循解剖界限
　边界良好
　不累及心包
恶性或继发性肿瘤
　突破解剖界限
　边界不清
　累及心包

表 13.5　心脏肿瘤的诊断特征

位置
　心房对心室
　心腔内对心肌内
形态学
　无蒂对带蒂
　光滑表面对活动性分叶
　无回声对强回声

表 13.6　黏液瘤和乳头样纤维弹性瘤的比较

	黏液瘤	纤维弹性瘤
位置	附着在卵圆窝	在心脏瓣膜上
蒂	有时有	有
表面	光滑,可有活动性分叶	中心性核心,伴有多个活动性分叶
大小	不一,常较大	常较小,且小于 1cm

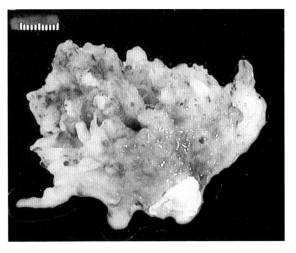

图 13.13　这例左房黏液瘤呈质软、凝胶状和分叶状。这就很容易理解为什么这种肿瘤可脱入二尖瓣,造成血栓陷入和肿瘤的小块及血栓引起的栓塞。

染色是一个有用的染色,在大多数黏液瘤中呈阳性。这可能在消退或被血栓覆盖的肿瘤中有用。血管免疫染色,如 CD31 和第Ⅷ因子,标记肿瘤内的血管。

心脏黏液瘤多位于左房,附着或邻近卵圆窝(图 13.16,13.17),通常表面光滑,部分可有活动性(图 13.18,13.19)。它有一个轻微的透明回声外观,在黏液瘤内可有异源性声影。大小不等,尽管当检测到时它们可能相当大并可引起阻塞症状(图 13.18,13.19)。

右房黏液瘤也可发生(图 13.20)。如果黏液瘤位于右侧或多发,需想到家族性黏液瘤综合征

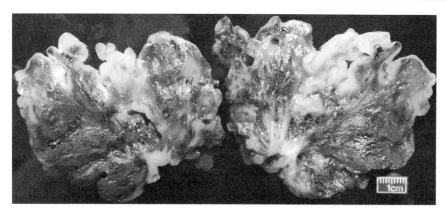

图 13.14   这是一个较大的左房黏液瘤,因体积大引起类似二尖瓣狭窄的症状。对切后可见肿瘤内大量出血形成的斑驳红黑样病变,这种包括出血、钙化和骨形成的退行性改变常见。

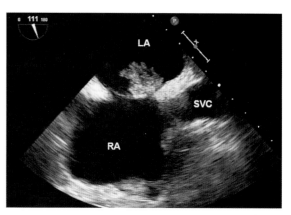

图 13.16   经食管纵切面显示的一个较小的黏液瘤,可见其典型地附着于卵圆孔。LA:左房,RA:右房,SVC:上腔静脉。

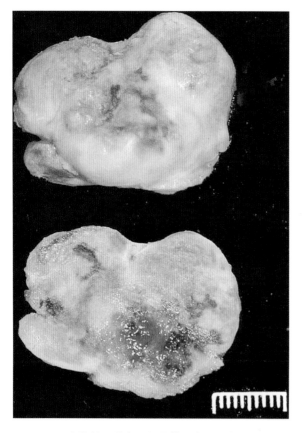

图 13.15   这是另一种常见的大体形态的左房黏液瘤。这个肿瘤已对切,外表面见图上部,切面见图下部。黏液瘤光滑、质硬且致密。以包括纤维化、钙化和出血等的退行性改变为主,不易发现残留的黏液瘤细胞。

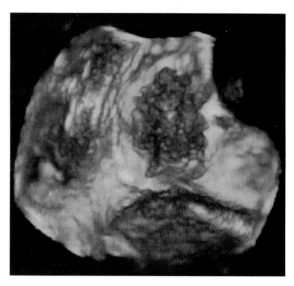

图 13.17   图 13.16 患者的经食道三维切面显示黏液瘤表面多个分叶。

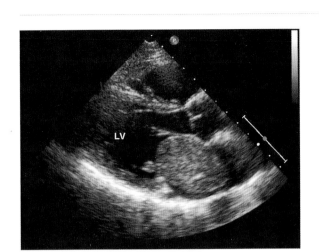

图 13.18 胸骨旁长轴切面显示一个较大的左房黏液瘤，表面光滑，阻塞二尖瓣血流流入，导致二尖瓣狭窄和心衰。LV：左室。

的可能。瓣膜黏液瘤极少见[20]。在过去，对一些瓣膜黏液瘤就存在混淆，实际上它们是错构瘤或乳头状纤维弹性瘤。

治疗黏液瘤可通过对下面的房间隔采用

Cuff 法行肿物切除术（图 13.21），再行补片修补残留间隔缺损。若切口边缘合理，外科手术应该能治愈。质软的黏液瘤可形成栓子并引起脑和全身性栓塞和缺血。文献报道的恶性黏液瘤可附着于血管和局部生长，形成栓塞灶。

心脏横纹肌瘤

心脏横纹肌瘤是最常见的原发性小儿心脏肿瘤，是心肌细胞的一个错构瘤[21-23]，没有转移和侵袭能力。尽管心脏横纹肌瘤为良性，但若位于心脏关键位置可引起致命性心律失常和心腔阻塞。这些病变的自然病程是自发性退化。横纹肌瘤通常在出生前或生后 1 年内被检出。它们占所有原发性心脏肿瘤的 60% 以上。研究证实，心脏横纹肌瘤发病率在尸检为 0.002%~0.25%，在活婴为 0.02%~0.08%，在产前检查为 0.12%[24]。由于超声图像的使用作为产前常规检查的一部分，因此对宫内心脏横纹肌瘤的临床认识在不断

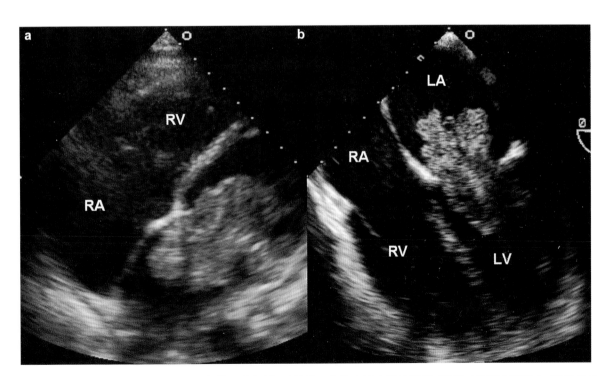

图 13.19 经胸腔改良的四腔(a)和经食管四腔(b)切面显示一个较大的左房黏液瘤，阻塞二尖瓣血流流入，形态似息肉，表面有多个分叶。LA：左房，LV：左室，RA：右房，RV：右室。

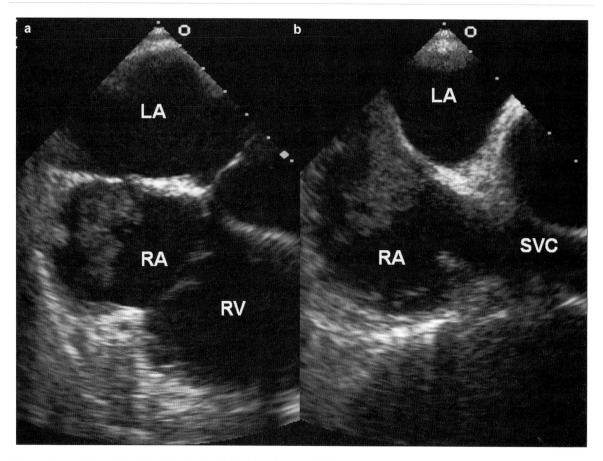

图13.20 一例55岁接受肺动脉高压调查的女性患者,经食管横切面(a)和纵切面图(b)显示右房黏液瘤附着于卵圆窝附近。LA:左房,RA:右房,RV:右室,SVC:上腔静脉。

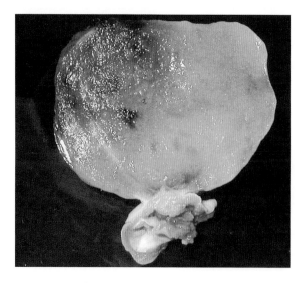

图13.21 左房黏液瘤,实性、质软和凝胶状。它有蒂,已被切除,还伴有房间隔的一个小口(黏液瘤附着处)。

提高。

心脏横纹肌瘤经常伴随有结节硬化症。结节硬化症是一种常染色体显性遗传或散发疾病,特征为累及脑、肾、心、皮肤和其他器官的广泛错构瘤。约半数结节硬化症患者将发生心脏横纹肌瘤。同样,近半数确诊为心脏横纹肌瘤的儿童将显示临床或放射学结节硬化症证据或有一个阳性家族史。遗传分析识别两种疾病基因:编码hamartin蛋白的染色体9q34上TSC 1和编码tuberin的16p13上TSC-2基因[23]。这些蛋白都是肿瘤抑制基因,似乎有助于生长调节和心肌细胞的分化。

心脏横纹肌瘤的大小从最大直径1mm到

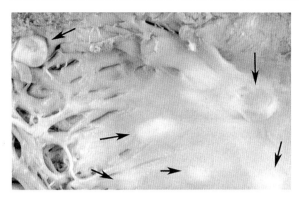

图 13.22 一例多发横纹肌瘤儿童打开的心室。在心内膜下可见小的白色心肌结节，叶凸入心内膜腔内（箭头）。

10cm 不等，可为单发或多发（图 13.22）。心脏横纹肌瘤最常发生在心室心肌，但也可位于心房、心外膜面或腔静脉 – 心房交界。较大心脏横纹肌瘤可引起流入道或流出道阻塞。横纹肌瘤是圆形或分叶状，大体上边界清楚。瘤体坚固，为白 – 褐色，匀质，常湿润，切面光亮。钙化和出血不常见。超过半数的肿瘤会向腔内生长。

显微镜下，横纹肌瘤是无囊包裹的边界清楚结节，可与周围正常心肌完全分开。横纹肌瘤细胞为圆形或多边形，细胞大，胞质清楚。在使用标准载玻片成片技术时，糖原丢失，故胞质清楚。过碘酸雪夫染色法（PAS）对糖原作用强。横纹肌肉瘤细胞核居中或偏离。某些细胞中，嗜酸性间隔从细胞膜延伸至中心的细胞核，使细胞呈现为蜘蛛样。这些"蜘蛛样细胞"是心脏横纹肌瘤的特异性病理表现。蜘蛛样细胞的间隔通过免疫染色对泛素强烈染色。泛素途径加速肌丝降解、胞浆内糖原空泡形成和蜘蛛样细胞形成。而后蜘蛛样细胞凋亡、黏液样变性和横纹肌瘤消退。通过对横纹肌标志物包括肌动蛋白、肌红蛋白、波形蛋白和结蛋白的强表达可证实横纹肌瘤的肌肉源性。泛素、hamartin 和 tuberin 也是阳性。增殖性标志物如 MIB-1 是阴性。

心脏横纹肌瘤临床特征多样且受位置、大小和病变数目的影响[21-23]。如广泛心肌受累，可有阻塞心腔和瓣膜、心律失常或心力衰竭的症状。如阻塞右室流入或流出道，可致心排出量下降、心房和腔静脉高压、胎儿水肿和死亡。室性或房性心律失常并不少见。在与一般人群相比，先天性心脏病在结节硬化症中占有较高的比例。肿瘤广泛侵袭继发心室血流淤积、心律失常、瓣膜硬化或心肌功能损伤时可致死。

在产前期，胎儿超声心动图常可检出横纹肌瘤。多发性病变常和结节硬化症有关。心脏横纹肌瘤表现为边界清楚的匀质强回声团块，最常累及心室，但也可见于心脏的其他部位（图 13.23）。它们经常可自行退化（图 13.24）。小的多发性病变在超声和核磁共振（MRI）上也可表现为一个增厚的心肌。如果超声心动图的结果不能确诊或正在制定积极外科治疗时，可用 MRI 检查。在MRI 上，心脏横纹肌瘤在 T1 相上表现为与心肌信号强度相近，在 T2 相上信号增强。MRI 也可用于评估累及脑、肾和肝的结节硬化症。

乳头状纤维弹性瘤

心脏乳头状纤维弹性瘤（PFE）是位于第二常见的心脏良性肿瘤，常发生于心脏瓣膜[25]。PFE 是心脏瓣膜最常见的原发性肿瘤。PFE 可发生于任何年龄人群，但主要为成人，70～80 岁发病率最高。它们最常发生在瓣膜表面，尤其是主动脉瓣和二尖瓣。

大多数患者无症状。常见症状包括中风或一过性缺血发作，继而心绞痛、心肌梗死、猝死、心力衰竭和栓塞。同栓塞相关的超声心动图特征包括肿瘤大小、左侧位置和活动度显著高的肿瘤[26]。

PFE 由多个纤维弹性乳头组成，起自一个蒂，形似一个息肉或海葵（图 13.25~13.27）。它们通常单发，但在放射检查或心脏外科手术后也有多发性病变的报道。组织学上，这些无血管乳头状叶由胶原纤维、蛋白聚糖和弹性纤维组成。和

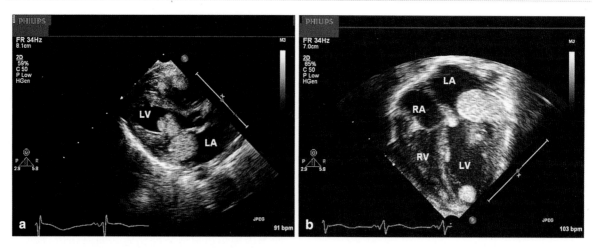

图 13.23 （a）一例新生儿的胸骨旁长轴切面显示多个心内团块，符合横纹肌瘤，肿瘤位于右室、左房和左室。（b）心尖四腔窗切面显示左室心尖部另外一个肿瘤（图像由 J.Lougheed 教授提供）。LA：左房，LV：左室。

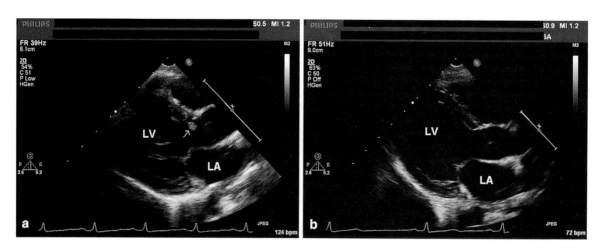

图 13.24 （a）一例儿童的胸骨旁长轴切面显示左室流出道团块（箭头）。（b）一个随访研究显示团块自行消退（图像由 J. Lougheed 教授提供）。LA：左房，LV：左室。

兰伯赘生物形似，说明二者可能有一个共同的病理病因学，或许来自外伤或机化的血栓。其他可能的病因学包括先天性来源，或瓣膜变性、巨细胞病毒，或心脏外科手术的并发症。

一旦发现 PFE，常需外科切除[27]。对无症状患者或一个偶然发现病变的治疗不太明确。应该手术切除较大的左侧活动性肿瘤以防猝死或栓塞。而较小的非活动性的肿瘤应定期复查超声，如增大、活动度增高或出现症状则应切除（图13.28）。

PFE 通常有蒂，易于用外科手术从相连的心内组织切除。可行瓣膜削片术，其几乎不切除下面的瓣膜。术中应注意避免碎片以防栓塞。任何原因造成的瓣膜缺损都可原发关闭或使用自体心包关闭。瓣膜修补术应为首选。外科切除术有疗效好、安全和耐受性好的优点。

不宜行外科手术治疗的患者可行全身抗凝或抗血小板治疗，减少血栓形成，尽管这一方法并没有明确的证据支持。还有人认为，PFE 相关的栓塞事件并不是肿瘤自身引起的，而是陷入在

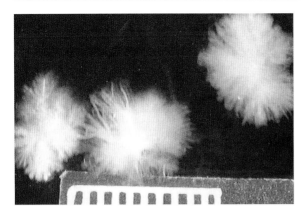

图 13.25　这些是主动脉瓣多发乳头样纤维弹性瘤,它们在水中成像可显示其多个薄的海葵样小叶。

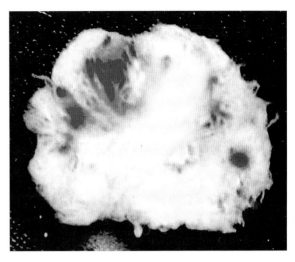

图 13.27　图 13.26 患者肺动脉瓣上切除的乳头状纤维弹性瘤。这是一个较大的致密肿瘤,放入水中时,多个分叶清晰可见。

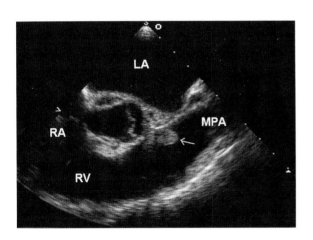

图 13.26　一例 64 岁女性患者的附着于肺动脉瓣的活动性团块(箭头)。她有恶性黑色素瘤病史,并已切除。切除肺动脉瓣团块,为乳头样纤维弹性瘤。LA:左房,MPA:肺动脉主干,RA:右房,RV:右室。

纤维弹性瘤小叶内的血栓引起的[28],因此有指征使用抗血小板药物。

其他良性肿瘤

脂肪瘤通常是心肌内肿瘤,男女发病率相等。它们有一个典型的强回声表现,与心律失常有关(图 13.29)。

纤维瘤更常见于儿童,是一种心肌内肿物,主要累及室间隔或左室游离壁,常单发,较大[29]。

心脏纤维瘤可能是一种肿瘤,也有人认为它们是一种纤维错构瘤。它可表现为室性心律失常,或足够大的纤维瘤可挤压心室引起血流堵塞或心力衰竭[30]。心脏纤维瘤也常凸入心腔内。它们是实性或橡胶样,无出血或坏死(图 13.30)。通常为白色或褐色,边界清楚,与周围心肌分界明显。钙化是其典型表现, 在常规的影像检查上常被发现。纤维瘤镜下可见成纤维细胞和高密度的成熟胶原纤维。使用特殊染色可识别弹性纤维。成纤维细胞典型且有丝分裂速度慢。无坏死但常可见到钙化。在边缘处,肿瘤细胞与邻近正常心肌细胞交错排列,事实上肿瘤分界并不清楚。

心脏纤维瘤的治疗通常采用外科手术切除[30]。把那些坚硬的肿物从心肌上剥除对外科医生似乎是一个好办法,但这样就会有不完全切除和再发的可能。虽然建议尽可能完全切除,但在边缘,残留肿瘤很常见。纤维瘤可复发,但生长缓慢。

心脏错构瘤是由过度生长的成熟细胞和组织组成。血管样、间质细胞样和成熟心肌细胞的错构瘤都有可能[31]。这些通常位于心肌内,无侵袭性。它们同心律失常有关。错构瘤的超声特征

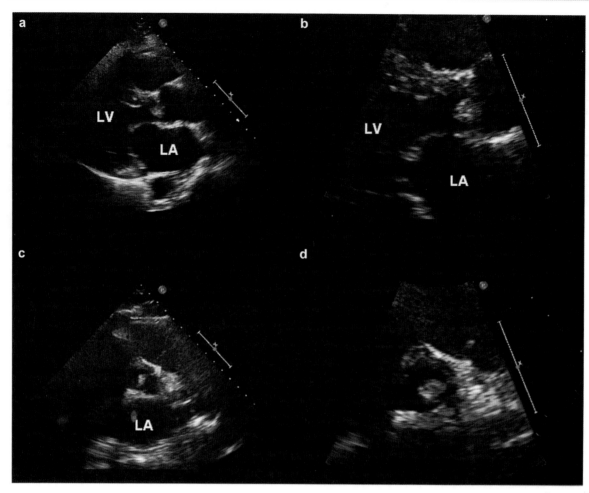

图 13.28　胸骨旁长轴(a,b)和短轴(c,d)切面显示主动脉瓣的左冠瓣有无蒂团块,符合乳头样纤维弹性瘤。这是一个 72 岁女性的偶然发现,未行外科手术切除主动脉瓣肿物。LA:左房,LV:左室。

与纤维瘤类似(图 13.31,13.32a、b)。

原发性恶性心脏肿瘤

心脏肉瘤

　　高达 1/4 的原发性心脏肿瘤可为恶性。心脏肉瘤的诊断相当困难。它们常累及心房,心包入侵常见。心包炎是一种典型的临床表现,细致的超声心动检查可见肿瘤通常为宽基底部,并突破解剖界限生长。比如,左房肉瘤常累及邻近肺静脉、右房或心包。心脏肉瘤是最常见的原发性恶性心脏肿瘤,在一些恶性肿瘤患者序列中占 70% ~ 80%或更多[2, 5, 7, 32]。与淋巴瘤相类似,心脏肉瘤的分类随着现代免疫组织化学法和分子模式诊断方法出现而发生了变化,因此文献中的某些病例可重新分类,这并不意外。

　　主要有三种类心脏肉瘤不易诊断:①梭形细胞瘤;②多形细胞瘤或巨细胞瘤;③小细胞瘤或球状细胞瘤。梭形细胞瘤可通过取样或免疫组织化学法排除。淋巴瘤、癌和间皮瘤酷似巨细胞或多形细胞瘤。免疫荧光染色板包括白细胞共同抗原(LCA)、细胞角蛋白 AE1/AE3A、B72.3、上皮膜抗原(EMA)、癌胚抗原(CEA)和波形蛋白,它们

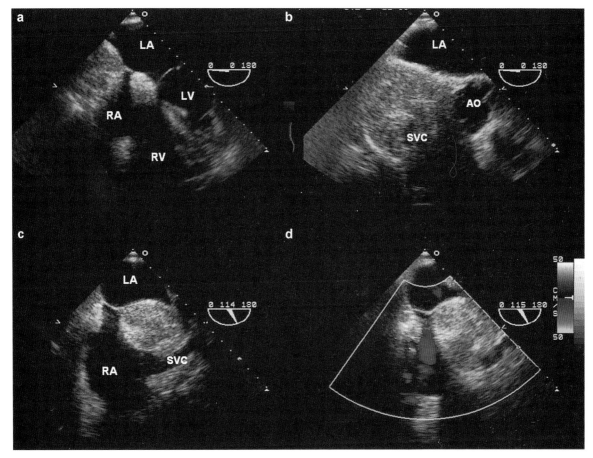

图 13.29 经食管切面(a~c)显示房间隔强回声和巨块性肥大,不累及卵圆孔。这些发现符合脂肪瘤性房间隔肥大。虽然房间隔和右房的脂肪瘤侵入严重,但无心内血流阻塞(d)。LA:左房,LV:左室,RA:右房,RV:右室,SVC:上腔静脉。

对肉瘤的鉴别诊断意义重大。球状细胞瘤易与血源性恶性肿瘤和小细胞瘤混淆。这些肿瘤多数可用电子显微镜或分子水平检测特殊染色体或检测基因产物来鉴别。这些辅助检查有些能回顾性检查冰冻组织标本,而有些需要新鲜的组织标本。

血管肉瘤是最常见的心脏肉瘤。典型的位于右心,并侵及心包(图 13.33,13.34)[33]。肿瘤可形成大出血团块,常伴血性心包积液(图 13.35)。而看上去像出血性团块包裹心脏。在显微镜下,组织形态和软组织心外血管肉瘤一样为多形性。有些是梭形细胞瘤,有些有不典型内皮细胞伴血管间隙充血,其他的可为高度分化或类内皮样细胞。血管肉瘤Ⅷ因子或 CD31 的免疫荧光染色常

为阳性。血管肉瘤常不能被手术切除,治疗上可选择行心包开窗术或局部的心包切除术。心脏血管肉瘤可发生心外转移。心力衰竭、心包缩窄和填塞常可致死亡。

左心肉瘤可能在临床上酷似心房黏液瘤,故易被外科病理医师见到[34]。它们质软,息肉样,但与黏液瘤不同的是,它们的位置远离房间隔并可侵及心房壁、心外软组织或凸入肺静脉(图 13.36)。常为梭形细胞肉瘤,类似于恶性纤维组织细胞瘤、平滑肌瘤、纤维肉瘤、黏液样纤维肉瘤、骨肉瘤或软骨肉瘤。有丝分裂计数、细胞结构、多形性和肿瘤坏死是评价肉瘤临床分级的重要参数[35, 36]。治疗可考虑使用肉瘤切除加心房重构术,肺切除可能为必需术式。易复发,这些肿瘤

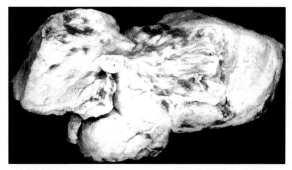

图 13.30 这是从左室切除的巨大心脏纤维瘤,切面呈白色。胸部 X 线片示有小钙化灶。表面仍有小片红色心肌。

预后也差。

位于右室流出道的肿瘤常和肺动脉干肉瘤相连续(图 13.37)。多为"内膜肉瘤"不伴分化(黏液肉瘤)。也可见其他类型的肉瘤,包括平滑肌肉瘤、骨肉瘤和软骨肉瘤。这些右室—肺动脉干肉瘤常质软,形似息肉,有阻塞性,常与肺栓塞事件有关。可见肿瘤沿大动脉或逆行向心室生长。常发生肺转移。临床表现类似肺血栓栓塞症,马鞍

状或慢性,并与肺动脉高压有关[37,38]。大块肿瘤栓塞可引发猝死。治疗可尝试外科切除,常联合肺段切除或肺叶切除,但预后仍较差。

转移性继发性肿瘤

心脏的继发性肿瘤比原发性良性或恶性心脏肿瘤常见[3]。不论何种起源,肿瘤也许都没有临床表现或临床症状和体征可反映转移的位置。常见转移到心脏的肿瘤包括乳腺癌、胃癌、肺癌、淋巴瘤、食管癌和黑色素瘤[8]。这些肿瘤中的多数邻近心脏,转移实际上可能就是局部肿瘤直接侵及心肌和大血管(图 13.38,13.39)。肿瘤也可经腔静脉或肺静脉进入心脏。肾细胞癌和肝癌常经下腔静脉侵入右房(图 13.40)。因此,一旦发现右房肿物,需仔细检查下腔静脉。最后,局部淋巴结肿瘤可经淋巴管或直接侵入心脏。

转移性心包肿瘤是最常见的转移性位置(图

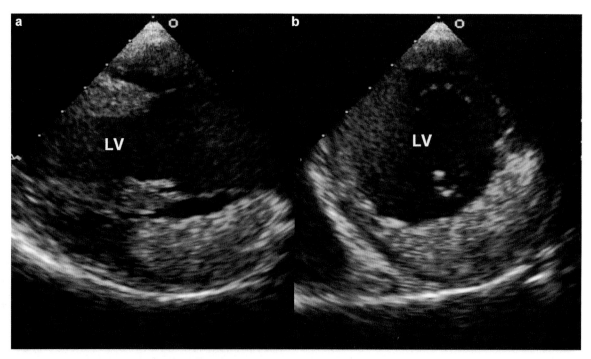

图 13.31 这是一例心脏停搏和室性心律失常的年轻女性患者。在左室长轴(a)和短轴(b)经食管经胃的图像可见界限清楚的前壁基底部和中部心肌内团块。她接受手术,证实为错构瘤。LV:左室。

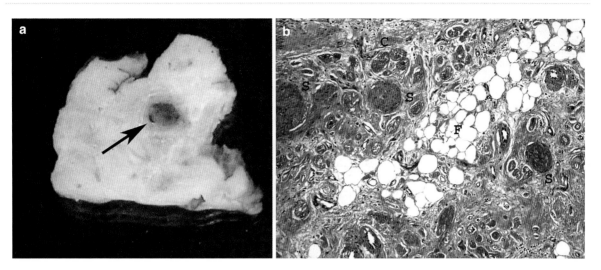

图 13.32 （a）图为图 13.31 患者切除的左室错构瘤，质软、呈褐色和有红结节区（箭头）。（b）显微镜下可见心肌细胞（C）、平滑肌细胞（S）、血管、神经和脂肪（F）组成的间叶性错构瘤。此错构瘤都是由成熟细胞构成，为良性。

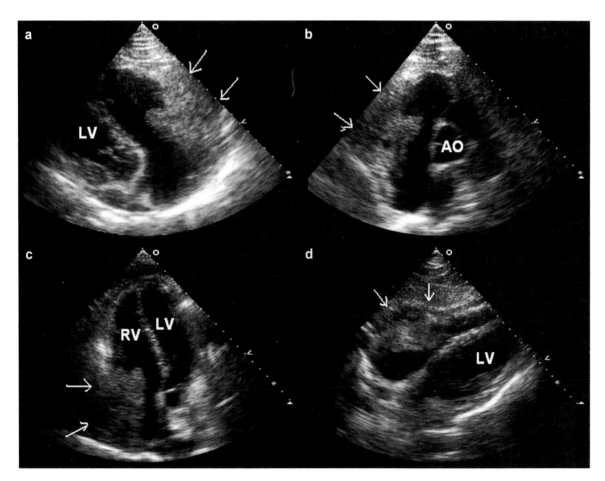

图 13.33 一例 30 岁男性胸痛患者。除有少量的心包积液外，可见右房和右室游离壁巨大肿块（箭头）凸入右房。肿物可见于右室流出道（a）、胸骨旁短轴（b）、心尖四腔（c）和剑突下（d）切面。剑突下图像可清楚显示此团块累及心包（箭头），活检证实为血管肉瘤。AO：主动脉，LV：左室，RV：右室。

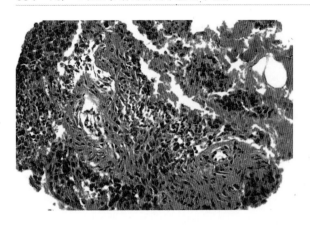

图 13.34 这是图 13.33 患者的血管肉瘤组织。心包积液的细胞学检查可见恶性梭形细胞簇伴血管和血液。免疫染色对内皮细胞标志物如 CD31 阳性,证实了肉瘤的血管性质。

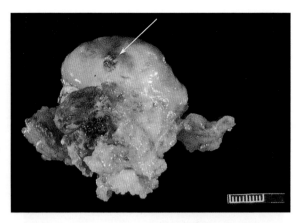

图 13.36 这是一个外科切除的左房黏液肉瘤,其为了减轻二尖瓣狭窄样症状。肉瘤位于左房后壁,突破心房壁生长并引起一个邻近肺静脉堵塞。表面缺损(箭头)是来自术前的心内膜心肌活检。这种经间隔活检在术前证实了组织诊断。患者症状好转但发生了转移。

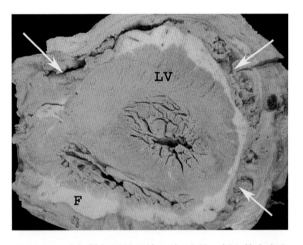

图 13.35 在短轴切开的尸检心脏。这是一例血管肉瘤患者,心脏被累及心包的褐色、质软的肉瘤团块包裹(箭头)。F:心外膜脂肪,LV:左室。

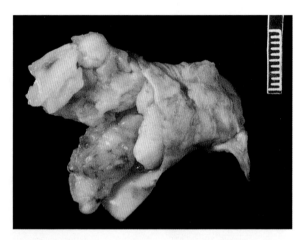

图 13.37 这是一个在肺动脉内膜血栓切除术中切除的肺动脉黏液肉瘤。患者有呼吸困难,被认为是有慢性血栓栓塞性肺动脉高压。质软的肿瘤填充管腔。这些肉瘤是多种组织类型,几乎所有的患者预后都差。

13.41,13.42),可引起心包炎、血性心包积液、渗出性缩窄性心包炎或心包缩窄。也可发生心包积血伴心包填塞。对于诊断和治疗,需要行心包切开术或心包开窗术。

心肌转移灶可见黑色素瘤和癌(图 13.43)。它们可无临床表现,也可引起心律失常或形成肿块影响心室功能。心内膜病变可呈息肉样,如果长得足够大,可阻塞心腔。这种转移灶常是经静脉转移的。

心脏转移灶常伴其他心外的转移灶,极少采用外科切除术。

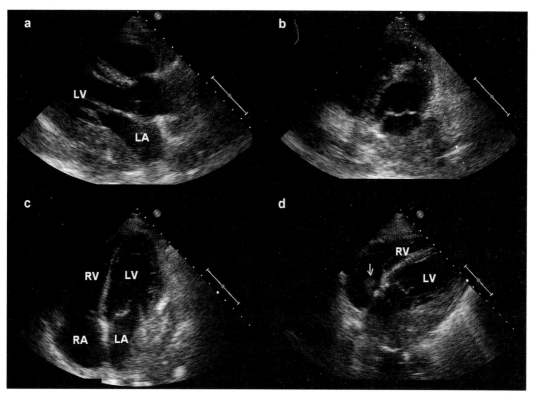

图 13.38　在这例肺鳞状上皮细胞癌患者中,左房和左室的转移性侵犯显示在胸骨旁长轴(a)、短轴(b)、心尖四腔(c)和剑突下四腔(d)切面。侵犯右房(箭头)可在剑突下切面(d)探及。LA:左房,LV:左室,RA:右房,RV:右室。

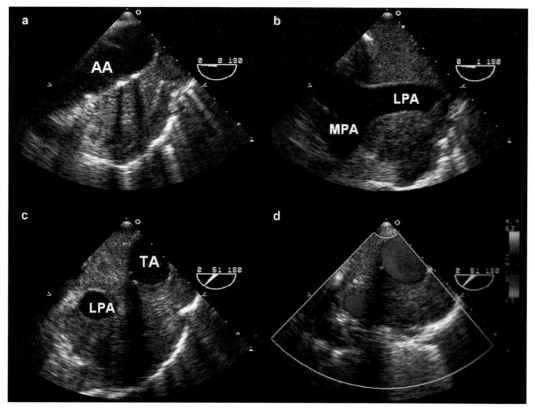

图 13.39　在这例肺小细胞癌患者中,经食管超声心动图显示肿瘤延伸累及升主动脉(a)、主动脉弓(c)和肺动脉(b,d)。没有探测到主动脉或肺动脉血流阻塞。AA:升主动脉,LPA:左肺动脉,MPA:肺动脉主干,TA:横主动脉。

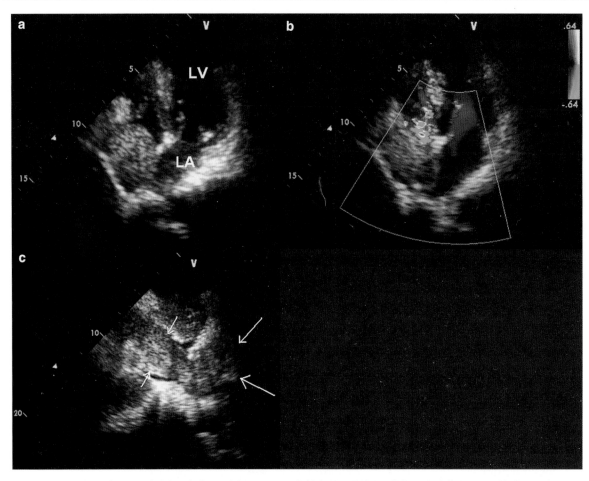

图 13.40 在这例肝癌(肝细胞癌)患者中,四腔切面可见一个较大的团块(a)。彩色血流成像(b)显示静脉血流流入右房阻塞。剑突下切面(c)显示肿瘤侵入下腔静脉(短箭头)并凸入右房(长箭头)。LA:左房,LV:左室。

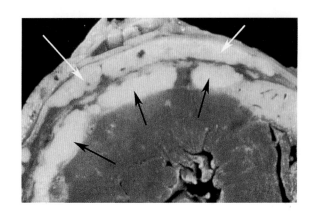

图 13.41 转移性癌累及心包表面(箭头)的心脏。这种肿瘤转移灶可引起心包积液或缩窄。

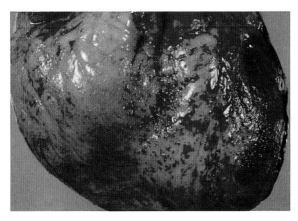

图13.42 有转移性癌的心脏外表面。仅在显微镜下可见多发微小的心包转移灶。没有见到肿块,表面为血性且有血性心包积液。

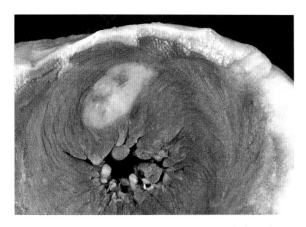

图13.43 短轴切面显示左室有边界清楚的白色肺癌灶。体内也可见其他的转移灶。

小结

在用超声心动图评价一个心内团块时,一个系统性方法对于排除伪影、心外肿块和正常结构很重要。位置和形态特征有助于区分血栓和赘生物、肿瘤。相关的发现和临床情况对于鉴别诊断非常有用。重要的是,要知道可能会存在伪影,并学会如何去避免这些伪影。要经常考虑到心外肿物,它们可能会难以确定,位置和典型的形态学特征有助于诊断,但需要在临床背景下考虑。

参考文献

1. Wold LE, Lie JT. Cardiac myxomas: a clinicopathologic profile. *Am J Pathol.* 1980 Oct;101(1):219-240.
2. Chitwood WR Jr. Cardiac neoplasms: current diagnosis, pathology, and therapy. *J Card Surg.* 1988;3:119-154.
3. Lam KY, Dickens P, Chan ACL. Tumors of the heart: a 20-year experience with a review of 12, 485 consecutive autopsies. *Arch Pathol Lab Med.* 1993;117:1027-1031.
4. Reynen K. Frequency of primary tumors of the heart. *Am J Cardiol.* 1996;77:107.
5. Molina JE, Edwards JE, Ward HB. Primary cardiac tumors: experience at the University of Minnesota. *Thorac Cardiovasc Surg.* 1990;38:183-191.
6. Wiatrowska BA, Walley VM, Masters RG, Goldstein W, Keon WJ. Surgery for cardiac tumours: the University of Ottawa Heart Institute experience (1980–91). *Can J Cardiol.* 1993;9:65-72.
7. Burke A, Virmani R. Classification and incidence of cardiac tumors. Tumors of the heart and great vessels. Third series ed. Bethesda, MD: Armed Forces Institute of Pathology; 1996:1–12.
8. Abraham DP, Reddy V, Gattuso P. Neoplasms metastatic to the heart: review of 3314 consecutive autopsies. *Am J Cardiovasc Pathol.* 1990;3:195-198.
9. Majano-Lainez RA. Cardiac tumors: a current clinical and pathological perspective. *Crit Rev Oncog.* 1997;8(4): 293-303.
10. Shapiro LM. Cardiac tumours: diagnosis and management. *Heart.* 2001 Feb;85(2):218-222.
11. Veinot JP, Burns BF, Commons AS, Thomas J. Cardiac neoplasms at the Canadian Reference Centre for Cancer Pathology. *Can J Cardiol.* 1999 Mar;15(3):311-319.
12. Grebenc ML, Rosado de Christenson ML, Burke AP, Green CE, Galvin JR. Primary cardiac and pericardial neoplasms: radiologic-pathologic correlation. *Radiographics.* 2000 July; 20(4):1073-1103.
13. Perchinsky MJ, Lichtenstein SV, Tyers GF. Primary cardiac tumors: forty years' experience with 71 patients. *Cancer.* 1997;79(9):1809-1815.
14. Vaughan CJ, Veugelers M, Basson CT. Tumors and the heart: molecular genetic advances. *Curr Opin Cardiol.* 2001 May; 16(3):195-200.
15. Seguin JR, Beigbeder JY, Hvass U, et al. Interleukin 6 production by cardiac myxomas may explain constitutional symptoms. *J Thorac Cardiovasc Surg.* 1992 Mar;103(3): 599-600.
16. Scott N, Veinot JP, Chan KL. Symptoms in cardiac myxoma. *Chest.* 2003 Dec;124(6):2408.
17. Blondeau P. Primary cardiac tumors – French studies of 533 cases. *Thorac Cardiovasc Surg.* 1990 Aug;38(Suppl 2): 192-195.
18. Yoon DH, Roberts W. Sex distribution in cardiac myxomas. *Am J Cardiol.* 2002 Sept 1;90(5):563-565.
19. Carney JA. The Carney complex (myxomas, spotty pigmentation, endocrine overactivity, and schwannomas). *Dermatol Clin.* 1995 Jan;13(1):19-26.
20. Pessotto R, Santini F, Piccin C, Consolaro G, Faggian G, Mazzucco A. Cardiac myxoma of the tricuspid valve: description of a case and review of the literature. *J Heart Valve Dis.* 1994;3:344-346.
21. Burke AP, Virmani R. Cardiac rhabdomyoma: a clinico-

pathologic study. *Mod Pathol*. 1991 Jan;4(1):70-74.

22. Burke A, Virmani R. Pediatric heart tumors. *Cardiovasc Pathol*. 2008 Jul;17(4):193-198.

23. Jozwiak J, Sahin M, Jozwiak S, et al. *Cardiac rhabdomyoma in tuberous sclerosis: hyperactive Erk signaling Int J Cardiol*. 2009;132:145-147.

24. Isaacs H Jr. Fetal and neonatal cardiac tumors. *Pediatr Cardiol*. 2004 May;25(3):252-273.

25. Roberts WC. Papillary fibroelastomas of the heart [editorial]. *Am J Cardiol*. 1997 Oct 1;80(7):973-975.

26. Gowda RM, Khan IA, Nair CK, Mehta NJ, Vasavada BC, Sacchi TJ. Cardiac papillary fibroelastoma: a comprehensive analysis of 725 cases. *Am Heart J*. 2003 Sept;146(3): 404-410.

27. Boodhwani M, Veinot JP, Hendry PJ. Surgical approach to cardiac papillary fibroelastomas. *Can J Cardiol*. 2007 Mar 15;23(4):301-302.

28. Veinot JP. Fibroelastoma and embolic stroke. *Circulation*. 1999 May 25;99(20):2709-2712.

29. Veinot JP, O'Murchu B, Tazelaar HD, Orszulak TA, Seward JB. Cardiac fibroma mimicking apical hypertrophic cardiomyopathy: a case report and differential diagnosis. *J Am Soc Echocardiogr*. 1996;9(1):94-99.

30. Burke AP, Rosado-de-Christenson M, Templeton PA, Virmani R. Cardiac fibroma: clinicopathologic correlates and surgical treatment. *J Thorac Cardiovasc Surg*. 1994; 108:862-870.

31. Burke AP, Ribe JK, Bajaj AK, Edwards WD, Farb A, Virmani R. Hamartoma of mature cardiac myocytes. *Hum Pathol*. 1998 Sep;29(9):904-909.

32. Murphy MC, Sweeney MS, Putnam JBJ, et al. Surgical treatment of cardiac tumors: a 25-year experience. *Ann Thorac Surg*. 1990;49:612-618.

33. Butany J, Yu W. Cardiac angiosarcoma: two cases and a review of the literature. *Can J Cardiol*. 2000 Feb;16(2): 197-205.

34. Chan KL, Veinot J, Leach A, Bedard P, Smith S, Marquis JF. Diagnosis of left atrial sarcoma by transvenous endocardial biopsy. *Can J Cardiol*. 2001 Feb;17(2):206-208.

35. Burke AP, Cowan D, Virmani R. Primary sarcomas of the heart. *Cancer*. 1992;69:387-395.

36. Raaf HN, Raaf JH. Sarcomas related to the heart and vasculature. *Semin Surg Oncol*. 1994 Sep;10(5):374-382.

37. Dennie CJ, Veinot JP, McCormack DG, Rubens FD. Intimal Sarcoma of the pulmonary arteries seen as a mosaic pattern of lung attenuation on high-resolution CT. *AJR Am J Roentgenol*. 2002 May;178(5):1208-1210.

38. Burke AP, Virmani R. Sarcomas of the great vessels. A clinicopathologic study. *Cancer*. 1993 Mar 1;71(5):1761-1773.

许多先天性心脏病患者可以活到成年。一部分原因是这些先心病对心脏功能影响较小，另一部分原因是有些患者在儿童时期进行了姑息性或矫正性治疗。在这一章节中，我们将概述评估疑有先天性心脏病患者的超声心动图方法、成人常见先天性心脏病的特点，最后我们将讨论一下成人先天性心脏病矫正或姑息性心脏手术治疗后患者的预后。这些先天性心脏病患者外科手术很少能完全根治，所以他们可能会残留心脏结构异常及血流动力学异常。与复杂手术相关的远期并发症也很常见。

节段分析法

超声心动图检查可通过详细的心脏节段性分析法获得全面的心脏解剖结构信息（表 14.1）。节段分析法可以逐段逻辑分析心脏各腔室在胸腔内的位置、心脏各腔室之间的关系、各个心腔之间的连接以及心腔与大血管、肺血管及腔静脉之间的连接关系[1-3]。先天性心脏病患者心脏解剖的变异性很大，自认为心脏结构应该这样或那样经常会造成误导。节段分析法使我们能够更好地理解心脏各个腔室的位置、相互关系及连接，甚至是诊断最复杂的先天性心脏病的基础[4]。

了解心脏各腔室间解剖结构上的不同是非常重要的，这在第一章已叙述过。当心脏处于正位时，解剖右房位于心脏右侧，与上腔及下腔静脉连接。右心耳呈圆锥形或三角形，入口很宽。右房游离壁由梳状肌构成，在右侧的房间隔上有一个卵圆窝。腹主动脉位于下腔静脉的左后侧（图14.1）。心脏转位可见解剖右房位于心脏左侧。如果患者存在两个右房（右房异构）或两个左房（左房异构），这种情况下心脏的结构就会比较复杂。

正常右襻（d-襻）右室的流出道位于流入道的左侧，而左襻（l-襻）右室的流出道位于流入道的右侧。因为房室瓣（二尖瓣和三尖瓣）是由其下部的心室肌分层组成，如果能够识别特殊的房室瓣可以帮助我们识别其下部的心室肌。左右室有各自的形态学特征，见表 14.2。右室通常为新月形或 D 字形，而左室为椭圆形，但如果用形状来区分左、右室还是要小心，因为心室的负荷状态可以影响心室的形状（图 14.2）。在先天矫正性大动脉转位的情况下，右室行使体循环心室的功能，这时右室的形状为椭圆形而左室则更像新月形。左、右室解剖结构不同，例如漏斗隔（右室）、主动脉瓣和二尖瓣的连续性（左室），大的心室肉柱（右室）等对真正的解剖识别有帮助（图14.3~14.6）。

主动脉瓣位于肺动脉瓣的后下方，偏右侧。主动脉根部位于主肺动脉的右侧，升主动脉逐渐移向左侧并形成左侧主动脉弓。主肺动脉发出后立即分为左右肺动脉，动脉导管起自肺动脉分叉处，靠近左肺动脉的起始部，连接到主动脉弓的远端表面部分。冠状动脉起自于主动脉根部的主

表 14.1　可疑先天性心脏病患者的节段分析

心房的位置

　正位　右房位于右侧

　反位　右房位于左侧

　不定位　不能区分两个心房/两个相似的心房

心室的位置和关系

　右襻　形态学右室位于前方及右侧

　左襻　形态学右室位于后方及左侧

大动脉的连接和关系

　一致　主动脉从左室发出,肺动脉从右室发出

　不一致(转位)　主动脉从右室发出,肺动脉从左室发出

　双出口　主动脉和肺动脉同时从右室或左室发出

动脉窦。区分主动脉和肺动脉不能看它们的解剖位置,应该看它们各自连接的分支血管。

我们在进行超声心动图检查之前,需要对心脏在各个声窗的解剖结构进行详细了解,如必要甚至包括食道切面。由于心脏在解剖上存在着很大的变异,所以我们在检查时不能局限于常规的切面位置和标准的探头方向。实际上,切面位置和探头方向经过调整后可以提供更多的诊断信息,能更好地显示心腔的位置、相互关系及心腔与静脉和大动脉的关系,这些信息能够帮助我们作出诊断。

未修补的病变

房间隔缺损

根据房间隔缺损的部位,房间隔缺损主要分为三种类型[5](图 14.7)。最常见的类型是继发孔型, 累及原发隔, 通常位于卵圆窝处 (图 14.8, 14.9)。这种房间隔缺损可为原发性或者因为左房扩张导致房间隔被牵拉造成(如二尖瓣狭窄鲁登巴赫综合征)。原发孔型房间隔缺损累及接近心内十字交叉的房间隔,可以形成房室间隔缺损(房室通道)的一部分(图 14.10)。第三种类型为静脉窦型房间隔缺损,可位于上方的上腔静脉入口或下方的下腔静脉入口(图 14.11)。

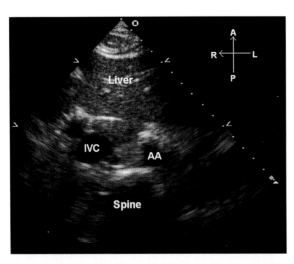

图 14.1　剑突下切面显示心脏的位置。心脏正位在短轴切面上可见腹主动脉位于下腔静脉的左侧偏后方。A 前方,AA:腹主动脉,IVC:下腔静脉,L:左侧,P:后部,R:右侧。

表 14.2　心室的形态学特征

	左室	右室
房室瓣	双瓣叶(二尖瓣)	三瓣叶(三尖瓣)
	隔叶附着点接近十字交叉	隔叶更接近心尖
	和半月形瓣相连续	同半月形瓣不连续;呈现漏斗形间隔
小梁特征	良好的小梁	粗大的小梁
	光滑的间隔	存在节制带
乳头肌	游离壁上有两个乳头肌	间隔上多个乳头肌

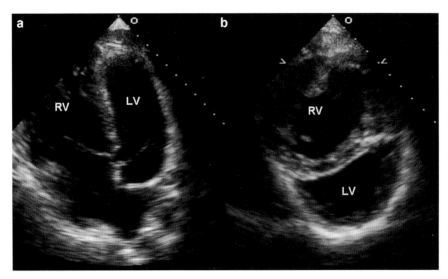

图 14.2　这是一个完全性大动脉转位接受 Mustard 术的患者。形态学当右室为体循环心室，比左室大且肥厚，见心尖两腔切面(a)和胸骨旁短轴切面(b)。在胸骨旁短轴切面(b)，室间隔平坦，形态学左室呈 D 型。心室的形状不是一种识别内在心室的可靠解剖学特征。

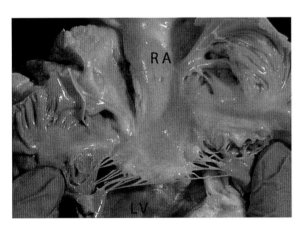

图 14.3　矫正的大动脉转位。右侧心脏连接右房和形态学左室，二者之间有二尖瓣。形态学右房(RA)有梳状肌。左室(LV)的形态学二尖瓣有两个瓣叶。

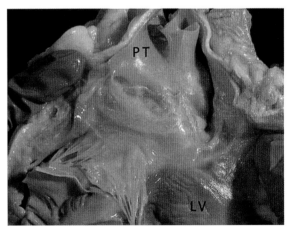

图 14.4　矫正的大动脉转位。右侧的流出道由形态学左室(LV)和肺动脉主干(PT)组成。请注意，肺动脉瓣和二尖瓣具有连续性，这为形态学左室的特征。

经胸超声心动图检出继发孔型房间隔缺损的敏感性为 90%[6]，最好的声窗是允许超声束垂直于房间隔，通常为剑突下切面，尤其适用于年轻人。对于老年人和那些剑突下切面不合适的人群来说，低位的胸骨旁切面可能有用。超声检查的目标是显像房间隔缺损，并清晰显示其边缘。应注意超声图像的缺失问题，尤其是在房间隔显示模糊的患者。

彩色血流成像可以显示分流束，其有助于诊断。要注意区分分流束和腔静脉流到卵圆窝的血流束。心房分流左向右分流时一个典型的特征是血流在进入右房之前，在左房内有血流汇聚现象，以此可以区别腔静脉流到卵圆窝的血流(图14.12)。彩色血流束可帮助识别小的房间隔缺损和拉伸的卵圆窝引起的左向右分流。前者分流束

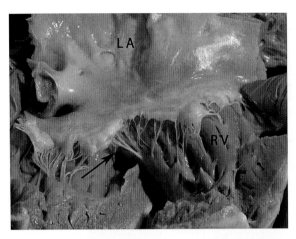

图 14.5 矫正的大动脉转位。左房通过介入的三尖瓣同形态学右室相连接。形态学左房表面光滑且无梳状肌。三尖瓣有间隔腱索连接（箭头）。右室肥厚，因它是体循环心室。

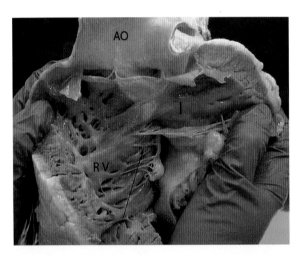

图 14.6 矫正的大动脉转位。左侧流出道连接形态学右室（RV）到主动脉（AO）。这是一个解剖的右室，因为存在一个漏斗样的间隔（I），造成三尖瓣和主动脉瓣之间不连续。可见间隔腱索附着点（箭头）。

垂直于房间隔，而后者则与房间隔平行（图14.13）。

心尖四腔切面是识别原发孔型房间隔缺损的最好切面，在这个切面上，心内十字结构清晰可见（图14.10）。经胸超声检测的敏感性大于90%。原发孔型房间隔缺损常伴有二尖瓣裂，这部分内容见房室间隔缺损。

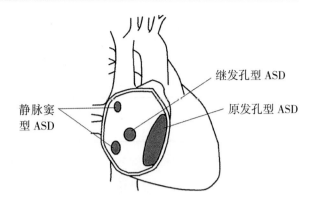

图 14.7 这是一个示意图，显示了三种常见的房间隔缺损（ASD）。

经胸超声心动图不易识别静脉窦型房间隔缺损，因为上腔、下腔静脉均不能很好地被显示[6]。识别上腔静脉入口缺损的敏感性约50%，下腔静脉入口缺损的敏感性很难确定，而且很可能很低[7]。剑突下切面是检测这些房缺的理想切面，要使探头平面向前倾斜来显示上腔静脉，从而显示房间隔上方。这一型的房缺中最常见异常是肺静脉畸形。这些通过经胸超声很难确诊。

经食道超声是诊断房间隔缺损的最好方法，它对三种类型的房缺均有很高的敏感性（大于95%）（图14.14~14.16），同时可以用来识别肺静脉畸形。对于有下腔静脉窦型房缺的患者，要仔细观察房间隔到下腔静脉的缺口。三种类型的房缺，如果有明显分流，都可能会造成右室负荷过重。明确的右室扩张表明分流量＞2∶1。

室间隔缺损

室间隔缺损有很多种分类方法[8]，我中心习惯分为膜部、流入道、流出道和肌部型缺损（图14.17）[9]。内壁光滑的流入道被隔束下部将流出道分开，并在乳头肌连接部位移行为心尖部小梁间隔。流出道内壁同样光滑，被隔束上部将前心尖部小梁间隔分开。胸骨旁长、短轴切面可更好地观察到室间隔膜部缺损，要注意其与主动脉根

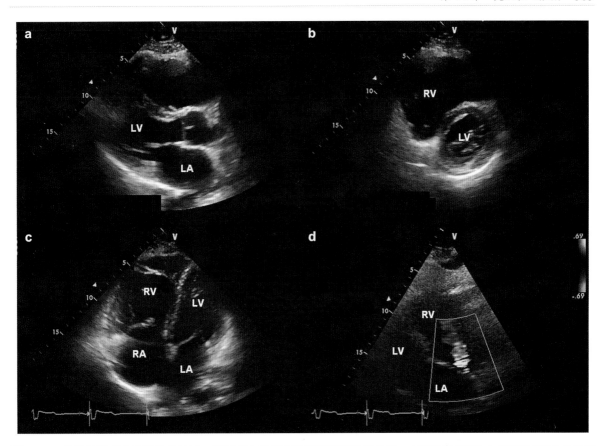

图 14.8　典型的超声心动图检查显示一例具有大的继发孔型房间隔缺损患者。在胸骨旁长轴(a)、短轴(b)和心尖四腔(c)切面，右室扩大显示右室容量负荷过重。实时图像显示室间隔矛盾运动。显示心房间隔缺损最好的切面在剑突下(d)。彩色血流成像显示通过房间隔缺损左向右分流。

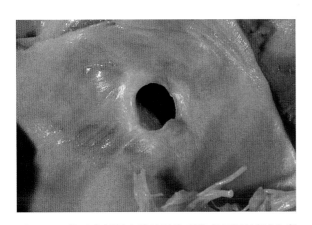

图 14.9　位于房间隔中部的继发型孔房间隔缺损(左房观)。

部和三尖瓣隔叶的密切关系。通常在这里可看到小的瘤(图 14.18~14.20)。流入道型室间隔缺损通常是肌肉发育异常，可单发或多发。累及流入道基底部的室缺可为房室间隔缺损的部分表现。小

梁部室间隔缺损也会累及肌部间隔。流出道型室间隔缺损可致主动脉瓣脱垂而发生主动脉瓣反流(图 14.21)。这一类型室间隔缺损可在胸骨旁短轴切面观察到，因为缺损与肺动脉瓣很接近。小梁部室间隔缺损因为小梁是室间隔的一部分，所以不易识别，因此彩色血流成像是识别这种类型室间隔缺损的必要方法。

多普勒可为室间隔缺损诊断提供重要信息，可以评估右室的压力。频谱多普勒超声的细致检查发现舒张期有持续低速血流，说明左室舒张末压高于右室(图 14.23)。

房室间隔缺损

这种先天性缺损有多种组成部分，如果所有组成部分都存在时称为完全型，如果某些组成部

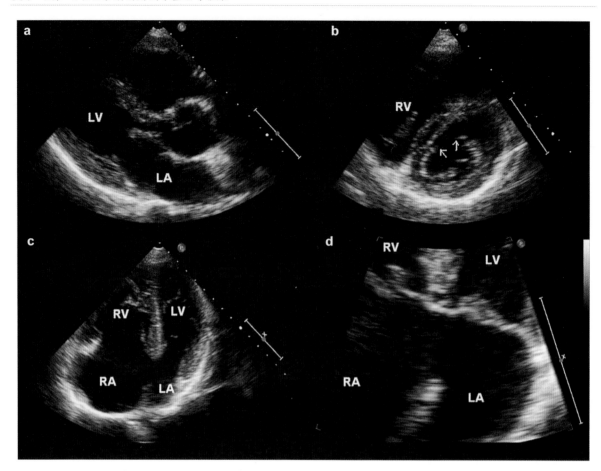

图 14.10　23 岁男性部分房室间隔缺损。胸骨旁长轴切面(a)显示左室流出道狭窄,这种情况下很常见。胸骨旁短轴切面(b)显示前二尖瓣叶裂。心尖四腔切面(c)显示大的原发孔型房间隔缺损。局部放大图像(d)显示大原发孔型房间隔缺损和房室瓣膜的异常方向位。LA:左房,LV:左室,RA:右房,RV:右室。

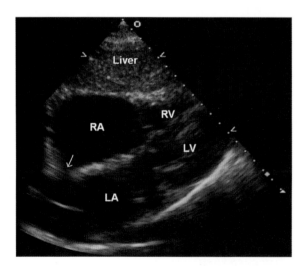

图 14.11　剑突下切面显示静脉窦型房间隔缺损(箭头)。
LA:左房,LV:左室,RA:右房,RV:右室。

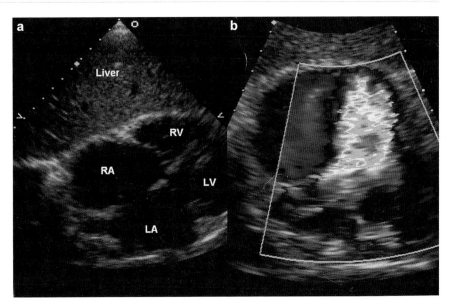

图 14.12 剑突下切面显示大的继发孔型房间隔缺损(a)。彩色血流成像(b)证实了通过缺损处的左向右分流。LA:左房,LV:左室,RA:右房,RV:右室。

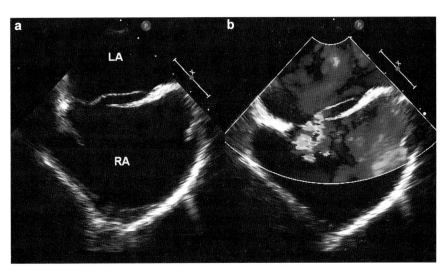

图 14.13 经食管双心房切面(a)显示卵圆孔未闭伴显著第一房间隔与第二房间隔重叠,以致在彩色血流成像(b)中可以看到左向右分流方向与房间隔平行。LA:左房,RA:右房。

分不存在时称为不完全型[5]。这些组成部分包括原发孔型房间隔缺损、流入道型室间隔缺损,以及包括二尖瓣前叶裂在内的房室瓣异常(图14.24)。当发现其中任何一种组成部分时,检测是否存在其他组成部分就非常重要。另外,在左室收缩期造影显像中可见到左室流出道很长,产生"鹅颈样"征。乳头肌可能比正常时更接近。此种情况下降落伞型二尖瓣和双孔型二尖瓣很常见,也会发生肺动脉高压。

在四腔心切面,房间隔缺损和靠上的室间隔缺损看得最清楚。在这一切面中三尖瓣和二尖瓣在同一平面上。在不完全型房室间隔缺损的患者,超声心动图这一特征有很高的诊断价值(我们应该记得,在正常四腔切面的十字交叉,二尖瓣附着点位置较高)(图14.10)。在二尖瓣水平短轴切面可清楚地显示二尖瓣裂。典型的裂指向室间隔中部。存在单独二尖瓣裂的患者,二尖瓣裂指向前方。通过二维超声很难确定裂的深度,但三维超声就比较容易了(图14.25)。应重点检测在缺损上有无瓣膜跨越和腱索骑跨,因为这些特

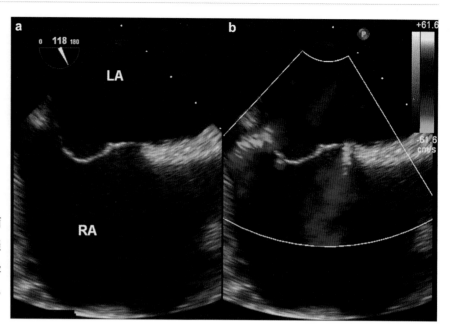

图 14.14　经食管双心房切面超声显示多发房间隔小缺损(a)和彩色血流成像(b)中,经这些缺损的轻度左向右分流。LA:左房,RA:右房。

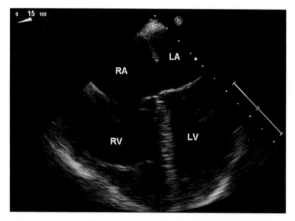

图 14.15　经食管四腔切面图像显示大的原发孔型房间隔缺损,伴扩张的右房和右室。LA:左房,LV:左室,RA:右房,RV:右室。

征对计划外科修补术很重要(图 14.26,14.27)。

动脉导管未闭

　　动脉导管位于左肺动脉和主动脉之间,是胎儿血液循环的一个至关重要的结构,正常情况下,在出生后不久即关闭成为肺动脉韧带(图14.28)。个别患者导管保持着开放状态,向肺循环供血(如在肺动脉瓣闭锁合并室间隔缺损的情况下),同时也可使用药物治疗使导管保持开放状态。动脉导管未闭是指导管在病理上依然保持开放的一种情况[10]。动脉导管未闭通过超声可以清楚地显像,胸骨旁短轴切面可显示肺动脉的分支,胸骨上窝切面向左、后轻微倾斜探头可显示左肺动脉的近端(图 14.29,14.30)。很难用同一角度显示导管的两端。为了能够通过经食道心脏超声得到动脉导管未闭的影像,我们从主动脉弓的远端开始在短轴上使用一个垂直像面,经食道探头缓慢地推入来显示略低于主动脉弓的左肺动脉近端,然后从右到左轻微旋转探头即可显像整个导管。彩色血流显像一般能有利于显示。

主动脉缩窄

　　主动脉缩窄是指左锁骨下动脉起始部位附近的肺动脉韧带处的主动脉变窄(图 14.31,14.32)。可以从胸骨上窝切面和高位左、右胸骨旁切面来显示主动脉弓,包括升主动脉远端、横主动脉和左锁骨下动脉远端的近端峡部。可以观察到一个明亮的不连续架,常和发育不良小的横主动脉和峡部有关(图 14.33)[11]。在成年患者中,主动脉缩窄常常是"简单"类型,不伴随其他心内结构异常,但除了先天性二叶式主动脉瓣。先天性二叶

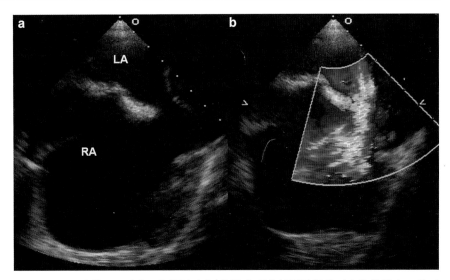

图 14.16　经食管双心房切面图像(a)中,静脉窦型房间隔缺损位于上腔静脉入口的正下方。彩色血流成像(b)中显示了左向右分流。LA:左房,RA:右房。

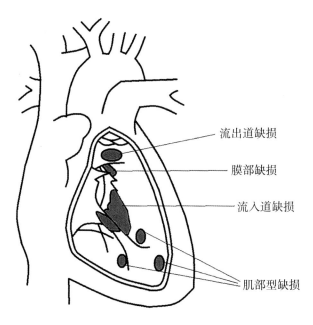

图 14.17　不同类型的室间隔缺损示意图。

（图中标注：流出道缺损、膜部缺损、流入道缺损、肌部型缺损）

式主动脉瓣是一常见的疾病,存在于约一半的患者中。

　　如果主动脉缩窄严重但直到成人的时候才被检查出来,在缩窄的周围就可以见到广泛的侧支循环。主动脉缩窄的患者高血压很常见并且很难控制。对无症状的严重主动脉缩窄患者最佳的

治疗方案目前仍不明确。对那些接受了外科手术或支架治疗的主动脉缩窄患者,其主动脉缩窄的修复部位需要进行随访,因为有可能会发生远期并发症如术后再狭窄和假性动脉瘤(图 14.34)。

左上腔静脉

　　正常情况下,右侧主静脉形成上腔静脉,左侧主静脉形成冠状静脉窦。永存左上腔静脉表现为持续的左前主静脉引流到扩张的冠状静脉窦[12]。事实上,永存左上腔静脉是导致冠状静脉窦扩张的最常见原因（胸骨旁长轴切面直径 > 10mm)(图 14.35)。其他的引起冠状静脉窦扩张的原因包括异常的肺静脉引流到冠状静脉窦、冠状动脉瘘引流到冠状静脉窦和严重的三尖瓣反流伴随右房扩大。

　　永存左上腔静脉在人群中的发生率为0.5%,在先天性心脏病患者中发病率更高。通过左侧肘前静脉注射生理盐水对照很容易查出,显示冠状静脉窦较右房较早出现浑浊。

　　彩色血流成像在胸骨上窝切面能识别主动脉弓左侧垂直的静脉,但显示其与冠状静脉窦的

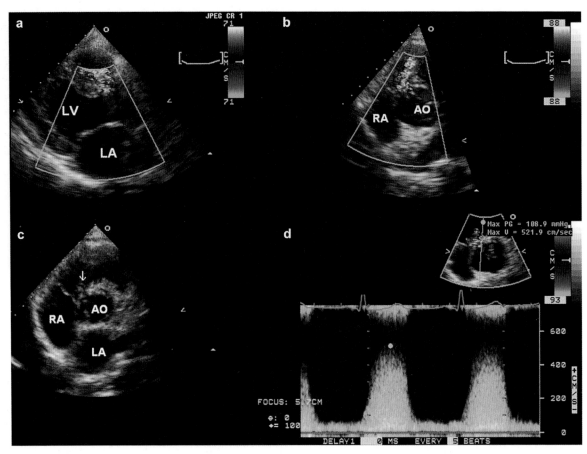

图 14.18   28 岁女性,彩色血流成像在胸骨旁长轴(a)和短轴(b)切面显示室间隔膜部小缺损。短轴切面(c)显示小的室间隔膜部瘤(箭头)。连续波多普勒证实了经室间隔缺损的高速血流(d)。AO:主动脉,LA:左房,LV:左室,RA:右房,RV:右室。

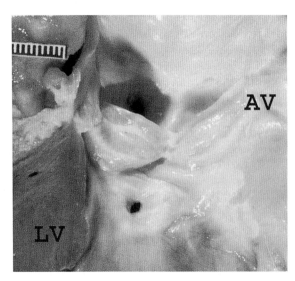

图 14.19   主动脉瓣(AV)下的膜部室间隔缺损。LV:左室。

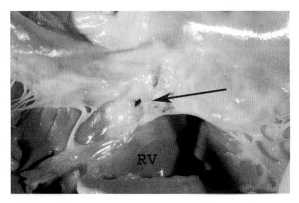

图 14.20   与图 14.19 同一患者的三尖瓣和右室(RV)。在室间隔缺损右侧三尖瓣常被附着或轻度瘤样(箭头)。实际上三尖瓣叶可能会封堵缺损处。

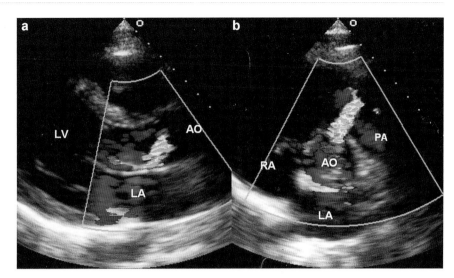

图 14.21　一例 23 岁男性患者的胸骨旁短轴切面（b）彩色血流成像，可见流出道型室间隔缺损位于肺动脉瓣正下方。胸骨旁长轴切面（a）显示轻度主动脉瓣反流，在这种室间隔缺损的患者中很常见。AO：主动脉，LA：左房，LV：左室，PA：肺动脉，RA：右房。

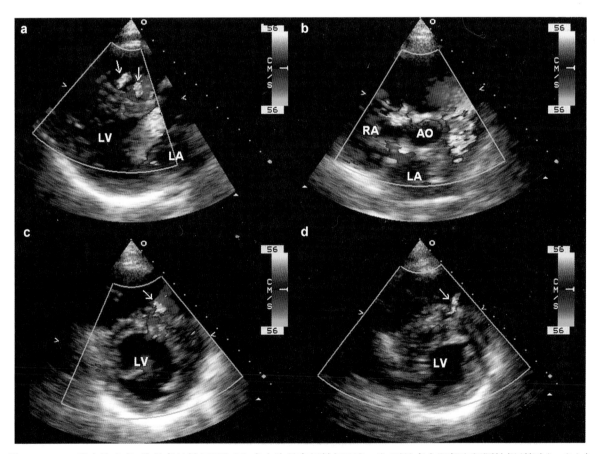

图 14.22　27 岁女性患者，胸骨旁长轴切面（a）和多个胸骨旁短轴切面（b~d），可见多个肌部室间隔缺损（箭头）。（b）中可见室间隔膜部无缺损。可见小的三尖瓣反流束。AO：主动脉，LA：左房，LV：左室，RA：右房。

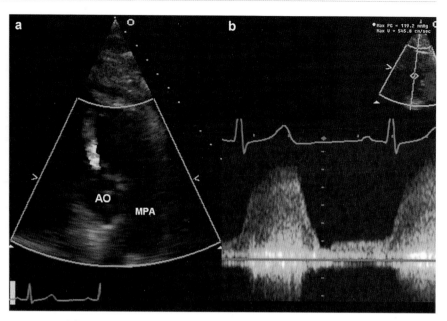

图 14.23　彩色血流成像在胸骨旁短轴切面(a)可见小的膜部室间隔缺损。连续波多普勒可见收缩期高速血流和低速舒张期血流,后者反映了左室舒张压高于右室舒张压(b)。AO:主动脉,MPA:肺动脉主干。

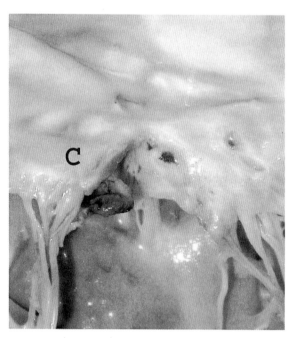

图 14.24　房室间隔完全缺损修补术后的年轻女性。补片处看见缝线,仍可见二尖瓣裂(C)。不幸的是,该患者在二尖瓣裂处生成血栓(红色物体),栓塞冠状动脉造成猝死。

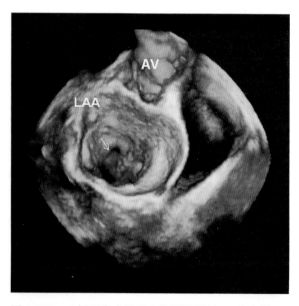

图 14.25　一例不完全性房室间隔缺损的 41 岁女性,三维图像左房观可见二尖瓣前叶深裂缝(箭头)。AV:主动脉瓣,LAA:左心耳。

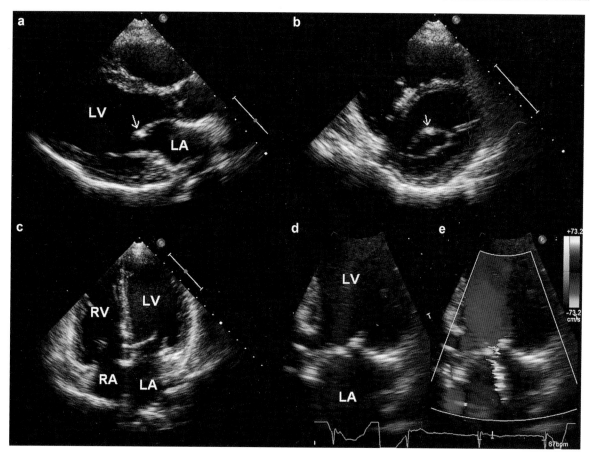

图 14.26　19 岁女性患者完全性房室间隔缺损修补术后。胸骨旁长轴切面(a)可见二尖瓣前叶尖部增厚(箭头),符合二尖瓣裂缝合修补,胸骨旁短轴切面也可见(b)。心尖四腔切面(c)可见心内十字形强回声,符合原发孔型房间隔缺损和室间隔缺损修补术后。二尖瓣的近观图像(d,e)上显示二尖瓣叶处存在二尖瓣反流,证实二尖瓣反流起源于未完全修补的瓣叶裂。

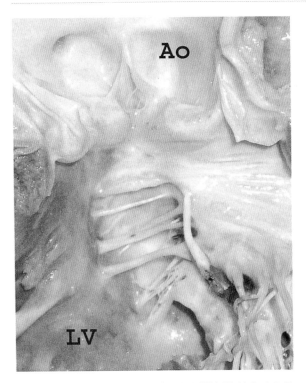

图 14.27　为 14.24 中完全性房室间隔缺损修补术后患者的左室流出道。"二尖瓣"左侧瓣膜与主动脉瓣连接。注意间隔索条样附着物为骑跨带残端。AO:主动脉,LV:左室。

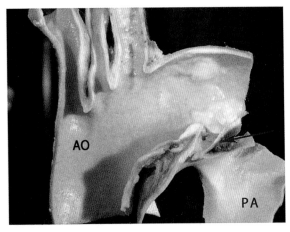

图 14.28　动脉导管未闭(箭头),连接主动脉(AO)和肺动脉(PA)。

连接关系很困难。当左侧上腔静脉接近冠状静脉窦时,可以被看做一个在左心耳和左上肺静脉之间的环状血管结构(图 14.36)。当冠状静脉窦严重扩张(直径 > 2.5cm),应怀疑伴有右侧上腔静

脉闭锁,经右侧肘前静脉注射生理盐水会看见冠状静脉窦比右房显像早,在同一患者经左侧肘前静脉注射生理盐水可以得到类似的效果 [13]。永存左上腔静脉是一种良性情况,因为它对血流动力学影响较小。但是当需要进行干预治疗,例如起搏器植入时,必须要注意这个问题。

先天性主动脉窦瘤

先天性主动脉窦瘤是一个不常见的疾病,其准确的患病率很难确定,因为未破裂的主动脉窦瘤并没有症状,通常是隐匿的。例如右冠窦动脉瘤可能会被误认为是位于右室流出道的一个类似赘生物或者血栓的团块。另一方面,主动脉窦瘤破裂后会有剧烈的胸痛、急性起病的心力衰竭和响亮的持续性杂音。胸骨旁长、短轴切面在识别病变部位和血流动力学结果上是最有用的[14]。可以通过病变位于主动脉瓣环上方的动脉窦来与室间隔动脉瘤加以区分。无冠窦动脉瘤破裂通常流入右房,左冠窦动脉瘤破裂流入左房,而右冠窦动脉瘤破裂可能会导致在右房和主动脉之间或右室和主动脉之间形成瘘管。这种情况外科修复成功率较高并预后较好(图 14.37~14.39)。

外科手术后的情况

那些已经完全纠正的法洛四联症,心房内挡板治疗大动脉转位,以及用 Fontan 手术治疗如三尖瓣闭锁之类病变的患者,一般能存活到成年,且是能在成人超声心动图室常见的采取手术修复的复杂先天性心脏病。这些患者从手术中获得很大的益处,但对于绝大多数患者,这些手术并不能恢复正常的心腔内血流动力学,同时还容易有远期的后遗症。

法洛四联症修补术后

法洛四联症的基本异常包括大的室间隔缺

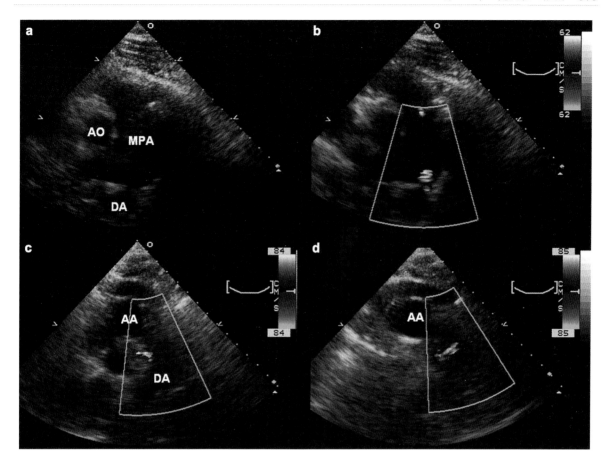

图 14.29　44 岁男性患者,胸骨旁短轴切面(a)、彩色血流成像(b)、胸骨上窝长轴切面(c)和胸骨上窝短轴切面(d),可见小的动脉导管未闭。彩色血流成像证实近端降主动脉上小的分流束,恰好在左锁骨下动脉分叉的远端,在左肺动脉起始处附近进入肺动脉。

损、肺动脉狭窄(以漏斗部多见)、主动脉骑跨和右室肥厚[15]。潜在的发生缺陷是漏斗部间隔的前向偏移。肺动脉瓣成形术或肺血管分流术(如 Blalock–Taussig 分流术)可作为姑息性治疗。根治术则包括补片封堵室间隔缺损,通过切除漏斗部的肌束来减轻肺动脉的狭窄,可能的肺动脉瓣成形手术以及补片扩大漏斗部和(或)肺动脉(图 14.40,14.41)。根治术伴随的远期后遗症可见表 14.3。

最常见的远期后遗症是重度肺动脉瓣反流,可能与肺动脉瓣成形术或使用跨环补片扩大肺动脉和漏斗部有关。右室流出道手术瘢痕导致的室性心律失常同样严重[16]。彩色血流很难评估

肺动脉瓣反流的严重程度。

连续频谱多普勒或脉冲频谱多普勒显示一个速率慢且快速下降的密集信号(图 14.42)[17]。反流可导致右室扩张和功能障碍。因此如何决定进行消除肺动脉瓣反流的二次手术从而避免不可逆的右室功能障碍的最佳时机就成了一种临床困境(图 14.43,14.44)[18]。有时也会存在左室功能障碍,但其发生机制尚不明确。

完全性大动脉转位修补术后

完全性大动脉转位是一种主动脉从形态学右室发出,而肺动脉从形态学左室发出的现象(又被称为心室动脉错位)。这类患者可通过外科

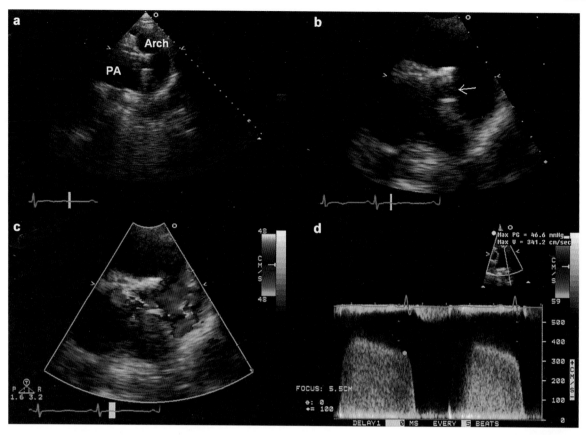

图 14.30 45 岁女性患者,动脉导管未闭伴艾森曼格综合征,胸骨上窝长轴切面(a～c)可见大的导管(箭头),彩色血流成像可见经导管的低速血流,说明存在重度肺动脉高压,(d)图中高速的肺动脉瓣反流可证实有重度肺动脉高压。

手术纠正心内的血流灌注方向而活到成年。针对这部分手术治疗的成年患者通常会采用心房内挡板或者心房移位手术, 如 Mustard 手术或者 Senning 手术。很少但目前在不断增多的年轻患者,我们将会采取动脉移位手术(Jantene 手术)[19]。

在采取了心房移位、心房内挡板手术后的患者需要仔细检查来检测有无阻塞或渗漏(图14.45)。挡板阻塞通常包括全身分支静脉的阻塞。在某些患者中,经皮介入支架置入可以缓解阻塞情况(图 14.46)。在这些患者中,解剖右室是体循环的心室,而且应当长期关注不断恶化的心室功能障碍导致的心力衰竭。三尖瓣、体循环的房室瓣也许会出现与 Ebstein 畸形有相似特征的发育异常。明显的三尖瓣反流会进一步加速整个

右室的恶化。三尖瓣的早期修复或置换可维持心室的功能。心律失常是一种常见的远期并发症,该类患者中大约有一半会发生心房扑动、房性心动过速和窦房结功能障碍。

对于行动脉移位手术的患者应评估动脉吻合口的位置,尤其是肺动脉,因为肺动脉瓣上狭窄可以发生在这一区域。有的患者会出现新发或进展的主动脉瓣反流。也应当评估冠状动脉的吻合。

Fontan 手术

该手术将所有的体循环静脉血直接转移回流入肺动脉,通常不通过肺动脉下心室。该手术最初是为三尖瓣闭锁的患者发明的,但此后已经被应用于其他形式的单心室循环。现在该手术有

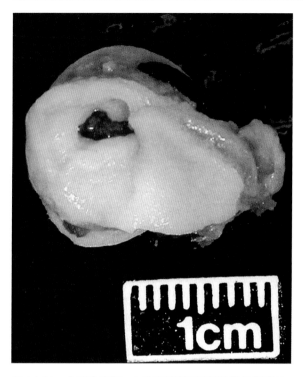

图 14.31 主动脉缩窄。主动脉横断面可见狭窄的管腔口。

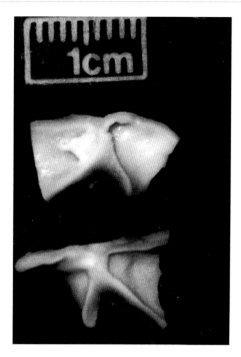

图 14.32 主动脉缩窄。纵切面可见主动脉呈沙漏状，中间段狭窄。可通过外科移植术切除狭窄段。

许多的改良术式。经典的方法是直接的心房肺动脉端吻合(右心耳和肺动脉主干)。心房肺动脉连接一般很难用经胸超声心动图显示（图 14.47）。经食管超声心动图常常用来评价吻合处通畅情况以及检测扩张的右房内的血栓(图 14.48)[20]。将

腔静脉的血流直接通过心外导管转移进入肺动脉的方法已经得到了普及,但这种连接更难应用超声心动图来评价。其他成像形式如计算机断层扫描技术和核磁共振成像技术则应当应用于这类患者。

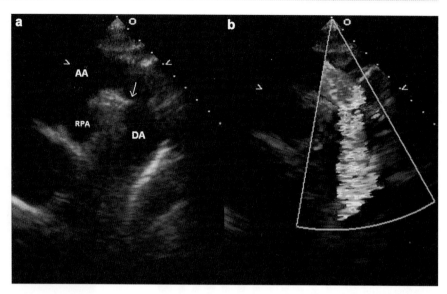

图 14.33　57 岁女性患者，主动脉缩窄术后，胸骨上长轴切面(a)可见胸降主动脉近段下表面残留端，符合轻度狭窄。彩色血流成像中此处血流加快(b)。AA：主动脉弓，DA：降主动脉，RPA：右肺动脉。

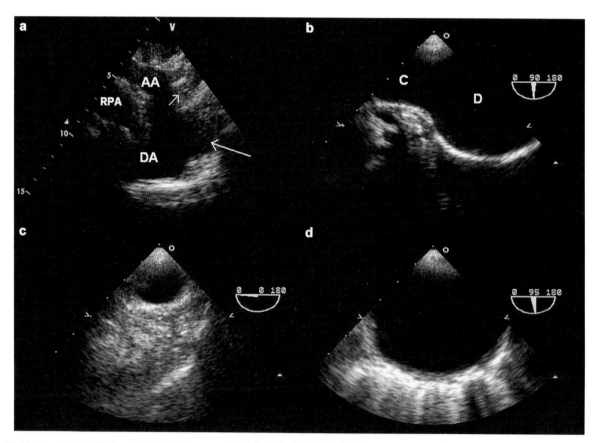

图 14.34　20 岁男性患者，主动脉缩窄 Dacron 补片修补术后。胸骨上长轴切面(a)显示胸降主动脉(箭头)近段补片修补位点局部动脉瘤样膨胀，经食管超声心动图上也可见(b~d)。(c)图中主动脉段图像可见相对标准的胸降主动脉。(d)短轴切面中可见动脉瘤部。二次手术中，经鉴定 Dacron 补片撕裂造成假性动脉瘤形成。AA：主动脉弓，DA：降主动脉，RPA：右肺动脉。

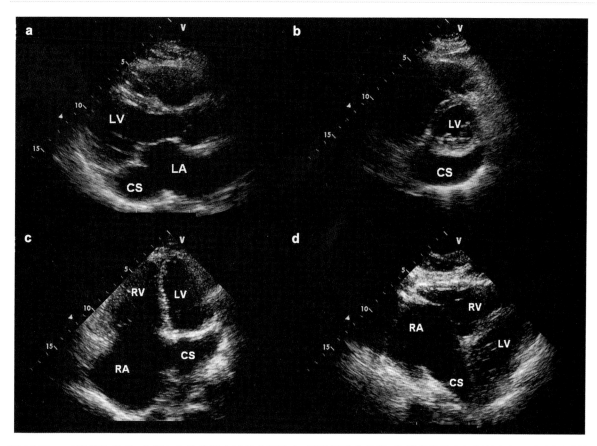

图 14.35 36 岁男性患者,永存左上腔静脉血流排入冠状窦,导致冠状窦扩张。胸骨旁长轴(a)、短轴(b)、心尖(c)和剑突下(d)切面可见冠状窦扩张。要使心尖切面显示冠状窦,需使平面向后倾斜。CS:冠状窦,LA:左房,LV:左室,RA:右房,RV:右室。

图 14.36 经食管超声心动图可容易地看见左上腔静脉。(a)图中可见左上腔静脉是位于左肺静脉前部和左心耳后的血管结构,并可通过于左肘前静脉注射盐水而使影像增强(b)。LA:左房,LV:左室,LSVC:左上腔静脉,RV:右室。

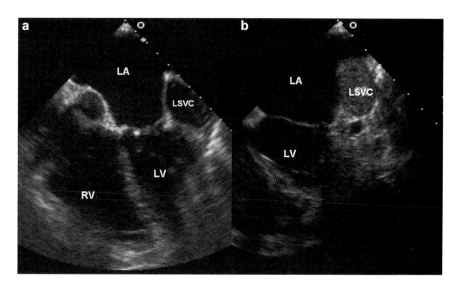

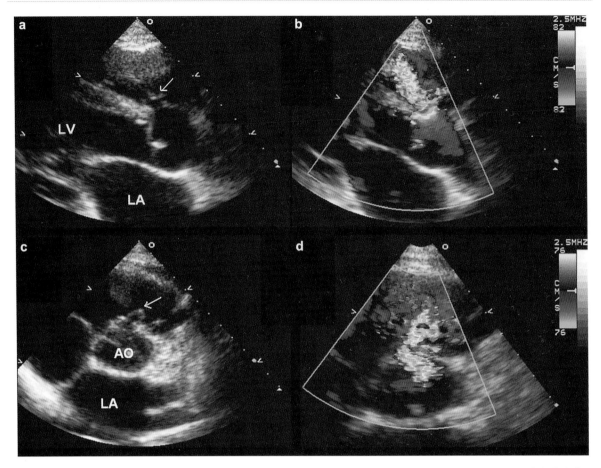

图 14.37 18 岁女性患者,胸骨旁长轴切面(a,b)和胸骨旁短轴切面(c,d)中可见右冠窦动脉瘤破裂。主动脉窦瘤有典型的风向袋状外观(箭头)。彩色血流成像显示右室血流经动脉瘤破裂处连续流入主动脉。AO:主动脉,LA:左房,LV:左室。

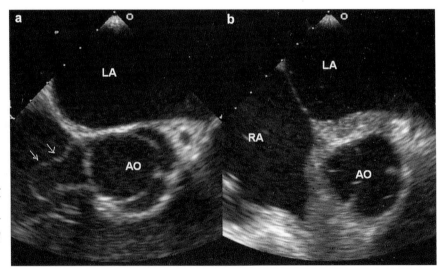

图 14.38 患者主动脉窦瘤破裂(箭头),血液由无冠窦排入右房(a)。外科成功地行动脉瘤结扎修补术(b)。

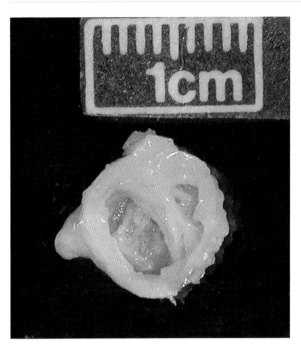

图 14.39　外科切除的主动脉窦瘤，为薄壁纤维结构，未破裂。

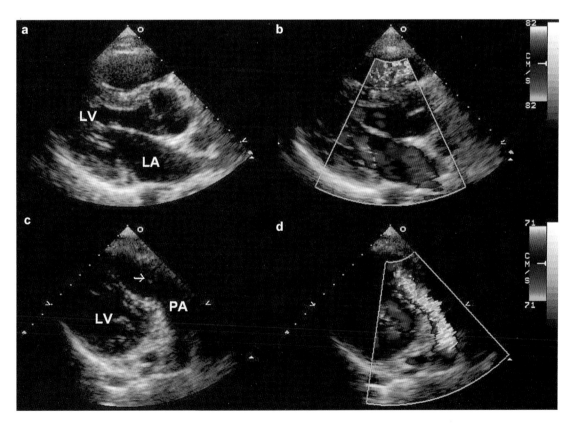

图 14.40　21 岁男性患者,法洛四联症完全修补术后。胸骨旁长轴切面(a,b)显示无残余室间隔缺损。胸骨旁短轴切面(c)显示右室流出道广泛开放,残留肺动脉瓣组织缺损(箭头)。彩色血流成像(d)显示重度肺动脉瓣反流,是这类患者常见的后遗症。LA:左房,LV:左室,PA:肺动脉。

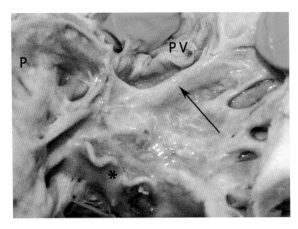

图 14.41 年轻的法洛四联症患者猝死，右室流出道（P）补片术和漏斗部切除术后。尸检示右室流出道瓣膜下隆起（箭头）伴再狭窄。PV：肺动脉瓣，*：VSD 补片。

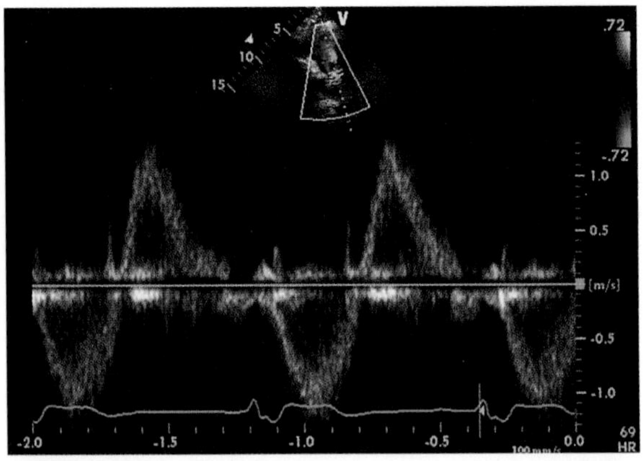

图 14.42 患者法洛四联症完全性修补术后，脉冲波多普勒图可见典型重度肺动脉瓣反流频谱信号。肺动脉反流速度慢且下降很快。

表 14.3 法洛四联症外科术后常见的后遗症及并发症

后遗症和并发症	危险因素
心律失常	残留的血流动力学异常和心室瘢痕
PA 畸形	原发性系统性肺内分流
RVOT 梗阻	不充分的漏斗形切除术或 RVOT 心包补片收缩
RVOT 动脉瘤	重度肺动脉瓣反流
肺动脉瓣反流	跨环的补片
三尖瓣反流	RV 扩张
主动脉根部扩张	潜在的主动脉疾病
LV 功能障碍	不适当的术中心脏保护

LV：左室，PA：肺动脉，RV：右室，RVOT：右室流出道。

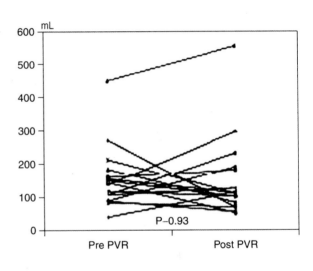

图 14.43 人工肺动脉瓣置换术（PVR）前、后静息时右室收缩末期容积，患者为法洛四联症患者，外科矫形术后，重度肺动脉瓣反流。尽管患者多数已行 PVR，但右室容积仍然变大（经同意，转自 Therrien 等著[18]）。

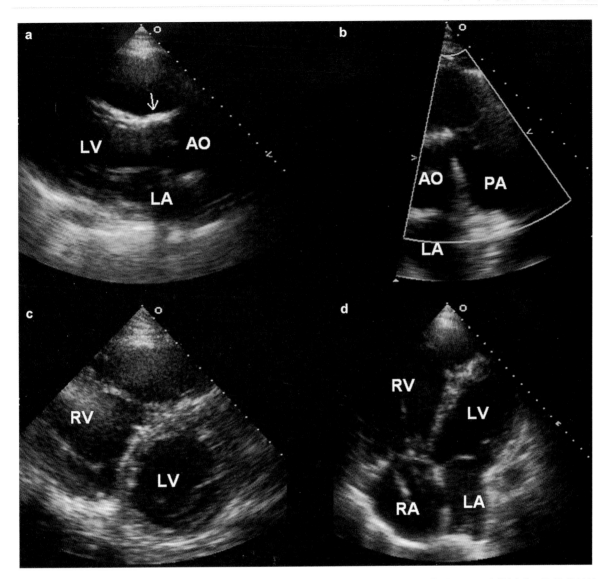

图 14.44　40岁男性患者,法洛四联症完全性修补术后,因重度肺动脉反流行二次手术植入人工生物瓣膜。胸骨旁长轴切面(a)显示室间隔补片完整(箭头)。胸骨旁短轴切面(b)显示肺动脉瓣处人工生物瓣膜。尽管术后肺动脉反流消失,但右室持续扩张,活动减退,如胸骨旁短轴切面(c)和心尖四腔切面(d)所示。右房右室可见起搏器导线(d)。AO:主动脉,LA:左房,LV:左室,RA:右房,RV:右室。

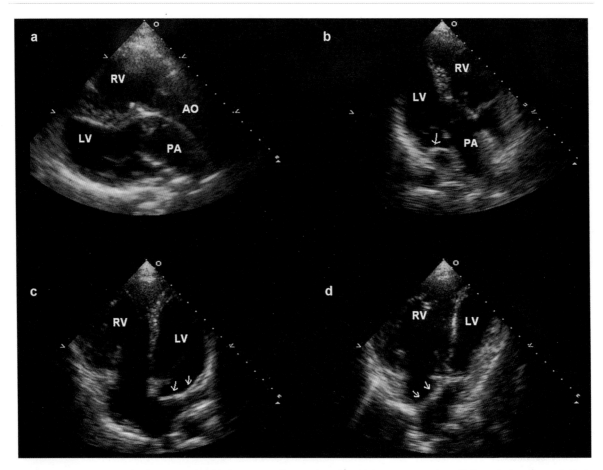

图 14.45 30 岁男性患者,完全性大动脉转位 Mustard 术后。胸骨旁长轴切面(a)显示主动脉位于肺动脉前,证实转位。心尖切(b~d)可见心房隔板(箭头)。(c)图中见隔板的肺静脉端广泛开口。(d)图示血流从下腔静脉进入形态学左室时,在隔板处分流。AO:主动脉,LV:左室,PA:肺动脉,RV:右室。

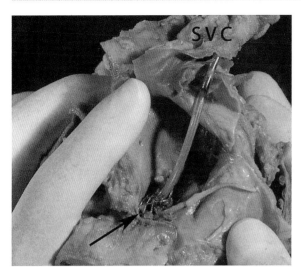

图 14.46　完全性大动脉转位 Mustard 心房隔板术后患者。体循环隔板堵塞,成功植入一枚支架(箭头)。除颤器导线从上腔静脉(SVC)经过支架到达左室。

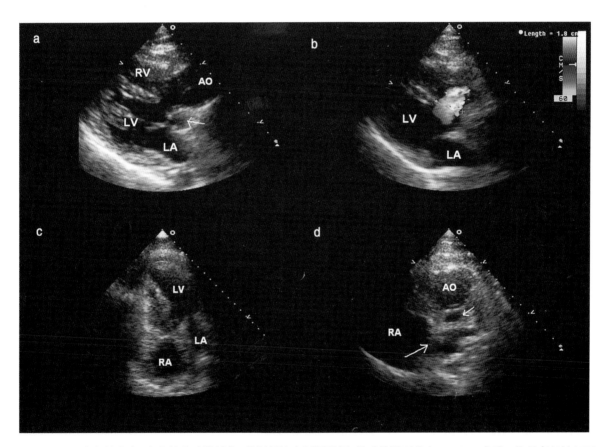

图 14.47　25 岁女性患者,完全性大动脉转位,非限制性室间隔缺损,肺动脉瓣下狭窄,Fontan 术后。胸骨旁长轴切面(a,b)显示转位,肺动脉不连续且发育不全(箭头),室间隔非限制性大缺损。(c)中见三尖瓣闭锁。高位胸骨旁短轴切面(d)显示右房与肺动脉间有连接导管(长箭头),位于发育不全的肺动脉主干(短箭头)后。

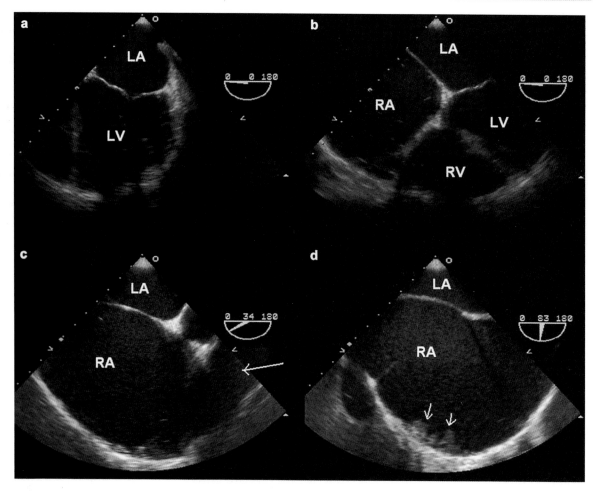

图 14.48 21 岁女性患者 Fontan 术后,经食管超声心动图显示左室扩张(a),三尖瓣闭锁(b)。(c)图中可见 Fontan 导管(箭头),右房严重扩张(c,d)。扩张的右房内可见团块(d),提示为血栓(箭头)。

小结

先天性心脏病包含广泛的从简单到复杂的情况。简单的先天性心脏病变可能会在早期检测中遗漏而在成年后首次被发现。严重的并发症如重度肺动脉高压,会在某些简单病变的患者中发生。复杂先天性心脏病变患者一般会在儿童时要求外科手术治疗,而且常常会有远期后遗症和并发症,这就需要深入了解心脏内解剖和血流动力学异常从而采取适合的管理措施。这种了解可通过应用系统的超声心动图方法检测该类患者来获得。因为心脏解剖存在着高度的变异性,所以探头位置和成像平面不应该仅仅局限于标准切面,而应该为提供最大限度的信息进行调整。

参考文献

1. Sanders SP. Echocardiography and related techniques in the diagnosis of congenital heart defects. Part I. *Echocardiography*. 1984;1:185-217.
2. Sanders SP. Echocardiography and related techniques in the diagnosis of congenital heart defects. Part II. Echocardiography 1984;1:333-391.
3. Sanders SP. Echocardiography and related techniques in the diagnosis of congenital heart defects. Part III. Echocardiography 1984;1:443-493.
4. Horn KD, Devine WA. An approach to dissecting the congenitally malformed heart in the forensic autopsy: the value

of sequential segmental analysis. *Am J Forensic Med Pathol.* 2001 Dec;22(4):405-11.

5. Webb G, Gatzoulis MA. Atrial septal defects in the adult - Recent progress and overview. *Circulation.* 2006;114(15): 1645-1653.

6. Shub C, Dimopoulos IN, Seward JB, et al. Sensitivity of two-dimensional echocardiography in the direct visualization of atrial septal defect utilizing the subcostal approach: experience with 154 patients. *J Am Coll Cardiol.* 1983 Jul;2(1):127-35.

7. Fagan S, Veinot JP, Chan KL. Residual sinus venosus atrial septal defect after surgical closure of atrial septal defect. *J Am Soc Echocardiogr.* 2001 Jul;14(7):738-741.

8. Minette MS, Sahn DJ. Ventricular septal defects. *Circulation.* 2006;114(20):2190-2197.

9. Hagler DJ, Edwards WD, Seward JB, Tajik AJ. Standardized nomenclature of the ventricular septum and ventricular septal defects, with applications for two-dimensional echocardiography. *Mayo Clin Proc.* 1985 Nov;60(11):741-752.

10. Schneider DJ, Moore JW. Patent ductus arteriosus. *Circulation.* 2006;114(17):1873-1882.

11. Smallhorn JF, Huhta JC, Adams PA, Anderson RH, Wilkinson JL, Macartney FJ. Cross-sectional echocardiographic assessment of coarctation in the sick neonate and infant. *Br Heart J.* 1983 Oct;50(4):349-361.

12. Hibi N, Fukui Y, Nishimura K, Miwa A, Kambe T, Sakamoto N. Cross-sectional echocardiographic study on persistent left superior vena cava. *Am Heart J.* 1980 Jul;100(1):69-76.

13. Chan KL, Abdulla A. Images in cardiology. Giant coronary sinus and absent right superior vena cava. *Heart.* 2000 Jun;83(6):704.

14. Engel PJ, Held JS, Van dB-K, Spitz H. Echocardiographic diagnosis of congenital sinus of Valsalva aneurysm with dissection of the interventricular septum. *Circulation.* 1981 Mar;63(3):705-711.

15. Bashore TM. Adult congenital heart disease - Right ventricular outflow tract lesions. *Circulation.* 2007;115(14):1933-1947.

16. Deanfield JE, Ho SY, Anderson RH, McKenna WJ, Allwork SP, Hallidie-Smith KA. Late sudden death after repair of tetralogy of Fallot: a clinicopathologic study. *Circulation.* 1983 Mar;67(3):626-631.

17. Silversides CK, Veldtman GR, Crossin J, et al. Pressure half-time predicts hemodynamically significant pulmonary regurgitation in adult patients with repaired tetralogy of fallot. *J Am Soc Echocardiogr.* 2003 Oct;16(10):1057-62.

18. Therrien J, Siu SC, McLaughlin PR, Liu PP, Williams WG, Webb GD. Pulmonary valve replacement in adults late after repair of tetralogy of Fallot: are we operating too late? *J Am Coll Cardiol.* 2000 Nov 1;36(5):1670-1675.

19. Warnes CA. Transposition of the great arteries. *Circulation.* 2006;114(24):2699-2709.

20. Fyfe DA, Kline CH, Sade RM, Gillette PC. Transesophageal echocardiography detects thrombus formation not identified by transthoracic echocardiography after the Fontan operation. *J Am Coll Cardiol.* 1991 Dec;18(7):1733-1737.

第 **15** 章
心源性栓塞

脑卒中是继心脏疾病和肿瘤之后第 3 位主要的死亡原因。其发病率随年龄的增长而增高，65 岁以上的患者中 5% 可发生脑卒中。它经常导致严重的慢性残疾。脑卒中有多种原因，判断它的病因对于急性期的处理和防止复发有非常重要的意义。一般认为约 20% 患者的发病在本质上是心脏相关的栓子形成引起的[1]，约 30% 患者的病因不明，这其中许多可能在本质上也是栓塞造成的[2]。由此可见，对于心源性栓塞的评估应成为脑卒中患者调查的一个重要部分。

诊断的困难性

长期以来，脑卒中病因的诊断都需依靠临床病史和体格检查。心脏疾病病史，如心肌梗死和瓣膜性心脏病，就会在本质上增加心源性栓子致脑卒中的可能性。心率不规则、瓣膜异常或心室功能障碍等发现提示存在心腔内血栓，可致栓塞。栓塞性脑卒中患者，症状发生常较突然并可能与瓦氏动作如咳嗽和打喷嚏有关，栓塞性脑卒中可累及较大颅内动脉供血范围或多个区域，并且同时伴有明显的神经功能障碍，后者可随栓子破碎和栓子末梢栓塞而突然改善[3]。这些临床表现有助于病因诊断，但不可完全据此作出诊断[4]。

对于多数心源性栓塞的脑卒中患者，脑卒中机制的诊断需视情况而定，并且很大程度上需通过排除其他的可能机制而作出判断，如动脉粥样硬化疾病或腔隙性梗死。为明确诊断，需早期行动脉造影获得导致卒中的血管床动脉闭塞的证据，但较少患者行此检查。多数疑似心源性栓塞的卒中患者有动脉粥样硬化风险因素，并可能有动脉粥样硬化的临床证据。此外，腔隙性梗死患者中，约 15% 有心源性栓塞的风险因素[5]。需要注意的是，存在潜在心源性栓塞并不一定意味着是脑卒中的病因或脑卒中本质上为心源性栓塞。把心源性栓塞的脑卒中看做一个有多个潜在病因的综合征，而不是单病因的综合征则更有利[4]。在临床背景下，仔细判断任何潜在心源性栓塞的可能都十分重要。

诊断方法

由于临床特征对于诊断脑卒中病因缺乏特异性，所以需使用系统性方法来调查脑卒中患者[6]。对多数患者，需考虑行神经影像和心脏调查(图 15.1)。既往心肌梗死、心力衰竭或瓣膜手术患者有结构性心脏疾病的可能。发热、心力衰竭、心脏扩大或心脏杂音等临床发现也提示结构性心脏疾病，需要进一步调查。即使不认为脑卒中在本质上是心源性栓塞，也应行经胸超声心动图检查(TTE)，因为脑卒中病因的临床诊断不够精确，而 TTE 的发现可能会改变治疗。对栓塞性或原因不明的脑卒中患者，更倾向于行经食道超

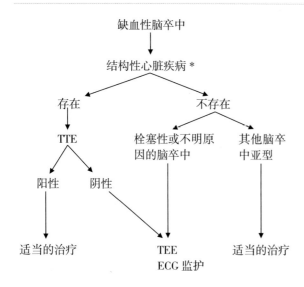

图 15.1　对于缺血性脑卒中患者的心脏调查。* 这是由临床病史和体格检查决定的。患者既往有心脏疾病病史如心肌梗死或瓣膜手术，或体格检查发现心肌或瓣膜功能障碍，这些均提示存在结构性心脏病。ECE：心电图，TEE：经食管超声心动图，TTE：经胸超声心动图。

声心动图检查（TEE），因为它与 TTE 相比，更具诊断价值。例如，TEE 发现左房血栓的敏感性是 95% ~ 100%，而 TTE 为 39% ~ 73%[7, 8]。TEE 为半有创性检查，有较小但明确的并发症风险[9]。

在我们超声心动图研究室，评价潜在心源性血栓是一个最常见的 TEE 指征，约占 20%[10]。年轻患者更有指征行 TEE 检查，但是许多老年患者因此原因也有指征行 TEE。许多 TEE 发现与栓塞事件有关，但是难以据此确认二者因果关系。虽然超声心动图，尤其是 TEE，常用来评价疑似栓塞性脑卒中患者，但 TEE 的临床实用性仍需明确。对于每一例患者，在临床背景下解释超声发现是十分重要的，因为某个超声发现可能影响一例患者的治疗，而不影响另一例患者。例如，主动脉瓣钙化疾病对于一例 78 岁的老年男性高血压和周围血管病患者脑卒中机制的判断无重要意义，但是对一名 50 岁钙化性栓塞致视网膜动脉闭塞、突发失明的老年男性患者应高度怀疑。

对于脑卒中患者，应寻找有无隐匿的房颤，它是脑卒中的已知风险因素，抗凝治疗可减少脑卒中风险[11]。毫无疑问，房颤增加脑卒中风险的可能原因是由于左房血栓栓塞，尽管其他的机制也有可能（图 15.2）[12]。可能需要延长心电图监测，以检测出短暂、间歇性房颤。24 ~ 48 小时 Holter 监测在 <5% 未经选择的脑卒中患者中发现房颤[13]。另一方面，一项最近的研究显示，在原因不明卒中或短暂缺血发作患者中，23% 在延长监测时有阵发性房颤[14]。由此可见，隐匿的房颤可能性较高且无其他抗凝指征的患者，应行延长的心电监测。这部分患者包括有结构性心脏病

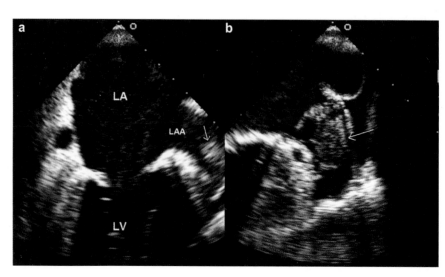

图 15.2　（a）一例主动脉瓣狭窄和房颤患者，经食管超声心动图显示左房扩张，左心耳轻度自发性显影，并提示一个团块（箭头）。（b）当左心耳成像最佳时，血栓（箭头）清晰可见。LA：左房，LAA：左心耳，LV：左室。

但 TTE 检查阴性者、栓塞性脑卒中可能性高者
或者脑卒中原因不明者。

诊断率和治疗率

　　TEE 的诊断率高于 TTE，并且取决于患者
人群。老年患者和房颤患者的诊断率较高。在超
过 50% 的缺血性脑卒中且在临床上无明显心脏
疾病的患者，TEE 可检出潜在心源性栓塞[15]，但
是对于 TEE 中所提示心脏异常，判断它们的显
著性非常重要，并且需判断它们是否影响患者的
治疗。在许多 TEE 对于脑卒中患者重要性的研
究中，患者人群没有明确规定，并且作为回顾性
研究，本身具有局限性[16-20]。显然，在这些研究中，
赘生物、肿瘤或血栓等特定发现有重要意义并可
影响治疗，但它们只是 TEE 结果中的一小部分。
许多 TEE 发现意义不确定，因为它们可以由临床
病史得出，如人工瓣膜；或者它们对于治疗无影
响，如二尖瓣脱垂；或它们有不确定的关联性，如
卵圆孔未闭。所以超声心动图(TTE 或 TEE)对于
治疗的影响低于可能提示的诊断率[21, 22]。Strand-
berg 等人回顾了 441 例缺血性卒中或一过性缺
血发作患者的 31 天内的 TEE 结果，且这些患者
无心脏病病史[23]。在 286 例无心脏病病史且为
窦律的患者中，5% 患者有严重的心源性改变，
39% 患者有较小的心源性改变。较小的心源性改
变中大部分为卵圆孔未闭和主动脉斑块，较大的
为左房血栓或主动脉血栓。TEE 结果对于临床的
影响是在 8% 患者中开始使用抗凝治疗。有人认
为，对于已经抗凝治疗或有抗凝治疗指征的患者
来说，TEE 是不必要的。

　　TEE 的高诊断率易使人误解，因为多数 TEE
发现并不能影响治疗。虽然 TEE 在这种临床情
况下应用广泛，但其对治疗的影响收益不大，尚
需进一步明确。对于缺血性脑卒中患者的评价，
仍缺乏一个有证据基础和效价比高的方法[24]。

　　图 15.1 示我中心所用的方法，注重时效，并应根
据临床情况进行调整。例如，在一个已经有抗凝
治疗指征的患者，超声心动图(TTE 或 TEE)可能
不是必需的。

超声心动图发现

　　许多超声心动图发现提示潜在心源性栓塞
(图 15.3)。一些超声发现明显具有重要临床意义，
因为它们提示栓塞事件的可能，而其他指标与栓
塞事件关联不大，对治疗并无影响。某些发现还有
争论，如卵圆孔未闭[25]。若要为这些发现的意义
提供一个合适的前景，还需进一步的研究。

　　许多超声心动图发现与栓塞事件比例增高
有关，且这些发现与栓塞事件相关的风险并不相
同，据估计的年血栓栓塞事件发生率，可将这些
发现分为三类(表 15.1)[15, 25]。

高风险的发现

　　高风险类是指那些与年栓塞风险超过 10%
的相关发现，包括心腔内血栓(左房、左室和瓣膜
血栓)、左房黏液瘤、二尖瓣狭窄(伴或不伴有房
颤)和瓣膜赘生物(图 15.4，15.5)。当超声检出任
一这些发现，认为其为栓塞的可能来源是合理
的。这些发现的超声心动图特点在前几章已经仔
细讨论过了。栓子转移的情况极少发生，如下肢
深静脉大血栓转移至右房并通过合并未闭的卵
圆孔(图 15.6)[26]。有此种不常见发现的患者，不
仅有肺栓塞的证据，还有全身栓塞的极高风险。
对多数这样的患者来说，常倾向于选择外科手术
切除作为治疗。

心房颤动

　　全身性栓塞是非瓣膜性房颤的主要并发症，
并可基于相关的临床风险因素评估全身栓塞的

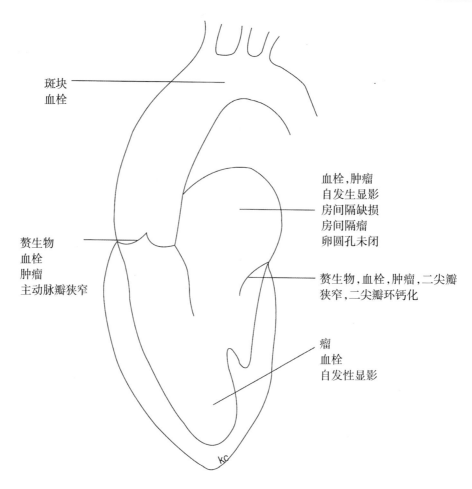

斑块
血栓

血栓, 肿瘤
自发生显影
房间隔缺损
房间隔瘤
卵圆孔未闭

赘生物
血栓
肿瘤
主动脉瓣狭窄

赘生物, 血栓, 肿瘤, 二尖瓣
狭窄, 二尖瓣环钙化

瘤
血栓
自发性显影

kc

图 15.3　此原理图显示与血栓栓塞事件相关的心脏和心外情况。

风险, 如年龄、充血性心力衰竭、高血压、糖尿病和脑卒中病史[11]。房颤的流行程度随年龄而增加, 而房颤相关的脑卒中发生率也随年龄而增高[27, 28]。

已证明抗凝治疗可降低脑卒中风险, 特别是高风险的个体[11]。在低风险人群中, 脑卒中风险应和抗凝治疗相关的出血风险相平衡。

二尖瓣狭窄

二尖瓣狭窄与血栓栓塞事件的高风险相关, 可伴或不伴有房颤[25]。在除外可能的轻度二尖瓣狭窄、窦律和正常左房大小后, 二尖瓣狭窄患者应行抗凝治疗。

主动脉斑块

主动脉斑块患者的血栓栓塞风险与斑块的严重性和复杂性相关 (图 15.7, 15.8)。在超过4mm 厚的严重主动脉弓斑块患者中, 脑血栓栓塞风险与对照组相比增加几成[29]。然而, 最佳治疗方法仍不清楚。SPAF-Ⅲ研究提示, 在这些情况下, 抗凝可降低栓塞风险, 虽然此研究中只包括高风险房颤患者, 以致此结果不可普及到其他人群[12]。他汀对于这些患者治疗可能有效[30]。外科切除复杂斑块并不是一个好的选择, 因为此操作有围术期高风险的脑血管意外[31]。

降主动脉斑块并不是引起脑栓塞的风险因

表 15.1 栓塞的潜在心脏来源

高风险的发现
    有多种危险因素的心房颤动
    LA 血栓
    LV 血栓
    心内膜炎[感染性或消耗性(非细菌血栓性)]
    二尖瓣狭窄
    黏液瘤
    复杂的主动脉弓斑块
中等风险的发现
    近期心肌梗死,且伴有 LV 功能障碍或室壁瘤
    严重的 LV 功能障碍(EF < 35%)
    正抗凝治疗的人工心脏瓣膜
    心房颤动不伴或伴有极少的临床危险因素
    LA 自发性显影
    有活动性团块的二尖瓣环钙化
不确定或可能低风险的发现
    轻中度 LV 功能障碍(EF > 35%)
    没有血栓的慢性 LV 室壁瘤
    主动脉瓣狭窄
    二尖瓣脱垂
    二尖瓣环钙化
    卵圆孔未闭
    肺内分流
    房间隔瘤
    兰伯赘生物,瓣膜性丝状物,纤维弹性组织瘤

EF:射血分数,LA:左房,LV:左室。

素,但是它们的存在提示升主动脉和主动脉弓可能有相似的病变,应仔细评价(图 15.9)[12]。在一小的亚组患者中,较大的可移动血栓可发生在升主动脉或主动脉弓,并与脑血栓事件发生有关[32]。血栓下面的主动脉血管壁可能正常或有小斑块。这些患者较大血栓形成的确切机制仍不清楚。抗凝治疗和外科手术都已用于这种情况,效果良好。

中等风险的发现

第二类包括提示中风险栓塞的发现(栓塞事件年发生率在 1% ~ 10% 之间)。包括心肌梗死后急性左室室壁瘤不伴血栓、房颤不伴或伴有很少的风险因素和密集的左房自发性回声显影。

心肌梗死和左室功能障碍

心肌梗死或扩张型心肌病患者可发生左室血栓。TTE 可容易地检测出此病变,是抗凝治疗的适应证,3 ~ 6 个月的抗凝治疗可减少栓塞事件风险。4 周内的急性心肌梗死与脑卒中风险增高有关(约 1% ~ 2.5%),前壁心肌梗死风险更高

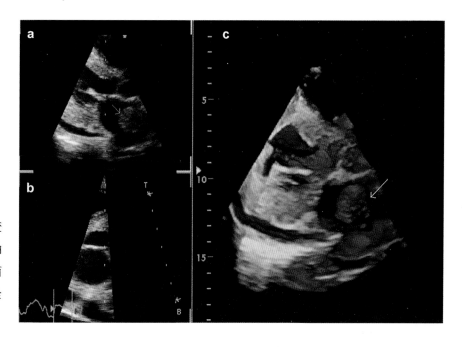

图 15.4 一例淀粉样蛋白变性心脏病患者的胸骨旁长轴(a)、短轴(b)和三维(c)切面显示较大自由流动球瓣血栓(箭头)。

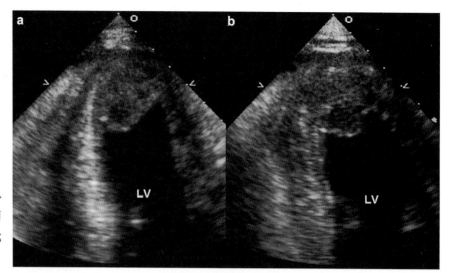

图 15.5 一例近期前壁心肌梗死患者的心尖四腔(a)和两腔(b)切面显示,左室心尖部较大的血栓。LV:左室。

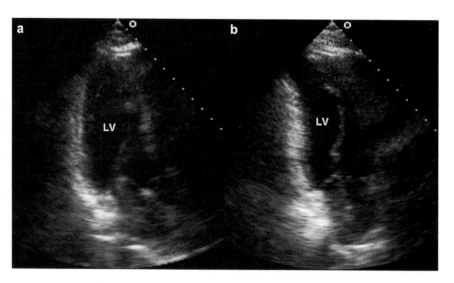

图 15.6 一名 39 岁卡车司机,有胸痛症状。心尖长轴(a)和两腔(b)切面显示左房内较长腊肠样团块,伸入左室。其他的切面(未显示)显示团块嵌于卵圆孔,部分在右房,为下肢静脉来源的大血栓,栓塞入右心并通过未闭的卵圆孔横贯入左心,手术中证实这些发现。LV:左室。

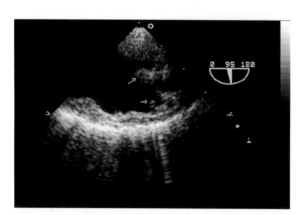

图 15.7 主动脉弓的经食管超声心动图显示主动脉内散在的复杂斑块病变,某些斑块(箭头)可活动。

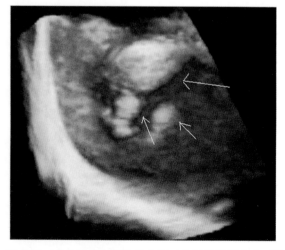

图 15.8 降主动脉近端的经食管三维图像显示大小不同的多发主动脉斑块(箭头)。

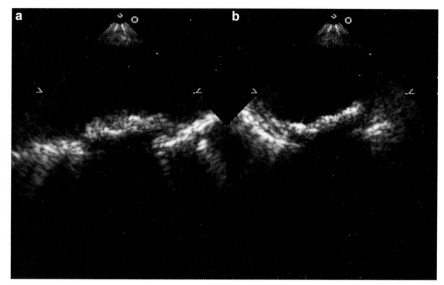

图 15.9 降主动脉近端的经食管纵切面(a)和横切面(b)显示较大斑块伴某种程度钙化，远场斑块影可证实其存在。降主动脉复杂斑块增加主动脉弓和降主动脉存在相似病变的可能性,需仔细检查。

(图 15.10)[33]。前壁心肌梗死伴明显左室功能障碍，且不伴左室血栓的患者可考虑 3～6 个月的抗凝治疗。扩张型心肌病患者脑卒中风险增加,但不高,常不推荐使用抗凝治疗。进一步的临床研究将提供关于这一类患者的更多数据[34]。

人工心脏瓣膜

生物和机械心脏瓣膜与脑卒中风险增加有关,即使在抗凝治疗水平下(图 15.11)[35]。早一代瓣膜、二尖瓣部位人工瓣膜、机械瓣膜和合并房颤的脑卒中风险较高。当疑似的血栓事件发生,尽管治疗性抗凝,还应调查有无出血作为卒中事件的原因,之后可考虑增加抗血小板制剂或增强抗凝水平。

自发性回声显影

自发性回声显影描述血流淤滞部位的缓慢流动烟雾样回声密度。其涡流状态类似烟囱冒出的烟。它反映血流淤滞情况,并在左心耳显示最佳(图 15.12,15.13)[36],与二尖瓣狭窄和房颤相关,虽然有时在无瓣膜病、心律为窦律的患者中检测出来。密集的自发性显影与左房血栓高度相关,并在伴发房颤患者中,使血栓栓塞事件风险

升高三成(图 15.14)[12]。抗凝治疗对于降低左房自发性显影患者的血栓栓塞风险有效。在轻度自发性显影且无血栓栓塞事件病史的患者,抗凝治疗的作用尚不清楚。

不确定或可能低风险的发现

虽然如下超声发现与缺血性卒中相关,但它们临床意义不确定,且每年血栓事件概率相对较低, 约 1% 或更少。这类发现包括慢性左室室壁瘤、单纯性主动脉斑块和卵圆孔未闭。

慢性左室室壁瘤

慢性左室室壁瘤是导致左室心内膜血栓的血流淤滞状态的来源。如果预期的出血风险低,慢性抗凝治疗可能是合理的,但这种患者最佳的治疗方法仍不清楚。一项有慢性左室室壁瘤的 69 例患者的回顾性研究发现,未行抗凝治疗,在随访的 288 患者一年期间,仅报道 1 例血栓栓塞事件[37]。

卵圆孔未闭

卵圆孔未闭(PFO)可能是一个正常的超声

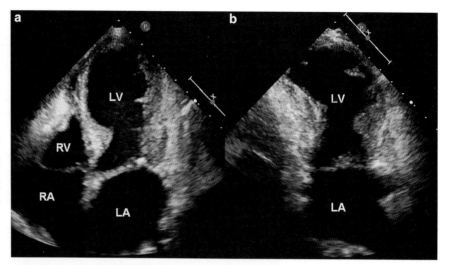

图 15.10　一例 84 岁前壁心肌梗死女性患者，心尖四腔(a)和两腔(b)切面显示较大左室心尖部室壁瘤，瘤内没有明确血栓。LA:左房,LV:左室,RA:右房,RV:右室。

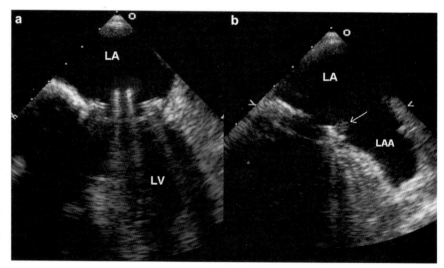

图 15.11　双瓣叶人工机械二尖瓣的经食道横切面(a)和纵切面(b)超声示一个小的团块(箭头)，为缝合环前部心房表面的血栓。LA:左房。

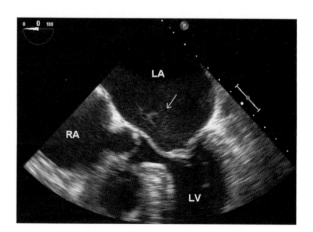

图 15.12　二尖瓣狭窄患者的经食道超声心动图显示轻度左房自发性显影(箭头)和左房扩张。LA:左房,LV:左室,RA:右房。

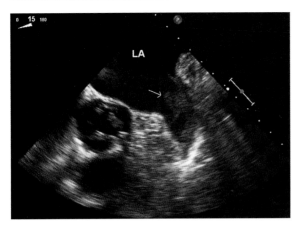

图 15.13　左房经食道超声心动图显示密集的自发性显影(箭头)。与图 15.12 中为同一例患者。

发现,可见于 30%年轻成年人[38, 39]。由于它在无心脏症状的患者中高流行情况,为了证明其对栓塞事件发生的作用,还需证据支持。用充满微气泡的生理盐水做超声心动图造影剂是较好的证明 PFO 的方法,静脉注射生理盐水造影剂后通过证明在 3 个心动周期中有右向左房分流而查出 PFO(图 15.5, 15.6)。分流可在静息时发现,但更常出现在咳嗽或瓦氏动作放松期。较大 PFO 是静息时即有分流,持续缺口 > 2mm,并且大的分流量 > 50 气泡(图 15.17~15.19)[15]。PFO 可作为来自深静脉的栓子到达全身循环的通道,允许矛盾栓塞,引起脑卒中。然而,矛盾栓塞的患者,不常发现深静脉血栓形成[38]。人群研究发现,在

大多数个体中 PFO 都为良性。对 PFO 的诊断和分流大小的分级是有差异的。我们证实在咳嗽或瓦氏动作放松期可在左房发生自发性显影,看似从肺静脉发出,无需注射造影剂即可发现[40]。察觉这种情况的可能有重要意义,可避免与注射造影剂时经 PFO 右向左分流混淆。

　　PFO 在原因不明脑卒中患者的发病率高于其他亚型[41, 42]。两项随机试验证明 PFO 患者脑卒中复发风险相对并没有增高[42, 43]。而在一项研究中,PFO 和房间隔瘤患者脑卒中复发风险增高,虽然这个研究的患者例数少,可信区间宽[42],这些证据不足以支持任何药物治疗或有创干预。在 PFO 较大且有与 Valsalva 相关的脑卒中病史的年轻患者中,抗凝治疗是合理的。对不能耐受抗凝治疗或长期抗凝治疗相关的出血风险增加的患者,可考虑使用经皮装置封堵 PFO。

　　尽管 PFO 作为全身栓塞事件关键环节的重要性有争论,然而有时仍坚持甚至有强烈愿望通过关闭 PFO 来防治可能发生的栓塞事件[44],这尤其是对于没有其他明显来源,但可能发生栓塞事件的年轻患者。合理地开展临床试验对弄清这些患者的合理治疗是非常关键的。

房间隔瘤

　　房间隔瘤定义为房间隔部分或全部的隆起。

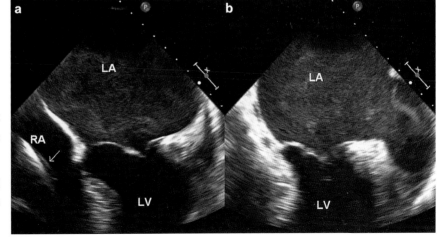

图 15.14　长期房颤患者的经食道横切面(a)和纵切面(b)显示重度左房扩张,密集的自发性显影,常与血栓有关,此患者无血栓。起搏器电极(箭头)位于右房和右室。

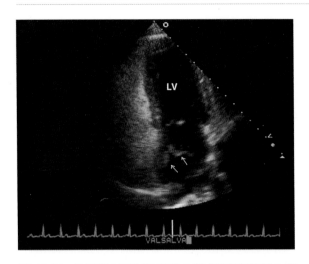

图 15.15 为证明心房分流,静脉注射充满微气泡的生理盐水。常用心尖四腔切面。右房右室浑浊化理想,瓦氏动作放松期造影剂从右房进入左房(箭头),提示卵圆孔未闭。LV:左室。

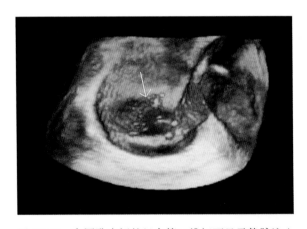

图 15.16 卵圆孔未闭的经食管三维切面显示静脉注入充满微气泡的生理盐水后显示从右房进入左房的气泡(箭头)。

隆起常凸向右房, 偏离正常房间隔平面至少10mm(图 15.20) [45]。它常与房间隔在左右房间来回摆动而过度活动相关, 也与 PFO 和房间隔缺损的发病率较高相关(图 15.21,15.22)。在一项研究中, 房间隔瘤合并 PFO 使栓塞事件发生的风险大幅增加 [42]。既然房间隔瘤通常活动度较高并且不易产生血流淤滞部位, 但在生理学上却

难以解释为什么它是栓塞事件的风险因素。我们尚未发现位于房间隔瘤处的心房血栓。

肺内分流

肺动静脉畸形可导致肺内分流,并且作为矛盾栓塞的可能通道 [46]。超声心动图可探查这种异常,表现为生理盐水造影剂在充满右心而呈现浑浊后的 3 ~ 5 个心动周期内,接着出现在左心。这可能与脑卒中风险增高相关,但是这个风险并不明确。血管内闭塞术已经成功应用于关闭这些畸形结构。

瓣膜性丝状物、兰伯赘生物和纤维弹性组织瘤

在 5%TEE 检查中可见到活动性丝状物附着于瓣膜或瓣叶(图 15.23~15.27) [47, 48]。已有组织学研究显示为一个透明形状不定的间质核伴结缔组织松弛和单层内膜。实际上,瓣膜性丝状物、兰伯赘生物和纤维弹性组织瘤在肉眼和显微镜下重叠,所以这些发现或许临床上相似 [48]。这些瓣膜性丝状物常为良性,并且无症状 [49]。当前采用的谐波成像可观察到来自原来瓣膜瓣叶关闭后出现的自发性显影,此时需特别注意区分这种类型的自发性显影和瓣膜性丝状物。已有血栓栓塞相关事件的报道,但是对于这些瓣膜异常患者的治疗策略仍不清楚 [47]。根据一些病例报道,抗血小板治疗和抗凝治疗可能有效 [48]。而在病变非常大和反复发生血栓栓塞事件的患者,也许需要行外科切除术。

瓣膜疾病

早期研究提示二尖瓣脱垂与脑卒中相关,但是最近的研究并没有证实这一点 [50]。二尖瓣环钙化在有其他脑卒中风险因素的老年患者中多见, 并且不太可能成为引起脑卒中的重要因素

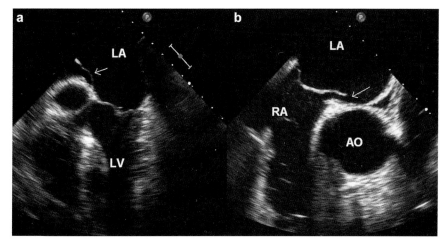

图 15.17　房间隔的经食管切面(a,b)显示房间隔与主动脉弓之间关系。在(b)图示持续性分离(箭头),提示较大卵圆孔。AO:主动脉,LA:左房,LV:左室,RA:右房。

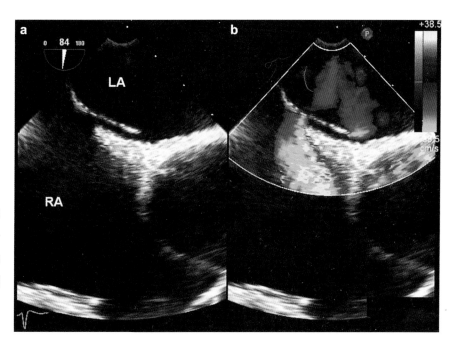

图 15.18　房间隔经食管切面(a)显示持续性分离,符合较大卵圆孔,彩色血管成像(b)显示静息分流,亦提示较大卵圆孔未闭。LA:左房,RA:右房。

(图 15.28)。然而,有时可见二尖瓣环钙化发出活动性团块,其与脑卒中风险增高有关。它们可能是源自二尖瓣裸区的血栓,并且抗凝治疗有效,故在这类患者中应使用抗凝治疗[51]。

栓塞性脑卒中在主动脉狭窄患者中不常发生,尽管亚临床事件在有创检查——经主动脉瓣测量跨瓣压力阶差后很常见。栓塞物质在本质上通常为钙化,因此抗凝治疗不能降低复发的风险。

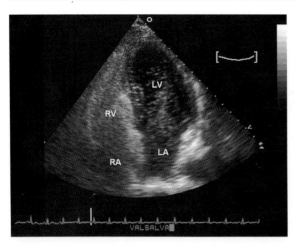

图 15.19 心尖四腔超声显示瓦氏动作放松期左房和左室有较大程度的对比,提示较大分流,符合较大卵圆孔未闭。

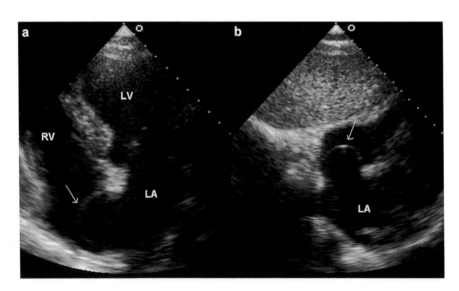

图 15.20 心尖四腔(a)和剑突下(b)切面显示房间隔瘤伴明显的隆起(箭头),凸入右房。LA:左房,LV:左室,RV:右室。

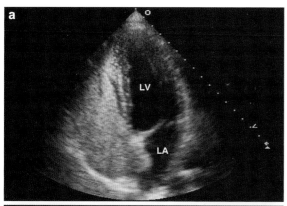

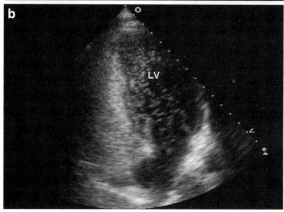

图 15.21　(a)静脉内注射造影剂和充满微气泡的生理盐水后,四腔切面显示瓦氏动作放松早期,房间隔瘤凸入左房。LA:左房,LV:左室。(b)瓦氏动作放松晚期,房间隔瘤凸入右房,当左房左室有较大程度造影剂浑浊,符合卵圆孔未闭。房间隔瘤和卵圆孔未闭常存在于同一患者。

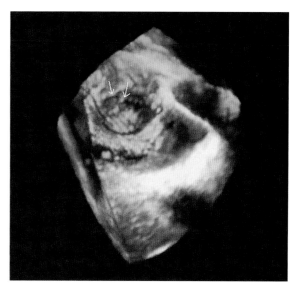

图 15.22　左房经食道三维切面显示存在房间隔瘤和两个小的房间隔缺损(箭头)。

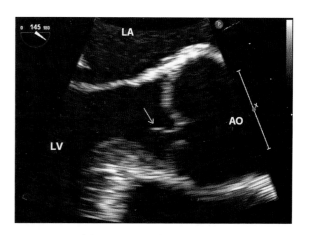

图 15.23　一例 52 岁男性患者,左室流出道的经食道超声心动图显示存在丝状致密影(箭头),附着于主动脉瓣,符合瓣膜性丝状物。AO:主动脉,LA:左房,LV:左室。

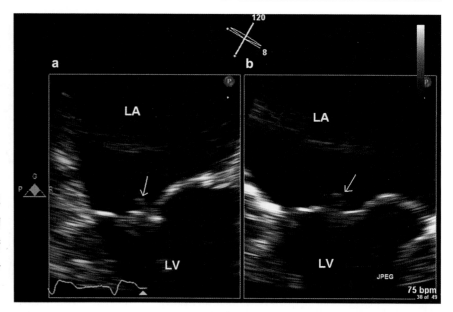

图 15.24　一例 72 岁女性患者,收缩期二尖瓣的经食道切面(a,b)显示存在丝状物(箭头),附着于二尖瓣瓣叶闭合边缘。LA:左房,LV:左室。

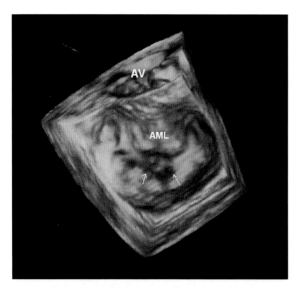

图 15.25　左房观的二尖瓣经食道三维切面,与图 15.24 中为同一例患者,显示两个线状瓣膜性丝状物(箭头)凸入左房。

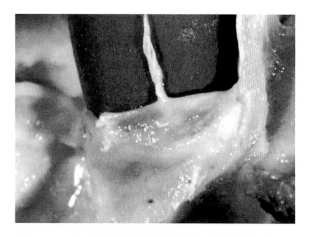

图 15.26　主动脉瓣的长纤维性丝状物,从瓣叶中部伸出。

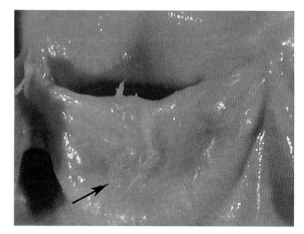

图 15.27　主动脉瓣瓣叶的兰伯赘生物(箭头)。有须状多叶,沿瓣膜闭合线分布,本例在瓣叶中部。

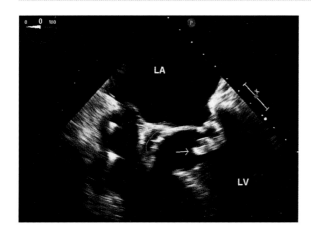

图 15.28　一例 80 岁男性患者，经食管超声心动图显示二尖瓣环钙化和一个附着于二尖瓣环钙化部位的活动性回声密度（箭头），并凸入左室流出道。此团块可能为机化血栓，并与血栓栓塞风险增高有关。

小结

栓塞性脑卒中病因学不可只根据临床表现而作出明确判断。系统性方法对于评价缺血性脑卒中病因非常重要。经胸超声心动图对于潜在心源性栓塞而言，是一个低诊断率的方法。在如有阳性心脏病史或异常心脏性发现的高风险患者，诊断率较高。如存在房颤，超声心动图研究似乎不能改变治疗。与 TTE 相比，TEE 对于与栓塞事件风险增高有关的超声发现的诊断率高于 TTE，虽然治疗率也许有限，因为大多数这些发现的意义仍不确定。对于干预或矫正许多的这些超声发现，我们需要克制热情，直到将来的临床试验可提供更多有说服力的数据。

参考文献

1. Albers GW, Amarenco P, Easton JD, Sacco RL, Teal P. Antithrombotic and thrombolytic therapy for ischemic stroke: the Seventh ACCP Conference on Antithrombotic and Thrombolytic Therapy. *Chest.* 2004 Sep;126(3 Suppl): 483S-512S.
2. Sacco RL, Ellenberg JH, Mohr JP, et al. Infarcts of undetermined cause: the NINCDS Stroke Data Bank. *Ann Neurol.* 1989 Apr;25(4):382-390.
3. Minematsu K, Yamaguchi T, Omae T. 'Spectacular shrinking deficit': rapid recovery from a major hemispheric syndrome by migration of an embolus. *Neurology.* 1992 Jan; 42(1):157-162.
4. Freeman WD, Aguilar MI. Stroke prevention in atrial fibrillation and other major cardiac sources of embolism. *Neurol Clin.* 2008 Nov;26(4):1129-1160.
5. Horowitz DR, Tuhrim S, Weinberger JM, Rudolph SH. Mechanisms in lacunar infarction. *Stroke.* 1992 Mar;23(3): 325-327.
6. Ramirez-Lassepas M, Cipolle RJ, Bjork RJ, et al. Can embolic stroke be diagnosed on the basis of neurologic clinical criteria? *Arch Neurol.* 1987 Jan;44(1):87-89.
7. Egeblad H, Andersen K, Hartiala J, et al. Role of echocardiography in systemic arterial embolism. A review with recommendations. *Scand Cardiovasc J.* 1998;32(6):323-342.
8. Peterson GE, Brickner ME, Reimold SC. Transesophageal echocardiography: clinical indications and applications. *Circulation.* 2003 May 20;107(19):2398-2402.
9. Chan KL, Cohen GI, Sochowski RA, Baird MG. Complications of transesophageal echocardiography in ambulatory adult patients: analysis of 1500 consecutive examinations. *J Am Soc Echocardiogr.* 1991 Nov;4(6):577-582.
10. Yvorchuk KY, Sochowski RA, Chan KL. A prospective comparison of the multiplane probe with the biplane probe in structure visualization and Doppler examination during transesophageal echocardiography. *J Am Soc Echocardiogr.* 1995 Mar;8(2):111-120.
11. Laupacis A, Albers G, Dalen J, Dunn MI, Jacobson AK, Singer DE. Antithrombotic therapy in atrial fibrillation. *Chest.* 1998 Nov;114(5 Suppl):579S-589S.
12. Anonymous. Transesophageal echocardiographic correlates of thromboembolism in high-risk patients with nonvalvular atrial fibrillation. *Ann Intern Med.* 1998 Apr 15;128(8):639-647.
13. Liao J, Khalid Z, Scallan C, Morillo C, O'Donnell M. Noninvasive cardiac monitoring for detecting paroxysmal atrial fibrillation or flutter after acute ischemic stroke: a systematic review. *Stroke.* 2007 Nov;38(11):2935-40.
14. Tayal AH, Tian M, Kelly KM, et al. Atrial fibrillation detected by mobile cardiac outpatient telemetry in cryptogenic TIA or stroke. *Neurology.* 2008 Nov 18;71(21):1696-1701.
15. Doufekias E, Segal AZ, Kizer JR. Cardiogenic and aortogenic brain embolism. *J Am Coll Cardiol.* 2008 Mar 18; 51(11):1049-59.
16. Pearson AC, Labovitz AJ, Tatineni S, Gomez CR. Superiority of transesophageal echocardiography in detecting cardiac source of embolism in patients with cerebral ischemia of uncertain etiology. *J Am Coll Cardiol.* 1991 Jan;17(1):66-72.
17. Lee RJ, Bartzokis T, Yeoh TK, Grogin HR, Choi D, Schnittger I. Enhanced detection of intracardiac sources of cerebral emboli by transesophageal echocardiography. *Stroke.* 1991 Jun;22(6):734-739.
18. Aschenberg W, Schluter M, Kremer P, Schroder E, Siglow V, Bleifeld W. Transesophageal two-dimensional echocardiography for the detection of left atrial appendage thrombus. *J Am Coll Cardiol.* 1986 Jan;7(1):163-166.
19. Cujec B, Polasek P, Voll C, Shuaib A. Transesophageal echocardiography in the detection of potential cardiac source of embolism in stroke patients. *Stroke.* 1991 Jun;22(6): 727-733.
20. Pop G, Sutherland GR, Koudstaal PJ, Sit TW, de Jong G, Roelandt JR. Transesophageal echocardiography in the detection of intracardiac embolic sources in patients with transient ischemic attacks. *Stroke.* 1990 Apr;21(4):560-565.
21. Harloff A, Handke M, Reinhard M, Geibel A, Hetzel A.

Therapeutic strategies after examination by transesophageal echocardiography in 503 patients with ischemic stroke. *Stroke*. 2006 Mar;37(3):859-864.

22. de Bruijn SF, Agema WR, Lammers GJ, et al. Transesophageal echocardiography is superior to transthoracic echocardiography in management of patients of any age with transient ischemic attack or stroke. *Stroke*. 2006 Oct;37(10):2531-2534.

23. Strandberg M, Marttila RJ, Helenius H, Hartiala J. Transoesophageal echocardiography in selecting patients for anticoagulation after ischaemic stroke or transient ischaemic attack. *J Neurol Neurosurg Psychiatry*. 2002 Jul;73(1):29-33.

24. Morris JG, Duffis EJ, Fisher M. Cardiac workup of ischemic stroke: can we improve our diagnostic yield? *Stroke*. 2009 Aug;40(8):2893-2898.

25. Kapral MK, Silver FL. Preventive health care, 1999 update: 2. Echocardiography for the detection of a cardiac source of embolus in patients with stroke Canadian Task Force on Preventive Health Care CMAJ. 1999 Oct 19;161(8):989-996.

26. Meacham RR III, Headley AS, Bronze MS, Lewis JB, Rester MM. Impending paradoxical embolism. *Arch Intern Med*. 1998 Mar 9;158(5):438-448.

27. Feinberg WM, Blackshear JL, Laupacis A, Kronmal R, Hart RG. Prevalence, age distribution, and gender of patients with atrial fibrillation. Analysis and implications. *Arch Intern Med*. 1995 Mar 13;155(5):469-473.

28. Wolf PA, Abbott RD, Kannel WB. Atrial fibrillation as an independent risk factor for stroke: the Framingham Study. *Stroke*. 1991 Aug;22(8):983-988.

29. The French Study of Aortic Plaques in Stroke Group. Atherosclerotic disease of the aortic arch as a risk factor for recurrent ischemic stroke. *N Engl J Med*. 1996 May 9; 334(19):1216-1221.

30. Tunick PA, Nayar AC, Goodkin GM, et al. Effect of treatment on the incidence of stroke and other emboli in 519 patients with severe thoracic aortic plaque. *Am J Cardiol*. 2002 Dec 15;90(12):1320-1325.

31. Messe SR, Silverman IE, Kizer JR, et al. Practice parameter: recurrent stroke with patent foramen ovale and atrial septal aneurysm: report of the Quality Standards Subcommittee of the American Academy of Neurology. *Neurology*. 2004 Apr 13;62(7):1042-1050.

32. Choukroun EM, Labrousse LM, Madonna FP, Deville C. Mobile thrombus of the thoracic aorta: diagnosis and treatment in 9 cases. *Ann Vasc Surg*. 2002 Nov;16(6):714-22.

33. Witt BJ, Brown RD Jr, Jacobsen SJ, Weston SA, Yawn BP, Roger VL. A community-based study of stroke incidence after myocardial infarction. *Ann Intern Med*. 2005 Dec 6;143(11):785-792.

34. Pullicino P, Thompson JL, Barton B, Levin B, Graham S, Freudenberger RS. Warfarin versus aspirin in patients with reduced cardiac ejection fraction (WARCEF): rationale, objectives, and design. *J Card Fail*. 2006 Feb;12(1):39-46.

35. Stein PD, Alpert JS, Dalen JE, Horstkotte D, Turpie AG. Antithrombotic therapy in patients with mechanical and biological prosthetic heart valves. *Chest*. 1998 Nov;114(5 Suppl):602S-610S.

36. Mugge A, Kuhn H, Nikutta P, Grote J, Lopez JA, Daniel WG. Assessment of left atrial appendage function by biplane transesophageal echocardiography in patients with nonrheumatic atrial fibrillation: identification of a subgroup of patients at increased embolic risk. *J Am Coll Cardiol*. 1994 Mar 1;23(3):599-607.

37. Lapeyre AC III, Steele PM, Kazmier FJ, Chesebro JH, Vlietstra RE, Fuster V. Systemic embolism in chronic left ventricular aneurysm: incidence and the role of anticoagulation. *J Am Coll·Cardiol*. 1985 Sep;6(3):534-538.

38. Kizer JR, Devereux RB. Clinical practice. Patent foramen ovale in young adults with unexplained stroke. *N Engl J Med*. 2005 Dec 1;353(22):2361-2372.

39. Hagen PT, Scholz DG, Edwards WD. Incidence and size of patent foramen ovale during the first 10 decades of life: an autopsy study of 965 normal hearts. *Mayo Clin Proc*. 1984 Jan;59(1):17-20.

40. Kim HH, Tam JW, Chan KL. A prospective transesophageal echocardiographic study to assess a new type of left atrial spontaneous contrast at rest and during respiratory manoeuvres. *Can J Cardiol*. 1999 Nov;15(11):1217-1222.

41. Handke M, Harloff A, Olschewski M, Hetzel A, Geibel A. Patent foramen ovale and cryptogenic stroke in older patients. *N Engl J Med*. 2007 Nov 29;357(22):2262-2268.

42. Mas JL, Arquizan C, Lamy C, et al. Recurrent cerebrovascular events associated with patent foramen ovale, atrial septal aneurysm, or both. *N Engl J Med*. 2001 Dec 13;345(24): 1740-1746.

43. Homma S, Sacco RL, Di Tullio MR, Sciacca RR, Mohr JP. Effect of medical treatment in stroke patients with patent foramen ovale: patent foramen ovale in Cryptogenic Stroke Study. *Circulation*. 2002 Jun 4;105(22):2625-31.

44. Maisel WH, Laskey WK. Patent foramen ovale closure devices: moving beyond equipoise. *JAMA*. 2005 Jul 20; 294(3):366-369.

45. Agmon Y, Khandheria BK, Meissner I, et al. Frequency of atrial septal aneurysms in patients with cerebral ischemic events. *Circulation*. 1999 Apr 20;99(15):1942-1944.

46. Moussouttas M, Fayad P, Rosenblatt M, et al. Pulmonary arteriovenous malformations: cerebral ischemia and neurologic manifestations. *Neurology*. 2000 Oct 10;55(7):959-964.

47. Freedberg RS, Goodkin GM, Perez JL, Tunick PA, Kronzon I. Valve strands are strongly associated with systemic embolization: a transesophageal echocardiographic study. *J Am Coll Cardiol*. 1995 Dec;26(7):1709-1712.

48. Wolf RC, Spiess J, Vasic N, Huber R. Valvular strands and ischemic stroke. *Eur Neurol*. 2007;57(4):227-231.

49. Veinot JP, Walley VM. Focal and patchy cardiac valve lesions: a clinicopathological review. *Can J Cardiol*. 2000 Dec;16(12):1489-1507.

50. Gilon D, Buonanno FS, Joffe MM, et al. Lack of evidence of an association between mitral-valve prolapse and stroke in young patients. *N Engl J Med*. 1999 Jul 1;341(1):8-13.

51. Sia YT, Dulay D, Burwash IG, Beauchesne LM, Ascah K, Chan KL. Mobile ventricular thrombus arising from the mitral annulus in patients with dense mitral annular calcification. *Eur J Echocardiogr*. 2010 Mar;11(2):198-201.

目前心力衰竭(心衰)已成为一个日益严重的医学问题，它不仅是住院治疗的重要原因之一，并且与死亡率的增高相关。随着人口老龄化，心衰的发病率将继续增加。约一半的心衰患者左室收缩功能尚维持正常，这部分心衰患者通常把原因归为舒张功能障碍。常见引起收缩功能保留而心脏舒张功能障碍的原因见表16.1。更好地了解它们病理生理学的根本改变，将有助于找到更合理的治疗方法[1-5]。

心脏的舒张与收缩紧密关联，即使左室收缩功能正常，不完全的舒张充盈也将不可避免地引起每搏输出量减少或充盈压升高。在心脏舒张期，容量将发生较大的改变，而相应的压力变化甚微，舒张期通过二尖瓣的血流峰值速度超过收缩期通过主动脉瓣的血流速度。但是较小幅度的压力升高，比如左房平均压从10mmHg升到20mmHg，就可以引起心衰症状。心内压和它的改变速度是由心肌的固有特性和心脏负荷情况决定的。心肌舒张是一个主动过程，Tau可以最好地评价这一过程，其是左室射血后左室压力下降的指数函数方程。而顺应性是指特定容积增大时压力增加的程度。

舒张期可以分为四个阶段——等容舒张期、快速充盈期、缓慢充盈期和心房收缩期（图16.1）。左室心肌舒张是一个主动过程，在等容舒张期引起左室压力迅速下降，从而产生左房和左室间的压差。随着二尖瓣开放，血流从左房迅速流入充盈左室并且快速流入左室心尖部。最被广泛接受的测量左室舒张速率的方法是Tau法，为左室压力下降的单元指数方程。但是Tau只有通过高精确性的压力测量导管进入心脏才能可靠测得。左室收缩功能障碍的患者总是存在舒张功能受损，压力下降过程变慢，使得二尖瓣开放延迟。后者可以通过检测等容舒张期得到，等容舒张期为主动脉瓣关闭至二尖瓣开放之间的阶段，可通过连续多普勒容易地测得。

心脏左室充盈速度由左房和左室间压差决定，因此左室舒张压越低，压差越大，舒张充盈速度越快。这样，舒张早期只要有左室压降低，而不需要左房压增高就可以允许大量血液流入左室。对于多种心脏疾病包括缺血性心脏病的患者，左室舒张功能受损，以致舒张早期左房和左室间压差减小，只能通过左房压升高代偿。事实上，在没有充盈压升高时，不能完成正常的左室充盈就是心肌功能损伤的一个敏感指征。在快速充盈期接近结束时，左室压力可短时间比左房压力高。在缓慢充盈期，完成的左室充盈很少，因为此时左房与左室之间压力相同。之后心房发生收缩，在左房、左室两个腔之间再次产生压差，血液从左房流入左室。而当心房舒张时，压差减小，二尖瓣开始趋于关闭。当心室开始收缩，左室压力升高并超过左房，二尖瓣关闭。

表 16.1　左室收缩功能保留而舒张功能障碍的病因

年龄

高血压

主动脉瓣狭窄

肥厚性心肌病

缺血性心脏病

浸润性心肌病,如淀粉样变、心肌炎

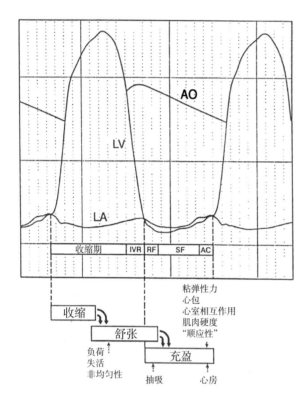

图 16.1　这些是一例肥厚性心肌病患者的压力曲线,显示出心脏舒张的可分为四个阶段,包括:等容舒张期(IVR)、迅速充盈期(RF)、缓慢充盈期(SF)和心房收缩期(AC)。另一个替代方法是观察心动周期中的三个相关时期,即收缩期、舒张期和充盈期(经同意转自参考文献 5)。

超声多普勒评价舒张功能

在过去的 10 年里,许多超声多普勒指标的临床价值得到研究[6-9],其中很多指标的变化可从不同方面反映左室充盈情况,一些指标又可反映心肌的固有特征。仔细分析这些指标的相互影响,就可以评价舒张期心室充盈状况。需要指出的是,舒张期充盈虽与舒张期压力相关,但不是舒张期压力本身。许多超声指标在技术上有局限性[10-13],(表 16.2)。根据经验,只有在一半的患者中可以得到满意的肺静脉信号而测得逆行性 A 波的间期。血流播散速度很容易获取,但心跳和心跳之间及各个研究之间的变异程度很大。还有一些新方法,比如测二尖瓣的 E 峰起点和二尖瓣环 E' 波起点的间期,严格要求固定的心动周期,尚需更多的研究证实。

在众多超声指标中,二尖瓣的血液流速仍是评估舒张功能的基石。这一指标几乎可以在所有患者中测得,但问题是如何获得最佳信号以便进行精确分析。彩色血流成像有助于显示二尖瓣血流方向。在一个扩张的左室,二尖瓣处的血流常由于二尖瓣瓣叶限制流向侧后方。因此应该在每例研究中移动探头的位置使取样容积平行于二尖瓣血流,并在舒张期二尖瓣瓣尖位置选取一个 1～3mm 的取样容积,以便获取最大 E 和 A 峰。移动取样容积至瓣环水平就可以更清楚展现 A 峰信息并且可以用来精确测量 A 峰间期。我们实验室在心尖四腔切面下,在肺静脉置入一个 2～3mm 取样容积,可以获取肺静脉血流信号,

表 16.2　左室舒张功能的多普勒测量指标分析

测量指标	局限性
二尖瓣血流速度 　E,A,DT	受多种因素影响,包括前负荷和心率
等容舒张时间	受心率影响
肺静脉血流速度	1/3 的患者无法获得
血流播散速度	测量的变异性
二尖瓣环运动速度	仅相对独立于前负荷
A_{PV}–A_{MV} 距离	获取理想的测量值比较困难
E' 开始到 E 开始距离	周长的变异性;需要更多的认证

但这需要经常训练才可以在大多数病例中获得满意的肺静脉血流信号(图 16.2)。

目前已经普遍测量瓣环处组织运动速度,依靠现代的超声技术几乎可以从所有患者中可靠地获得该处的运动速度[8]。脉冲组织多普勒成像技术通过将室壁滤波最小化和低运动速度信号采集最大化的方法检测到心肌组织的高回声和低运动速度。它可测得多个运动速度,应坚持测量收缩期、舒张早期和舒张晚期的二尖瓣环组织运动速度(图 16.3)。瓣环 E' 波是一种测量心肌舒张拉长的指标,并且较少受前负荷影响。已有研究表明二尖瓣血流 E 峰与二尖瓣环组织 E' 的比值可预测左室充盈压。事实上,一些实验室在临床和科研实践中已将其用一种回归方程来计算左室充盈压(图 16.4)。应用该指标的流程图也已经被用于不同的舒张功能障碍分类或舒张功能障碍时区分充盈压正常或升高(图 16.5)。在利用这些流程图时均应注意患者临床情况和年龄因素。

E/ E' 比值使用起来很方便,但尚有一些值得注意的地方。虽然研究已经证实该比值和左室充盈压指标比如肺毛细血管楔压之间存在良好的相关性,但是这个相关性并不是十分紧密,因此单独应用 E/E' 比值不能确切地区分正常充盈压患者和非正常充盈压患者[6,9](图 16.4)。一些技术上的差别会使结果变得更加混乱。一些实验室优先使用间隔处二尖瓣环的运动速度,而另一些则优先使用侧壁处二尖瓣环的运动速度。当两者出现大的偏差时,取两者的平均值可能是一个较合理的解决办法。不同的 E/E' 比值如 10、12或 15 已经在不同的研究中被用于诊断舒张功能障碍。使用较低的比值诊断的敏感度较高但特异性较低,相反,使用较高的比值敏感度较低但特异性较高。另外对于充盈压升高的定义尚未统一,有些研究使用 12mmHg 作为截断值,另一些甚至使用高达 20mmHg 的值作为截断值。

对于舒张功能的评估应该包括临床因素、超声特点和瓦氏动作时的多普勒发现[1,5](图 16.6)。患者的年龄和临床症状应考虑。年龄影响所有的指标,不同年龄指标正常值的可信区间比较宽,这使对结果的解读困难(表 16.3)。在无症状患者中,应将过度诊断的风险最小化。在舒张功能的评估中需要综合运用多种超声指标,尤其是左室收缩功能、左室肥厚程度和左房大小。其他有用但较不常用的超声指标包括二尖瓣 B 隆起、二尖瓣反流频谱早期切断现象、房间隔运动、主动脉瓣反流频谱信号和肺动脉瓣反流频谱信号等(图 16.7)。另外对舒张功能评价应该进行定性分析而不是定量分析。当各超声指标结果不一致时,做瓦氏动作时发生的变化可能会有所帮助[9,10]。应注意观察瓦氏动作时二尖瓣流入血流信号的改变。一般来讲,用力的时候二尖瓣 E 峰下降20cm/s 说明瓦氏动作效果充分。而在用力的时候E/A 比值下降大于 40%预示左室充盈压升高。肺静脉 A 波的幅度大于 35cm/s 和时长大于二尖瓣A 峰时长也有助于诊断舒张功能障碍[10]。

心房大小的评估应该是评估心室舒张功能的一部分。心房扩大与心室舒张功能障碍相关,并常存在于中到重度舒张功能障碍患者,因此如

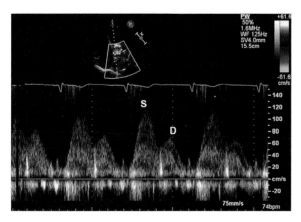

图 16.2 这是一个肺静脉血流图像,显示收缩部分(S波)高于舒张部分(D 波)。心房逆向血流信号不清楚,似乎是较低的血流速度。

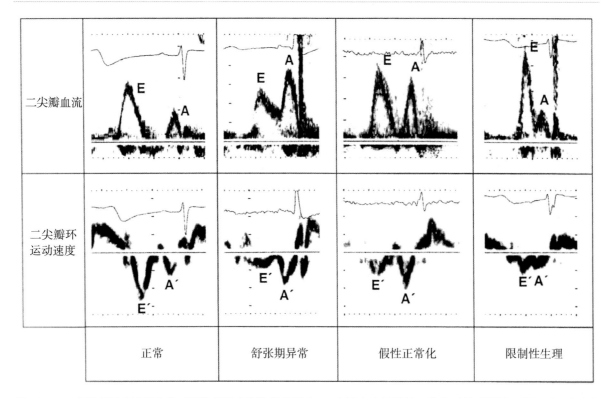

二尖瓣血流				
二尖瓣环 运动速度				
正常	舒张期异常	假性正常化	限制性生理

图 16.3　二尖瓣环运动速度有助于评价舒张功能障碍的程度。二尖瓣血流的假性正常化可通过测量二尖瓣环运动速度很容易被鉴别出来(经同意转自参考文献 8)。

果心房大小正常,应该重新评价舒张功能障碍诊断的正确性[14]。在没有明显的瓣膜反流患者中,心房扩大可以被看做是舒张功能障碍的严重程度和持续时间的指标。近来左房容积被认为是比一维的心房尺寸更可靠地评估心房大小的指标[15]。最近一项研究显示在调整舒张功能障碍因素后,尽管心房容积并不是一个独立的预测因子,但它可以预测一般人群的全因死亡率[14]。

正常舒张功能

　　对舒张功能的评价应从二尖瓣血流速度开始,它可以直接测得。虽然二尖瓣血流速度可反映左室舒张充盈特点,但却受很多其他因素的影响,包括年龄、心率和负荷情况。对于舒张功能的评估应将这些因素考虑进去。在解释二尖瓣血流速度时应使用已公布的针对不同年龄人群的正

常值。在小于 60 岁的健康个体中,E 峰幅度较高,E/A 比值大于 1(图 16.8,16.9)。肺静脉血流显示,舒张早期血流明显,并且心房逆向血流速度慢(小于 35cm/s)。但不容易获得最佳的心房逆向血流频谱信号。舒张早期二尖瓣环速率(E')应该超过 10cm/s,并且侧壁处二尖瓣环速率常高于间隔处二尖瓣环速率。

轻度舒张功能障碍

　　在轻度舒张功能障碍患者中,因左室松弛功能轻度受损导致左房和左室间压差减小。舒张早期血流速度减低,表现为二尖瓣 E 峰减低(图 16.10,16.11)。同样,舒张早期二尖瓣环 E' 峰也减低。另外由于舒张延迟,二尖瓣血流减速时间延长。而心房收缩时血流速度代偿性加快,使其在舒张充盈中占更大的比例,导致形成一个高的

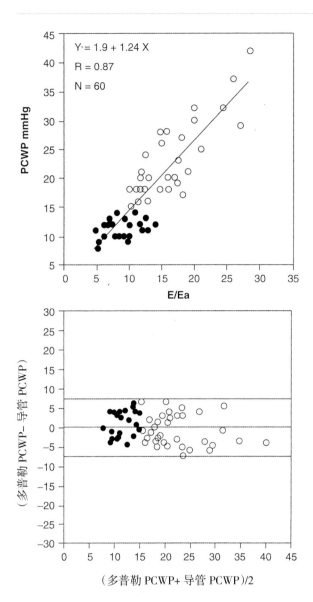

房平均压仍是正常。

中度舒张功能障碍

当左室松弛进一步受损时,为了维持左房左室间压力差以保证舒张充盈,左房压力升高(图16.12,16.13)。在这种情况下,由于左室有效顺应性下降使左房左室压力差提前达到平衡,二尖瓣 E 峰幅度增高、减速时间缩短。因左室舒张期心肌拉长速率降低使二尖瓣环 E' 峰减小,结果使 E/ E' 比值增大。另外在二尖瓣 E 峰之后,E' 也可能延迟。有效顺应性的降低也可以解释二尖瓣 A 峰比肺静脉 A 波较早终止。肺静脉 A 波的速度增加。二尖瓣瓣叶关闭与二尖瓣 A 峰的终止相比可能也会明显延迟,这是左室有效顺应性降低的又一反映,同样也可能导致等容收缩期延迟。具备这些特点的患者左室松弛受损并且左房压力增加。

重度舒张功能障碍

在重度舒张功能障碍患者中,心室松弛更慢导致左房压力进一步升高。二尖瓣 E 峰升高并且减速时间缩短。E/A 比值常常 > 2,减速时间常常 < 150ms(图 16.14,16.15)。二尖瓣环 E 峰也进一步降低并延迟。这样一来,E/ E' 比值变得更高(远大于 15:1)。在这种情况下,除了松弛缓慢外,等容收缩也减慢,这导致舒张充盈时间变短,如果存在一度房室传导阻滞其将进一步缩短。这就是对这类患者进行人工起搏的一个原因,人工起搏可通过设定一个短暂的房室传导延识时间来增加舒张充盈时间。松弛的延迟有时会导致舒张中期的压差,其在血流频谱上表现为 L 峰,且在心率缓慢时更明显(图 16.16)[16]。

在一些舒张功能重度障碍患者中,由于左室

图 16.4 在本图上半部分,散点图显示了 E/Ea 和肺毛细血管楔压(PCWP)之间的关系。本图下半部分显示多普勒超声测得的值和导管测得 PCWP 值间差别和两种方法的平均值。完整的环代表松弛功能损伤患者的二尖瓣血流模式,开口的环代表假性正常化患者的二尖瓣血流模式(经过同意引自参考文献 6)。

A 峰。E/A 比值一般小于 1。由于心房收缩后左房排空更完全,心室收缩期左房充盈增加,表现为肺静脉信号中的一个高 S 波。E/ E' 比值小于 15。在这个情况下,虽然左室舒张末压可能上升但左

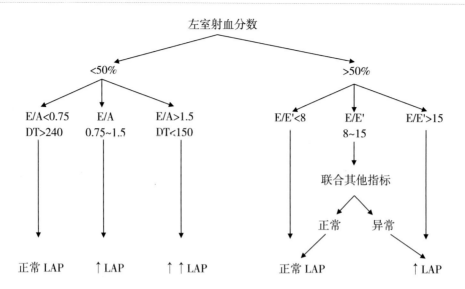

图 16.5 这是一个评估左室舒张功能的方案,此方案根据收缩功能是否正常设计的。如果收缩功能损伤(EF < 50%),二尖瓣速度一般足够评价左室充盈压或左房压。在收缩功能正常的患者(EF > 50%),常倾向于测量二尖瓣环速度尤其是 E' 判断左房压力正常还是升高,依靠 E/E' 比值。如果 E/E' 明显升高(>15),左房压力很可能升高;如果 E/E' < 8,左房压力很可能正常。对于 E/E' 在 8 和 15 之间的患者,我们需要考虑其他的测量共同判断,包括肺静脉 A 波间期超过二尖瓣 A 峰间期 30ms,二尖瓣速度对于瓦氏动作的反应及左房容积。在肥厚性心肌病患者中,由于 E/E' 预测性较差也要同时考虑测量其他因素。

有效顺应性更差和心房功能障碍,心房收缩来增加充盈极少,所以可能不能看到 A 峰。尽管在缓慢充盈期和心房收缩期血流很少甚至没有血流,二尖瓣在到等容收缩期前仍保持开放 (图 16.16),因此可能会发生舒张期二尖瓣反流。表 16.4 总结了有助于评价舒张功能障碍程度的多普勒超声测量数值[17]。

除了有助于诊断外,利用这些多普勒超声指标进行综合评估也有助于心衰患者的预后判断和管理(图 16.17)。可以对这些指标进行动态观察并且与患者对治疗的反应相联系。舒张功能障碍程度在治疗后的改善与更好的预后有关[1]。

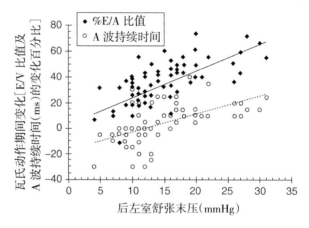

图 16.6 瓦氏动作和左房充盈压变化之间的关系。E/A 比值,二尖瓣舒张早期速度与心房速度的比值;LVEDP:左室舒张末压(经同意引自参考文献 10)。

表 16.3　多普勒衍生的舒张期测量指标的正常值

测量指标	年龄组(年)			
	16~20	21~40	41~60	> 60
IVRT(ms)	50 ± 9(32~68)	67 ± 8(51~83)	74 ± 7(60~88)	87 ± 7(73~101)
E/A 值	1.88 ± 0.45(0.98~2.78)	1.53 ± 0.40(0.73~2.23)	1.28 ± 0.25(0.78~1.78)	0.96 ± 0.18(0.6~1.32)
DT(ms)	142 ± 19(104~180)	166 ± 14(138~194)	181 ± 19(143~219)	200 ± 29(142~258)
A 波持续时间	113 ± 17(79~147)	127 ± 13(101~153)	133 ± 13(107~159)	138 ± 19(100~176)
PV S/D 比值	0.82 ± 0.18(0.46~1.18)	0.98 ± 0.32(0.34~1.62)	1.21 ± 0.2(0.81~1.61)	1.39 ± 0.47(0.45~2.33)
PV A$_r$(cm/s)	16 ± 10(1~36)	21 ± 8(5~37)	23 ± 3(17~29)	25 ± 9(11~39)
PV A$_r$ 持续时间(ms)	66 ± 39(1~144)	96 ± 33(30~162)	112 ± 15(82~142)	113 ± 30(53~173)
间隔 e'(cm/s)	14.9 ± 2.4(10.1~19.7)	15.5 ± 2.7(10.1~20.9)	12.2 ± 2.3(7.6~16.8)	10.4 ± 2.1(6.2~14.6)
间隔 e'/a' 值	2.4*	1.6 ± 0.5(0.6~2.6)	1.1 ± 0.3(0.5~1.7)	0.85 ± 0.2(0.45~1.25)
侧壁 e'(cm/s)	20.6 ± 3.8(13~28.2)	19.8 ± 2.9(14~25.6)	16.1 ± 2.3(11.5~20.7)	12.9 ± 3.5(5.9~19.9)
侧壁 e'/a' 值	3.1*	1.9 ± 0.6(0.7~3.1)	1.5 ± 0.5(0.5~2.5)	0.9 ± 0.4(0.1~1.7)

数值用均值±SD 标准差表示(95%可信区间)。Ar:肺静脉心房逆向血流,IVRT:等容舒张时间,PT:减速时间,PV:血流速度。

来源:经过同意引自参考文献 1。

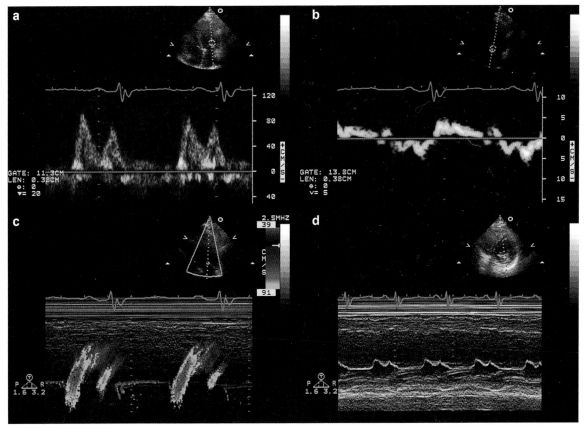

图 16.7　(a)显示二尖瓣速度,(b)显示间隔处瓣环速度,(c)显示播散速度,(d)显示二尖瓣 M 模式。虽然二尖瓣血流频谱看起来正常,瓣环舒张早期的低速度表明它是一个假性正常化。低播散速度和二尖瓣 M 模式描记中 B 隆起的出现也进一步证明了这一点。

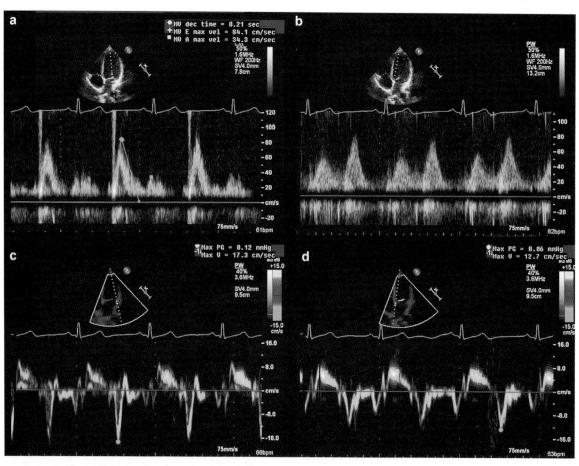

图 16.8　这些数据记录的是一例 21 岁女性，(a)显示二尖瓣血流，(b)显示肺静脉血流，(c)显示侧壁处瓣环速度，(d)显示间隔处瓣环速度。这些测量是在正常舒张功能下得到的。

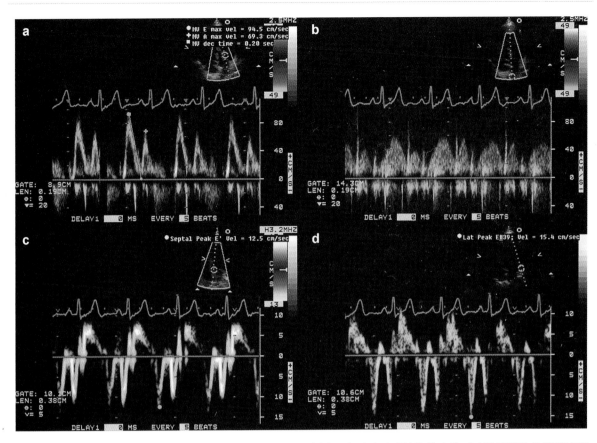

图 16.9 这些数据记录的是一例 48 岁女性患者,(a)显示二尖瓣血流,(b)显示肺静脉血流,(c)显示侧壁处瓣环速度,(d)显示间隔处瓣环速度。这些测量是在正常舒张功能下得到的。此图中二尖瓣 E/A 比值是 1.4,图 16.8 的年轻患者是 2.5,两者相比可说明年龄的影响。

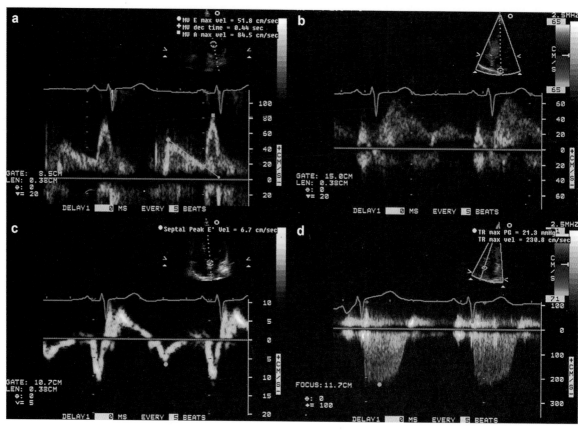

图 16.10　二尖瓣血流(a)、肺静脉血流(b)、间隔处瓣环速度(c)、三尖瓣反流速度(d)显示有舒张功能损伤,证据是二尖瓣减速时间延长和间隔处舒张早期的低速度。E/E' 是 7.7 并且右室收缩压正常提示左房压正常。

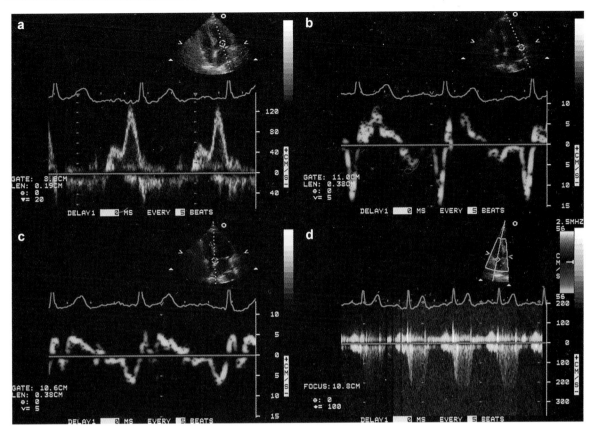

图 16.11　二尖瓣血流(a),侧壁处瓣环速度(b),间隔处瓣环速度(c),三尖瓣反流速度(d)。显示有舒张功能损伤伴明显的二尖瓣 A 峰和减速时间延长。瓣环舒张早期速度低。二尖瓣 E 峰速度是 45cm/s,间隔 E' 是 2cm/s,所以比值是 22.5。尽管高 E/E' 比值,低的二尖瓣 E 峰速度(< 50cm/s)一般提示左房压力没有升高,正常的三尖瓣反流速度也支持这一点。

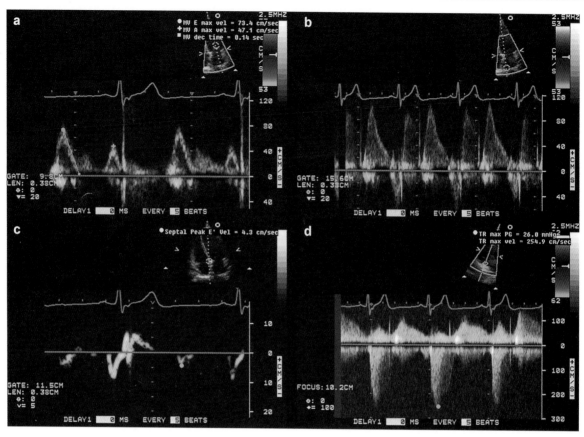

图 16.12　图显示二尖瓣血流(a)、肺静脉血流(b)、间隔处瓣环速度(c)、三尖瓣反流速度(d)。E/A 是 1.5, E/E' 是 17, 肺心房流速 45cm/s, 都提示左房压力升高。右室收缩压也升高。

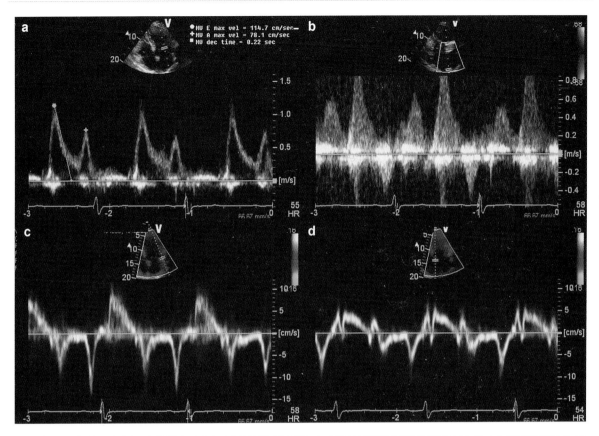

图 16.13　二尖瓣血流(a)、肺静脉血流(b)、侧壁处瓣环速度(c)、间隔处瓣环速度(d)显示 E/A 是 1.5，E/E'(间隔)是 23。肺心房流速 40cm/s 并且它的间期超过二尖瓣 A 峰 35ms。

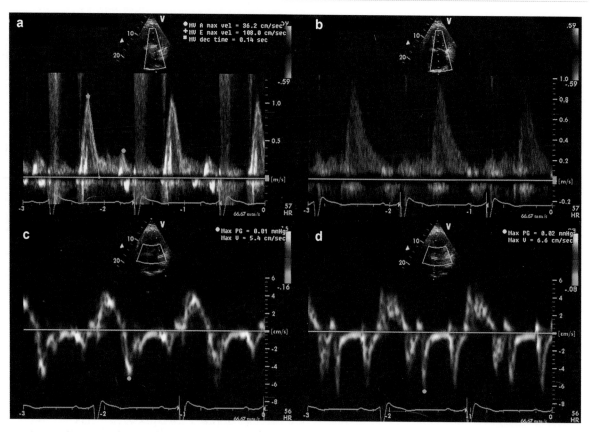

图 16.14 二尖瓣血流(a)、肺静脉血流(b)、侧壁处瓣环速度(c)、间隔处瓣环速度(d)显示 E/A 是 3,减速时间是 140ms。肺静脉血流显示明显的舒张早期速度和低收缩前向速度。肺心房逆向血流没有清楚显示。

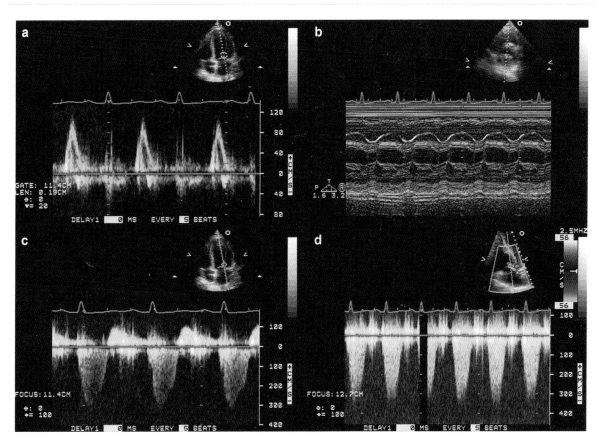

图 16.15 二尖瓣血流(a)、二尖瓣 M 型(b)、二尖瓣反流速度(c)、三尖瓣反流速度(d)显示有高的 E 峰而且没有明显的 A 峰,虽然事实上没有重要的顺行血流从左房流入左室,但是二尖瓣 M 型显示二尖瓣持续开放。低二尖瓣反流速度与系统性低血压和左房压力升高一致。三尖瓣反流速度显示肺动脉高压的压力,这个压力在二尖瓣低速反流提示的系统性低血压中尤为显著。

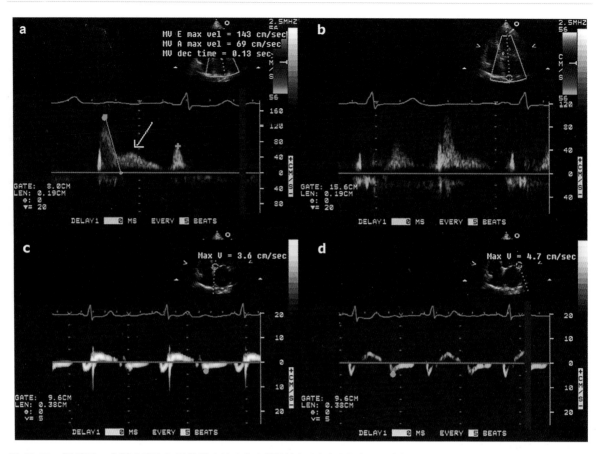

图16.16　图显示二尖瓣血流(a)、肺静脉血流(b)、间隔处瓣环速度(c)、侧壁处瓣环速度(d)。二尖瓣血流显示以一个明显的舒张中期流速(50cm/s),反映左室舒张的显著延迟和左房压力升高。高 E/E' 比值支持左房压力的升高。

表 16.4　多普勒测量值区分舒张功能障碍的严重程度

	正常	松弛异常	假性正常化	限制性
E/A 比值	1~1.5	< 1	1~1.5	> 2
DT(ms)	160~240	≥240	160~240	≤150
IVRT(ms)	60~100	≥110	60~100	< 60
PV S/D 值	~1[a]	> 1	< 1	< < 1
A$_r$	< A	> A	> A	> A
A$_r$ 速度(cm/s)	< 20	< 35	> 35	> 25[b]
Ea(cm/s)	> 8	< 8	< 8	< 8
Vp(cm/s)	> 45	< 45	< 45	< 45

A:二尖瓣 A 峰持续时间,A$_r$:肺静脉心房逆向血流,E/A:二尖瓣 E/A 值,Ea:早期二尖瓣环纵向组织速度,DT:减速时间,IVRT:等容舒张时间,PV S/D:肺静脉收缩和舒张血流比值,Vp:跨二尖瓣血流播散速度。

[a]:年轻患者和运动员的值 1[b]<1。如果心房收缩衰竭,其值将 <25cm/s。

来源:经过允许引自参考文献 17。

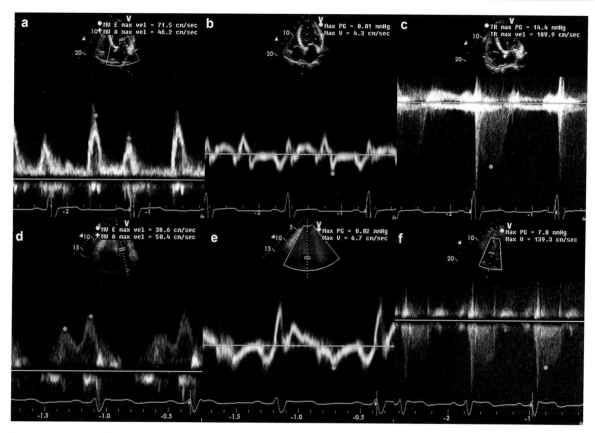

图 16.17　这例患者存在心力衰竭并且对内科治疗反应有效。治疗前二尖瓣血流、间隔处瓣环速度和三尖瓣反流速度分别见图(a)、(b)和(c)，治疗后同样指标见图(d)、(e)和(f)。二尖瓣血流恢复至 E/A < 1，并且三尖瓣反流流速也降低了。此患者的三尖瓣反流速度低是因为系统性低血压和右房压力的增高。

小结

　　左室舒张充盈是一个受很多因素影响的复杂过程。虽然很多超声发现对于评估舒张功能有帮助，但是应该避免依赖任何一种单一的指标。目前，应用某些甚至所有多普勒超声指标的计算而提供一个定量测量左室充盈压的方法都是不够适当的。另一方面，基于对可获得的临床、超声心动图和多普勒发现的综合分析，对左室舒张功能障碍进行定性评估一般是可行的。

参考文献

1. Nagueh SF, Appleton CP, Dillebert TC, et al. Recommendations for the evaluation of left ventricular diastolic function by echocardiography. *J Am Soc Echocardiogr*. 2009;22:107-133.
2. Oh KJ, Hatle L, Tajik AJ, Little WC. Diastolic heart failure can be diagnosed by comprehensive two-dimensional and Doppler echocardiography. *J Am Coll Cardiol*. 2006;47:500-506.
3. Lam CSP, Roger VL, Rodeheffer RJ, Bursi F, Borlaug BA, Ommen SR. Cardiac structure and ventricular-vascular function in persons with heart failure and preserved ejection fraction: from Olmstead County, Minnesota. *Circulation*. 2007;115:1982-1990.
4. Yamamoto K, Nishimura RA, Chaliki HP, Appleton CP, Holmes DR Jr, Redfield MM. Determination of left ventricular

filling pressure by Doppler echocardiography in patients with coronary artery disease: critical role of left ventricular systolic function. *J Am Coll Cardiol.* 1997;30:1819-1826.

5. Nishimura RA, Tajik AJ. Evaluation of diastolic filling of left ventricle in health and disease: Doppler echocardiography is the clinician's Rosetta stone. *J Am Coll Cardiol.* 1997;30:8-18.

6. Nagueh SF, Middleton KJ, Kopelen HA, Zoghbi WA, Quinones MA. Doppler tissue imaging: a noninvasive technique for evaluation of left ventricular relaxation and estimation of filling pressures. *J Am Coll Cardiol.* 1997;30: 1527-1533.

7. Nagueh SF, Sun H, Kopelen HA, Middleton KJ, Khoury DS. Hemodynamic determinants of mitral annulus diastolic velocities by tissue Doppler. *J Am Coll Cardiol.* 2001;37:278-285.

8. Sohn D, Chai I, Lee D, et al. Assessment of mitral annulus velocity by Doppler tissue imaging in evaluation of left ventricular diastolic function. *J Am Coll Cardiol.* 1997;30:474-480.

9. Ommen SR, Nishimura RA, Appleton CP, et al. Clinical utility of Doppler echocardiography and tissue Doppler imaging in the estimation of left ventricular filling pressures: a comparative simultaneous Doppler catheterization study. *Circulation.* 2000;102:1788-1794.

10. Brunner-La Rocca HP, Rickli H, Attenhofer Jost CH, Jenni R. Left ventricular end-diastolic pressure can be estimated by either changes in transmitral inflow pattern during Valsalva maneuver or analysis of pulmonary venous flow. *J Am Soc Echo.* 2000;13:599-607.

11. Geske JB, Sorajja P, Nishimura RA, Ommen RS. Evaluation of left ventricular filling pressures by Doppler echocardiography in patients with hypertrophic cardiomyopathy: correlation with direct left atrial pressure measurement at cardiac catheterization. *Circulation.* 2007;116:2702-2708.

12. Hasegawa H, Little WC, Ohno M, et al. Diastolic mitral annular velocity during the development of heart failure. *J Am Coll Cardiol.* 2003;41:1590-1597.

13. Rivas-Gotz C, Khoury DS, Manolios M, Rao L, Kopelen HA, Nagueh SF. Time interval between onset of mitral inflow and onset of early diastolic velocity by tissue Doppler: a novel index of left ventricular relaxation: experimental studies and clinical application. *J Am Coll Cardiol.* 2003; 42:1462-1470.

14. Pritchett AM, Mahoney DW, Jacobsen SJ, Rodeheffer RJ, Karon BL, Redfield MM. Diastolic dysfunction and left atrial volume: a population-based study. *J Am Coll Cardiol.* 2005 Jan 4;45(1):87-92.

15. Pritchett AM, Jacobsen SJ, Mahoney DW, Rodeheffer RJ, Bailey KR, Redfield MM. Left atrial volume as an index of left atrial size: a population-based study. *J Am Coll Cardiol.* 2003 Mar 19;41(6):1036-1043.

16. Ha JW, Oh JK, Redfield MM, Ujino K, Seward JB, Tajik AJ. Triphasic mitral inflow velocity with middiastolic filling: clinical implications and associated echocardiographic findings. *J Am Soc Echocardiogr.* 2004 May;17(5):428-431.

17. Hoit B. Left ventricular diastolic function. *Crit Care Med.* 2007 Aug;35(8 Suppl):S340-S347.

系统性疾病如结缔组织病和代谢综合征通常会累及多个器官。然而，在许多系统性疾病中，人们还没充分认识到心脏受累，因为系统性疾病的主要临床表现常存在于心脏外器官。心脏受累在许多系统性疾病中极为常见，这可能与这类疾病严重的发病率或死亡率有关。早期识别心脏受累可能会改善患者的管理及预后。例如，对于一例经常需要输血的地中海贫血患者，如发现有心肌铁沉积所致的心肌功能不良，则可采取更积极的螯合化治疗。伴随心脏受累的系统性疾病的主要类别如表 17.1 所示。本章简要叙述在处理系统性疾病患者时所需考虑的重要原则，而并非对众多系统性疾病中的心脏表现去做百科全书般的详细说明。由于心脏表现多种多样且不断进展，所以充分理解内在的原理要比详尽的罗列更能全面涵盖心脏受累的情况，这对评估此类患者的超声心动图医师更具价值，本章节如此编写的目的也在于此。我们并没有对提及的许多疾病做深入阐述，而代之以详细论述某些特殊疾病，以阐明其内在的原理。

特异病征性表现通常少见，但对诊断潜在疾病起到关键性作用

有些表现虽然并不常见，但为特定疾病的特征性表现，这样的表现即为特异病征性表现（表

17.2）。当其他器官系统受累的表现不明显或缺失时，就有可能检测到这些特异病征性表现。通过超声心动图检测这些表现，可能有助于对潜在系统性疾病的早期诊断。典型例子就是在类癌综合征中的瓣膜受累（图 17.1）。三尖瓣和肺动脉瓣同时受累，通常为瓣膜弥漫增厚（图 17.2，17.3）。瓣叶挛缩且活动受限[1-4]。严重者瓣叶显得被凝结而无活动，导致三尖瓣和肺动脉瓣的重度反流。另一个例子就是马方综合征患者主动脉根部典型的梨样外观（图 17.4）。马方综合征区别于其他主动脉疾病的特征性表现，就是主动脉窦水平的主动脉根部最早受累[5-8]。Takotsubo 心肌病，又名应激性心肌病，常由一个应激事件触发（图 17.5）。患者可表现为胸痛、急性心衰，伴心电图改变和心肌酶升高（图 17.6）。急性期左室可呈现典型的外观，类似日本捕章鱼的罐子（Takotsubo）。左室壁基底段收缩运动正常或亢进，而心尖部运动障碍或运动消失。这病的另一个名称为"心尖球囊样综合征"[9,10]。大多数患者没有或只有轻微的冠状动脉病变。绝大多数患者急性期恢复后，心室功能可有显著改善。以上述三种疾病为例，特异病征性表现不仅是潜在系统性疾病的特征性表现，也是此类疾病患者的常见表现。

小出口左室室壁瘤，特别是累及基底段游离壁者，要注意结节病性心脏病的可能诊断，但这种室壁瘤是非常罕见的。基底段心肌变薄或变亮则更为常见。而后内侧乳头肌受累，会导致二尖

表 17.1　常伴有心脏表现的系统性疾病

结缔组织病
代谢性疾病
营养不良
血液系统疾病
内分泌疾病
感染性疾病
肿瘤性疾病
结节病
药物和物理毒性

表 17.2　系统性疾病的特异病征性超声心动图表现

疾病实体	特异病征性表现
类癌	"凝结的"三尖瓣和肺动脉瓣
马方综合征	梨形主动脉根部
强直性脊柱炎	主动脉瓣下狭窄
川崎病	近段冠状动脉瘤
Takotsubo 心肌病	心尖球形变
Takayasu 病	"鼠尾样"主动脉
结节病	室间隔基底段受累，小开口左室室壁瘤
右室心肌病	局限性右室室壁瘤
左室致密化不全	左室小梁肥厚

瓣反流和心肌受累(限制性生理)[11, 12]。在许多系统性疾病中,特异病征性表现可能相对少见。所以存在特异病征性表现有助于潜在的系统性疾病的诊断,但没有特异病征性表现,也不能排除系统性疾病的诊断。

非特异性表现更常见

尽管特异病征性表现有助于潜在疾病的诊断,但在许多系统性疾病中它们可能少见,非特异性表现通常更为多见。例如心包积液可能是许多结缔组织病的一种临床表现(表 17.3)[13]。在超过半数的系统性红斑狼疮患者中可检测到心脏受累,而且心脏受累是继感染和肾衰之后,引起此类患者死亡的第三大原因。瓣膜受累较为多见,见于 3/4 的患者,但瓣膜受累的类型并无特异性。瓣膜增厚最常见,以二尖瓣最为明显[14, 15](图 17.7,17.8)。瓣膜反流比瓣膜狭窄多见。心包积液亦是常见表现,可在约 50% 的患者中出现。对这些非特异性表现的识别并不一定能明确潜在疾病的诊断,但可为管理此类患者提供有益的信息。

心血管系统的任何部分均可受累

从对系统性红斑狼疮的论述中可明显看出,心血管系统的任何组成部分均可受累,包括心包、心肌、瓣膜、传导系统、冠状动脉及大血管等(图 17.9)。在结节病性心脏病患者,肉芽肿性病变累及前间隔基底部可影响传导系统而导致心脏传导阻滞。

川崎病作为一种原因不明的系统性血管炎,可选择性地累及冠状动脉(图 17.10)。川崎病主要发病于 5 岁以下儿童,表现为皮肤黏膜的淋巴结综合征。尽管它在日本发病率很高,但是此种疾病在世界范围内都有报道。人们认为冠状动脉营养血管(滋养冠状动脉本身的外膜小血管)的血管炎可导致冠状动脉瘤形成,其在受累患者中发生率为 15%～20%,并且与大部分的死亡有关[16,17]。通常只有冠状动脉近段受累。冠状动脉瘤可消退或随时间进展形成血栓。冠状动脉近段局限性的动脉瘤是川崎病的特异病征性表现。川崎病心脏受累的其他表现包括心包积液、二尖瓣反流和左室功能障碍。

因为心血管系统可有单一组成部分或多个组成部分受累,所以对系统性疾病患者,要牢记容易受累的任何特定心脏结构,并全面评估心血管系统所有不同的组成成分。

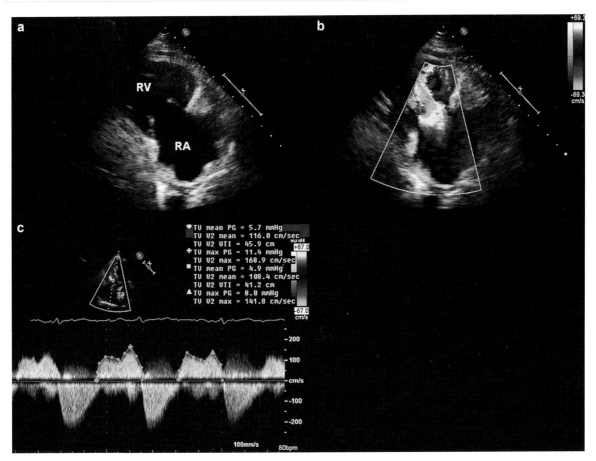

图 17.1 一例 67 岁女性类癌患者。舒张期右室流入切面(a)显示右房右室均扩张,三尖瓣增厚并活动受限。同一切面的彩色血流成像(b)显示穿过三尖瓣的血流加速,提示某种程度的三尖瓣狭窄。穿过三尖瓣的连续波多普勒(c)证实三尖瓣狭窄,平均三尖瓣舒张梯度为 4.9mmHg。多普勒信号同时显示严重的三尖瓣反流,证据是密集的收缩期信号、低速并迅速减速,这与右房右室压力迅速平衡相一致。RA:右房,RV:右室。

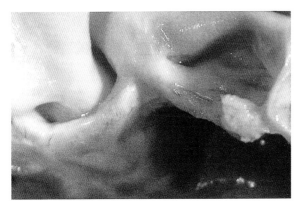

图 17.2 这是一个打开的肺动脉瓣,有类癌相关瓣膜改变。瓣叶增厚,交界区融合始于白色的心内膜斑块。这些纤维肌性斑块固定了瓣膜,从而引起狭窄和反流。

心脏受累可为局灶性或弥散性

　　川崎病的血管炎通常为局灶性,累及冠状动脉近段。而白塞综合征、巨细胞动脉炎或 Takayasu 动脉炎等其他形式的血管炎性疾病与其不同[18, 19]。巨细胞动脉炎以大中动脉的肉芽肿性炎症为特征(图 17.11,17.12)。巨细胞动脉炎好发于老年人,其人口特征与风湿性多肌痛患者类似。约 15% 的主动脉炎患者可出现明显的临床表现。正确诊断并及时应用皮质类固醇激素治疗

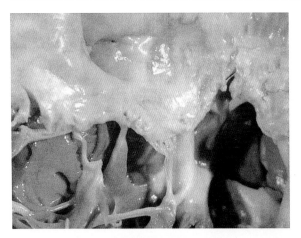

图 17.3 这是一个严重的三尖瓣改变，始于纤维肌性心内膜斑块增厚的瓣和腱索，为典型的类癌病变。这些斑块使瓣叶丧失活动性而产生瓣膜反流。注意腱索增厚，腱索间、瓣叶间及乳头肌间的正常空隙消失。

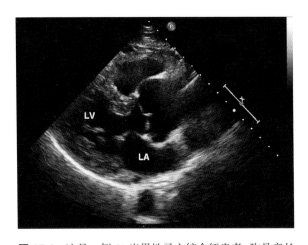

图 17.4 这是一例 51 岁男性马方综合征患者。胸骨旁长轴切面显示典型的主动脉根部扩张，形状呈"梨样"。LA：左房，LV：左室。

可改善预后。

Takayasu 动脉炎是一种自发性大血管炎，患者通常为 40 岁以下的年轻人（图 17.13）。其心脏广泛受累，可累及主动脉及其主要分支，多可导致血管硬化、闭塞或动脉瘤形成[20, 21]。对疑有血管炎患者，应对全部动脉系统行影像学检查。除超声心动图之外，也应考虑 CT 或磁共振检查。

心肌受累是神经肌肉疾病的常见表现

随着支持性治疗的进展，神经肌肉病患者可存活至成年。现已可明确，心脏受累不但在临床明确的神经肌肉病患者中多见，而且在无明显表现的基因突变携带者中也很多见（表 17.4）[22-26]。最常见的心脏表现为局部或整体心肌功能障碍（图 17.14，17.15）。典型的心脏局部受累多累及后壁和下壁（图 17.16）。Friedreich 共济失调是 9 号染色体 frataxin 基因突变的一种常染色体隐性遗传病[27]。平均发病年龄约 12 岁。约半数死亡可归因于心力衰竭。心脏受累可表现为左室肥大，通常为向心型肥大（图 17.17）。主动脉瓣下狭窄亦有报道[28-31]。扩张型心肌病不常见但亦有报道。Friedreich 共济失调患者易于发生心律失常，尤其是房颤。

系统性疾病可能是心肌病的病因之一

所有不同类型的心肌病（扩张型、肥厚型和限制型）都可由潜在的系统性疾病所致。如前所述，Friedreich 共济失调可有肥厚型心肌病或扩张型心肌病的表现。所以对于心肌病患者，不论是肥厚型、扩张型或限制型，均应排除潜在的系统性疾病，特别是对于无法解释的年轻患者。

因为原发性限制型心肌病极其少见，故对限制型心肌病患者进行潜在疾病的排查应该会更有价值。可引起限制型心肌病的疾病列于表 17.5。在这些疾病当中，淀粉样变性是常见的病因。近期随着对该病的认识，治疗也有新的进展。

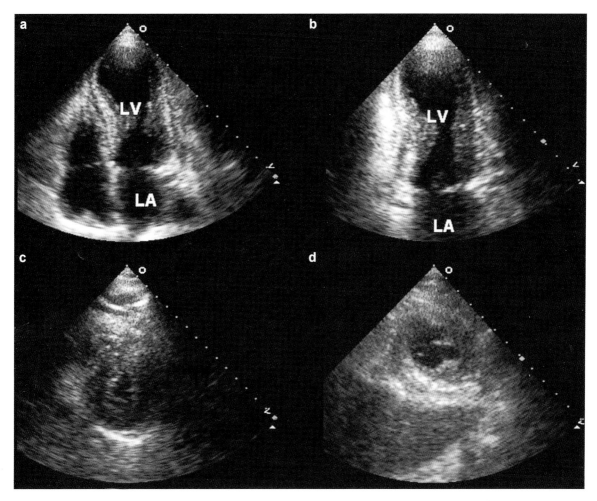

图 17.5　这是一例 65 岁女性患者在乘飞机旅行途中发病。当时有极度的呼吸困难,入院 ECG 显示普遍 ST 段抬高,紧急冠脉造影未发现明显冠脉病变。在冠心病监护室期间行超声心动图。心尖四腔(a)和两腔切面(b)均显示左室心尖扩张及运动障碍。左室中段及基底段正常。乳头肌水平的胸骨旁短轴切面(c)显示此水平左室内径及室壁厚度正常。但左室心尖短切面(d)显示心尖扩大,室壁变薄。这些都是 Takotsubo 心肌病典型的形态学特征。

并有可能改善预后(图 17.18)。淀粉样变性是以多个器官淀粉样蛋白沉积为常见表现的一个异质性群体(图 17.19)。各类型间以淀粉样小纤维蛋白的差异为区分特征。原发性 AL 型淀粉样变的蛋白由免疫球蛋白轻链组成。约 50% 的患者可发生心脏受累[32-34],多表现为心衰。心脏并发症是此类患者最常见的死亡原因,包括房颤、传导异常、瓣膜关闭不全、心包积液和心肌功能障碍。心脏淀粉样变的超声心动图表现见表 17.6[35, 36]。转甲状腺素蛋白型淀粉样变可能为年龄相关或

为青年遗传性。年龄相关淀粉样变较 AL 型预后良好,且病理学家可帮助对活检样本进行免疫分型。沉积在炎症性疾病的继发性 AA 型淀粉样蛋白,通常很少累及心脏。

心脏畸形时应疑诊先天性综合征或染色体病

当出现先天性心脏畸形,尤其是复杂畸形时,要考虑先天性综合征或染色体异常,因为染

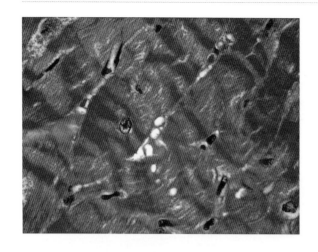

图 17.6　这是一例绝经后老年女性患者,因摔倒而焦虑。她伤势不重但很焦虑,随即因心源性休克送入急诊。经心肺复苏抢救不久即死亡。超声心动图提示 Takotsubo 心肌病。此为她的心肌活检图像。她无潜在的心脏病,冠脉正常。她的全心腔内可见到广泛的收缩带坏死,这与应激性心肌病相一致。

表 17.3　结缔组织病心脏表现的相对频率

疾病实体	心包受累	心肌病	传导系统疾病	瓣膜疾病	肺动脉高压	主动脉炎
红斑狼疮	+++	++	+	+++	++	+
类风湿性关节炎	+++	+	+	+	+	++
强直性脊柱炎	+	+	+++	++	+	+++
硬皮病	+++	+	+++	+	+++	–
多发性肌炎	+	++	++	–	–	–

来源:修改自 Mandell and Hoffman in Heart Disease 6th ed. 2001 (46)。

+++:频繁出现,++:有时出现,+:少,–:缺失。

表 17.4　常见神经肌肉性疾病心脏表现的相对频率

疾病实体	基因遗传特性	心肌受累	瓣膜受累	传导疾病	心律失常
杜氏	X 连锁	+++	+	+	++
贝克[a]	X 连锁	++	+	+	+
肌紧张性	常染色体显性遗传(19 号染色体)	+	+	+++	+
Friedreich 共济失调	常染色体隐性遗传(9 号染色体)	+++	–	–	+

[a]:有报道与左室致密化不全相关。

+++:频繁出现,++:有时出现,+:少,–:缺失。

色体异常经常会有心脏表现,这在先天性综合征中已详细说明(表 17.7)[37-44]。脆性 X 综合征患者常会出现二尖瓣发育不良、黏液样变,同时伴有严重的脱垂(图 17.20)[45]。三尖瓣也可有黏液样变并严重脱垂。20%的患者可观察到主动脉根部扩张。脆性 X 综合征为 X 连锁综合征,常导致精神发育迟缓。超过 20%的男性患者可无症状,而 1/3 的女性携带者可有程度不一的精神发育迟滞。对已知先天性综合征或染色体病患者,进行全面的超声心动图检查对发现心脏畸形至关重要。相反,对于心脏畸形患者,特别是复杂的心脏畸形,应查找先天性综合征或染色体病。

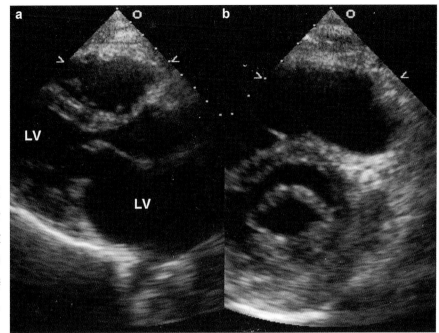

图 17.7 这是一例有长期系统性红斑狼疮病史的 36 岁女性患者，已知有心脏杂音数年。舒张期胸骨旁长轴切面(a)和短轴切面(b)显示二尖瓣瓣叶弥漫增厚，活动轻度受限，但无交界区融合。

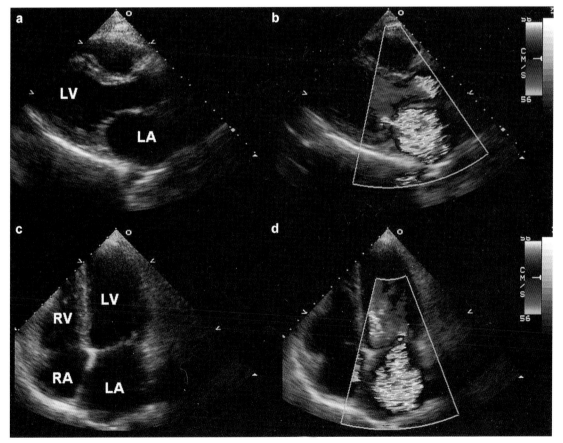

图 17.8 与图 17.7 为同一例患者。收缩期胸骨旁长轴切面(a,b)和心尖四腔切面(c,d)。二尖瓣瓣叶弥漫增厚。彩色血流成像(b,d)显示二尖瓣重度反流。

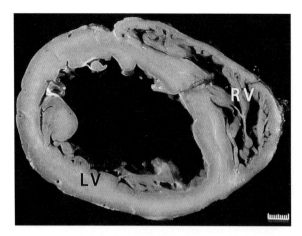

图 17.9　此为一例严重收缩性充血性心力衰竭女性患者的心脏横切面。该患者有长期狼疮病史。可见双侧心室明显扩张。无明显冠脉病变或瓣膜病变。LV：左室，RV：右室。

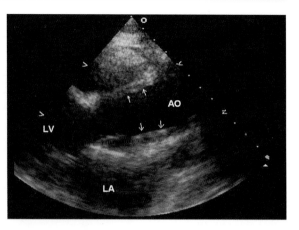

图 17.11　这是一例患巨细胞动脉炎的 57 岁女性患者。升主动脉的胸骨旁长轴切面显示主动脉壁弥漫增厚（箭头），与主动脉炎相一致。

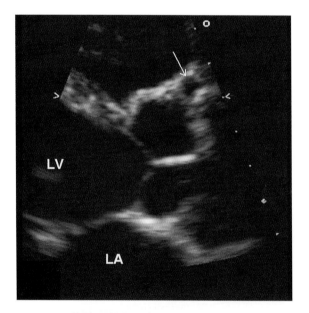

图 17.10　这是一例有儿童期川崎病史的 20 岁男性患者。放大的胸骨旁长轴切面显示右冠近段扩张(箭头)，管腔直径约 7mm。左冠管径正常(未示)。

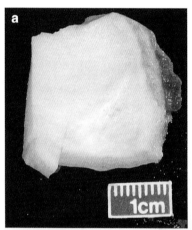

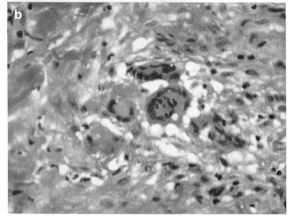

图 17.12　(a)这是一段从老年升主动脉瘤患者切除的升主动脉。主动脉壁增厚，内膜变白褪色。(b)显微镜检发现中膜破坏及大量巨细胞浸润，证实为巨细胞主动脉炎。与自身免疫病血清学检查一样，梅毒血清学阴性。

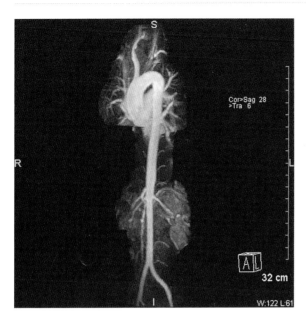

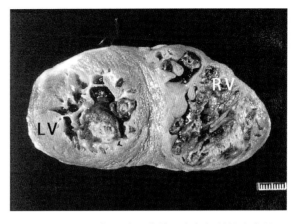

图 17.14　这是一例贝克肌营养不良年轻男性患者的心脏横切面。患者有双侧巨大的心室血栓，其死于肺血栓栓塞。有严重的双侧心室收缩功能障碍。LV：左室，RV：右室。

图 17.13　这是一例患 Takayasu 动脉炎的 36 岁女性患者。主动脉全程 MRI 显示，升主动脉轻度扩张，腹主动脉在肾动脉水平以上弥漫性轻度狭窄，左颈总动脉严重狭窄，左右锁骨下动脉缺失。

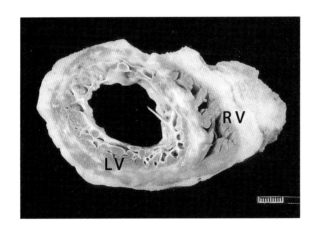

图 17.15　这是一例强直性肌营养不良患者的心脏横切面。心肌可见大量片状白色纤维瘢痕。他有充血性心力衰竭。LV：左室，RV：右室。

图 17.16　这是一例患杜氏肌营养不良的 19 岁男性患者。他得用轮椅，但无心脏症状。胸骨旁长轴（a）和短轴（b）切面显示左室扩张，与瘢痕相一致的局限性心肌变薄，累及基底部、中后部和下壁（箭头）。LA：左房，LV：左室。

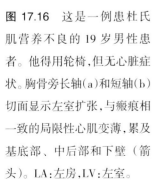

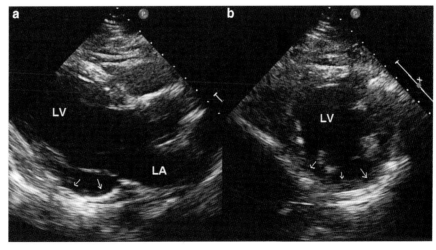

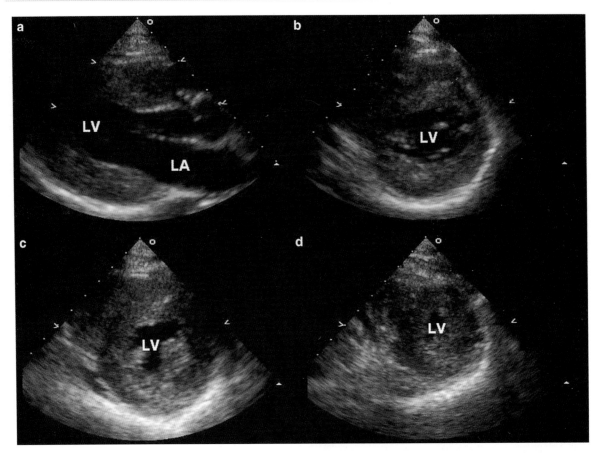

图 17.17 这是一例患 Friedreich 共济失调的 27 岁女性患者。依靠轮椅活动 3 年。胸骨旁长轴(a)和多种水平短轴切面 (b~d)显示左室弥漫性肥厚。

表 17.5 限制型心肌病病因	表 17.6 心脏淀粉样变的超声心动图表现
浸润性疾病	左室、右室室壁增厚
淀粉样变性病	心肌回声增强
结节病	左室收缩功能下降
戈谢病	局部室壁运动异常
赫勒病	舒张期充盈参数异常
血色素沉着病	瓣膜增厚、反流
法布里病	心房和(或)心室血栓
糖原积累病	心包积液
心内膜疾病	
心内膜心肌纤维化	
嗜酸细胞增多综合征	
类癌	
放射	
药物毒性(如蒽环类抗生素)	

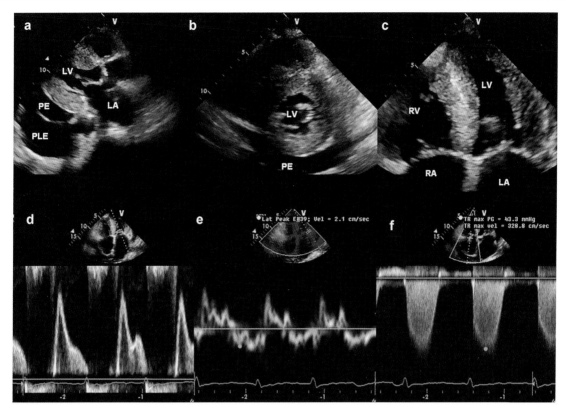

图 17.18　这是一例晚期淀粉样心脏病的 92 岁女性患者。图示为胸骨旁长轴(a)、短轴(b)和心尖四腔切面(c)。左室大小正常但存在严重的向心性肥厚。心脏瓣膜轻度增厚。存在轻度的包绕性心包积液。胸骨旁长轴切面(a)显示左侧中等量胸膜积液。二尖瓣流入血流频谱(d)显示显著 E 峰伴减速时间缩短，与限制性生理一致。瓣环组织多普勒(e)显示舒张早期速率降低，这与严重的舒张障碍相一致。三尖瓣速率(f)升高，与肺动脉高压一致。这些多普勒发现符合严重的舒张功能障碍。

表 17.7　染色体异常患者的心脏异常

染色体异常	心脏异常的发生率(%)	典型的心脏异常
21 三体综合征	50	VSD,PDA,AVSD
22 三体综合征	65	ASD,VSD
13 三体综合征	90	VSD,PDA,右位心
18 三体综合征	100	VSD,PDA,PS
XO 综合征	35	缩窄,AS,ASD

AS:主动脉瓣狭窄,ASD:房间隔缺损,AVSD:房室间隔缺损,PDA:动脉导管未闭,PS:肺动脉瓣狭窄,VSD:室间隔缺损。

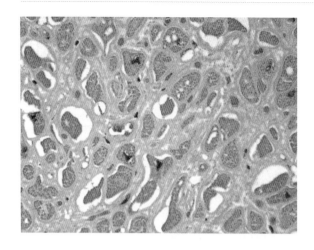

图 17.19　一例严重心脏淀粉样变性患者的心肌显微照片。患者有舒张性心力衰竭。心肌细胞间色红而有核的粉红色物质即为淀粉样蛋白。淀粉样蛋白为 AL 型,后续检查发现血浆细胞恶性肿瘤。淀粉样变性的心脏可缩小、正常大小或增大。心肌外观可能正常,但异常僵硬。

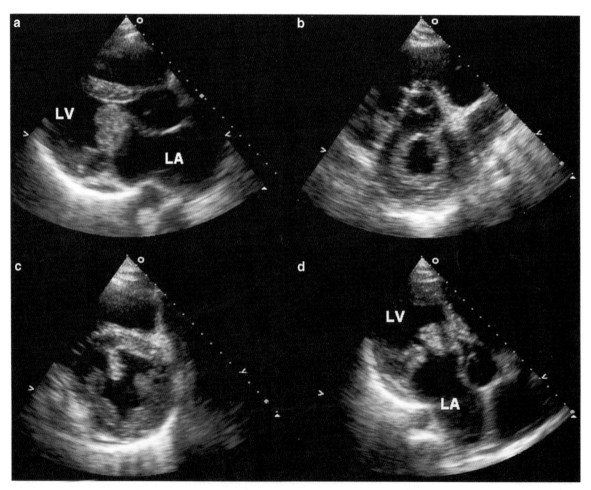

图 17.20　这是一例性脆性 X 综合征的 26 岁男性患者。图示为胸骨旁长轴(a)、短轴(b,c)和心尖长轴切面(d)。冻结的图像显示二尖瓣瓣叶极度冗长,并有结节样块状物(a,c,d)。舒张期二尖瓣瓣叶瓣尖水平的短轴切面清晰显示两个瓣叶的瓣尖弥漫增厚。此综合征典型表现之一即为严重的二尖瓣黏液样变外观。

小结

因为系统性疾病患者的心脏表现多种多样，所以很难将所有表现都综合列举。我们相信，基于本章讨论的原理所采取的系统性评价措施，将更加有助于超声心动图医师整合多样化的临床表现而作出诊断。图例用来对原理进行解释说明，大多数图例也同时强调几个原理。

参考文献

1. Simula DV, Edwards WD, Tazelaar HD, Connolly HM, Schaff HV. Surgical pathology of carcinoid heart disease: a study of 139 valves from 75 patients spanning 20 years. *Mayo Clin Proc.* 2002;77:139-147.
2. Fox DJ, Khattar RS. Carcinoid heart disease: presentation, diagnosis, and management. *Heart.* 2004 Oct;90(10):1224-1228.
3. Pellikka PA, Tajik AJ, Khandheria BK, et al. Carcinoid heart disease. Clinical and echocardiographic spectrum in 74 patients. *Circulation.* 1993;87:1188-1196.
4. Callahan JA, Wroblewski EM, Reeder GS, Edwards WD, Seward JB, Tajik AJ. Echocardiographic features of carcinoid heart disease. *Am J Cardiol.* 1982 Oct;50(4):762-768.
5. Chan KL, Callahan JA, Seward JB, Tajik AJ, Gordon H. Marfan syndrome diagnosed in patients 32 years of age or older. *Mayo Clin Proc.* 1987 Jul;62(7):589-594.
6. Dean JCS. Management of Marfan syndrome. *Heart.* 2002 Jul;88(1):97-103.
7. Gott VL, Cameron DE, Alejo DE, et al. Aortic root replacement in 271 Marfan patients: a 24-year experience. *Annals Thoracic Surg.* 2002 Feb;73(2):438-443.
8. von Kodolitsch Y, Robinson PN. Marfan syndrome: an update of genetics, medical and surgical management. *Heart.* 2007;93(6):755-760.
9. Akashi YJ, Goldstein DS, Barbaro G, Ueyama T. Takotsubo cardiomyopathy: a new form of acute, reversible heart failure. *Circulation.* 2008;118(25):2754-2762.
10. Nef HM, Mollmann H, Elsasser A. Tako-tsubo cardiomyopathy (apical ballooning). *Heart.* 2007;93(10):1309-1315.
11. Butany J, Bahl NE, Morales K, et al. The intricacies of cardiac sarcoidosis: a case report involving the coronary arteries and a review of the literature. *Cardiovasc Pathol.* 2006; 15(4):222-227.
12. Roberts WC, McAllister HA Jr, Ferrans V. Sarcoidosis of the heart: a clinicopathologic study of 35 necropsy patients (Group I) and review of 78 previously described necropsy patients (Group II). *Am J Med.* 1977;63:86-108.
13. Little WC, Freeman GL. Pericardial disease. *Circulation.* 2006 Mar 28;113(12):1622-1632.
14. Cervera R, Font J, Parë C, et al. Cardiac disease in systemic lupus erythematosus: prospective study of 70 patients. *Ann Rheum Dis.* 1992;51:156-159.
15. Cujec B, Sibley J, Haga M. Cardiac abnormalities in patients with systemic lupus erythematosus. *Can J Cardiol.* 1991;7:343-349.
16. Albat B, Missov E, Leclercq F, Grolleau R, Thevenet A. Adult coronary aneurysms related to Kawasaki disease. *J Cardiovasc Surg.* 1994;35:57-60.
17. Landing BH, Larson EJ. Pathological features of Kawasaki disease (mucocutaneous lymph node syndrome). *Am J Cardiovasc Pathol.* 1987;1:218-229.
18. Virmani R, Burke A. Pathological features of aortitis. *Cardiovasc Pathol.* 1994;3:205-216.
19. Lantuejoul S, Barbour A, Brambilla E, Nicholson AG, Sheppard MN. Idiopathic and non-idiopathic giant cell aortitis: a clinicopathological study of 43 cases. *Mod Pathol.* 2007;20:59A.
20. Graor RA. Takayasu's Disease. *Curr Probl Cardiol.* 1990;5:679-682.
21. Sharma BK, Jain S, Radotra BD. An autopsy study of Takayasu arteritis in India. *Int J Cardiol.* 1998 Oct 1; 66(Suppl):85-90.
22. Benditt DG, Dunnigan A, Milstein S, Limas C. Coexistence of skeletal muscle abnormalities in cardiomyopathy. *J Am Coll Cardiol.* 1989 Nov 15;14(6):1474-1475.
23. Posada RI, Gutierrez-Rivas E, Cabello A. [Cardiac involvement in neuromuscular diseases]. *Rev Esp Cardiol.* 1997 Dec;50(12):882-901.
24. Kinoshita H, Goto Y, Ishikawa M, et al. A carrier of Duchenne muscular dystrophy with dilated cardiomyopathy but no skeletal muscle symptom. *Brain Dev.* 1995 May; 17(3):202-205.
25. Brodsky GL, Muntoni F, Miocic S, Sinagra G, Sewry C, Mestroni L. Lamin A/C gene mutation associated with dilated cardiomyopathy with variable skeletal muscle involvement. *Circulation.* 2000 Feb 8;101(5):473-476.
26. Anastasakis A, Karandreas N, Stathis P, et al. Subclinical skeletal muscle abnormalities in patients with hypertrophic cardiomyopathy and their relation to clinical characteristics. *Int J Cardiol.* 2003 Jun;89(2–3):249-256.
27. Isnard R, Kalotka H, Durr A, et al. Correlation between left ventricular hypertrophy and GAA trinucleotide repeat length in Friedreich's ataxia. *Circulation.* 1997;95(9):2247-2249.
28. Boyer SH, Chisholm AW, McKusick VA. Cardiac aspects of Friedreich's ataxia. *Circulation.* 1962 Mar;25:493-505.
29. Osterziel KJ, Bit-Avragim N, Bunse M. Cardiac hypertrophy in Friedreich's ataxia. *Cardiovasc Res.* 2002 Jun; 54(3):694-696.
30. Alboliras ET, Shub C, Gomez MR, et al. Spectrum of cardiac involvement in Friedreich's ataxia: clinical, electrocardiographic and echocardiographic observations. *Am J Cardiol.* 1986 Sep 1;58(6):518-524.
31. Child JS, Perloff JK, Bach PM, Wolfe AD, Perlman S, Kark RA. Cardiac involvement in Friedreich's ataxia: a clinical study of 75 patients. *J Am Coll Cardiol.* 1986 Jun;7(6):1370-1378.
32. Cueto-Garcia L, Reeder GS, Kyle RA, et al. Echocardiographic findings in systemic amyloidosis: spectrum of cardiac involvement and relation to survival. *JACC.* 1985;6: 737-743.
33. Walley VM, Kisilevsky R, Young ID. Amyloid and the cardiovascular system: a review of pathogenesis and pathology with clinical correlations. *Cardiovas Pathol.* 1995;4:79-102.
34. Falk RH. Diagnosis and management of the cardiac amyloidoses. *Circulation.* 2005;112(13):2047-2060.
35. Klein AL, Hatle LK, Taliercio CP, et al. Serial Doppler echocardiographic follow-up of left ventricular diastolic function in cardiac amyloidosis. *J Am Coll Cardiol.*

1990;16:1135-1141.

36. Klein AL, Tajik AJ. Doppler assessment of diastolic function in cardiac amyloidosis. *Echocardiography*. 1991;8:233-251.

37. Hyett J, Moscoso G, Nicolaides K. Abnormalities of the heart and great arteries in first trimester chromosomally abnormal fetuses. Am J Med Genet 1997;69(2):207–16.

38. Marino B, Digilio MC. Congenital heart disease and genetic syndromes: specific correlation between cardiac phenotype and genotype. *Cardiovasc Pathol*. 2000 Nov;9(6):303-315.

39. Tennstedt C, Chaoui R, Korner H, Dietel M. Spectrum of congenital heart defects and extracardiac malformations associated with chromosomal abnormalities: results of a seven year necropsy study. *Heart*. 1999 Jul;82(1):34-39.

40. Richards AA, Santos LJ, Nichols HA, et al. Cryptic chromosomal abnormalities identified in children with congenital heart disease. *Pediatr Res*. 2008 Oct;64(4):358-363.

41. Song MS, Hu A, Dyhamenahali U, et al. Extracardiac lesions and chromosomal abnormalities associated with major fetal heart defects: comparison of intrauterine, postnatal and post-mortem diagnoses. *Ultrasound Obstet Gynecol*. 2009 May; 33(5):552-559.

42. Schwanitz G, Zerres K, Gembruch U, Bald R, Gamerdinger F, Hansmann M. Prenatal detection of heart defects as an indication for chromosome analysis. *Ann Genet*. 1990;33(2): 79-83.

43. Digilio MC, Marino B, Giannotti A, Novelli G, Dallapiccola B. Conotruncal heart defects and chromosome 22q11 microdeletion. *J Pediatr*. 1997 Apr;130(4):675-677.

44. Johnson MC, Hing A, Wood MK, Watson MS. Chromosome abnormalities in congenital heart disease. *Am J Med Genet*. 1997 Jun 13;70(3):292-298.

45. Sreeram N, Wren C, Bhate M, Robertson P, Hunter S. Cardiac abnormalities in the fragile X syndrome. *Br Heart J*. 1989 Mar;61(3):289-291.

46. Mandell BF, Hoffman GS. Rheumatic diseases and the cardiovascular system. In Baknwald E, Zipes DP, Libby P ed. Heart disease-a text book of cardiovascular medicine. 6th ed. Saunders 2001:2199-2210.

第**18**章
介入手术

在过去的 20 多年里，心内科的治疗技术突飞猛进地发展。许多以前需要外科手术干预的疾病现在可通过经皮介入方法来治疗。超声心动图在选择合适的经皮介入手术患者、监测手术过程以避免并发症、评价疗效和随访远期并发症等方面发挥着重要的作用。经皮介入治疗的术式有很多，从相对简单的操作如插入起搏器电极到较复杂的操作如置入左室辅助装置。充分了解这些心内置入装置对心脏结构与功能的影响是评估这类手术患者的前提条件。

永久起搏器和心内除颤器电极

目前，通常置入多个电极以进行心脏起搏，认识到这点很重要。在超声心动图检查过程中需要清楚地探查起搏器电极的数目和位置。右室流出道切面和心尖四腔切面可便捷探查右室起搏器电极。经食管超声心动图可轻易地探查起搏器右房电极，而经胸超声心动图探查该电极则较为困难。右房电极通常钩挂在右心耳，经食管超声心动图的双房心切面或主动脉根部短轴切面（向右旋转以优化显示右心耳结构）可显示此结构（图 18.1，18.2）。起搏器电极置入后，高达 40%患者会发生静脉血栓，但由于静脉侧支循环的建立，常无临床症状[1,2]。起搏器心内电极黏附的团块大小各异并附着于电极的特定部位，其中以电极的心房部分最为常见（图 18.3）。我们曾报道在置入除颤器电极的 185 例患者当中，有 25%患者发生了电极相关的血栓[3]。大多数团块如带状，不伴有症状（图 18.4）。尽管电极相关的巨大心房血栓少见，但可引起肺动脉栓塞或腔静脉梗阻从而导致血流动力学障碍（图 18.5，18.6）[4,5]。一旦

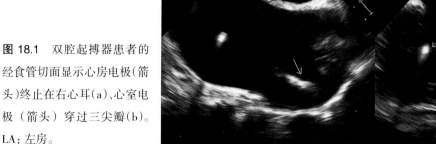

图 18.1 双腔起搏器患者的经食管切面显示心房电极（箭头）终止在右心耳（a）、心室电极（箭头）穿过三尖瓣（b）。LA：左房。

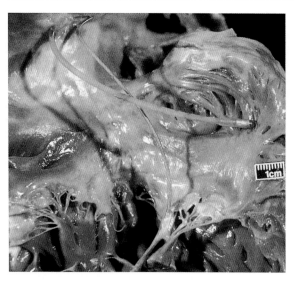

图 18.2 打开的右房和右室,一个电极附着在右心耳,另一个在右室心尖部。

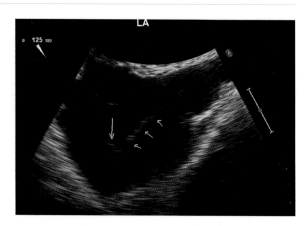

图 18.4 起搏器电极心房内部分(短箭头)的经食管切面显示电极上有一个活动的丝状物(长箭头)。LA:左房。

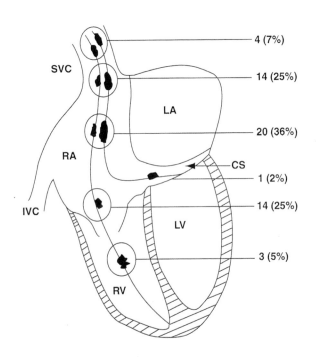

图 18.3 电极相关的纤维化或血栓典型部位的示意图。RVC:右室腔,LA:左房,LV:左室,RA:右房,RV:右室,SVC:上腔静脉(经允许,图片引自参考文献 3)。

发生起搏器相关的巨大血栓,应该立即给予抗凝治疗。对于血栓形成造成严重血流动力学障碍的患者,应即刻给予外科手术或溶栓治疗[6]。电极最终会被包裹,周围有严重的纤维组织[7,8]。如果团块较大且具有感染性心内膜炎的临床发现时,应高度怀疑起搏器相关的感染性赘生物(图18.7,18.8)。

起搏器电极导线穿过三尖瓣和右室腔终止于右室心尖部,应该弄清楚这一过程。如果清楚可见起搏器电极顶部伸出右室心尖部,则要考虑心室穿孔(图18.9)。尽管起搏器电极一般不会影响三尖瓣功能,但在一小部分患者中也有可能造成瓣叶对合不良而导致严重的三尖瓣反流[9]。这可能是由于电极张力过大或者方向异常在瓣环水平干扰瓣叶活动(图18.10)。起搏器电极也有可能会通过未闭的卵圆孔横向进入左房和左室(图18.11),这时心电图表现为右束支传导阻滞图形而不是通常的左束支阻滞图形。应在电极植入的早期发现该情形,并从体循环移走导线,以避免发生体循环栓塞事件。

心脏再同步化治疗

心脏再同步化治疗(CRT)已经被证实是一种治疗严重心衰患者的有效方法,它要求在心脏的多个部位行电起搏,尤其是在左室。大约 1/3

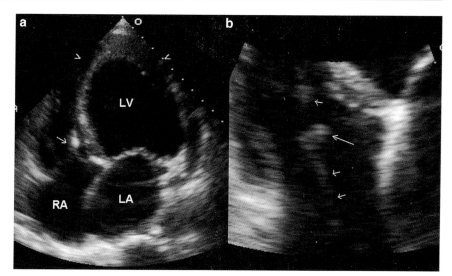

图 18.5 一例扩张型心肌病患者的心尖四腔切面(a)显示右室起搏器电极(箭头)。放大图像(b)显示起搏器电极（短箭头）上有结节样团块（长箭头）。LA:左房, LV:右室,RA:右房。

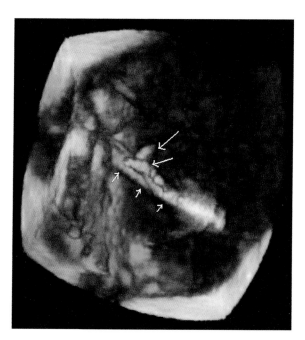

图 18.6 起搏器电极右房内部分(短箭头)的经食管三维切面显示电极上有两个血栓(长箭头)。

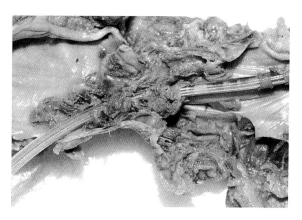

图 18.7 起搏器电极感染性心内膜炎。上腔静脉内电极上环绕大量粗糙的感染性血栓。

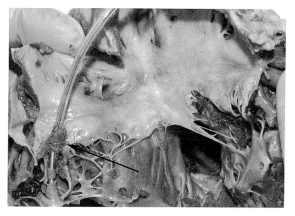

图 18.8 起搏器导线感染。这与图 18.7 为同一例患者。右室电极上附着感染性血栓性物质(箭头)。

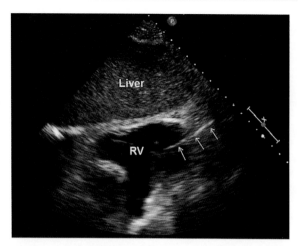

图 18.9 永久起搏器置入术后诉胸痛的患者右室剑突下切面显示心室电极顶部(箭头)伸出于右室心尖,符合穿孔。

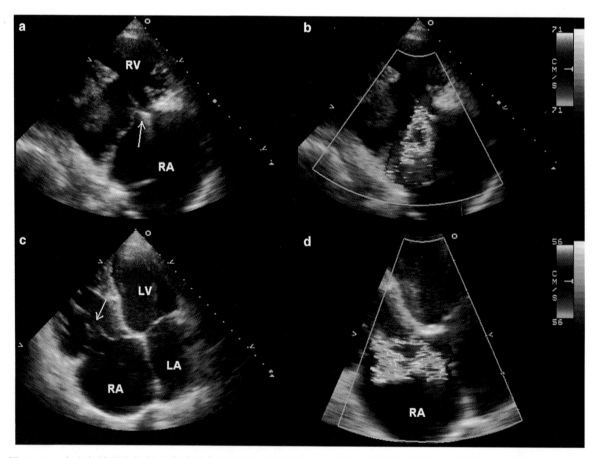

图 18.10 右室起搏器电极的患者胸骨旁右室流入道切面(a,b)和心尖部四腔切面(c,d)显示三尖瓣瓣叶对合不良(箭头),于四腔切面(c)显示最清。 彩色血流显像 (b,d)证实了严重的三尖瓣反流。LA:左房,LV:左室,RA:右房,RV:右室。

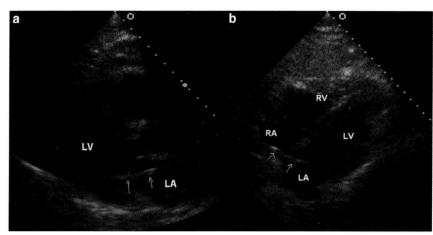

图 18.11 起搏器置入术后早期患者的胸骨旁左室长轴(a)和剑突下四腔(b)切面。起搏器电极(箭头)通过未闭的卵圆孔横穿房间隔(b)。电极(箭头)伸入到左房和左室(a)。LA:左房,LV:左室,RA:右房,RV:右室。

表 18.1 超声多普勒测量指标预测心脏再同步化治疗的反应

房室同步
  LV 充盈时间分数
    充盈时间 /R-R 间期≤40%
心室间不同步
  心室内机械延迟
    LVOT 和 RVOT 的射血前期时间差异≥40ms
心室内不同步
  室间隔到后壁运动延迟
    QRS 波起点至室间隔和左室后壁运动峰值时间
    差异≥130ms
  射血前期时间
    QRS 波起点至主动脉射血起点≥140ms
  局部收缩延迟
    QRS 波起点至 TDI 的 S 波峰值时限在侧壁和间
    隔处差异≥60ms
    16 节段的 QRS 波起点至 S 波峰值时限的标准
    差≥32ms
    相反两个室壁间的组织同步成像差异≥65ms
    三维超声 QRS 波起点至最小收缩容积时限在
    12 个节段间 >8.35%

LV:左室,LVOT:左室流出道,RVOT:右室流出道,TDI:组织多普勒成像。

患者对该治疗无反应[10,11]。机械不同步的检测和定量分析应能识别对 CRT 治疗有反应的患者,通过双心室起搏改善收缩不同步。人们已经研究了反映房室间、心室间及心室内不同步的多种超声心动图和多普勒测量指标(表 18.1)。大多数研究更多地关注对于心室内不同步的评估[12-16]。许多早期的研究依靠以组织多普勒速率为基础的测量指标来预测 CRT 反应。一项研究利用组织多普勒成像(TDI)方法测量侧壁 – 间隔的收缩延迟,即 QRS 波起始点到 S 波峰值的时程在间隔瓣环和侧壁瓣环处之间的差异,Bax 等人发现截断值为 65ms 可预测有好的 CRT 反应,伴有 6 个月时的逆向重构(图 18.12)[12]。Yu 等人的研究支持收缩非同步指数的价值。该指数是通过计算 TDI 测量的心肌 12 节段达到 S 波峰值所需时间的标准差来得到的,截断值≥32ms 可识别对 CRT 的有反应者[15,16]。近期的研究报道可使用容易操作的组织同步成像和较费时间的三维局部容积 – 时间曲线[17-20]。

PROSPECT 研究评价了不同步的超声多普勒测量指标,这是一项多中心非随机的观察性研究,在接受 CRT 治疗的心衰患者中,前瞻性分析

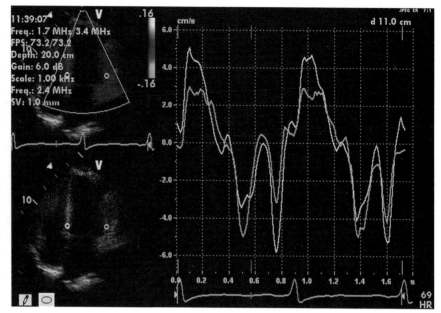

图 18.12 心尖四腔切面显示将取样容积分别置于室间隔基底部及外侧壁得到的频谱速率波形。两个心肌节段收缩速率峰值之间无明显的时间延迟,表明无明显的不同步。

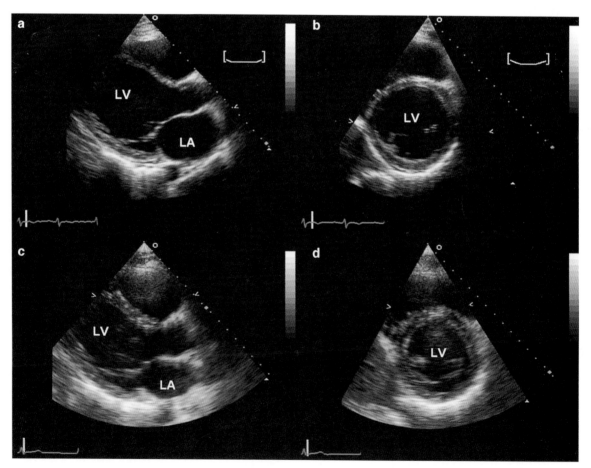

图 18.13 一例患者心脏再同步化治疗前(a,b)和后(c,d)的胸骨旁左室长轴及短轴切面显示对治疗有阳性反应,左室尺寸显著变小,功能改善。LA:左房,LV:左室。

表 18.2　心脏再同步化治疗有反应可能性的预测因素

低可能性

缺血性病因

非常低的 EF（＜20%）

QRS＜120ms

无存活心肌

MRI 上有较大的瘢痕负荷

超声多普勒测量指标提示没有不同步化

靠前的电极位置

高可能性

非缺血性病因

中度 EF↓

QRS＞120ms

有存活心肌

MRI 上无瘢痕或很小

多种超声多普勒测量指标提示不同步化

后侧电极位置

表 18.3　房间隔缺损（ASD）设备封堵的禁忌证

小的，血流动力学上无明显意义的 ASD

较大的 ASD（＞35mm）

有缺陷的边缘

静脉窦型 ASD

原发孔型 ASD

合并其他的异常如肺静脉异位引流

严重的肺动脉高压

严重 LV 功能障碍

ASD：房间隔缺损，LV：左室。

了超声多普勒指标在预测临床结局方面的价值[21]。CRT 阳性反应为在 6 个月时临床综合评分改善，左室舒张末期容积减小≥15%（图 18.13）。12 个超声多普勒测量指标在预测对临床有价值的结局方面敏感性和特异性都不高，而且这些指标的分析也有很大的变异性。目前 CRT 患者的选择应该依据临床试验报道的标准，如 QRS 时限和射血分数。通过超声心动图得到不同步测量指标仅是众多可用来预测 CRT 反应的测量指标中的一种（表 18.2）[22]。

在指导再同步化治疗术后的参数设置方面，超声心动图也许会更有用。二尖瓣瓣口血流 E 峰与 A 峰分离且 A 峰没有被截断，为最大舒张充盈时间，提示最佳的房室延迟[23]。最可靠但较费时的方法是测量每搏输出量对房室间和心室间延迟不同设置的变化。新的方法如应变和应变率也许在为手术选择患者和术后精确调整设备设置方面有作用[24,25]。显然，该领域尚需更多的研究。

心腔内缺损的器械封堵

房间隔缺损

房间隔缺损（ASD）是一个可良好耐受的疾病，多数 ASD 患者在确诊前无症状。房间隔封堵尽管它也可以提高运动耐量，甚至可能改善生存[26,27]，但主要是为了预防远期并发症，如心力衰竭、肺动脉高压和房性心律失常。如果患者有血流动力学意义的缺损，TEE 测量的缺口直径≥10mm，且缺损已导致右室扩大，可考虑行房间隔封堵术。心导管术测量的 Qp:Qs 分流比率应＞1.5，尽管目前已经不再常规测量分流比率。尽管器械封堵已经快速地超过外科手术成为治疗 ASD 患者的手术方法，但有一些情况却不适合（表 18.3）。为了确保 ASD 封堵器的牢固放置，需要充足的边来减少封堵器栓塞及残余分流的风险。在原发孔型 ASD，ASD 器械封堵将肯定会损伤二尖瓣和三尖瓣。当有相关的心脏畸形时，如肺静脉异位引流，将更适合用外科手术纠正这两种畸形。在严重肺动脉高压和微量分流的 ASD 患者，房间隔封堵可能消除了一个使衰竭右室负荷减轻的潜在通路。同样，ASD 封堵后，也不太可能通过 ASD 来使衰竭左室的负荷减轻。

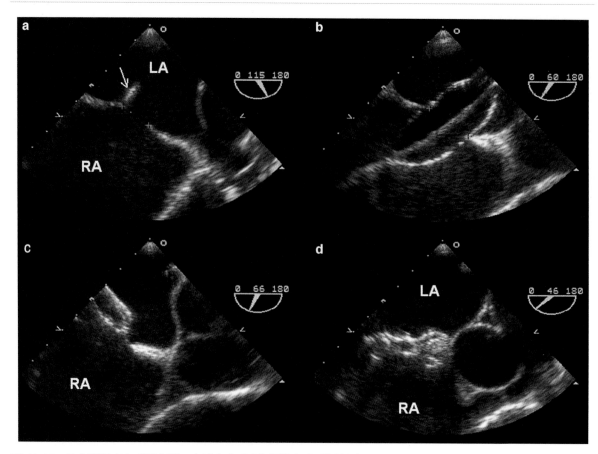

图 18.14　经食管超声心动图监测一个继发孔型房间隔缺损的器械封堵。(a)图示导引钢丝(箭头)穿过房间隔缺损进入左房。(b)图示用膨胀的球囊评估拉伸的缺损口径。(c)图示 Amplatzer 封堵器在左房的部分已展开。(d)图示 Amplatzer 封堵器完全展开。LA:左房,RA:右房。

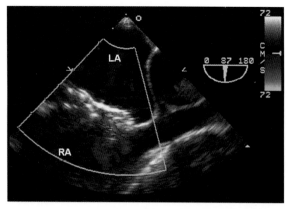

图 18.15　Amplatzer 封堵器封堵术后即刻的经食管彩色血流显像可见少量的残余分流。LA:左房,RA:右房。

经食管超声心动(TEE)被用于测量房间隔缺损的大小并排除其它的心脏发现,如肺静脉异位引流。TEE 和心腔内超声心动图可被用于监控手术操作（图 18.14）。目前最常用的封堵器为 Amplatzer 封堵器[28]。封堵器的直径通常比术中扩张的球囊直径大 1~2mm,轻微的超尺寸以保证能充分堵塞缺损。报道有用两个封堵器封堵同一个患者的两个缺损。封堵术后早期,TEE 彩色血流显像会探及微量分流。随着器械的重塑和展平,这种微量的分流通常会消失(图 18.15~18.17)。

研究表明该手术成功率非常高,超过 90%患者术后无明显分流[29]。应警惕术后新发的心包积液,因为有可能在术后数月甚至数年出现由封堵器造成的心脏穿孔[30]。这可能和封堵器尺寸过大及主动脉根下面有缺陷的前上缘有关。总体上这种严重并发症的发生率非常低(<0.1%)。另一种并发症是封堵器血栓形成,发生在约 1%患者[31]。所以 ASD 封堵术后 3 个月内常规给予抗血小板治疗来预防该并发症。其他的手术并发症包括封堵器栓塞、心律失常和残余分流（图 18.18）。也报道患者在 ASD 封堵器封堵术后发生剧烈头痛[32]。

卵圆孔未闭

目前封堵器封堵对卵圆孔未闭(PFO)的作用仍然存在争议,因为没有公认的指南指导它的

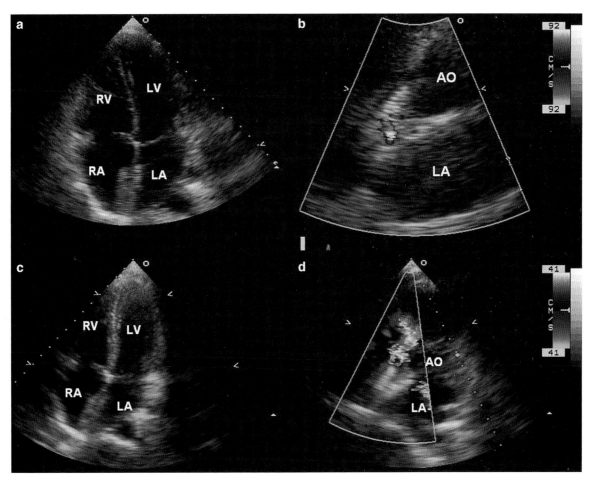

图 18.16　一例较大的继发孔型房间隔缺损封堵术后患者的 1 天(a,b)和 1 个月(c,d)心尖四腔切面,显示了封堵器的重塑过程,1 个月后外观更平滑。彩色血流显像(b,d)显示持续存在的轻度残余分流。

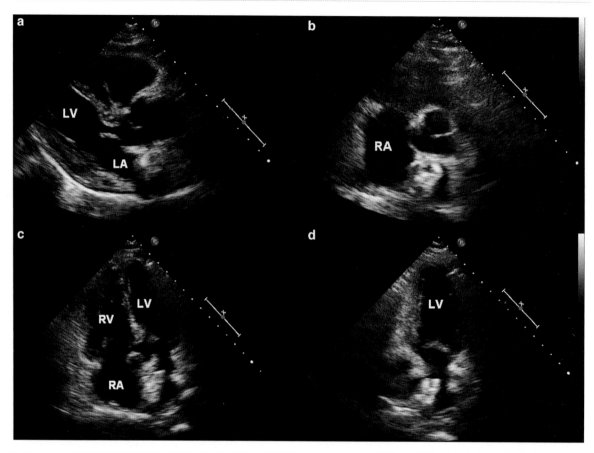

图 18.17 一例房间隔缺损封堵术后患者,可在多个切面见到 Amplatzer 封堵器,包括胸骨旁左室长轴(a)、短轴(b)、心尖四腔(c)和心尖两腔(d)切面。LA:左房,LV:左室,RA:右房,RV:右室。

使用。目前该手术常被用于疑诊栓塞性脑卒中的年轻患者,但是在术后复发的体循环栓塞发生率降低方面还没有明确的数据。具体细节在第 15 章中已详尽讨论。PFO 的经导管封堵也用于治疗直立低氧血症,这是一种体位相关的低动脉血氧疾病,可通过静脉注射生理盐水造影剂,显示体位相关的右房至左房分流来诊断[33]。对 PFO 封堵治疗偏头痛的作用存在争议,这也亟待未来临床研究的结果[34, 35]。PFO 的大小可通过经食管超声心动图进行分析,在注射生理盐水造影剂时通过右向左分流的程度测量分流束的大小。一些相关的发现如房间隔瘤可使手术复杂化。

有几种不同的封堵设备用于 PFO 封堵。经导管器械置入通常经股入路,并不是通常需要使用 TEE 及心腔内超声心动图。依我们的经验,残余分流在术后早期及长期随访中很常见(30% ~ 40%)。封堵器血栓形成是一个已知的并发症,CardioSEAL 的发生率(6% ~ 22%)较 Amplatzer 设备(＜1%)高。其他罕见的并发症包括封堵器栓塞、空气栓塞和心脏穿孔[31]。

室间隔缺损

在成年人群中,报道有应用正在研发的 Amplatzer 室间隔缺损(VSD)封堵器来封堵心肌梗死后的室间隔缺损,该封堵器有一个长腰和较大的腰径。心肌梗死后的 VSD 通道常迂回且不规则,故在技术上是一个挑战性手术,从左侧采用逆行途径很难穿过 VSD。手术并发症包括封堵

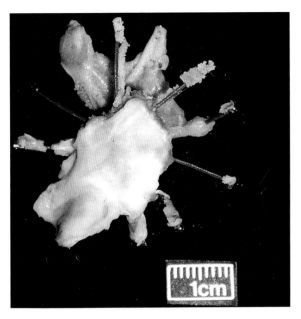

图 18.18　离体的房间隔缺损（ASD）封堵器。因封堵器密封不良所以最后放一个补片。注意白色的心内膜增厚覆盖封堵器。

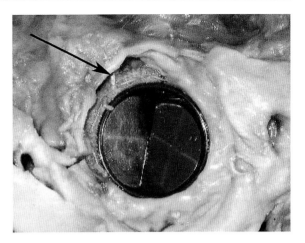

图 18.20　二尖瓣人工瓣膜瓣周漏。在瓣环处可见小的缺损（箭头）。探针可轻易地从左房经过瓣环外探入左室。

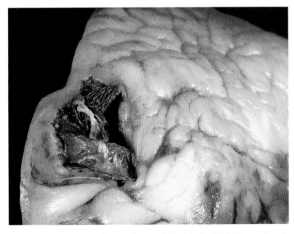

图 18.19　试图封堵心肌梗死后的室间隔缺损（VSD）。这一操作并发心室破裂。可见伸出的封堵器。

器栓塞、心律失常、瓣膜反流、穿孔、心脏传导阻滞和溶血（图 18.19）。

瓣周反流

　　人工瓣膜置换术后常发生瓣周反流 [37, 38]。瓣周反流可能与缝线断裂、脆弱的瓣环结构（钙化或坏死）或感染性心内膜炎（主动感染当时或者过去感染的结果）造成的局部撕裂有关（图 18.20）。当反流程度轻，患者可良好耐受，但可导致溶血和充血性心力衰竭。既然很多瓣周反流患者因某些并发症而使再次瓣膜置换手术的风险高，瓣周反流的封堵器封堵也可作为一个合理的替代方法。在明确瓣周反流的数目及部位、监控操作以帮助导线在反流处定位和确保封堵器不干扰人工瓣功能方面（图 18.21），TEE 有重要的作用。近期发展的三维 TEE 成像可进一步简化该操作（图 18.22）[3]。目前普遍应用 Amplatzer 封堵器封堵瓣周反流。主动脉瓣瓣周反流需要行逆向途径。逆向途径或间隔穿刺的顺行途径可用于二尖瓣瓣周反流。早期经验到目前显示该手术有合理的成功率（约 80%）。尽管术后会有不同程度的残余分流，但至少一半患者理应得到临床情况的改善 [40, 41]。

经皮主动脉瓣置入

　　有症状的严重主动脉瓣狭窄患者预后差，应行主动脉瓣置换术。在这类患者中，一部分因为同时存在的内科疾病如肾衰竭和瓷器状主动脉

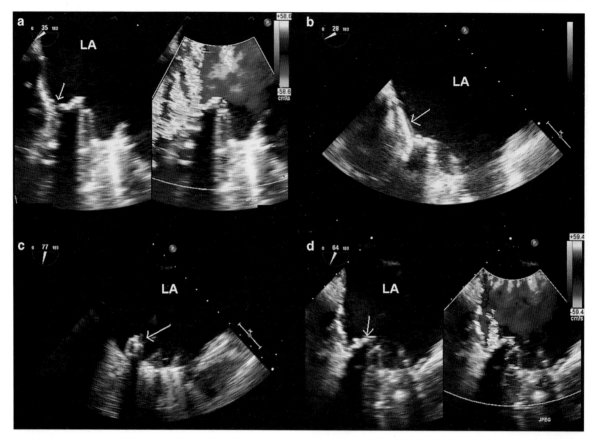

图 18.21　(a)一例二叶式二尖瓣机械人工瓣膜患者,后瓣环缝合处有一较大的瓣周反流束(箭头)。(b)用逆行途径将导引钢丝(箭头)成功通过缺损口。(c)封堵器的心房部分展开。(d)封堵器(箭头)释放后,瓣周反流明显减少,尽管仍存在少量残余分流。LA:左房。

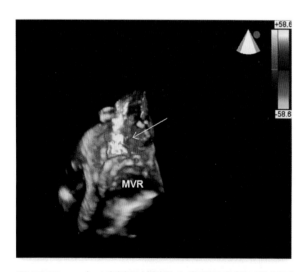

图 18.22　一个二尖瓣机械瓣的左房观经食管三维切面可见瓣环缝合处外面发出的瓣周反流(箭头)。MVR:二尖瓣人工瓣膜。

病变也许不能接受外科手术。经皮主动脉瓣置入术的发展对这类患者是一个可行的治疗。有两种经导管的瓣膜型号可用于这一手术,Edwards Sapien 瓣膜和 Core Valve ReValving 系统[42-44]。前者是一种用球囊扩张的生物瓣膜,后者是带有自扩张镍钛合金框架的生物瓣膜。在我们中心,我们的经验来自 Core Valve ReValving 系统（图 18.23,18.24）。与外科置入的人工瓣膜相比,经皮瓣膜跨瓣压力阶差低,但瓣周反流的发生率高[45]。

超声心动图在经皮主动脉瓣置入术中发挥极其重要的作用[44]。由于经皮瓣膜的大小有限,所以主动脉瓣环的精确测量就非常关键。若置入瓣膜与主动脉瓣环不匹配,将发生明显反流。对

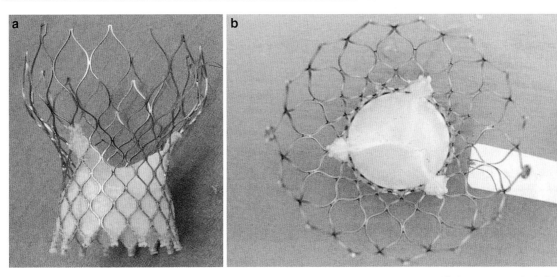

图 18.23 （a）示 CoreValve 系统，猪瓣膜包裹在镍钛合金的框架内。（b）这是 CoreValve 系统的上面观，即主动脉侧观。

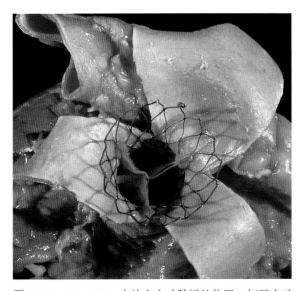

图 18.24 CoreValve 安放在主动脉瓣的位置。打开主动脉显示瓣膜和贴附于主动脉壁上扩张的金属框架。

置入瓣膜来说，若主动脉瓣环过大，瓣膜栓塞的风险就增加。如存在严重的局部钙化结节，则可能会阻止经皮瓣膜的适当着位，从而导致明显的瓣周反流。在术中使用经食管超声心动图监测指引导丝和瓣膜的置放[44]。

瓣膜置入后即刻，常有微小程度的瓣周反流，可见小的瓣周反流束（图 18.25~18.27）。随着时间的推移，Core Valve 的镍钛合金框架扩张并

很好地接触瓣环，瓣周反流可能会减小（图 18.28）。明显的主动脉瓣反流常见于有严重结节性瓣膜钙化或者扩张的主动脉瓣环的患者，这时经皮主动脉瓣膜可能会尺寸不够。心脏穿孔罕见，但可以发生在置入术后早期。术后早期应密切监测有无心包积液的产生。其他的并发症包括设备栓塞和各种形式的血管或心脏损伤（图 18.29）[46]。

经皮二尖瓣修复术

在有经验的中心，外科二尖瓣修复术对退行性二尖瓣反流患者有非常好的疗效，围术期死亡率低。经皮途径纠正退行性二尖瓣反流在最近得到了发展，包括使用夹子的边到边修补，类似 Alfieri 术（图 18.30）。短期的结果表明该手术成功率高，二尖瓣反流程度降低[47]。需要更好地明确该手术的耐久性和远期结局。

左室辅助装置

左室辅助装置（LVAD）用于药物治疗无效的

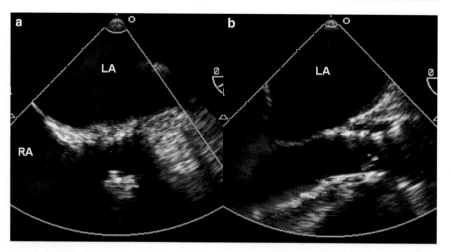

图 18.25　CoreValve 的经食管切面在短轴(a)和长轴(b)切面上显示至少有两束瓣周反流束,以位于前侧的反流束为主。

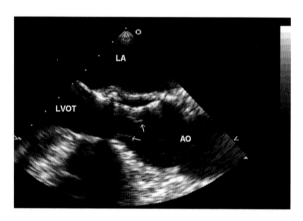

图 18.26　经食管长轴切面显示在 CoreValve 镍钛合金框架内的活动性主动脉瓣叶(箭头)。AO:主动脉,LA:左房,LVOT:左室流出道。

急性失代偿性心力衰竭患者。有两种主要类型的辅助装置——搏动流泵和连续轴流泵[48, 49]。搏动流泵通常将流入套管置入左室心尖部,将流出套管通过端侧分流方式置入升主动脉的右外侧部(图 18.31~18.34)。超声心动图在 LVAD 置入术的前后都有作用(表 18.4)。设备功能正常时,由于心排血量被辅助装置排出,所以主动脉瓣保持关闭状态。主动脉瓣可发生瓣叶粘连融合[50]。部分患者的左室功能可得到改善从而使一部分前向血流通过主动脉瓣。因此,辅助装置支持的患者,如果主动脉瓣开放,则表明左室功能有恢复。

流入和流出套管内的血流模式是由 LVAD 类型和设备设置决定的,可用超声心动图脉冲波、连续波和彩色血流多普勒成像的方法评估。轴流推进装置如 Heart Mate Ⅱ,在贯穿设备循环周期的连续血流之上,呈现与心电图同步的搏动模式,峰流速通常在 1 ~ 2m/s(图 18.35)。另外,搏动流装置如 Thoratec 给出一个搏动模式,与心电图不同步,可表现为湍流。根据设备的不同设置,流入和流出套管的频谱多普勒显示可高达 3m/s 的高速血流,这取决于设备的设置(图 18.36)。连续随访这些速度,如果血流速度突然增加,则能为套管梗阻提供一个早期迹象[51, 52]。

连续性轴流设备可以通过外科手术或者经皮方式置入。设备横穿主动脉瓣通过跨瓣辅助方式来提供主动支持(图 18.37)[53]。为了确保装置的合适放置,在远端顶部可能有导引钢丝(图 18.38)。辅助装置内的旋转电动机在彩色血流成像上可产生特征性的伪像,不应与辅助装置所产生的血流相混淆。这种类型的辅助装置禁用于主动脉瓣狭窄、严重主动脉瓣反流和主动脉人工瓣患者。

当泵血流速度低于预期值时,应怀疑左室辅助装置功能不全。血栓、乳头肌和肌小梁均可阻塞流入套管,此时套管内血流速度加快,左室内

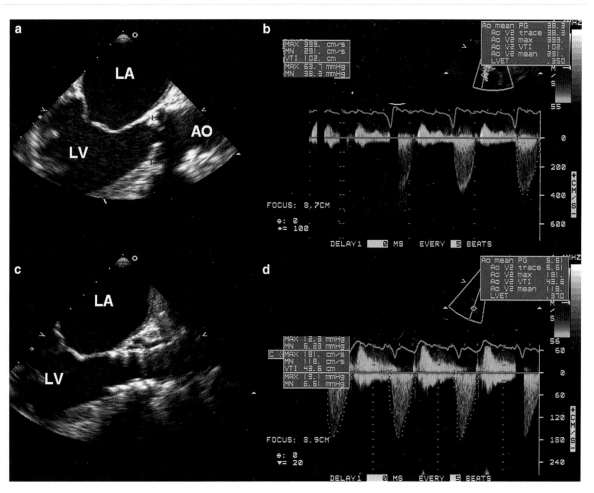

图 18.27　CoreValve 置换术前(a,b)和后(c,d)的经食管切面显示术后改善的主动脉瓣狭窄压力阶差。AO:主动脉, LA:左房,LV:左室 。

血液排空不充分从而导致左室过度充盈将室间隔挤压凸向右室。低血容量、败血症、过度高的转子设置及严重的右室功能不全可引起左室充盈不足。流入套管有可能被临近的肌小梁和乳头肌阻塞。在这种情况下,容量替换及降低转子设置可以解除这种梗阻。

　　健全的右室功能对提供左侧心腔需要的前负荷非常重要。在分析 LVAD 患者时,需要详细地评估右心功能。尽管 LVAD 可以改善继发于左心衰竭的右室功能不全的心功能,但右室功能不全会增加围术期的死亡率。尽管如此,若右室自身存在严重病变如广泛的右室壁心肌梗死,LVAD 可能会加剧右室功能不全,提供双心室辅助的装置更适合这种情况。

　　LVAD 和出血风险的增加有关,出血会聚集在后部,压迫邻近的心腔(图 18.39)。其他的并发症包括流入或流出套管内血栓形成、感染性心内膜炎和主动脉损伤(如主动脉夹层)[54]。这些并发症并不是见于 LVAD,在其他的章节也有详细讨论。

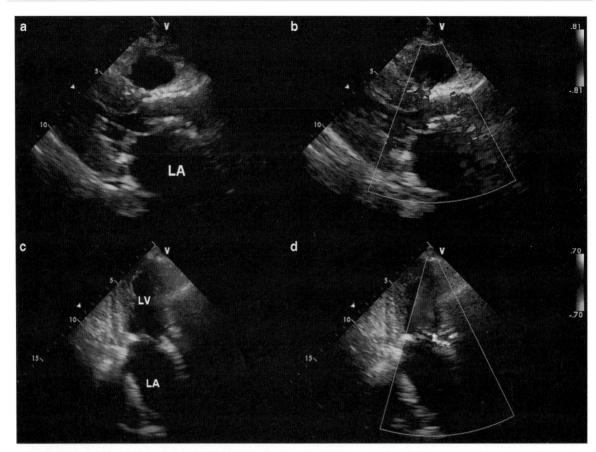

图 18.28 一例 CoreValve 置换术后数月的患者,胸骨旁长轴(a,b)和心尖长轴(c,d)切面显示轻度瓣周反流,这在术后是一个常见发现。LA:左房,LV:左室。

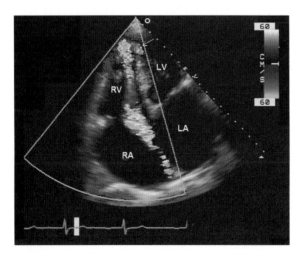

图 18.29 一例 CoreValve 置换术后患者的心尖四腔切面显示左室心尖部医源性室间隔缺损(箭头),也存在三尖瓣反流。

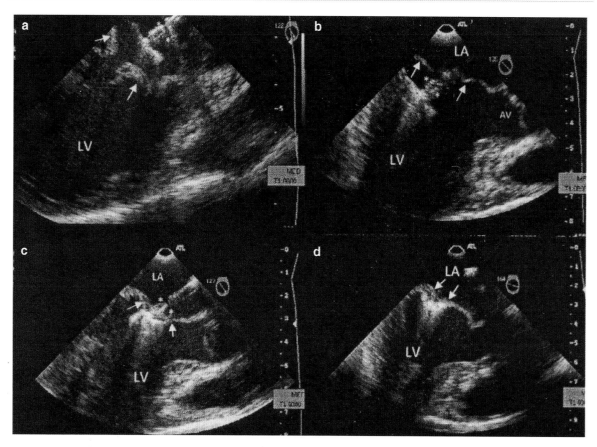

图 18.30　经食管切面显示 Evalve 边 – 边修补的不同阶段。(a)图可见装置打开臂。(b)图打开臂的装置进入心室。(c)图装置的臂闭合夹闭二尖瓣前、后叶。(d)图释放夹钳将二尖瓣的前后叶钳夹在一起。LA 左房，LV 左室（经允许，图片来源于 Naqvi 的参考文献 44）。

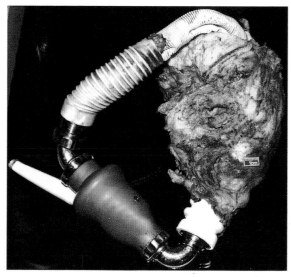

图 18.31　HeartMate Ⅱ 左室辅助装置，有心尖和主动脉套管。

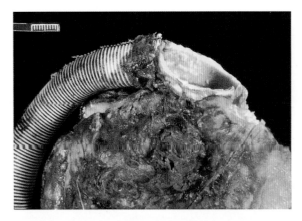

图 18.32 左室辅助装置的主动脉流出套管与主动脉侧壁吻合。

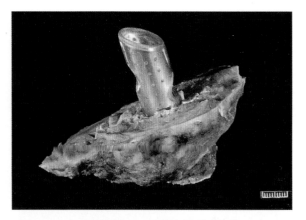

图 18.33 左室辅助装置心尖部心室流入套管。

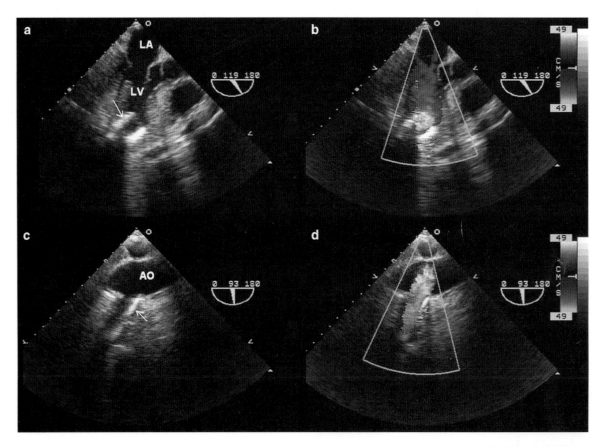

图 18.34 一例安装轴流推进装置(HeartMate Ⅱ)患者的经食管超声显示左室心尖部(a,b)流入套管(箭头)和连接在主动脉根部前面(c,d)的流出套管(箭头)。AO:主动脉,LA:左房,LV:左室。

表 18.4　左室辅助装置的超声心动图评估

置入术前

　右室功能

　瓣膜功能不良，如主动脉瓣狭窄、主动脉瓣反流、

　　二尖瓣狭窄和三尖瓣反流

　升主动脉的病理学

　左室血栓

　心腔内分流

置入术后

　心腔内分流

　套管位置和排列

　脉冲波、连续波和彩色血流多普勒成像的套管血

　　流模式

　左室去负荷的效果

　右室功能

　外侧心包血肿或积液

来源：修正自 Chunnanvej 等的参考文献 54。

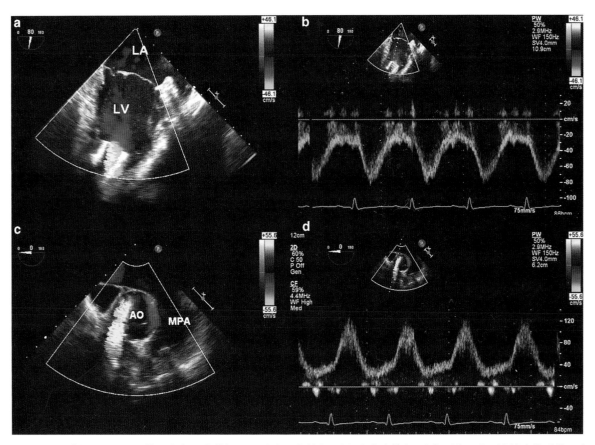

图 18.35　一例 HeartMate Ⅱ 装置患者经食管切面显示流入套管（a，b）和流出套管（c，d）典型的血流。该轴流推进装置在贯穿设备循环周期的连续血流之上提供低速（1～2m/s）搏动流。AO：主动脉，LA：左房，LV：左室，MPA：主肺动脉。

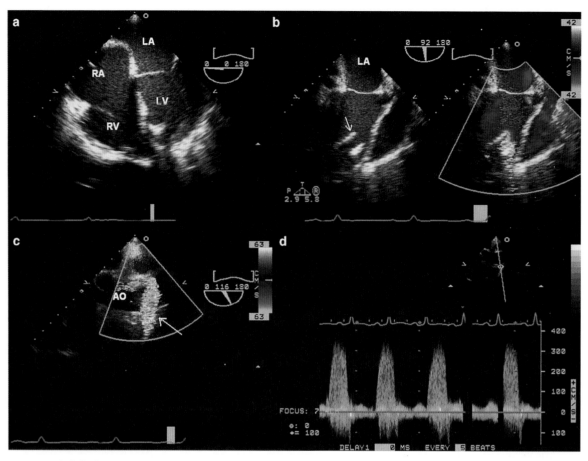

图 18.36 安装搏动流左室辅助装置(Thoratec)患者的经食管切面(a,b)显示室心尖部流入套管(箭头)。在流出套管(箭头)内(c),可探及湍流,连续波多普勒(d)已证实,显示与心电图不同步的流速超过 3m/s 的高速血流。

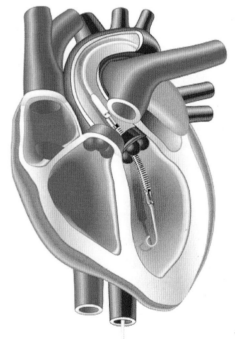

18.37 示意图显示轴流装置跨过主动脉瓣进入左室位置。(经允许,图片引自 Thiele H 等的参考文献 53。)

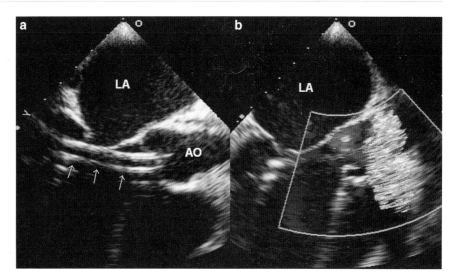

图 18.38 (a)连续轴流装置 (Impella)的经食管切面显示装置(箭头)横穿主动脉瓣, 装置的一部分在升主动脉, 一部分在左室。(b)彩色血流显像显示旋转电机产生的彩色伪像, 这不应该与血流相混淆。AO:主动脉,LA:左房, LV:左室。

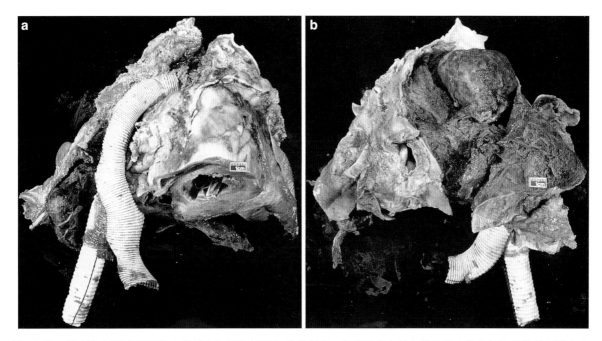

图 18.39 装有左室辅助装置的心脏前(a)、后(b)面观,功能低下。心脏后有大量血凝块和血肿(b),这些物质压迫右心。

小结

　　心脏介入手术在过去的十年内迅速增长。现在我们可以经皮封堵 ASD 或者置入一个人工瓣膜。为了给这些手术选择合适患者以及术后随访他们，深入了解心脏状况和心内装置的特性就显得尤为重要。未来的临床试验将为多数这些装置的作用提供一个合理的观点。

参考文献

1. Oginosawa Y, Abe H, Nakashima Y. The incidence and risk factors for venous obstruction after implantation of transvenous pacing leads. *Pacing Clin Electrophysiol.* 2002 Nov;25(11):1605-1611.
2. van Rooden CJ, Molhoek SG, Rosendaal FR, Schalij MJ, Meinders AE, Huisman MV. Incidence and risk factors of early venous thrombosis associated with permanent pacemaker leads. *J Cardiovasc Electrophysiol.* 2004 Nov;15(11):1258-1262.
3. Chow BJ, Hassan AH, Chan KL, Tang AS. Prevalence and significance of lead-related thrombi in patients with implantable cardioverter defibrillators. *Am J Cardiol.* 2003 Jan 1;91(1):88-90.
4. Torbicki A, Galie N, Covezzoli A, Rossi E, De RM, Goldhaber SZ. Right heart thrombi in pulmonary embolism: results from the International Cooperative Pulmonary Embolism Registry. *J Am Coll Cardiol.* 2003 Jun 18;41(12):2245-2251.
5. Carda R, Almeria C, Lennie V, Serra V, Zamorano JL. What to do with an atrial thrombus? *Eur J Echocardiogr.* 2008 Jan;9(1):204-205.
6. Chartier L, Bera J, Delomez M, et al. Free-floating thrombi in the right heart: diagnosis, management, and prognostic indexes in 38 consecutive patients. *Circulation.* 1999 Jun 1;99(21):2779-2783.
7. Epstein AE, Kay GN, Plumb VJ, Dailey SM, Anderson PG. Gross and microscopic pathological changes associated with non-thoracotomy implantable defibrillator leads. *Circulation.* 1998 Oct 13;98(15):1517-1524.
8. Candinas R, Duru F, Schneider J, Luscher TF, Stokes K. Postmortem analysis of encapsulation around long-term ventricular endocardial pacing leads. *Mayo Clin Proc.* 1999 Feb;74(2):120-125.
9. Kim JB, Spevack DM, Tunick PA, et al. The effect of transvenous pacemaker and implantable cardioverter defibrillator lead placement on tricuspid valve function: an observational study. *J Am Soc Echocardiogr.* 2008 Mar;21(3):284-287.
10. Leclercq C, Faris O, Tunin R, et al. Systolic improvement and mechanical resynchronization does not require electrical synchrony in the dilated failing heart with left bundle-branch block. *Circulation.* 2002 Oct 1;106(14):1760-1763.
11. Abraham WT, Fisher WG, Smith AL, et al. Cardiac resynchronization in chronic heart failure. *N Engl J Med.* 2002 Jun 13;346(24):1845-1853.
12. Bax JJ, Ansalone G, Breithardt OA, et al. Echocardiographic evaluation of cardiac resynchronization therapy: ready for routine clinical use? A critical appraisal. *J Am Coll Cardiol.* 2004 Jul 7;44(1):1-9.
13. Bax JJ, Bleeker GB, Marwick TH, et al. Left ventricular dyssynchrony predicts response and prognosis after cardiac resynchronization therapy. *J Am Coll Cardiol.* 2004 Nov 2;44(9):1834-1840.
14. Bax JJ, Marwick TH, Molhoek SG, Bleeker GB. van EL, Boersma E, et al. Left ventricular dyssynchrony predicts benefit of cardiac resynchronization therapy in patients with end-stage heart failure before pacemaker implantation Am J Cardiol. 2003 Nov 15;92(10):1238-1240.
15. Yu CM, Fung WH, Lin H, Zhang Q, Sanderson JE, Lau CP. Predictors of left ventricular reverse remodeling after cardiac resynchronization therapy for heart failure secondary to idiopathic dilated or ischemic cardiomyopathy. *Am J Cardiol.* 2003 Mar 15;91(6):684-688.
16. Yu CM, Gorcsan J III, Bleeker GB, et al. Usefulness of tissue Doppler velocity and strain dyssynchrony for predicting left ventricular reverse remodeling response after cardiac resynchronization therapy. *Am J Cardiol.* 2007 Oct 15;100(8):1263-1270.
17. Yu CM, Zhang Q, Fung JW, et al. A novel tool to assess systolic asynchrony and identify responders of cardiac resynchronization therapy by tissue synchronization imaging. *J Am Coll Cardiol.* 2005 Mar 1;45(5):677-684.
18. Gorcsan J III, Kanzaki H, Bazaz R, Dohi K, Schwartzman D. Usefulness of echocardiographic tissue synchronization imaging to predict acute response to cardiac resynchronization therapy. *Am J Cardiol.* 2004 May 1;93(9):1178-1181.
19. Kapetanakis S, Kearney MT, Siva A, Gall N, Cooklin M, Monaghan MJ. Real-time three-dimensional echocardiography: a novel technique to quantify global left ventricular mechanical dyssynchrony. *Circulation.* 2005 Aug 16;112(7):992-1000.
20. Burgess MI, Jenkins C, Chan J, Marwick TH. Measurement of left ventricular dyssynchrony in patients with ischaemic cardiomyopathy: a comparison of real-time three-dimensional and tissue Doppler echocardiography. *Heart.* 2007 Oct;93(10):1191-1196.
21. Chung ES, Leon AR, Tavazzi L, et al. Results of the Predictors of Response to CRT (PROSPECT) trial. *Circulation.* 2008 May 20;117(20):2608-2616.
22. Santaularia-Tomas M, Abraham TP. Criteria predicting response to CRT: is more better? *Eur Heart J.* 2009 Dec;30(23):2835-2837.
23. Waggoner AD, Agler DA, Adams DB. Cardiac resynchronization therapy and the emerging role of echocardiography (part 1): indications and results from current studies. *J Am Soc Echocardiogr.* 2007 Jan;20(1):70-75.
24. Yu CM, Zhang Q, Chan YS, et al. Tissue Doppler velocity is superior to displacement and strain mapping in predicting left ventricular reverse remodelling response after cardiac resynchronisation therapy. *Heart.* 2006 Oct;92(10):1452-1456.
25. Mele D, Pasanisi G, Capasso F, et al. Left intraventricular myocardial deformation dyssynchrony identifies responders to cardiac resynchronization therapy in patients with heart failure. *Eur Heart J.* 2006 May;27(9):1070-1078.
26. Brochu MC, Baril JF, Dore A, Juneau M, De GP, Mercier LA. Improvement in exercise capacity in asymptomatic and mildly symptomatic adults after atrial septal defect percutaneous closure. *Circulation.* 2002 Oct 1;106(14):1821-1826.

27. Murphy JG, Gersh BJ, McGoon MD, et al. Long-term outcome after surgical repair of isolated atrial septal defect. *N Engl J Med*. 1990;323:1646-1650.

28. Thomson JD, Aburawi EH, Watterson KG, Van DC, Gibbs JL. Surgical and transcatheter (Amplatzer) closure of atrial septal defects: a prospective comparison of results and cost. *Heart*. 2002 May;87(5):466-469.

29. Webb G, Gatzoulis MA. Atrial septal defects in the adult - Recent progress and overview. *Circulation*. 2006;114(15): 1645-1653.

30. Divekar A, Gaamangwe T, Shaikh N, Raabe M, Ducas J. Cardiac perforation after device closure of atrial septal defects with the Amplatzer septal occluder. *J Am Coll Cardiol*. 2005 Apr 19;45(8):1213-1218.

31. Krumsdorf U, Ostermayer S, Billinger K, et al. Incidence and clinical course of thrombus formation on atrial septal defect and patient foramen ovale closure devices in 1,000 consecutive patients. *J Am Coll Cardiol*. 2004 Jan 21;43(2):302-309.

32. Sharifi M, Dehghani M, Mehdipour M, Al-Bustami O, Emrani F, Burks J. Intense migraines secondary to percutaneous closure of atrial septal defects. *J Interv Cardiol*. 2005 Jun;18(3):181-183.

33. Guerin P, Lambert V, Godart F, et al. Transcatheter closure of patent foramen ovale in patients with platypnea-orthodeoxia: results of a multicentric French registry. *Cardiovasc Intervent Radiol*. 2005 Mar;28(2):164-168.

34. Schwerzmann M, Nedeltchev K, Meier B. Patent foramen ovale closure: a new therapy for migraine. *Catheter Cardiovasc Interv*. 2007 Feb 1;69(2):277-284.

35. Tepper SJ, Cleves C, Taylor FR. Patent foramen ovale and migraine: association, causation, and implications of clinical trials. *Curr Pain Headache Rep*. 2009 Jun;13(3):221-226.

36. Martinez MW, Mookadam F, Sun Y, Hagler DJ. Transcatheter closure of ischemic and post-traumatic ventricular septal ruptures. *Catheter Cardiovasc Interv*. 2007 Feb 15; 69(3):403-407.

37. ÓRourke DJ, Palac RT, Malenka DJ, Marrin CA, Arbuckle BE, Plehn JF. Outcome of mild periprosthetic regurgitation detected by intraoperative transesophageal echocardiography. *J Am Coll Cardiol*. 2001 Jul;38(1):163-166.

38. Ionescu A, Fraser AG, Butchart EG. Prevalence and clinical significance of incidental paraprosthetic valvar regurgitation: a prospective study using transoesophageal echocardiography. *Heart*. 2003 Nov;89(11):1316-1321.

39. Becerra JM, Almeria C, de Isla LP, Zamorano J. Usefulness of 3D transoesophageal echocardiography for guiding wires and closure devices in mitral perivalvular leaks. *Eur J Echocardiogr*. 2009 Dec;10(8):979-981.

40. Sorajja P, Cabalka AK, Hagler DJ, et al. Successful percutaneous repair of perivalvular prosthetic regurgitation. *Catheter Cardiovasc Interv*. 2007 Nov 15;70(6):815-823.

41. Alonso-Briales JH, Munoz-Garcia AJ, Jimenez-Navarro MF, et al. Closure of perivalvular leaks using an Amplatzer occluder. *Rev Esp Cardiol*. 2009 Apr;62(4):442-446.

42. Cribier A, Eltchaninoff H, Tron C, et al. Treatment of calcific aortic stenosis with the percutaneous heart valve: mid-term follow-up from the initial feasibility studies: the French experience. *J Am Coll Cardiol*. 2006 Mar 21;47(6):1214-1223.

43. Grube E, Laborde JC, Gerckens U, et al. Percutaneous implantation of the CoreValve self-expanding valve prosthesis in high-risk patients with aortic valve disease: the Siegburg first-in-man study. *Circulation*. 2006 Oct 10;114(15):1616-1624.

44. Naqvi TZ. Echocardiography in percutaneous valve therapy. *JACC Cardiovasc Imaging*. 2009 Oct;2(10):1226-1237.

45. Clavel MA, Webb JG, Pibarot P, et al. Comparison of the hemodynamic performance of percutaneous and surgical bioprostheses for the treatment of severe aortic stenosis. *J Am Coll Cardiol*. 2009 May 19;53(20):1883-1891.

46. Masson JB, Kovac J, Schuler G, et al. Transcatheter aortic valve implantation: review of the nature, management, and avoidance of procedural complications. *JACC Cardiovasc Interv*. 2009 Sep;2(9):811-820.

47. Feldman T, Kar S, Rinaldi M, et al. Percutaneous mitral repair with the MitraClip system: safety and midterm durability in the initial EVEREST (Endovascular Valve Edge-to-Edge REpair Study) cohort. *J Am Coll Cardiol*. 2009 Aug 18;54(8):686-694.

48. Kirklin JK, Holman WL. Mechanical circulatory support therapy as a bridge to transplant or recovery (new advances). *Curr Opin Cardiol*. 2006 Mar;21(2):120-126.

49. Frazier OH, Myers TJ, Jarvik RK, et al. Research and development of an implantable, axial-flow left ventricular assist device: the Jarvik 2000 Heart. *Ann Thorac Surg*. 2001 Mar;71(3 Suppl):S125-S132.

50. Rose AG, Park SJ, Bank AJ, Miller LW. Partial aortic valve fusion induced by left ventricular assist device. *Annals Thoracic Surg*. 2000 Oct;70(4):1270-1274.

51. Scalia GM, McCarthy PM, Savage RM, Smedira NG, Thomas JD. Clinical utility of echocardiography in the management of implantable ventricular assist devices. *J Am Soc Echocardiogr*. 2000 Aug;13(8):754-763.

52. Horton SC, Khodaverdian R, Chatelain P, et al. Left ventricular assist device malfunction: an approach to diagnosis by echocardiography. *J Am Coll Cardiol*. 2005 May 3;45(9): 1435-1440.

53. Thiele H, Smalling RW, Schuler GC. Percutaneous left ventricular assist devices in acute myocardial infarction complicated by cardiogenic shock. *Eur Heart J*. 2007 Sep; 28(17):2057-2063.

54. Chumnanvej S, Wood MJ, MacGillivray TE, Melo MF. Perioperative echocardiographic examination for ventricular assist device implantation. *Anesth Analg*. 2007 Sep; 105(3):583-601.

索 引